DICTIONNAIRE

DE MÉDECINE.

DE L'IMPRIMERIE DE T.-F. RIGNOUX,
IMPRIMEUR DE L'ACADÉMIE ROYALE DE MÉDECINE.

DICTIONNAIRE

DE MÉDECINE,

PAR MM. ADELON, BÉCLARD, BIETT, BRESCHET, CHOMEL, H. CLOQUET, J. CLOQUET, COUTANCEAU, DESORMEAUX, FERRUS, GEORGET, GUERSENT, LAGNEAU, LANDRÉ-BEAUVAIS, MARC, MARJOLIN, MURAT, ORFILA, PELLETIER, RAIGE-DELORME, RAYER, RICHARD, ROCHOUX, ROSTAN, ROUX ET RULLIER.

TOME SEPTIÈME.

DIG.—ENC.

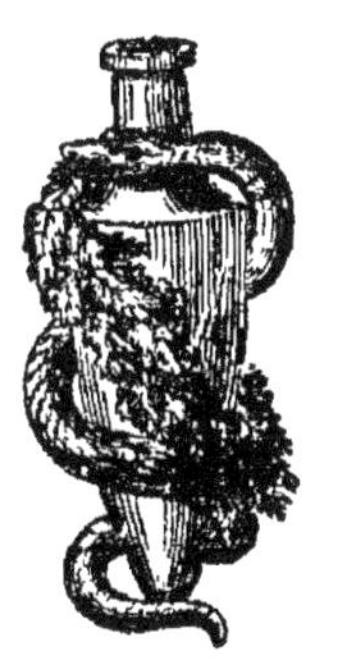

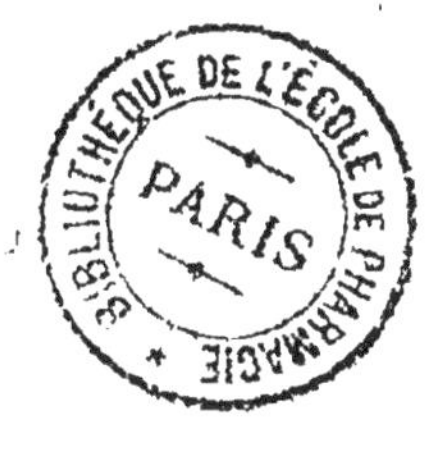

A PARIS,

CHEZ BÉCHET JEUNE,

LIBRAIRE DE L'ACADÉMIE ROYALE DE MÉDECINE,
place de l'École de Médecine, n° 4.

JUIN 1823.

DICTIONNAIRE
DE MÉDECINE.

DIG

DIGESTION, s. f., *digestio*, πέψις; mot détourné de son sens étymologique, et qui désigne, en physiologie, la fonction par laquelle les animaux convertissent en un fluide spécial, destiné à les nourrir, les alimens variés introduits dans leur estomac ou cavité digestive.

§ I. *Considérations préliminaires.* — La digestion est propre aux animaux, et l'existence de ses organes est communément regardée comme le caractère de l'animalité. Tandis que les végétaux, en effet, se nourrissent et s'accroissent par une absorption tout extérieure ou de périphérie, on voit, suivant l'expression de Kaau-Boerhaave, les *racines intérieures* des animaux puiser, sur leur cavité alimentaire, ou tube digestif, les élémens de leur réparation. Les animaux nommés *infusoires*, et certains polypes, paraissent seuls, comme on sait, pouvoir échapper à cette règle.

La digestion commence après la naissance, et, si quelques-uns de ses phénomènes peuvent s'exercer quand l'enfant est encore enfermé dans l'utérus, on sait qu'ils ne sont point du tout essentiels à son développement. Mais, peu après que l'enfant a vu le jour, et qu'il a cessé de recevoir du cordon ombilical le sang de la mère, l'indispensable nécessité de la digestion se manifeste, et cette fonction, soumise à des périodes d'intermittence et d'activité journalières, continue désormais jusqu'à la mort.

Liée par de nombreux rapports, ainsi que nous le verrons dans la suite, avec l'ensemble des fonctions de l'économie, la digestion appartient spécialement à l'ordre des fonctions organiques ou nutritives. Elle en prépare, en effet, essentiellement les élémens, et s'en montre comme la première et la plus nécessaire; et l'on sait, à ce sujet, que, sans les produits qu'elle forme et qu'elle tire immédiatement des corps extérieurs, toutes les fonctions de cette classe, d'abord affaiblies et languissantes, ne tardent pas à s'arrêter tout-à-fait.

La digestion, en conservant dans la série des animaux son caractère essentiel et commun, de fluidifier, altérer et animaliser les alimens dont ils font usage, produit ce résultat à l'aide d'opérations et d'organes qui présentent entre eux d'importantes et notables différences; mais les bornes nécessaires de cet article, et l'esprit dans lequel cet ouvrage est conçu, ne nous permettent d'entrer, à ce sujet, dans aucun détail. Les principaux faits de physiologie comparée que présente la digestion trouveront d'ailleurs naturellement leur place à mesure que nous exposerons chacun des phénomènes particuliers dont se compose cette fonction. Nous dirons seulement, à l'égard de l'homme et des animaux supérieurs, que la digestion, placée dans ses conditions sous l'empire de la sensibilité et de la contractilité volontaire, se compose des actions successives et simultanées des diverses parties d'un appareil digestif très-compliqué, et formé de l'assemblage d'un grand nombre de cavités distinctes, placées entre son origine à la *bouche,* et sa terminaison à l'*anus;* et que de plus cette fonction réclame encore le concours de nombreux annexes, tels que celui des glandes salivaires, du pancréas et du foie, dont les produits variés sont versés à différentes hauteurs dans l'étendue du canal alimentaire.

Caractères et divisions de la digestion. —Mais on sent déjà, par ce simple aperçu, que l'important phénomène de la digestion doit être examiné, chez l'homme en particulier, dans l'ensemble de ses caractères essentiels, et que ce sujet complexe, bien défini, doit être divisé pour en faciliter l'étude : or, c'est ainsi que la digestion, que réclame et nécessite le besoin des alimens, consiste à rechercher, s'emparer, juger ceux-ci, à les introduire, après les avoir mâchés et humectés, dans l'estomac, par lequel commence le canal alimentaire et, par suite de leur trajet, de leur séjour dans cet appareil, et de leur mélange avec les liqueurs qui y sont versées, à les altérer enfin, c'est-à-dire à en changer essentiellement l'état et la composition. Cette fonction fluidifie en effet et dissout les alimens solides, quels qu'ils soient, et les convertit en un fluide nouveau, nommé *chyme;* celui-ci, doué de qualités variables suivant l'espèce d'aliment, mais qui néanmoins prend toujours un caractère d'animalité propre à l'individu qu'il doit nourrir, se sépare bientôt en deux parties, dont l'une, liquide et réparatrice, constitue le *chyle*, que forment et que prennent sur les parois des intestins, pour servir à d'autres fonctions, les vaisseaux chyleux, tandis que l'autre, ainsi dépouillée de tout ce qu'elle pouvait avoir d'alibile, chemine dans le reste de l'intestin jusqu'à ce que, parvenue à l'anus, elle soit enfin définitivement expulsée comme excrément.

Si l'on réfléchit maintenant à cet ensemble fort compliqué de phénomènes digestifs, et que l'on envisage la différence d'importance respective qu'ils présentent, et l'ordre de leur succession, on y trouvera naturellement les bases ou le principe de la division qu'on peut établir entre eux : c'est ainsi que l'on s'aperçoit d'abord que les uns, tels que la faim, la soif, qui indiquent le besoin d'alimens; la recherche, la préhension, le jugement qu'on fait de ceux-ci ; la mastication, l'humectation et le ramollissement dans la bouche, de ceux qui ont de la consistance ; et la déglutition enfin, qui les porte jusque dans l'estomac, ne sont tous ensemble que de simples conditions déterminantes ou préparatoires de la digestion. Mais à ce premier groupe d'actions succède bientôt la digestion proprement dite, c'est-à-dire la véritable mutation ou changement de nature qu'éprouvent les alimens convertis en chyme dans l'estomac, et soumis, dans l'intestin grêle, à une nouvelle altération qui y développe les matériaux du chyle. A cette dernière opération se borne toute la digestion, et les phénomènes qui d'ailleurs en peuvent paraître la continuation, comme l'absorption et la circulation du chyle dans le système lymphatique de l'abdomen, d'une part, et de l'autre, le trajet et l'expulsion définitive du résidu excrémentitiel des alimens, lui sont au fond réellement étrangers. Ainsi, d'après ces considérations, divisant la digestion en trois sections, nous procéderons successivement, dans l'étude de cette fonction, à l'examen distinct, 1° de ses phénomènes préparatoires ; 2° de ses phénomènes propres ou essentiels ; 3° enfin, de ses actes subséquens : mais la digestion résultant au fond de l'action que les organes qui composent l'appareil digestif exercent sur les alimens et les boissons, un premier pas à faire pour parvenir à son étude, est d'envisager, d'une part, les alimens *sujets* de cette fonction, et de l'autre l'appareil digestif et ses annexes, qui en sont les *instrumens.*

§ II. *Des alimens.* — L'article déjà consacré au mot *ali-*

ment, et ceux qui comprennent l'histoire des *boissons*, nous dis-
pensent d'entrer ici dans aucun examen détaillé : nous nous
bornerons donc à quelques remarques générales, propres à compléter ce qui en a été dit, et qui se rapportent plus spécialement d'ailleurs aux conditions de leur disgestibilité.

Les alimens, produits composés, essentiellement altérables,
fermentescibles et dissolubles, appartiennent au règne organique,
et sont dès lors *animaux* ou *végétaux*. Les premiers, seuls en
rapport par leurs qualités avec l'organisation des carnivores, en
font la nourriture exclusive. Les seconds ont le même usage à
l'égard des animaux herbivores, et leur état de combinaison ou
de mélange convient spécialement enfin aux omnivores. Ainsi,
par rapport à la nature de leurs alimens, les animaux sont
divisés en trois classes : l'homme appartient à la dernière. Le fait
incontestable d'une observation universelle lui assigne cette
place, et nous aurons bientôt plus d'une occasion de nous
convaincre que tous les traits tirés de son organisation physique
tendent à l'y maintenir. Aussi les sentimens contraires des
philosophes qui en ont fait exclusivement, tantôt un carnassier,
tantôt un herbivore, manquent essentiellement de vérité, et
ne peuvent dès lors être envisagés que comme de séduisantes
hypothèses.

La division des alimens en alimens végétaux et animaux, à laquelle il faut ajouter la classe du petit nombre de substances végétales qui contiennent de l'azote, et qui forment la section des alimens *végéto-animaux*, importe principalement à envisager sous
le point de vue de la lenteur et de la difficulté de l'animalisation et de l'assimilation des uns, opposée à la promptitude et
à la simplicité des mêmes phénomènes à l'égard des autres.
Mais ces deux points de vue du travail digestif nous ayant déjà
occupé, nous nous contenterons de renvoyer, pour les développemens qu'ils comportent, aux mots *animalisation* et *assimilation*.

La quantité des substances alimentaires a dû fixer l'attention :
elle a généralement été évaluée à sept ou huit livres d'alimens et
de boissons par jour pour l'homme adulte. Mais, indépendamment des âges, une foule de circonstances la rendent variable :
on ne saurait donc la fixer avec quelque précision. Le volume des
alimens devient encore un objet de considération : c'est par lui
que l'estomac, plus ou moins lesté, fait éprouver le sentiment

de surcharge, ou laisse subsister celui de la faim. On doit remarquer, sous ce rapport, que, parmi les alimens, les uns se
fondent en quelque sorte ou se réduisent, quand on les mange,
à un volume inférieur à celui qu'ils avaient, tandis que d'autres,
comme la plupart des farineux, par exemple, se gonflent beaucoup par suite de l'humectation qu'ils reçoivent dans l'estomac.

La proportion respective des alimens et des boissons, l'ordre
dans lequel on fait usage des uns et des autres, se montrent
plus ou moins favorables au travail digestif; mais il existe à ce
sujet de si nombreuses variétés, que nous nous contenterons
d'indiquer comme un fait général et constant, que le trop ou le
trop peu de liquides mêlés aux alimens durant les repas nuisent
également à la perfection de la digestion. En général, on ne boit
guère sans manger, et le besoin de boissons entre les repas
résulte de quelque erreur de régime commise dans ceux-ci.

La température des alimens est une de leurs qualités qui, faisant varier l'excitation qu'ils produisent sur l'estomac, les rend
plus ou moins faciles à digérer. On sait généralement qu'il est
le plus souvent convenable de les prendre chauds ou bien
froids; que, tièdes, ils sont nauséeux et indigestes.

La plupart des alimens exigent des préparations, et l'art
bien entendu de la cuisine les doit rendre à la fois plus agréables,
plus sains ou plus digestibles. Ramollis, humectés et assaisonnés,
leur mastication devient en effet alors plus facile, leur impression
sapide et excitante augmente les sécrétions salivaire et gastrique,
et leur dissolution dans l'estomac, ainsi préparée, s'opère avec
plus de promptitude.

§ III. *Organes digestifs.* — Les organes digestifs, dont la
réunion constitue l'appareil du même nom, sont distingués
en *immédiats* et en *accessoires*. Les premiers, qui embrassent
toute l'étendue du canal alimentaire, depuis les lèvres jusqu'à
l'anus, comprennent successivement la bouche, la pharynx,
l'œsophage; puis l'estomac, le duodénum, le reste des intestins grêles, et enfin les gros intestins, le cœcum, le colon et le
rectum. Au nombre des organes accessoires, se présentent, dans
le même ordre de position, les glandes salivaires, les amygdales
ou tonsilles, le pancréas ou l'appareil salivaire abdominal, et le
foie lié lui-même, par les matériaux qui fournissent à sa sécrétion, avec la circulation de la veine porte, avec la rate et les épi-

ploons. Tels sont les organes digestifs, pour l'examen particulier de chacun desquels il convient de recourir aux divers articles qui leur sont consacrés, et sur lesquels nous reviendrons isolément nous-mêmes, à mesure que nous exposerons les phénomènes de la digestion qui leur sont successivement confiés. Commençant donc l'étude de ces derniers, envisageons d'abord, et suivant l'ordre que nous avons établi, ceux qui précèdent cette fonction.

Chapitre Ier. *Phénomènes préparatoires de la digestion.*— La faim, la soif, la gustation, qui nous font désirer les alimens, apprécier ou juger leurs qualités intimes, appartenant à l'histoire des sensations, seront examinées à part, dans autant d'articles qui leur seront consacrés, et auxquels nous renvoyons. (*Voyez* faim, gustation et soif.) Nous nous occuperons donc seulement, dès lors, dans ce chapitre, de la préhension des alimens, de la mastication, de l'insalivation et de la déglutition.

§ I. *Préhension des alimens.* — On nomme de ce nom, de formation nouvelle, et qui n'est point encore sorti du langage de la science, l'action à l'aide de laquelle les animaux prennent, saisissent leurs alimens, ou le mode suivant lequel ils les appliquent à leur bouche pour les ingérer. Dans l'homme, dont la bouche est plate, les lèvres courtes, incapables d'un certain allongement, et le cou petit, c'est la main, presque exclusivement, si bien conformée pour saisir ou embrasser les corps, qui, dirigée sur les alimens qu'elle saisit, les porte plus ou moins immédiatement à la bouche, en même temps que la tête, dirigée en avant, par un léger mouvement du cou, semble aller à sarencontre. L'utilité du membre supérieur entier, pour cet usage, ressort spécialement de la station bipède de l'homme, qui laisse au bras toute liberté, de la grande étendue des mouvemens de cette partie sur l'épaule, et des mouvemens partiels et faciles de supination et de pronation dont jouit l'avant-bras sur le bras, et qui se communiquent à la main; il en est encore ainsi de la direction oblique de l'articulation huméro-cubitale, d'où il résulte que, dans la flexion de l'avant-bras sur le bras, la main se porte naturellement à la bouche, disposition que favorise d'ailleurs, comme on sait, la clavicule, sorte d'arc-boutant qui, tenant le bras écarté du corps, empêche ainsi que la main, dépassant la bouche, ne parvienne jusqu'à l'épaule du côté opposé.

Les quadrumanes et la plupart des rongeurs trouvent, dans leurs quatre membres, que terminent des doigts allongés, mobiles et séparés, autant d'instrumens de préhension. On connaît les griffes et les ongles pointus des carnassiers, qu'une disposition spéciale empêche de s'émousser; le bec et les serres des oiseaux de proie, qui sont à la fois, dans ces divers animaux, des instrumens de carnage et de préhension. Dans les animaux à sabot, la bouche seule s'empare des alimens : la longueur du cou se proportionne avec la hauteur du train de devant; le museau et les lèvres s'allongent à cet effet, et les dents saillantes ont une obliquité plus ou moins marquée. Dans la plupart des poissons et dans les cétacés, c'est à l'aide du mouvement général du corps, qui porte la bouche béante au-devant de l'aliment, que se fait la préhension de ce dernier. Certains animaux prennent enfin leurs alimens par divers moyens plus ou moins singuliers : tels sont, en particulier, ceux que fournissent la trompe chez l'éléphant, les suçoirs d'une foule d'insectes, les tentacules du polype, la langue visqueuse et protractile de quelques oiseaux, la queue préhensible de différens singes, et le corps entier de ceux des serpens qui enlacent et étouffent ainsi leur proie.

Mais l'aliment une fois saisi est porté à la bouche et reçu dans cette cavité, par l'écartement plus ou moins considérable des deux mâchoires : or celui-ci, qui se fait dans quelques animaux, autant par l'élévation de celle d'en haut que par l'abaissement de celle d'en bas, est devenu, chez l'homme, en particulier, un grand sujet de controverse. Les uns admettent, en effet, que tandis que la mâchoire inférieure s'abaisse, tant par le relâchement de ses muscles élévateurs, que par l'action directe de ses abaisseurs, la mâchoire supérieure s'élève elle-même un peu; mais les autres, niant cette élévation, n'ont admis comme réel, au moins dans l'état ordinaire d'ouverture de la bouche, que le seul abaissement de la mâchoire inférieure.

On sait que Winslow se prononça pour ce dernier sentiment, et qu'il soutint que les mouvemens généraux de la tête, auxquels obéit la mâchoire supérieure, étrangers à l'ouverture de la bouche, ne servent à la préhension des alimens qu'en plaçant cette cavité à leur niveau, et en permettant l'abaissement de la mâchoire inférieure, qu'ils éloignent ainsi du sternum en allongeant le cou. Parmi les modernes, M. Ribes a également nié, dans sa *Dissertation inaugurale*, soutenue en 1803, toute participation de la mâchoire supérieure à l'ouverture de la bouche. Ce chirurgien, exact autant qu'habile, s'est appuyé d'expériences directes, et il a d'ailleurs avantageusement réfuté les raisons alléguées par Ferrein pour expliquer cette élévation.

Cependant cette opinion n'a pas prévalu, et l'on croit généralement encore avec Boerhaave, Pringle, Ferrein, Alex. Monro, M. Chaussier et la plupart des modernes, qu'une légère élévation de la mâchoire supérieure prend part à l'ouverture de la bouche. On ne diffère seulement sur ce fait, qui nous semble d'observation, que sur l'explication qu'on en donne. Nous rappellerons sommairement à ce sujet, que, produite par un mouvement général de la tête qui se passe dans l'articulation atloïdo-occipitale, elle serait due, suivant Boerhaave, à l'action des muscles splenius et complexus, et que, d'après Pringle et Monro, elle aurait dès lors spécialement lieu quand la tête est penchée en avant, tandis que Ferrein s'est efforcé de démontrer dans un Mémoire inséré parmi ceux de l'Académie des Sciences, pour l'année 1744, qu'elle était le produit de l'action même des muscles abaisseurs de la mâchoire inférieure, et notamment du ventre postérieur du muscle digastrique et du muscle stylo-hyoïdien. M. Chaussier, enfin, au sentiment duquel nous nous rangeons, admet que la faible élévation de la mâchoire supérieure, qui se passe seulement dans le cas d'ouverture large de la bouche, dérive spécialement de la disposition de l'articulation temporo-maxillaire, qui, formée, non d'un condyle unique, mais réellement de deux condyles, nécessite qu'en se mouvant en un sens, le condyle inférieur imprime un mouvement en sens inverse au condyle du temporal ; d'où l'élévation indispensable de la mâchoire supérieure, par le seul fait de l'abaissement étendu de l'inférieure : c'est du reste au mot *mâchoire* auquel nous renvoyons, ainsi qu'aux travaux particuliers des auteurs indiqués, qu'il convient de recourir pour arrêter positivement ses idées sur ce point de doctrine physiologique.

La préhension des alimens est variable, suivant qu'ils sont solides ou liquides, et que les lèvres y prennent une part plus ou moins active. Nous reviendrons sur celle des boissons en particulier, en nous occupant de la digestion spéciale des liquides. Passons donc à l'exposition de la mastication.

§ II. *Mastication.* — Les alimens solides introduits dans la bouche, et retenus dans cette cavité par ses diverses parois, y sont bientôt mâchés, c'est-à-dire divisés ou triturés et broyés, et cette division mécanique, si importante pour la digestion qu'ils doivent subir, est encore une des conditions nécessaires de leur pénétration par la salive et les divers autres fluides que renferme la bouche, et par suite de leur passage dans le pharynx. Examinant principalement ce phénomène dans l'homme, nous remarquerons que, des deux mâchoires qui en sont les instrumens passifs, la supérieure ou la syncranienne, formée des os sus-maxillaires, est surtout remarquable par sa résistance et sa grande solidité, qualités qui résultent en effet de la juxtaposition intime des deux os qui la forment, et de l'appui qu'ils reçoivent de leur enclavement au milieu des os du crâne et de la face, tandis que la mâchoire inférieure, sorte de levier coudé du troisième genre, réunie à l'os temporal par une double articulation diarthrodiale, joint à beaucoup de force des mouvemens multipliés et étendus. Ces mouvemens lui permettent, en effet, de frapper directement de bas en haut la mâchoire supérieure, à la manière d'un marteau sur son enclume, en même temps qu'elle glisse sur elle d'avant en arrière et de droite à gauche, ainsi que dans les directions intermédiaires, par une sorte de circonduction. Les deux mâchoires se correspondent d'ailleurs par leurs arcades dentaires : celles-ci, munies de seize dents chez l'adulte, savoir, de quatre incisives, de deux canines et de dix molaires, quatre petites et six grosses, se correspondent par le rapprochement des mâchoires, de manière à ce que les premières, aplaties, tranchantes, taillées en biseau et peu résistantes, s'entrecroisent à la manière de branches de ciseaux, les supérieures passant devant celles d'en bas ; les secondes, solides et conoïdes, serrent fortement leurs pointes ; et les molaires enfin, larges et cuspidées, s'engrènent respectivement par leurs mamelons plus ou moins nombreux. Or, c'est dans cette disposition que les agens actifs de la mastication exercent ce phénomène ; ce sont, comme on sait, pour les abaisseurs de la mâchoire inférieure, les muscles digastrique, stylo, génio et mylohyoïdiens, aidés dans cette action par les deux ptérigoïdiens externes et par les muscles de la région hyoïdienne inférieure, destinés à fixer préalablement l'hyoïde et le larynx ; pour les élévateurs de cet os, les muscles crotaphyte, masseter et ptérigoïdiens internes ; et enfin, pour les mouvemens horizontaux ou de glissement du même os, les deux ptérigoïdiens externes, qui agissent ensemble pour les mouvemens directs en avant, et isolément, pour effectuer les mouvemens obliques en avant, soit à droite, soit à gauche.

Les alimens mous ou peu résistans, tels que les fruits, par exemple, placés au niveau des dents incisives, sont donc ainsi coupés par elles dans l'élévation de la mâchoire ; ceux qui, tenaces, doivent être déchirés, subissent l'action des dents canines ; et les corps les plus durs, les plus secs et les plus cassans, placés au niveau des dents molaires, sont d'abord écrasés et brisés par elles, puis broyés et comminués comme par une meule de moulin.

Remarquons ici que la mastication résulte d'un rapport admirable, non-seulement entre la force des diverses sortes de dents et la résistance des alimens, mais encore entre les points de la mâchoire supérieure sur lesquels celles-ci s'implantent ou s'appuient, et l'énergie variable de l'action musculaire par rapport à l'impulsion qu'elle exerce sur les diverses parties de l'arcade dentaire. C'est en effet ainsi que les dents incisives, faibles, placées très-loin du centre des mouvemens, et par conséquent animées de peu d'action, n'agissent que sur des alimens sans résistance ou faciles à diviser, et que ces dents répondent d'ailleurs à l'échancrure de l'ouverture antérieure des narines et à la cloison des fosses nasales, qui ne pouvait recevoir ou supporter de choc violent ; que les incisives, plus rapprochées des condyles de la mâchoire, et pour lesquelles le bras de levier de la résistance est déjà moindre, trouvent un point d'appui très-résistant dans l'apophyse montante de l'os maxillaire ; que les petites molaires, faibles comparativement aux grosses, correspondent au vide sans résistance de la cavité orbitaire, tandis que les grosses dents de cette espèce, enfin, réunissent tous les élémens désirables de la force. Leur masse, leurs racines multipliées, l'épaisseur du bord alvéolaire, sa correspondance, dans le lieu où se déverse le mouvement, avec la tubérosité malaire et l'os du même nom, que soutiennent en haut l'apophyse orbitaire interne et l'apophyse zygomatique, leur très-grand rapprochement, enfin, des points d'insertion des muscles élévateurs de la mâchoire, sont autant de conditions qui expliquent toute l'énergie de leur action. Aussi observe-t-on que, pour briser les corps les plus résistans, tels que les noyaux de certains fruits, par exemple, en essayant successivement la puissance des diverses parties de la mâchoire, d'avant en arrière, ou des dents incisives aux molaires, on ne la trouve vraiment efficace qu'au fond de la bouche, lieu dans lequel, indépendamment des causes que nous venons d'énumérer, le bras

de levier de la résistance a d'ailleurs le moins d'étendue possible.

La mastication exige le concours de parties accessoires : telles
sont en avant les lèvres par leurs mouvemens et leur coap-
tation, les joues de côté, le voile du palais en arrière, la langue
en dedans, dont les actions diverses retiennent les alimens dans
la bouche, et les ramènent continuellement sous l'arcade dentaire à mesure qu'ils en sont écartés par le rapprochement des
mâchoires; et ce mouvement alternatif se répète jusqu'à ce que
les alimens aient été suffisamment divisés.

La mastication, nulle chez l'enfant avant la pousse des dents,
s'effectue toutefois peu à peu, quoique très-imparfaitement, à
l'égard des corps déjà très-ramollis, ou retenus fort long-temps
dans la bouche, à l'aide des gencives assez fermes, propres à
cet âge. Cependant, insensiblement les dents poussent, et les
alimens soumis à leur action peuvent graduellement avoir plus
de consistance. Les dents de la première dentition sont d'ordinaire faibles; elles laissent long-temps les arcades dentaires
incomplètes: leur chute et leur renouvellement vers sept ans, en
reproduisant le même résultat, offrent autant de causes de l'imperfection de la mastication dans le jeune âge, et de la nécessité
d'éloigner alors les alimens durs et résistans. Chez le vieillard,
l'ébranlement, la vacillation et la chute graduelle des dents produisent les mêmes inconvéniens; et lorsque, dans l'extrême vieillesse, toutes les dents sont tombées, les gencives se durcissent,
s'amincissent et suppléent aux dents. Elles ne sont néanmoins à
cet âge qu'un très-mauvais instrument de mastication; ce qui
explique en partie les dérangemens fréquens de la digestion.
Aussi, dans le but de diminuer ce grave inconvénient, le vieillard use-t-il d'alimens mous ou peu consistans, divise-t-il préalablement ceux qui résistent à ses gencives, se borne-t il à sucer
ceux qui sont coriaces, et mâche-t-il enfin pendant très-long-temps.
La mastication des vieillards, envisagée dans les mouvemens des
lèvres et des joues, y présente, comme on sait, quelque chose
de singulier ou d'étrange, qui tient spécialement à ce que 'les
lèvres, devenues, proportionnellement aux mâchoires, trop longues par la chute des dents, se rencontrent et se repoussent
en avant dans le rapprochement des deux mâchoires. Les personnes pressées par la faim, les gens actifs et nerveux, mâchent
vite et précipitamment, ne font, comme dit le peuple, que

tordre et avaler. Ceux qui savourent les mets, ou que caractérise l'indolence, mâchent avec mesure et lenteur. Le défaut d'appétit, la satiété enfin, font que l'on mâche nonchalamment. Remarquons toutefois que, parmi ces différences de la mastication, la première est la seule qui soit un inconvénient réel pour la digestion.

L'examen comparatif de la mastication dans les différens animaux mammifères confirme pleinement encore le rang que l'homme tient entre eux par cette action. C'est en effet ainsi que, par la disposition de ses dents, il broie ses alimens comme un herbivore, et les déchire comme un carnassier. L'articulation de sa mâchoire inférieure avec l'os temporal tient également, par sa forme et l'étendue respective des mouvemens d'élévation directe et d'horizontalité qu'elle permet, de celle des herbivores et de celle des carnivores : moins plate que dans les premiers, elle est aussi moins creuse que dans les derniers. La proportion enfin qui existe entre la force et le développement de ses muscles élévateurs de la mâchoire inférieure et de ceux qui la meuvent horizontalement, soit de côté, soit d'avant en arrière, justifient complétement d'ailleurs ce que nous avons déjà dit de la nature omnivore de l'homme.

§ III. *Insalivation.* — Cependant, à mesure que les alimens sont mâchés et divisés mécaniquement, ils se pénètrent successivement et de plus en plus des fluides contenus dans la bouche, et particulièrement de la salive. Ce fluide, que versent continuellement, en effet, dans cette cavité, les canaux parotidiens pour les glandes du même nom, ceux de Warton pour les sous-maxillaires, et les canaux multiples des glandes sublinguales, affluent alors avec une grande abondance; et l'on sait que sa quantité, proportionnelle à l'activité et à la durée de la mastication, dépend aussi de l'impression plus ou moins sapide ou excitante des alimens, et que la nature même de ce fluide parait être puissamment modifiée par cette influence. (*Voyez* SALIVE.) Quoi qu'il en soit, la salive, unie aux mucosités des cryptes folliculaires des parois de la bouche et de la surface de la langue, ainsi qu'à la sécrétion perspiratoire de la membrane muqueuse de ces diverses parties, pénètre les alimens, les ramollit, délaye, lie leurs parties divisées entre elles, et en forme enfin comme une sorte de pâte qui permet leur agglomération en bol, forme à laquelle l'aliment est amené avant de pouvoir sortir de la bouche pour parvenir au pharynx.

L'insalivation est subordonnée, dans les animaux, à la nature, à l'état de sécheresse ou d'humectation de leurs alimens, et par suite à la durée et à la nécessité de la mastication qu'ils doivent subir. Cette action, des plus nécessaires dans les ruminans et les solipèdes, est également très-étendue chez les rongeurs, tandis qu'elle est beaucoup moindre dans les animaux carnassiers, et notamment dans ceux qui se repaissent du sang de leur proie. On observe encore dans les animaux, comme une particularité digne de remarque, qu'afin d'y mieux pénétrer les alimens, la salive afflue précisément dans leur bouche, au niveau des parties de la mâchoire qui supportent les plus grands efforts de mastication : c'est ainsi que l'on voit chez les chiens, en particulier, les glandes maxillaires, dont les canaux excréteurs correspondent aux dents canines supérieures, égaler par leur volume et la quantité de leur sécrétion, les glandes parotides qui versent dans ces animaux leur produit vers les dents molaires. Lorsque les animaux cessent de mâcher ou qu'ils avalent leurs morceaux entiers ou presque tels, ils manquent, pour ainsi dire, en même temps de système salivaire, et l'insalivation dès lors y devient nulle. C'est ce qu'on voit généralement dans les cétacés, les oiseaux, la plupart des poissons et les reptiles. Il existe toutefois dans les gallinacés, parmi les oiseaux, des vestiges d'organes salivaires ; et l'on sait que dans cette classe d'animaux la couche folliculaire de leur estomac tient lieu de la salive qui leur manque.

§ IV. *Déglutition.*—Les alimens, suffisamment divisés et imprégnés des fluides que renferme la bouche, réduits ainsi en une pâte molle et ductile, sortent de cette cavité en franchissant l'isthme du gosier, traversent le pharynx, et parviennent à l'œsophage, qui les transmet enfin à l'estomac. Mais cette action, si simple en apparence, et que nous exerçons instinctivement dès la naissance, et presque toujours d'ailleurs sans nous en douter, est toutefois un phénomène d'autant plus compliqué, qu'il exige le concours d'un grand nombre de parties : aussi le diviserons-nous, dans le but d'en faciliter l'étude, en trois temps successifs et distincts : l'issue dans le pharynx, le trajet dans ce conduit, et le passage à travers l'œsophage.

1° *Pénétration de l'aliment dans l'arrière-bouche.* — Les alimens, amenés à l'état précédemment décrit, sont réunis et rassemblés en une seule masse au-dessus de la langue, entre cet organe et la voûte palatine. Les lèvres, en avant ; les joues, de côté,

par leur contraction; les arcades dentaires, par leur rapprochement, et la langue surtout, par ses mouvemens étendus et variés,
opèrent ce rassemblement : or, c'est dans cet état que les alimens
franchissent avec facilité l'isthme du gosier. Ce mouvement, que
facilitent l'élévation du voile du palais produite par les muscles
palato-staphylins, et sa tension transversale par les péristaphylins
externes, et que favorisent beaucoup d'ailleurs les mucosités abondantes que sécrètent les tonsilles, les follicules du voile du palais et les papilles fongueuses de la base de la langue, est spécialement produit par la langue, qui, élevée vers sa pointé, et déprimée vers l'arrière-bouche, présente une sorte de plan incliné sur
lequel l'aliment glisse, pressé qu'il est d'avant en arrière entre
cet organe et la voûte palatine. L'occlusion de la bouche par le
rapprochement des mâchoires, dont les arcades dentaires se touchent, ne permet pas d'ailleurs d'autre issue au bol alimentaire,
qu'une action purement volontaire, et principalement due aux
muscles propres et extrinsèques de la langue, livre ainsi à l'action
du pharynx.

2° *Trajet de l'aliment dans le pharynx.* — Cependant, en
même temps que le bol alimentaire franchit l'isthme du gosier,
le pharynx, élevé et transversalement agrandi par l'action des
muscles stylo - pharyngiens, entraîné d'ailleurs subitement en
haut et en avant par l'hyoïde et le larynx, auxquels il est uni,
et que portent en ce sens les muscles de la région hyoïdienne
supérieure (genio, stylo, mylo - hyoidens et digastrique, qui,
spasmodiquement contractés, prennent leur point fixe sur la mâchoire inférieure), vient par là même à la rencontre de l'aliment.
Or, à peine saisi de celui-ci, le pharynx, s'abaissant brusquement par suite du relâchement rapide des muscles élévateurs
de l'hyoïde et de la base de la langue, entraîne ainsi avec lui
l'aliment en bas, et l'éloigne déjà de l'isthme du gosier. Mais à
cette première cause du trajet des alimens dans le pharynx se
joignent bientôt l'impulsion directe du voile du palais, et celle
qui résulte de la contraction propre du pharynx. Rappelons à
l'égard de la première, très-bien décrite et représentée par San-
difort, que le voile du palais, tendu, élevé et dirigé obliquement
en bas et en arrière, touche, par son bord libre et la partie de
sa face postérieure, voisine de celui-ci, la paroi spinale du pharynx : or, ce voile s'abaissant alors activement par l'action des
muscles glosso et pharyngo - staphylins, pousse dès lors ainsi le

bol alimentaire directement de haut en bas dans l'œsophage, en même temps qu'il le sépare exactement, et qu'il l'éloigne d'ailleurs de l'ouverture postérieure des narines et de l'orifice guttural des trompes d'Eustachi, ou conduit auditif interne. D'autre part, les constricteurs supérieur, moyen et inférieur du pharynx, continuant successivement cette impulsion, poussent ainsi le bol alimentaire jusqu'au niveau de l'œsophage.

Nous venons de voir que, dans son trajet à travers le pharynx, le bol alimentaire ne pouvait pénétrer ni dans les arrière-narines, ni dans les trompes d'Eustachi. On sait, qu'à moins de déglutition déviée, il en est encore ainsi à l'égard de la glotte, ouverture seulement perméable à l'air. Mais, en reconnaissant ce fait, les physiologistes ont varié dans les explications qu'ils en ont données. C'est, en effet, ainsi que la plupart ont cru que le bol alimentaire, abaissant au-devant de lui l'épiglotte, se fermait ainsi à lui-même tout moyen d'introduction dans la glotte. Mais on sait que, dans les maladies de ce cartilage, notamment sa carie ou sa destruction, les alimens et les boissons sont loin de pénétrer constamment dans la glotte; et l'excision de ce cartilage, pratiquée par M. Magendie sur les animaux, a prouvé, en laissant la déglutition intacte, qu'il ne servait qu'accessoirement à protéger la glotte. D'autres ont pensé que, dans la déglutition, le mouvement en avant et en haut, auquel obéit le larynx, et que ne partage pas la base de la langue que tirent spécialement en bas et en arrière les muscles hyo et stylo-glosses, suffisait pour que la saillie des parties latérales de cette dernière garantît seule l'ouverture de la glotte. M. Magendie, enfin, observant que la respiration est suspendue dans la déglutition, a avancé que l'occlusion de la glotte par l'action de ses muscles constricteurs était la véritable cause qui empêchait les alimens de pénétrer dans cette ouverture. Mais il nous semble qu'on peut douter, à ce sujet, que l'action de ces muscles soit capable de fermer assez exactement la glotte pour empêcher qu'aucune parcelle d'alimens ne s'y introduise.

Remarquons que ce second temps de la déglutition est presque entièrement soustrait à l'empire de la volonté, quoique nous conservions la conscience de son exercice, et que son instantanéité obligée lui donne, d'ailleurs, une sorte de caractère convulsif ou spasmodique digne d'attention. Les mucosités des parois de l'arrière-bouche, son exhalation séreuse, les humidités des fosses nasales qui s'y écoulent, les sécrétions des glandes

épiglottique et arithénoïde, en lubrifiant la surface du bol alimentaire, favorisent mécaniquement d'ailleurs son trajet à travers le pharynx.

3° *Déglutition œsophagienne.*—Ce troisième temps de la déglutition comprend le trajet de l'aliment le long de l'œsophage, depuis l'extrémité inférieure du pharynx jusqu'à l'orifice cardiaque
de l'estomac. Il s'exerce indépendamment de la volonté et sans
que nous en ayons le sentiment. Son mécanisme est très-simple.
Dès que le bol alimentaire, poussé par les contractions du pharynx, parvient à l'œsophage, ce conduit, dilaté par l'effacement
des plis longitudinaux de sa membrane interne et l'extensibilité
de ses fibres circulaires, contracte bientôt ces dernières sous
l'influence de ce stimulus; et, comme ce bol chemine de haut
en bas, c'est dans ce même sens que s'exécute successivement
le resserrement transversal du conduit : de sorte que les alimens,
ainsi poussés de proche en proche par la partie contractée de
l'œsophage dans sa partie dilatée, arrivent enfin au cardia. La progression des alimens à travers l'œsophage n'est pas instantanée :
lorsque nous avalons des alimens trop chauds, durs, secs ou mal
mâchés, nous sentons parfaitement bien, en effet, que leur trajet
est assez lent et successif. M. Magendie s'est assuré, d'ailleurs,
par des expériences directes sur les animaux, que la progression
des alimens n'était pas uniforme, et qu'elle pouvait même se prolonger pendant quelques minutes. Mais ne peut-on pas penser
que c'est à l'état de torture des animaux soumis à une expérience
qui met leur œsophage à nu, qu'il est permis d'attribuer ce retard? On a dit communément que les fibres longitudinales de
l'œsophage, en se contractant et diminuant ainsi la longueur de
ce conduit, abrégeaient de la sorte le trajet des alimens; mais il
ne paraît pas certain que cette contraction s'effectue, et l'état d'efforts qu'elle suppose n'a probablement lieu qu'à l'égard du vomissement.

La pesanteur aide sans doute à la déglutition œsophagienne;
toutefois elle n'en est point une cause essentielle. On sait, en effet,
que s'il est constant que la position verticale du corps favorise
en général la déglutition, néanmoins cette action peut encore
avoir lieu indépendamment de cette force. Beaucoup d'hommes
avalent couchés, et l'on voit certains bateleurs boire et manger,
le corps étant entièrement renversé. On se rappelle, parmi les
animaux, que si la pesanteur paraît favorable à la déglutition

des boissons dans les oiseaux, elle n'y contribue certainement en rien dans une foule d'autres animaux, et notamment dans le cheval, dont l'œsophage, à la vérité très-robuste, fait évidemment cheminer les boissons contre les lois de la pesanteur. Le trajet des alimens dans l'œsophage est encore favorisé par tous les fluides dont ils se sont imprégnés avant d'arriver à ce conduit; et, depuis celui-ci, par les mucosités de ses glandes et la perspiration propre à sa membrane muqueuse.

La déglutition, envisagée dans son ensemble, présente quelques *variétés* que nous devons sommairement rappeler. C'est ainsi qu'elle se montre plus facile et plus prompte durant l'appétit et la vacuité de l'estomac, qu'elle se ralentit insensiblement ensuite, et qu'elle finit même par devenir impossible lorsque l'estomac est très-rempli; que cette action exige, à l'égard des alimens, une grande humectation de la bouche et de l'arrière-bouche, et qu'on ne les saurait avaler lorsque ces parties ont de la sécheresse. Le simple mouvement qui constitue la déglutition dans le pharynx exige même que la gorge soit très-lubrifiée; l'on ne peut, en effet, continuer à l'exercer, même à vide, qu'un très petit nombre de fois, attendu que le défaut d'une quantité suffisante de salive le rend bientôt tout-à-fait impossible. La sécheresse des alimens, leur état pulvérulent, leur état de consistance ou de solidité, empêchent ou gênent beaucoup leur déglutition. On sait quelle difficulté on éprouve à leur faire franchir alors l'isthme du gosier, et l'on a pensé, à ce sujet, que le voile du palais, et la luette en particulier, étaient doués d'un tact spécial qui les faisait juger du degré d'humectation nécessaire des alimens. Quelques personnes ne peuvent avaler ni poudres ni pilules, et les plus habiles dans cet exercice portent ces substances immédiatement jusqu'au fond de la gorge, sans qu'elles touchent ainsi à l'isthme du gosier. La déglutition est altérée enfin d'une manière plus ou moins notable par quelques circonstances physiologiques. C'est ainsi qu'en avalant trop précipitamment, en parlant ou riant à mesure que l'on boit ou que l'on mange, on s'expose à la toux convulsive qui résulte de l'introduction des alimens dans la glotte; ou bien à ce que ceux-ci, rapidement chassés de bas en haut, remontent douloureusement dans le nez, à travers les arrière-narines. On sait encore que les morceaux trop gros ou trop secs s'arrêtent dans la gorge, avec menace de suffocation; qu'ils produisent des nausées et de grands efforts de vomissemens; et que, s'ils ont pénétré plus avant, ils descendent très-lentement, avec douleur, le long de l'œsophage. On se rappelle d'ailleurs que certains alimens *engouent*, et que d'autres, comme la bière mousseuse, par exemple, produisent sur la gorge une impression qui cause le hoquet et qui suspend la déglutition.

CHAP. II. *Phénomènes digestifs proprement dits.* — Cependant les alimens, mis dans les conditions préliminaires que nous venons d'exposer, subissent bientôt après la double action successive de l'estomac, qui les chymifie, et du duodénum, qui complète leur digestion. Nous aurons donc à nous occuper d'une manière distincte, 1° de la digestion stomacale; 2° de la digestion intestinale.

§ I. *Digestion stomacale.* — Les alimens entrent et s'accumulent dans l'estomac, y produisent par leur présence divers phénomènes immédiats et éloignés, s'y convertissent en chyme, et en sortent enfin sous ce dernier état pour passer dans le duodénum. De là la division naturelle de la digestion en autant de paragraphes dont nous allons succesivement traiter.

A. *Ingestion et accumulation des alimens dans l'estomac.* — Les alimens, portés dans l'estomac par les contractions de l'œsophage, parviennent dans ce réservoir par bouchées, qui franchissent le cardia, et se succèdent avec plus ou moins de rapidité, suivant la multitude de circonstances qui nous font manger vite ou lentement. Un cas particulier de perforation de l'estomac, accompagné d'une large fistule à l'extérieur, observé à l'hôpital de la Charité de Paris, a montré à Hallé qu'à mesure que le bol alimentaire pénètre dans l'estomac, il pousse audevant de lui la membrane muqueuse de ce conduit, qui forme ainsi autour du cardia un repli ou bourrelet circulaire, semblable à celui qu'on observe à l'anus durant l'excrétion stercorale.

L'entrée des alimens dans l'estomac se fait d'abord avec facilité, à cause de l'extensibilité de ce viscère; mais, à mesure que cet organe se remplit, la résistance de ses parois à une plus grande extension augmente de plus en plus, et exige, pour la surmonter, plus d'efforts de la part de l'œsophage. Aussi voit-on l'énergie contractile de celui-ci se proportionner au degré de résistance que l'estomac oppose à son ampliation; et, lorsque cette dernière devient trop forte, la contraction de l'œsophage, inefficace pour l'accumulation d'une nouvelle quantité d'alimens, est employée à resserrer assez fortement le *cardia* pour empêcher que ceux-ci, repoussés par l'état élastique de l'estomac et des parois abdominales distendues, ne puissent remonter vers l'œsophage. M. Magendie s'est assuré, dans ses expériences sur les animaux, que la contraction forte et permanente de l'œsophage cédait toutefois momentanément de temps à autre, et que le relâchement court et comme instantané de ce conduit coïncidait le plus souvent avec le temps de l'expiration. On sait en effet que c'est toujours pendant cette dernière, que quelques parties des alimens peuvent accidentellement remonter dans l'œsophage.

Les alimens se mêlent aux boissons, et leur accumulation simultanée se fait plus particulièrement vers l'extrémité splénique et la partie moyenne de l'estomac. La moitié pylorique paraît s'y prêter plus difficilement. On voit même d'ordinaire, à deux pouces du pylore, un resserrement de l'estomac qui semble empêcher les alimens d'arriver jusqu'au pylore. Cet orifice est d'ailleurs habituellement fermé par la contraction de son anneau fibreux, ainsi que par celle des fibres circulaires qui entrent dans sa composition, et l'on observe de plus que les alimens en sont éloignés ou dirigés de droite à gauche par l'effet de contractions péristaltiques irrégulières, qui, commençant au duodénum, s'étendent à la portion pylorique de l'estomac. On peut remarquer d'autre part, que la partie d'intestin continue au pylore étant comprimée comme l'estomac lui-même par les parois abdominales, n'offrant dès lors aucune facilité à l'introduction des alimens, ceux-ci doivent naturellement stagner en de-çà du pylore, dans la cavité qui les a reçus.

B. *Phénomènes produits par la présence des alimens.* — Ces phénomènes, assez nombreux, sont immédiats ou locaux, ou bien généraux, et intéressent l'ensemble de l'économie.

a. *Phénomènes locaux:* — Parmi les phénomènes immédiats qui résultent de la présence des alimens dans l'estomac, les uns sont organiques ou vitaux, les autres physiques ou mécaniques. C'est en effet ainsi que, par rapport à ces derniers, on voit l'estomac augmenter de volume par l'extensibilité de ses parois; allonger, pour cet effet, ses fibres, tant circulaires que longitudinales, déplisser sa membrane interne ou folliculeuse, se rapprocher du colon, du foie et de la rate, en s'engageant dans une étendue plus ou moins considérable entre les lames du feuillet antérieur du grand épiploon et celle des épiploons gastro-hépatique et gastro-splénique ; ce qui augmente ainsi l'étendue de sa membrane péritonéale, et redresse les flexuosités des artères et des veines gastro-épiploïques droites et gauches, ainsi que des vaisseaux coronaires stomachiques ou gastriques supérieurs. Cette augmentation de volume refoule le diaphragme vers la poitrine, distend les parois abdominales, surtout l'antérieure, qui se porte en avant et presse les viscères abdominaux, spécialement la rate et le foie. Mais, d'autre part, l'estomac, légèrement aplati d'avant en arrière, s'arrondit : il change de situation, de telle sorte que, de ses deux faces, l'antérieure devient supérieure, la postérieure s'incline directement en bas, et de ses courbures ou bords, l'inférieur se montre en devant, et le supérieur regarde en arrière. La grosse tubérosité s'approche de la rate, et s'élève ; la petite, immobile, mais renflée, soulève la portion contiguë du foie. La direction de l'estomac change encore ; le pylore uni au duodénum étant fixé, c'est sur lui que cet organe se redresse de manière à ce que son axe, de transversal qu'il était, devient sensiblement oblique de haut en bas et de droite à gauche. Dans ce mouvement, la grosse tubérosité s'élève, et l'angle formé par la réunion de l'extrémité pylorique avec le pylore diminue sensiblement.

Mais d'autres phénomènes dérivent de la réplétion de l'estomac, envisagé comme organe sensible et irritable. C'est ainsi que l'appétit et la faim sont satisfaits, qu'un sentiment de chaleur agréable se fait ressentir à l'épigastre, et que l'on se trouve comme instantanément ranimé. Mais, si l'état de réplétion a été porté trop loin, l'estomac est mal à l'aise, douloureux ; ses mouvemens provoquent la nausée, et le sentiment de plénitude et de satiété repousse jusqu'à l'idée des alimens ; toutefois dans l'état le plus ordinaire, cet organe, excité par la présence, le poids, la température, la nature plus ou moins stimulante des alimens, devient comme un centre de fluxion. Il s'adapte à l'aliment, le renferme exactement, le presse et le comprime par son mouvement de *péristole*. Les sécrétions folliculaires et perspiratoires de ses parois sont augmentées, sa circulation artérielle, veineuse et lymphatique reçoit un grand accroissement d'activité. Les mécaniciens avaient avancé que le redressement des artères et des veines, opéré par la dilatation de l'estomac, expliquait cette activité circulatoire; mais les expériences de Bichat ont prouvé que celle-ci était indépendante d'une pareille cause. Si plus de sang arrive alors à l'estomac, cela tient uniquement à l'excitation de tous ses genres de forces par la présence des alimens : *ubi fit stimulus, ibi fit affluxus.*

b. Phénomènes généraux produits par la réplétion de l'estomac. — Aussitôt après l'ingestion des alimens, et même avant qu'elle soit achevée, l'homme éprouve un accroissement de forces; il se sent comme restauré, et cela d'autant plus, que les alimens dont il a fait usage sont plus propres à le bien nourrir, et à exciter l'estomac : la chaleur paraît abandonner les extrémités; un léger frisson se fait sentir, et la face pâlit. Une disposition assez marquée au sommeil survient le plus ordinairement, et indique bien la concentration de l'action nerveuse sur l'estomac. Le défaut d'appétit, la diminution de l'afflux de la salive dans la bouche, la peine qu'on ressent à mâcher, et surtout à avaler, se lient, comme on sait, à l'état de plénitude de l'estomac. La respiration, courte à cause de l'obstacle apporté à l'abaissement du diaphragme, se fait davantage par les côtes, et précipite ses mouvemens. Le cœur concentre et accélère son action, ce qui rend le pouls fréquent et peu développé; les sérétions et les exhalations excrémentitielles, notamment celle de l'urine et de la transpiration, sont diminuées. Les capillaires cutanés paraissent vides. C'est du côté de l'estomac et de l'intestin que se font alors l'exhalation séreuse et les sécrétions folliculaires. La circulation, activée vers les viscères abdominaux qui contribuent à la digestion, y coïncide particulièrement avec l'accroissement des sécrétions, biliaire et pancréatique. La rate, comprimée et d'ailleurs excitée par irradiation, se resserre et verse ainsi plus abondamment dans le système de la veine-porte les élémens de la sécrétion de la bile. Du côté des fonctions extérieures, on remarque que le travail de l'esprit est pénible, que la voix est basse, la parole difficile, et que le besoin de repos indique le peu d'aptitude aux mouvemens. La plupart des animaux se couchent et dorment aussitôt après avoir mangé.

C. *Chymification.* — Mais cette concentration des forces de la vie sur l'estomac, et ce concours d'actions de là part des organes qui servent d'annexes à ce viscère, produisent bientôt l'*altération* ou le changement d'état et de composition des alimens ingérés. C'est ainsi que les alimens, quels qu'ils soient, sont dissous et convertis en chyme dans l'estomac. Nous avons dit, au mot *chyme,* auquel nous renvoyons, quelles sont les qualités et la nature de cette humeur : étudions ici le mode et les circonstances de sa formation ; indiquons les hypothèses nombreuses auxquelles elle a donné lieu , après quoi nous essayerons d'offrir la théorie de cet important phénomène.

a. L'observation et l'expérience constatent que c'est à la surface de la masse alimentaire que s'effectue la conversion de celle ci en chyme, c'est à-dire au point même de contact de l'aliment avec la face interne de l'estomac; et c'est successivement de la surface au centre des alimens que la chymification s'effectue; de sorte qu'elle a lieu par autant de couches concentriques d'une épaisseur d'une ligne environ, et à peu près égale pour toutes. Les premières ou les plus superficielles, embrassant celles qui les suivent, ont le plus d'étendue. A mesure qu'une couche chymeuse est formée, les contractions péristaltiques de l'estomac la dirigent vers l'extrémité pylorique et le duodénum, et ce passage s'exécute d'autant plus facilement, que sa liquidité la rend alors plus mobile. L'expulsion de celle-ci permet ainsi à l'estomac, qui se rétrécit à mesure, de s'appliquer immédiatement à une partie nouvelle de la masse alimentaire ; et ce mécanisme se continue de la même manière, jusqu'à l'entière chymification de tout ce que l'estomac contient. On voit ainsi, que le chyme, constamment placé à la surface des alimens ingérés et dans leurs points de contact avec la surface gastrique, se forme aux dépens des fluides que sécrètent ses parois. Jamais on ne trouve en effet de chyme dans le centre de masses alimentaires, et l'on doit observer, comme un fait fort digne d'attention, que c'est principalement vers l'extrémité pylorique de l'estomac, partie remarquable par le grand nombre et par la nature spéciale de ses follicules, que se forme et se trouve rassemblée la plus grande quantité de chyme. Rappelons que c'est d'après cette remarque qu'on a avancé, avec quelque raison, que par analogie avec l'estomac composé de certains animaux, celui de l'homme paraissait n'offrir dans sa grosse tubérosité qu'un réservoir des alimens, une sorte de *panse,* tandis que sa partie pylorique, véritable instrument de digestion, se rapprochait beaucoup, sous ce rapport, de la *caillette.*

Ce n'est guère qu'une heure et demie après l'ingestion des alimens, que leur conversion en chyme commence à s'opérer.

On ne saurait fixer précisément la durée générale de cette opération, qui s'exécute en effet dans un temps fort différent, suivant une foule de circonstances parmi lesquelles celles qui se
rapportent aux seuls alimens la montrent très-variable, suivant
leur nature, leur quantité et la grosseur des morceaux avalés.
Néanmoins on peut généralement évaluer à quatre ou cinq heures
le temps nécessaire à la conversion chymeuse des alimens d'un
repas ordinaire de l'homme adulte.

b. Un grand nombre d'opinions ont partagé les médecins et
les physiologistes des différens âges sur la nature ou l'essence
de la digestion stomacale. Presque toutes ont été tour à tour
abandonnées comme insuffisantes, fausses ou erronées. Contens
de les indiquer sommairement, nous négligerons d'en donner
l'exposition détaillée, attendu que, plus ou moins étrangères à la
véritable physiologie, elles ne figurent, pour ainsi dire, que dans
la partie historique de cette science.

1° Les anciens, à la tête desquels se placent Hippocrate et
Galien, regardèrent la digestion comme une *coction*; mais, si
l'on réfléchit au sens attaché à ce mot par les médecins de cet
âge, on se convainc qu'ils n'exprimaient par lui que le seul
fait de l'élaboration digestive, qu'ils n'essayaient pas même d'expliquer. La coction n'était en effet pour eux que le passage des
alimens *crûs* à l'état de *maturation* qui leur enlevait leurs qualités *indigestes*. Cette théorie incomplète laissait tout à désirer sur
les agens et les phénomènes de la digestion, ainsi que sur les
qualités de son produit.

2° Les commentateurs des anciens, prenant le mot de *coction*
au propre, crurent que les alimens se cuisaient véritablement dans
l'estomac, qui devenait, à cet effet, le foyer d'une chaleur d'é-
bullition. Mais cette opinion, étayée sur un fait réel, qui est la
part qu'une température plus ou moins élevée prend à la digestion, est depuis long-temps justement discréditée. Déjà Van-Helmont avait opposé aux partisans de l'*élixation* le fait de la chaleur fébrile, qui rend la digestion impossible ou qui la déprave;
l'on conçoit, d'ailleurs, qu'une semblable action serait incapable
de changer la composition des alimens; et l'on sent du reste,
enfin, que l'estomac ne saurait éprouver une chaleur aussi forte,
sans que ses parois n'en fussent aussitôt offensées ou même
entièrement détruites.

3° *La fermentation*, imaginée par Pierre Du Chastel (*Castellanus*), et défendue par Van-Helmont, eut sa vogue : elle résultait, suivant ces auteurs, d'un ferment acide, d'une sorte de levain subtil *sui generis*, propre à l'économie, et ayant son siége principal dans l'estomac, qui en conservait constamment une partie après chaque digestion. Mais l'idée de ce prétendu ferment n'est qu'une pure hypothèse : rien de semblable à un levain quelconque n'existe dans l'estomac lorsqu'il est vide ; le chyme, résultat de la digestion, n'a aucun analogue connu dans les produits de la fermentation ; et, enfin, les conditions d'espace et de repos nécessaires à celle-ci manquent impunément à la digestion. On reconnaît toutefois, en réfléchissant au caractère essentiellement fermentescible des alimens, à la fréquence des acidités de l'estomac, aux renvois et aux éructations aigres qui accompagnent les mauvaises digestions, que la fermentation, assez manifeste alors, a pu, par une extension abusive, trouver des sectateurs à l'époque du *chymisme*.

4° *La putréfaction*, autre mode de fermentation, eut aussi ses partisans. Les matières animales et végétales, soumises dans l'estomac à l'influence de la chaleur et de l'humidité ; l'odeur souvent désagréable de l'haleine ; les rapports quelquefois nidoreux qu'on ressent après les repas ; la fétidité des excrémens, particulièrement observée chez les animaux carnassiers, servirent spécialement de base à cette opinion. Mais les conditions de la putréfaction manquent dans l'estomac, comme celles de la fermentation ; et jamais son produit essentiel, l'ammoniaque, n'est observé dans le chyme. Les expériences de Spallanzzani ont, de plus, rigoureusement prouvé, non-seulement que la digestion était exempte de putréfaction, mais encore que cette fonction détruisait dans les alimens cette altération plus ou moins avancée : fait exact, et duquel ce savant avait cru, comme on sait, pouvoir conclure la nature antiseptique du suc gastrique. Le chyme des animaux nécrophores ou qui vivent de charrognes n'offre, en effet, aucun caractère de la putridité de leurs alimens ; et Spallanzzani a vu, dans des serpens, des substances animales à demi avalées, putrides au dehors, et tout-à-fait exemptes de ce mode de décomposition dans leur partie soumise à l'influence de l'œsophage, et mises ainsi dans l'état de digestion.

5° *La trituration*, opinion ancienne et renouvelée plus tard par la secte des mécaniciens, reposait, d'une part, sur l'observation du mode de digestion particulier aux oiseaux gallinacés, dont le gésier robuste peut, en effet, briser les corps les plus durs, et de l'autre, sur de faux calculs, qui évaluaient à près de treize milliers de livres la pression que les alimens éprouvent dans l'estomac de l'homme. Mais les expériences de Réaumur, et surtout celles de Spallanzzani ont prouvé, même à l'égard des animaux à estomac musculeux et capable d'une force de trituration énorme, que ce moyen mécanique, qui supplée en eux à la mastication, n'est qu'accessoire à leur digestion. Les alimens, préalablement divisés, renfermés dans des tubes de métal criblés de trous, et qu'on leur fait avaler, sont, en effet, parfaitement bien digérés, quoiqu'ils soient de la sorte soustraits à toute pression de la part des parois de l'estomac. Chez l'homme, et dans tous les animaux à estomac membraneux, la trituration est évidemment impossible; mais, eût-elle lieu, elle ne serait encore chez ceux-là, comme elle est dans les gallinacés, qu'uniquement capable d'atténuer, de briser les alimens, mais non d'en changer la nature et d'en faire un composé nouveau; ce qui est le caractère essentiel de la fonction qui nous occupe.

6° *La macération.*—D'après cette opinion, due à Haller, la digestion ne serait que le ramollissement et la *dilution* des alimens par l'eau, la salive et les différens fluides contenus dans l'estomac. Ces liquides agissent alors, suivant cet auteur, d'autant plus promptement sur les alimens, soit par leur poids, soit par leur force d'attraction, que leur action se passe dans un lieu chaud. On avançait encore à l'appui de cette manière de voir, qu'elle paraissait confirmée par ce qui avait lieu dans les animaux ruminans, dont l'estomac humide et multiple retenait et macérait très-long-temps les alimens soumis à son action. On observa que dans la macération, comme dans la digestion, il se dégageait de l'air, et, qu'ainsi qu'on le voit d'ailleurs à l'égard de cette dernière, la macération des tissus membraneux, opérée par Albinus, les avait convertis en un fluide muqueux, *in muci naturam.* Cependant ce sentiment de Haller sur la digestion n'a pas survécu à l'école de ce grand homme. La digestion n'est point, en effet, une simple macération. Celle-ci ne peut tout au plus, et à la longue, que donner aux alimens les simples apparences du chyme, dont ils empruntent les qualités extérieures; mais ils sont toujours réellement étrangers à sa composition intime. On peut remarquer encore, contre la prétendue ressemblance de la macération et de la digestion, touchant le dégagement gazeux qu'on a dit leur être commun, que dans la digestion ce produit n'est qu'accidentel, et consiste en acide carbonique, tandis que dans la macération il est constant, et est formé d'air atmosphérique.

7°. *La dissolution chimique.* — Cette opinion, dont l'origine remonte principalement à Van-Helmont, qui avait admis la présence dans l'estomac d'une sorte d'*eau-forte animale*, capable d'y fondre les alimens, et que Réaumur avait également pressentie et indiquée, appartient néanmoins à Spallanzzani, qui se l'est réellement appropriée par le grand nombre d'expériences sur lesquelles il l'a fondée. Ce naturaliste s'est assuré, en faisant avaler à des animaux de plusieurs classes, et choisis dans toutes les variétés d'organisation particulière de l'estomac, des alimens préalablement divisés, renfermés dans des tubes résistans et et criblés de trous qui les rendissent perméables aux humeurs gastriques, que ces alimens étaient bientôt dissous ou chymifiés par elles, comme cela a lieu dans les conditions ordinaires de la digestion. Spallanzzani a conclu, de ces expériences diversifiées de mille manières, et qu'il a faites encore sur lui-même, que la digestion consistait essentiellement dans l'action dissolvante qu'exerçait sur les alimens un suc nommé par lui *gastrique*. D'après cet expérimentateur, ce suc s'accumule dans l'estomac pendant la vacuité de ce viscère, dans lequel il est tenu en réserve pour la digestion subséquente, et il agit sur les alimens soumis à son action à la manière d'un menstrue chimique. Pour donner plus de poids à son opinion, Spallanzzani recueille du suc gastrique dans un vase, le mêle à des alimens mâchés ou simplement divisés, et il assure qu'en entretenant ce mélange dans un certain degré de chaleur et d'agitation, il produit hors de l'estomac même une vraie chymification, qu'il nomme pour cette raison *digestion artificielle*.

Mais, si l'on examine avec quelque attention la base essentielle de cette doctrine, on s'aperçoit bientôt de son peu de solidité. Quel est, en effet, ce suc gastrique, cet agent unique de la digestion, capable de dissoudre les alimens dans toutes les circonstances et quelle que soit la différence de leur nature? Dès qu'on veut répondre à cette question, on se convainc aussitôt que tout n'est qu'incertitude et contradiction dans l'histoire de cet agent. Pour mettre cette vérité dans tout son jour, il nous suffira, en effet, d'entrer dans quelques détails sur l'origine de ce suc, ses qualités et les propriétés dont on l'a revêtu. 1° Sous le rapport de son origine, on s'accorde à regarder le suc gastrique comme une sécrétion de l'économie; mais Spallanzzani lui-même le fait provenir, suivant les animaux, tantôt des follicules muqueux de l'œsophage, tantôt de ceux de l'estomac. D'autres pensent qu'étranger aux mucosités gastriques, il résulte d'une exhalation particulière de la membrane perspiratoire de l'estomac; mais, dans ces différentes manières de voir, personne ne nous apprend à le distinguer des fluides divers et variés avec lesquels il est incessamment mêlé et confondu. Suivant Spallanzzani, ce suc simple coule dans l'estomac vide, s'y accumule, s'y tient en réserve, et peut en être retiré par divers moyens; mais de Montègre, dans un travail communiqué à l'Académie des Sciences en 1812, s'est assuré sur lui-même, en profitant de la faculté qu'il avait de vomir à volonté, que le fluide que renferme l'estomac *à jeun* n'est autre chose que de la salive, lorsqu'il manque d'acidité, et que s'il est acide, il n'est encore que la salive elle-même, digérée, acidifiée, comme tout aliment, par suite de son séjour dans ce réservoir. 2° Du côté des qualités physiques et chimiques du suc gastrique, cet agent, toujours identique d'après Spallanzzani, est *constamment* un peu jaune, salé, amer, peu volatil, peu inflammable, fade, ni acide ni alcalin par lui-même, ou ne devant ces deux dernières qualités qu'aux alimens végétaux ou aux substances animales dont les animaux qui le fournissent peuvent avoir usé. Dumas, dans des travaux confirmatifs d'ailleurs de ceux de Spallanzzani, regarde ce suc comme insipide, épais et visqueux; mais Viridet, Hunter et d'autres encore constatent, au contraire, son acidité, la retrouvent même jusque dans le sein des follicules muqueux de la région pylorique, et assurent qu'il la présente indistinctement dans tous les cas, tandis que de Montègre ne reconnaît, ainsi qu'il vient d'être dit, l'acidité de la salive accumulée dans l'estomac, que comme une qualité secondaire ou acquise. Or, cette dernière, ainsi altérée par son séjour dans ce viscère, offre sur l'homme, d'après le même auteur, un fluide écumeux, légèrement visqueux, un peu trouble, déposant par le repos quelques flocons muqueux; le plus souvent acide, agaçant ainsi la gorge, et rendant même les dents âpres et raboteuses. Sous le rapport de son analyse chimique, Scopoli a trouvé, dans les corneilles, le suc gastrique composé d'eau, de gélatine, de matière savonneuse, de muriate d'ammoniaque et de phosphate de chaux. MM. Macquart et Vauquelin ajoutent à ces produits, pour celui du veau, le phosphore et l'albumine. De Montègre assure que les principes constituans de cette humeur prouvent qu'ils sont identiques avec la salive. Les chimistes reconnaissent d'ailleurs que leurs analyses n'ont pu être faites que sur une liqueur composée. 3° Enfin les propriétés actives du suc gastrique, constantes suivant Spallanzzani, paraissent à Hunter, en particulier, devoir différer suivant l'état de la faim ; et ce dernier admet, comme on sait, que ce sentiment dérive des changemens qui surviennent dans ses qualités. La mort le changerait encore, au rapport de cet auteur, qui veut qu'après elle cette humeur puisse dissoudre ou éroder l'estomac lui-même. Spallanzzani soutient qu'il est antiseptique; mais cette assertion, déjà démentie par les chimistes français, qui avaient trouvé ce suc lui-même extrêmement putrescible, et que les essais infructueux des chirurgiens n'avaient pas permis d'employer dans cette indication; cette assertion, disons-nous, se trouve encore complétement détruite par de Montègre, qui a toujours vu que le suc gastrique non acide, ou recueilli à jeun, tenu sous l'aisselle au moyen de tubes de verre, s'y putréfie complétement en douze heures. Reste donc la propriété de dissoudre ou de chymifier les alimens. Mais d'abord le suc gastrique existât-il réellement, on a peine à concevoir que cet agent, toujours le même, puisse devenir le dissolvant commun d'alimens les plus différens par leur composition; d'autre part, les qualités physiques qu'on lui assigne ne se prêtent guère au rôle de puissant réactif qu'on lui fait jouer; et de plus, à ces raisonnemens, auxquels on pourrait ajouter que jamais la digestion des alimens, une fois introduits dans l'estomac et soumis à l'action chimique de ce fluide, ne serait ni troublée ni empêchée, il convient d'unir les faits d'expérience opposés à ceux de Spallanzzani lui-même. C'est ainsi que, depuis plus de quinze ans, M. Chaussier nie positivement que jamais les digestions artificielles, annoncées par Spallanzzani, aient eu le moindre succès entre ses mains, et que de Montègre a plus récemment encore ajouté à tous ces doutes le poids des expériences les plus décisives. Ce médecin a vu constamment, en effet, que le suc gastrique non acide ou qu'il rendait à jeun, était sans aucune action sur les alimens, et que leur mélange avec ce suc renfermé dans des tubes de verre, tenus chaudement sous l'aisselle, se putréfiait très-promptement. Mais, lorsque les humeurs gastriques, soumises au travail de l'estomac, s'y étaient acidifiées plus ou moins fortement, alors leur putréfaction ou celle de leur mélange avec les alimens était prévenue ou retardée précisément par cette acidité, et dans la mesure même de son degré : on obtenait d'ailleurs absolument le même résultat en ajoutant du vinaigre à la salive pure. De Montègre s'est assuré que tout travail digestif développe une très-grande acidité dans le mélange qui l'éprouve, et cela dans les meilleures digestions, et sans que l'impression portée sur l'estomac soit suivie de la conscience. Les alimens qu'il vomissait dans un état plus ou moins avancé de digestion étaient toujours acides, et résistaient par là plus ou moins long-temps à la putréfaction. Celle-ci ne s'en emparait même jamais avant qu'ils eussent cessé d'être acides. Pour s'assurer que le suc gastrique ne contribuait en rien par son acidité propre à cette *acidification digestive*, de Montègre prenait, avant de manger, de la magnésie ; et cette précaution ne nuisait en rien à l'acidité du produit de la digestion subséquente. Quant aux digestions artificielles, que le suc gastrique fût frais ou vieux, sans acidité ou très-acide, elles ne lui ont jamais réussi. Lorsque les chairs, long-temps macérées dans cette humeur, se sont liquéfiées sans putréfaction, c'est toujours à l'état acide du suc gastrique qu'on a dû attribuer ce résultat, la même chose arrivant en effet lorsqu'on plaçait ces mêmes chairs dans un simple mélange de salive et de vinaigre. Les expériences de Montègre portent donc à penser que c'est à la propre acidité que le travail digestif développe dans le produit digéré, qu'il convient de rapporter tout ce qu'on a dit des propriétés dissolvantes et antiseptiques du prétendu suc gastrique. Or, de ces faits réunis, nous nous croyons en droit de conclure que la digestion n'est pas une simple solution chimique des alimens dans le suc gastrique.

c. Théorie de la digestion.—Dissolution vitale. Mais, d'après ce qui précède, l'élaboration digestive n'étant une opération ni mécanique, ni physique, ni chimique, doit donc naturellement trouver sa source dans les lois de la vie : c'est en effet ainsi que quelques physiologistes, et notamment M. Chaussier, l'ont désignée sous la dénomination de *dissolution vitale.* Cette dissolution des alimens dans les humeurs gastriques, vraiment *sui generis*, et qui présente dans le chyme un composé que les affinités chimiques ne pourraient ni produire ni conserver, se rattache à la force altérante de l'organisme, que nous avons nommée *affinité vitale*. Mais ce phénomène, qui appartient essentiellement à l'action intime et réciproque des humeurs gastriques et des alimens, se passant dans un organe non seulement sécrétoire, mais de plus sensible et irritable, reçoit encore une influence marquée, quoique secondaire, des forces sensitives et motrices qui l'animent, ainsi que de la température qui lui est propre. On doit donc envisager la digestion comme un phénomène composé, produit, d'une part, par les forces qui régissent les fluides vivans, et placé, de l'autre, dans une certaine dépendance des mouvemens, de la sensibilité et de la chaleur de l'estomac. Examinons isolément chacun de ces élémens de la digestion stomacale.

1° *Humeurs* et *fluides mêlés aux alimens.* — Une réunion assez considérable de fluides concourt à la digestion : tels sont, parmi ceux qui sont étrangers à l'économie, l'air que nous avalons, celui qui se mêle à la salive, les sucs inhérens aux alimens et les boissons ; et, parmi ceux de l'organisation, la salive, les larmes et les mucosités, ainsi que les produits exhalés de la bouche, du pharynx, de l'œsophage et de l'estomac ; lesquels sont d'autant plus considérables, que la membrane qui les fournit contient plus de follicules et reçoit plus de sang que ne comporte sa nutrition. Les sécrétions de l'estomac, en particulier, placées sous l'influence spéciale du mode d'excitation que cet organe reçoit des alimens, sont successives, se proportionnent, pour leur quantité, à la durée du travail digestif, et revêtent très-probablement, ainsi qu'on le voit d'ailleurs à l'égard de la salive, des propriétés spéciales, suivant les qualités des alimens. Cette réunion de liquides pénètre les alimens, en écarte les molécules, les délaie, et entraîne enfin leurs principes ainsi dissociés dans une combinaison nouvelle et spéciale, à peu près identique, quelle que soit la nature des alimens.

2° *La température.* — Celle-ci, favorable à toutes les combinaisons, lorsqu'elle est plus ou moins élevée, sert également à la dissolution vitale des alimens. On sait que celle de l'estomac, égale ou même un peu supérieure à celle des autres parties du corps, augmente sensiblement par la présence des alimens, et que, se concentrant en quelque sorte sur ce viscère, elle s'y proportionne à l'activité de sa circulation, de ses sécrétions, de son excitabilité et de ses mouvemens. Cette influence de la chaleur sur le travail digestif reçoit de nouvelles preuves de ce qu'on connaît des mauvais effets du froid extérieur appliqué à l'estomac lorsqu'on digère, et de l'effet favorable et connu des fomentations chaudes sur l'épigastre, pour favoriser les digestions lentes ou pénibles. Les dénominations consacrées d'*estomac chaud* et d'*estomac froid*, pour indiquer la promptitude ou la lenteur de la digestion, sont sans doute peu rigoureuses; néanmoins, si l'on observe qu'elles tirent leur source d'une sorte d'observation populaire, on pourra penser qu'elles confirment la part que la chaleur prend à la digestion. Parmi les animaux de différentes classes, on sait que tandis que ceux à sang chaud, comme les oiseaux, digèrent extrêmement vite, et les mammifères en quelques heures, la plupart des animaux à sang froid mettent souvent trois et quatre jours d'intervalle dans la digestion des alimens d'un seul repas. Il résulte encore des observations de Du Tremblay sur les polypes, que leur digestion, lente et faible par une température très-basse, est prodigieusement activée par la chaleur de l'atmosphère. Nous rappellerons encore, enfin, au sujet de la chaleur, que dans cette altération des alimens, regardée par Spallanzzani comme une digestion artificille, celle-ci ne se manifestait pas au-dessous d'une chaleur de 7 degrés de Réaumur, et qu'elle se faisait d'autant plus facilement et plus promptement, que la température ambiante s'élevait successivement de 10, 20, 30 et 40 degrés.

3° La dissolution vitale des alimens s'opère encore sous l'influence de divers *mouvemens*, tant successifs que simultanés : tels sont, en effet, la péristole de l'estomac, qui presse en tout sens la masse alimentaire, de manière à produire le rapprochement et comme la pénétration respective de ses diverses parties; l'action péristaltique du même viscère, qui, balançant en quelque sorte les alimens, les porte alternativement de la petite à la grosse tubérosité de l'estomac, et *vice versâ* ; l'abaissement et l'élévation du diaphragme et les mouvemens opposés de la paroi antérieure de l'abdomen; le volume subitement variable de quelques-uns des autres viscères contenus dans la cavité du ventre, et notamment des intestins; les mouvemens brusques du corps, dont l'effet se décèle assez souvent par un bruit particulier, lorsque l'estomac contient une certaine portion de liquide; les exercices généraux, et notamment la course, la danse, la promenade, etc., durant lesquelles la digestion s'effectue avec tant de facilité. A ces différentes causes de mouvemens capables d'agir sur la masse alimentaire durant la chymification, il convient d'ajouter encore les pulsations de l'artère aorte ventrale, et surtout du tronc cœliaque, ainsi que l'état vibratile des artères de l'estomac qui serpentent le long de ses deux courbures.

4° L'impressionnabilité de l'estomac, mise en jeu par les causes locales ou générales capables de porter leur influence sur le système nerveux cérébral et organique, devient encore enfin un nouvel élément de chymification. Que l'aliment déplaise à l'estomac, il est aussitôt rejeté sans altération ; ou qu'il n'excite pas convenablement ce viscère, l'altération qu'il y subit manque aussitôt des caractères d'une bonne digestion, et se rapproche plus ou moins de ceux d'une fermentation acide ou putride, ainsi que l'annoncent les flatuosités, les aigreurs, les rapports nidoreux, et le plus souvent l'expulsion ultérieure de matières fétides et liquides par le fondement. Mais une foule d'autres causes, en modifiant la sensibilité nerveuse universelle, influent sur la chymification ; et, pour ne parler ici que de celles qui se rattachent aux affections de l'âme, nous rappellerons que les chagrins, les inquiétudes, les désirs contrariés, empêchent ou au moins dépravent cette fonction, et qu'un accès de colère, qu'une grande et subite affliction, suspendent la chymification, et provoquent le vomissement. La ligature des nerfs pneumo-gastriques, pratiquée un très-grand nombre de fois sur les animaux, produisant encore le même résultat, le vomissement ou la putréfaction des alimens dans l'estomac suffit d'ailleurs pour mettre hors de doute l'influence directe du principe de l'action cérébrale sur la chymification. Nous pensons toutefois que cet effet dérive moins de la lésion déterminée dans l'état sensitif de l'estomac, que des changemens qui surviennent dans les qualités de la sécrétion gastrique, agent immédiat de la chymification. M. Magendie s'est d'ailleurs assuré par une expérience fort curieuse, que la digestion est encore possible alors même qu'on lie les deux nerfs pneumo-gastriques, si l'on applique la ligature sur leur trajet dans la poitrine au-dessous de leurs branches pulmonaires : d'où il suit que l'interruption de la respiration aurait sur celle de la digestion une influence supérieure à celle que le cerveau exerce directement par les nerfs sur cette même fonction. Mais le chyme étant formé, occupons-nous du mode et des effets de la déplétion de l'estomac.

C. Déplétion de l'estomac. — L'estomac se vide successivement du chyme qu'il renferme, et l'évacuation de cette humeur commence ordinairement une heure et demie ou deux heures après le repas, époque à laquelle les deux ou trois onces de chyme qu'on trouve d'ordinaire à la fois dans l'estomac enveloppent plus particulièrement les alimens contenus dans la portion pylorique de cet organe. De là les contractions péristaltiques de ce viscère, le rétrécissant successivement de gauche à droite, dirigent le chyme jusqu'au pylore, orifice plus ou moins étroit, mais alors relâché, et que franchit cette humeur. On pense généralement que la valvule pylorique, douée d'un mode spécial de sensiblité analogue à celui de la luette à l'égard du degré d'insalivation des alimens, juge de leur état de chymification, et qu'en vertu de ce tact, seulement perméable au chyme, elle se resserre sur les alimens qui n'ont pas encore éprouvé ce changement de nature. On sent assez qu'on ne saurait raisonnablement prononcer sur l'exactitude de cette conjecture; mais il importe de remarquer que les choses se passent comme si elle était réelle. On remarque toutefois, à l'égard des corps essentiellement inaltérables, qu'après un séjour assez prolongé dans l'estomac, ils finissent par vaincre la résistance du pylore; mais on suppose alors que la répétition de leur application à cette ouverture a fini par l'accoutumer à leur présence. La déplétion de l'estomac ainsi commencée se continue successivement de la même manière, jusqu'à ce que les alimens, complétement chymifiés, aient passé en totalité dans l'intestin grêle. Les personnes robustes, dont l'estomac s'est ainsi vidé dans l'espace de cinq à six heures, n'ont point la conscience de cette opération, ou, si elles s'en aperçoivent, c'est par le retour de l'appétit qui ne tarde pas à se faire ressentir avec plus ou moins de vivacité; mais le plus communément les digestions ne se font pas avec ce degré de perfection; des gaz, remplaçant en quelque sorte le chyme, se développent avec assez d'abondance dans l'estomac, et la déplétion de ce viscère est caractérisée par le besoin de leur expulsion. Une éructation sonore et bruyante en fait communément justice; inodores et sans goût, ils sont principalement formés d'acide carbonique.

Mais, à mesure que l'estomac se vide, cet organe revient sur lui-même, et il est le siége de phénomènes absolument inverses à ceux qui signalent son état de réplétion, et que nous avons exposés avec assez de détail pour que nous soyons dispensés d'y revenir ici. Tout a changé dans l'état de ce viscère, et c'est du côté de l'intestin dont les fonctions vont nous occuper maintenant que se dirigent les forces de l'économie propres à compléter la digestion.

Cependant, avant d'exposer la *chylification* ou la digestion duodénale, arrêtons-nous un moment sur les principales particularités de la digestion stomacale dans les animaux. On sait que, parmi les mammifères, elle est très-prompte et très-facile dans les carnassiers dont les deux orifices de l'estomac, placés dans la même direction par rapport au renflement intermédiaire qui constitue ce réservoir, présentent la disposition la moins propre à y favoriser leur séjour. Dans les solipèdes, il existe une disposition entièrement contraire, de sorte que le cardia et le pylore, très-rapprochés l'un de l'autre, laissent entre eux une vaste cavité, réceptacle des alimens, qui sont ainsi obligés à une longue circulation entre le point de leur entrée et celui de leur sortie. L'estomac de l'homme offre, à ce sujet, un état moyen, et ce dernier devient encore une preuve de sa nature omnivore. Les ruminans sont du reste, parmi les animaux de cette classe, ceux dont la digestion stomacale comporte le plus de travail : les herbes qu'ils arrachent au sol sont avalées sans avoir été suffisamment mâchées; elles parviennent dans la *panse* ou l'*herbier*, très-ample réservoir ou premier estomac, dans lequel elles séjournent pour passer dans le *bonnet*, sorte d'appendice de l'herbier, dans lequel elles se pelotonnent pour remonter dans l'œsophage, dont l'action antipéristaltique les porte à la bouche pour la *rumination*. Avalés de nouveau, les alimens parviennent cette fois dans le *feuillet*, dont les lames nombreuses les tamisent en quelque sorte et ralentissent leur trajet. De ce troisième estomac, ils parviennent enfin dans la *caillette*, où ils sont chymifiés. Parmi les oiseaux, les gallinacés offrent encore une disposition fort curieuse. Les graines sèches et dures qu'ils avalent entières séjournent, s'humectent et se ramollissent dans le *jabot*, premier renflement de leur œsophage; elles passent de là dans le *ventricule succenturié*, cavité musculo-membraneuse à couche glandulaire presque complète, où elles se pénètrent davantage encore d'humidité : arrivées, après ce double moyen d'insalivation, dans le *gésier*, organe très-robuste et fibro-musculaire, elles y subissent une trituration réelle, qui les broie. C'est leur mastication. Le duodénum, qui suit, et dans lequel les alimens ainsi préparés parviennent enfin, est le véritable organe de la digestion; c'est celui qui les chymifie.

§ II. *Digestion duodénale.* — Cependant, dès que les alimens chymifiés dans l'estomac sortent de ce viscère en franchissant le pylore, ils parviennent dans le duodénum. C'est là qu'ils s'accumulent comme dans un second estomac, et qu'ils subissent une nouvelle élaboration qui les rend propres à fournir les matériaux du chyle. Examinons donc successivement cette digestion secondaire sous le double rapport de l'accumulation, du séjour, de la marche du chyme dans le duodénum, et sous celui de l'altération qu'il y éprouve.

1° *Ampliation du duodénum; séjour et trajet du chyme dans cet intestin.* — Ce que nous avons dit ailleurs de la déplétion de l'estomac indique par avance que le chyme parvient successivement dans le duodénum, et au fur et à mesure qu'il y est porté par l'action péristaltique de l'estomac ; immédiatement reçu dans la première courbure de cet intestin, ce fluide, successivement poussé *à tergo* par celui qui vient de l'estomac, s'étend de proche en proche dans les seconde et troisième courbures du duodénum. Ce chyme distend dans tous les sens, et particulièrement transversalement, cet intestin large et dilatable. Dans cette ampliation, d'autant plus facile que le péritoine couvre et fixe le duodénum sans lui fournir d'enveloppe, la lame de cette membrane est soulevée, les fibres circulaires du duodénum s'étendent, les plicatures ordinaires de sa membrane muqueuse s'effacent. On observe la même chose à l'égard des flexuosités des vaisseaux artériels et veineux qui rampent sur ses parois, et il paraît probable enfin que les orifices des canaux pancréatique et cholédoque, ouverts dans sa cavité, sont plus ou moins agrandis.

Le chyme, ainsi accumulé dans le duodénum, s'y trouve retenu; car, du côté de l'estomac, la constriction du pylore, l'existence de la membrane pylorique, et l'impulsion communiquée par les contractions de l'estomac au chyme qui continue d'arriver au duodénum, empêchent le premier de remonter vers l'estomac, et, du côté du jéjunum, bien qu'aucun obstacle ne s'oppose à son entrée dans cet intestin, cependant celle-ci n'a lieu qu'après l'excès de plénitude du duodénum, parce que ce dernier, plus vaste que le jéjunum, est aussi plus extensible, attendu qu'il manque de tunique péritonéale, tandis que le jéjunum qui en est pourvu doit principalement à cette membrane l'augmentation de résistance qu'il oppose à son ampliation.

Cependant le chyme, qui remplit ainsi les diverses parties du duodénum, reçoit de la péristole de cet organe un mouvement qui le presse de manière à le condenser ; mais, après un certain temps, et à mesure que le chyme élaboré par le duodénum se trouve dépouillé des élémens du *chyle*, cette humeur, poussée de haut en bas, ou de la première à la troisième courbure du duodénum par le mouvement péristaltique de cet intestin, chemine de manière à en parcourir les diverses parties, et à pénétrer enfin dans l'intestin grêle. Mais, indépendamment des circonstances déjà examinées et propres à favoriser le séjour du chyme dans le duodénum, la lenteur de son trajet est digne encore de remarque. Celle-ci trouve ses causes principales dans la faiblesse des fibres longitudinales de l'intestin, dans les diverses inflexions qu'il présente, et dans le grand nombre enfin de ses *valvules conniventes*, replis transverses et permanens de sa membrane folliculaire, qui multiplient l'étendue de ses points de contact avec le chyme dont elles retardent d'ailleurs la marche par leur direction.

2° *Élaboration du chyme dans le duodénum.* — Ce phénomène, assez communément regardé comme celui de la *chylification*, en est cependant distinct, et n'en devient réellement qu'un moyen préparatoire. On sait toutefois que le chyme, rassemblé dans le duodénum, provoque bientôt par son contact l'abord dans cet intestin d'une quantité notable de fluides exhalés sur ses parois, et sécrétés par ses nombreux follicules ; et cette excitation, qui s'étend aux orifices des canaux cholédoque et pancréatique, coïncide aussitôt avec l'afflux dans l'intestin, et par suite le mélange avec le chyme d'une quantité abondante de bile et de fluide pancréatique ou de salive abdominale. On a cherché à évaluer les quantités de ces deux fluides qui s'unissent alors au chyme ; mais on ne peut rien dire de précis à ce sujet, une foule de circonstances faisant varier ces sécrétions. On sait toutefois, à ce sujet, que ces fluides arrivent alors à plein canal dans le duodénum, et que la bile cystique en particulier, tenue en réserve dans la vésicule biliaire pour cette période de la digestion, s'unit à la bile hépatique, de sorte que leur mélange, porté dans l'intestin, vient pénétrer la masse chymeuse : la vésicule biliaire se vide alors, en effet, de toute

la bile qui s'y était accumulée depuis la digestion précédente,
et la bile hépatique, au lieu de remonter vers ce réservoir, prend
également la voie du canal cholédoque.

Or, les mouvemens qui agitent la masse chymeuse dans le
duodénum, les différens fluides qui la pénètrent, la température
élevée à laquelle elle est soumise, lui impriment bientôt une
altération évidente et marquée. C'est ainsi qu'on la trouve moins
homogène que dans l'estomac, qu'elle est plus ou moins fortement colorée en jaune, à partir de l'insertion du canal cholédoque; que sa partie centrale paraît souvent d'une teinte plus
foncée que la portion la plus voisine de la tunique interne du
duodénum, et que celle-ci adhère assez intimement à cette membrane pour que sa progression paraisse moins rapide que celle
de la portion centrale. L'odeur aigre du chyme, sa saveur acide,
ont entièrement disparu, et l'on y découvre enfin, suivant
M. Magendie, principalement dans celui qui provient de la digestion des alimens gras, de petits filamens blanchâtres, consistans, comme élastiques, placés à sa surface, et que ce physiologiste regarde comme du *chyle brut*.

Tels sont les changemens apparens qu'éprouve le chyme dans
le duodénum. On connaît peu ceux qui peuvent survenir dans
sa composition intime. D'après les essais de MM. Marcet et
Prout, il paraît qu'il s'y fait un développement notable d'albumine, substance que l'on commence à trouver à quelques
pouces du pylore, et qui cesse d'exister après les premières parties de l'intestin grêle. Le chyme de substances animales offre
d'ailleurs à l'analyse de notables différences d'avec celui qui
provient d'alimens végétaux, et nous renvoyons à ce sujet au
mot *chyme*, ainsi qu'au *Mémoire sur la sanguification* de M. Marcet, donné par extrait dans le *Journal de physique*, cahier
d'avril 1819.

Quoi qu'il en soit, le chyme reçoit dans le duodénum, un
degré de perfection ou d'animalisation qu'il n'avait pas dans
l'estomac; et il se montre bientôt propre à offrir à l'action des
vaisseaux chyleux les principes ou les matériaux avec lesquels
ceux-ci fabriquent le *chyle*, opération qui devient le but essentiel de la digestion, et que M. Adelon a exposée avec beaucoup
de soin et d'étendue aux mots *absorption* et *chylifère*, auxquels
nous renvoyons. Nous ajouterons seulement ici, que, bien qu'on
en ait dit, le chyle n'existe point dans la masse chymeuse, et

que jamais les recherches réitérées que nous avons pu faire à ce
sujet sur cette humeur, ne nous ont permis d'en extraire ou d'en
séparer la moindre parcelle de chyle. C'est donc dans le développement des principes propres à la formation de ce dernier
fluide, que consiste essentiellement la digestion duodénale. On
sait, en effet, que le chyme de l'estomac ne peut fournir de
chyle aux nombreux vaisseaux absorbans de cet organe, et que
ce n'est qu'à partir du duodénum, que les vaisseaux de cet ordre
deviennent chyleux.

Ainsi qu'on l'avait fait à l'égard de la digestion stomacale, on
s'est efforcé de pénétrer l'essence de la digestion duodénale;
mais ce que l'on sait de positif, c'est que cette élaboration secondaire, soumise à l'empire de la force d'affinité qui pénétre les
fluides vivans, s'opère principalement sous l'influence du suc
pancréatique, de la bile, et qu'elle devient comme le principal
et le plus important usage de cette dernière sécrétion. Nous ajouterons toutefois, comme une simple remarque liée à l'histoire
de la physiologie, que les anciens chimistes, revêtant le fluide
pancréatique de qualités acides, pensèrent que son mélange
avec la bile, évidemment alcaline, produisait une effervescence
et un développement de chaleur capables d'opérer l'élaboration
du chyle. Les chimistes modernes, et notamment Fourcroy,
fondés sur une analyse rigoureuse et complète de la bile, rejetant cette première hypothèse, admirent cette autre, savoir : que
la bile décomposée, en s'unissant chimiquement par ses parties
fluides, comme son alcali, ses sels, son corps sucré, portion de
sa substance animale, avec la partie la plus dissoluble du chyme,
formait par un véritable départ le chyle, tandis que sa matière
albumineuse coagulable, son huile concrescible colorée, et son
principe amer et âcre, unis aux débris ligneux et solides des alimens, produisaient les excrémens. Mais cette conjecture n'est
étayée d'aucune preuve : on ne produit, en effet, avec du chyme
et de la bile, ni *chyle* ni *fécès*, et d'ailleurs cette prétendue formation immédiate et de toutes pièces du chyle dans le sein de la
masse chymeuse n'a pas lieu, ainsi que nous l'avons déjà dit.

La digestion duodénale, d'abord concommittante de la digestion stomacale, finit ensuite par lui succéder; mais plus profonde, moins sensible que la première, et d'ailleurs en très-
grande partie confondue avec elle par le temps dans lequel elle
s'effectue, elle ne s'accompagne guère de phénomènes généraux

qui la puissent faire distinguer. Le travail qui la constitue échappe à notre perception; et sa durée, ainsi que celle de la digestion stomacale, ne saurait non plus être déterminée avec quelque précision.

Chap. III. *Phénomènes subséquens de la digestion.* — Mais le chyme ayant reçu par son séjour dans le duodénum le complément d'élaboration qui le rend apte à la formation du chyle, la digestion proprement dite est terminée, et il convient d'examiner dès lors, d'une part, l'extraction et le transport du chyle et de l'autre, ce que devient le chyme, ainsi dépouillé, à travers le reste du canal alimentaire, jusqu'à ce que, réduit à l'état d'excrément, il soit enfin rejeté hors de l'économie.

§ I. *Formation du chyle*, et *extraction* ou *trajet de cette humeur.* — Cet objet déjà traité ailleurs, ainsi que nous l'avons dit précédemment, ne nous laisse d'autre remarque à faire, si ce n'est que le chyle, principalement formé par les vaisseaux absorbans qui naissent du duodénum, se montre néanmoins encore dans le nombre assez considérable de ceux qui correspondent aux premières parties du jéjunum, et que ce n'est qu'à mesure qu'on avance vers l'iléon, c'est-à-dire vers le tiers inférieur de l'intestin grêle, que la formation de cette humeur diminue sensiblement, et devient, pour ainsi dire, nulle dans l'iléon, particulièrement vers les parties de cet intestin qui s'approchent du cœcum : tandis, en effet, que des miliers de chylifères naissent de l'origine de l'intestin grêle, à peine ses parties inférieures en laissent-elles apercevoir çà et là quelques-uns disséminés ou placés à de très grandes distances les uns des autres. On cesse d'en trouver sur les diverses parties du gros intestin. Le chyle ainsi formé est porté avec plus ou moins d'activité dans le torrent de la circulation, et se trouve uni au sang dont il augmente la masse, en même temps qu'il en renouvelle les matériaux. On sait, à ce sujet, que c'est à cette première période de la digestion qu'il faut rapporter l'espèce de mouvement d'expansion ou du centre à la circonférence qu'on observe dans la plupart des phénomènes de l'économie, comme le développement et l'accélération du pouls et des mouvemens respiratoires, l'augmentation de la perspiration cutanée, de la rougeur du visage et de la chaleur générale : les sécrétions extérieures sont toutes également augmentées. Nous avons la conscience de la réparation de nos forces, et nous sommes alors éminemment capables de nous livrer aux travaux du corps et de l'esprit et à l'exercice de nos sens. Cet état de réaction, opposé à celui de contraction qui caractérise la première période de la digestion, commence d'ailleurs avec l'absorption chyleuse et finit avec elle. On sait que celle-ci n'a pas de durée fixe ; qu'elle n'a lieu quelquefois chez les animaux soumis à nos expériences que trois et même quatre heures après le repas, tandis que souvent elle y commence seulement après deux heures. Du reste, on ne trouve généralement plus de chyle dans les vaisseaux chyleux quatre à cinq heures après avoir mangé.

§ II. *Altération et trajet du résidu chymeux dans les intestins* — Pour mieux saisir les phénomènes de cet ordre, nous les examinerons successivement dans l'intestin grêle et dans le gros intestin.

1° *Altération et trajet du chyme dans l'intestin grêle.* — En s'éloignant du duodénum, et à mesure qu'il fournit à l'absorption intestinale, le chyme se montre de plus en plus jaune ; il se concentre un peu, sans perdre néanmoins sa mollesse et sa diffluence, qu'il conserve jusqu'au cœcum. Au niveau du jéjunum, c'est-à-dire après le tiers supérieur de l'intestin grêle, il devient jaune foncé, en quelque sorte brun, et cette couleur, s'étendant à l'intestin, suffit même le plus souvent pour faire distinguer l'iléon, qui la revêt surtout à partir du jéjunum, de ce dernier, auquel elle demeure étrangère.

Cependant de nouveaux fluides pénètrent le chyme dans l'étendue de l'intestin : ce sont les mucosités et le suc intestinal, humeurs confondues, et dont la quantité a été évaluée par Haller, pour la totalité des intestins, à sept ou huit livres par vingt-quatre heures. Or, ces fluides, qui ramollissent et délaient la pâte chymeuse, et qui paraissent destinés à diminuer les qualités irritantes que celle-ci reçoit de son mélange avec la bile, ainsi qu'à favoriser sa progression, l'imprègnent toutefois encore de leurs principes constituans. N'est-il pas permis de penser, à l'égard de ces derniers, qu'il s'en trouve de récrémentitiels, qui entrent dans la composition du chyle, tandis que d'autres, purement excrémentitiels, s'unissent au résidu des alimens pour être rejetés au dehors ?

Au nombre des changemens offerts par le chyme contenu dans les intestins, nous noterons encore l'état ordinaire de mélange dans lequel on le trouve avec les divers produits gazeux connus sous le nom de *vents* ou *gaz intestinaux*. Il résulte, en effet, à ce sujet, des premières recherches de Jurine, confirmées ou rectifiées depuis par MM. Magendie et Chevreul, que, pendant la chylification, il se forme, dans les intestins de l'homme en particulier et dans des proportions variées, de l'acide carbonique, du gaz hydrogène pur et de l'azote, tandis qu'on n'y rencontre jamais ni oxygène ni aucun autre gaz. Les expériences de MM. Magendie et Chevreul ont été faites sur des cadavres d'individus qui venaient d'être suppliciés, et qui s'étaient nourris, quelques heures avant leur mort, d'alimens copieux et variés. Si l'on recherche quelle est la source de ces nouveaux produits, on s'aperçoit que l'on est réduit à de simples conjectures. On ne saurait penser, en effet, que ces gaz viennent entièrement de l'estomac, attendu que celui-ci contient toujours de l'oxygène, et que, s'il renferme de l'hydrogène, c'est constamment en très-petite quantité, et dans une proportion très-inférieure à celle qui existe dans l'intestin grêle. On sait d'ailleurs que, si les gaz de l'estomac passent parfois vers l'intestin, ils sont le plus ordinairement rendus par la bouche vers la fin de la digestion stomacale, époque à laquelle la diminution de résistance de l'œsophage oppose, comme nous l'avons dit, le moins de résistance à leur expulsion. On a encore pensé, et cette opinion a reçu l'assentiment de la plupart des modernes, que ces gaz résultaient d'une sécrétion particulière des vaisseaux de la membrane interne de l'intestin. Quelques-uns enfin se sont arrêtés à l'idée qu'indépendamment de l'une et de l'autre de ces sources réunies, une partie de ces mêmes gaz appartenait probablement encore aux nouvelles combinaisons dans lesquelles entraient les principes constituans du chyme durant son séjour dans l'intestin. Rappelons d'ailleurs que c'est d'après ces considérations, tirées de la nature et de la proportion respective des gaz intestinaux dans les diverses parties du conduit alimentaire, que Hallé avait pensé pouvoir fonder la théorie de l'animalisation des alimens tirés des substances végétales; mais nous ne reviendrons pas ici sur ce que nous en avons déjà dit au mot *animalisation*, auquel nous renvoyons.

b. Cependant, quels que puissent être les changemens de nature éprouvés par le chyme dans l'intestin, cette humeur *chemine* ou *circule* dans la cavité de ce dernier, et elle parvient successivement ou de proche en proche de la fin du duodénum, à travers les nombreuses circonvolutions des intestins jéjunum et iléon, jusqu'à la terminaison de ce dernier dans le cœcum, d'où le sépare, comme on sait, la valvule ilio-cœcale ou de Bauhin. Or, ce trajet très-lent et très-prolongé reconnaît pour causes la première impulsion imprimée au chyme par l'estomac et continuée par le mouvement péristaltique du duodénum, ensuite celle qui résulte de la contraction des fibres circulaires de l'intestin grêle lui-même, laquelle, rétrécissant la cavité de ce dernier de haut en bas, pousse ainsi devant elle et dans ce dernier sens la masse chymeuse. Mais, d'autre part, les fibres longitudinales de l'intestin elles-mêmes en action, raccourcissant d'autant celui-ci qu'elles ramènent en arrière, diminuent progressivement de la sorte la longueur du trajet que le chyme doit parcourir. On s'assure d'ailleurs, ainsi que nous l'avons fait, de ce mécanisme, si, pratiquant à une portion de l'intestin une petite plaie avec perte de substance, on observe attentivement les rapports qui s'établissent encore entre les mouvemens du chyme et ceux des parois de l'intestin. Les mucosités et les fluides perspiratoires, qui lubrifient la membrane interne de l'intestin, favorisent d'ailleurs le glissement du chyme, en même temps qu'ils en préviennent l'adhésion. Les contractions des parois abdominales et les battemens des artères mésentériques influent probablement encore sur le trajet du chyme. La progression de ce dernier est d'ailleurs soumise à des variétés de vitesse et de lenteur qui tiennent, d'une part, à l'état différemment irritable de l'intestin, suivant une foule de circonstances, et, de l'autre, aux qualités plus ou moins stimulantes du chyme lui-même. On sait, à ce sujet en particulier, que le trop ou le trop peu des principes de la bile qui le pénètrent accélère ou retarde beaucoup sa marche, et il est connu de tout le monde que, dans l'ictère qui le laisse privé de cette humeur, le ventre est très-paresseux.

2° *La défécation*, ou l'expulsion du résidu alimentaire dépouillé de tout ce qu'il contient d'alibile, commence, à proprement parler, à l'origine du gros intestin. Arrivé là, le chyme prend bientôt en effet tous les caractères des fèces. Examinons donc les nouvelles modifications qu'il reçoit de son séjour dans l'ensemble des gros intestins, et étudions ensuite les phénomènes de sa marche progressive depuis la terminaison de l'iléon au cœcum jusqu'à l'anus, qui le rejette au-dehors.

a. Le chyme que l'iléon va verser dans le cœcum est, comme nous l'avons déjà dit, jaune foncé, mêlé à différens gaz, mou, diffluent et peu odorant; mais son séjour dans le cœcum lui donne, après un certain temps, le véritable caractère de l'excrétion stercorale; il se concentre, se durcit, et acquiert une fétidité plus ou moins grande, toujours étrangère au chyme de l'intestin grêle. Les fécès examinées dans les diverses parties des gros intestins n'y changent plus de caractère; seulement leur concentration, leur consistance augmentent, et leur couleur devient d'autant plus foncée, que leur séjour est plus prolongé, et qu'elles occupent une partie plus voisine de l'anus. Le résidu stercoral, homogène dans toutes ses parties, forme tantôt une sorte de pâte ou de magma assez solide; tantôt il se pelotonne et s'agglomère sous forme de boules ou *cybales*, qui résultent probablement de la configuration particulière des bosselures ou cavités secondaires des gros intestins. Chez les personnes maigres, et dont le ventre est sec, ces cybales en imposent quelquefois, au premier aperçu, pour un état d'engorgement des viscères abdominaux.

Si l'on recherche la cause de cette condensation successive et graduelle acquise par les excrémens, on la trouve dans la continuité de l'absorption intestinale à laquelle ils sont soumis, et qui, à défaut de chyle, s'exerce sur leurs principes les plus ténus et les plus fluides. Quant à l'exhalation du suc intestinal et aux mucosités abondantes, sécrétées par les follicules de l'intestin, ces produits semblent plutôt destinés à favoriser le trajet des fécès, et à défendre l'intestin de leur contact qu'à se mêler à eux, et à en augmenter la masse. La conséquence naturelle de leur mélange avec ces fluides serait, en effet, de les ramollir, et nous venons de dire au contraire qu'ils acquièrent plus de consistance par leur séjour dans le gros intestin.

Des gaz tels que l'azote, l'acide carbonique, l'hydrogène carboné et sulfuré, accompagnent, dans les gros intestins, les fécès. Leur source est ignorée, mais M. Magendie s'est assuré qu'ils se dégagent quelquefois du chyme sous forme de petites bulles innombrables. Les expériences déjà citées de MM. Magendie et Chevreul ont constaté d'ailleurs, quant aux proportions de ces gaz, comparées à celles des gaz de l'intestin grêle, que la quantité d'acide carbonique s'est montrée constamment supérieure à celle qu'on observe dans ce dernier; résultat entièrement contraire à celui de Jurine, qui, comme on sait, avait avancé que les proportions de ce même gaz diminuaient d'autant plus, qu'on s'éloignait davantage de l'estomac. L'hydrogène pur, qu'on rencontre souvent dans l'intestin grêle, n'a pas non plus paru exister dans les gros intestins.

On doit remarquer qu'une foule de circonstances font varier les qualités, la quantité, et probablement aussi la composition des matières stercorales; nous indiquerons en particulier, parmi celles-ci, la diversité du régime alimentaire, la perfection et la promptitude des digestions, les âges et les tempéramens; mais ces faits sont trop connus pour avoir besoin de développement. On sait, à l'égard des animaux, combien leur nature herbivore ou carnivore apporte de différences dans leurs excrémens. Tandis, en effet, que ceux des premiers ne nous causent que peu ou point de répugnance, ceux des carnassiers nous révoltent par la plus insupportable fétidité. Les excrémens de l'homme, analysés d'ailleurs par MM. Vauquelin, Thénard et Berzélius, se composent d'eau, de débris de végétaux et d'animaux, de bile, d'albumine, d'une matière extractive particulière, d'un produit formé de bile altérée, de résine et de matière animale, et de différens sels, enfin, qui sont, d'après M. Thénard, le phosphate, le carbonate de chaux et le muriate de soude; ce chimiste y a également constaté la présence de la silice et du soufre.

b. Après les changemens éprouvés dans la composition du chyme par son séjour dans les gros intestins vient le phénomène du *trajet* ou de la *circulation* de ce produit jusqu'à son expulsion définitive par l'anus. C'est, en effet, ainsi que l'iléon porte de gauche à droite et transversalement à la direction du cœcum, dans lequel il s'abouche, le chyme parvenu à l'extrémité inférieure de l'intestin grêle, et que l'abord de ce produit est d'autant plus facile, que les deux lèvres de la valvule ilio-cœcale, pressées dans ce sens, s'écartent aussitôt sans opposer aucun obstacle. Le chyme s'accumule donc ainsi dans le réservoir plus ou moins vaste que lui offre le cœcum; mais, après un séjour variable et généralement assez long, les contractions du cœcum le dirigent, du cul-de-sac formé par cet intestin, dans le colon ascendant lombaire droit; mais alors l'excrément, porté de haut en bas ou dans le sens vertical, applique l'une des lèvres de la valvule ilio-cœcale contre la lèvre opposée, de manière à fer-

mer complétement l'ouverture de l'ilion, et à prévenir ainsi son
retour vers ce même intestin. Les fibres circulaires du cœcum,
ainsi que les trois bandes de fibres longitudinales dont il est
pourvu, en se contractant de son cul-de-sac vers le colon, sont
les agens actifs de ce mouvement, que favorisent d'ailleurs les
mucosités du cœcum, et celles de son appendice vermiculaire,
qui, versées dans la cavité de cet intestin, en lubrifient les parois.

La progression des matières stercorales s'effectue de proche
en proche, du colon lombaire droit au côlon transverse, et de
celui-ci au colon descendant ou lombaire gauche, par lequel
elles parviennent à l'*S* iliaque du colon, qui les transmet au
rectum. La longueur de ce circuit, qui embrasse le pourtour du
ventre, les anfractuosités nombreuses en forme de bosselures des
intestins, la faiblesse de leurs fibres transversales, et les simples
bandes longitudinales qui y remplacent le plan fibreux correspondant des intestins grêles, expliquent suffisamment la lenteur
connue de la marche des excrémens. Celle-ci reçoit d'ailleurs
un faible secours des mouvemens de la paroi antérieure de
l'abdomen, avec laquelle les gros intestins sont, à l'exception du
rectum profondément situé, dans un état constant de contiguité.

Cependant les excrémens, ainsi parvenus au rectum, s'accumulent avec facilité dans ce reservoir, vaste et très-extensible,
quoique robuste, et y forment peu à peu une masse plus ou
moins considérable. La cause de leur accumulation et de leur
séjour dans cet intestin se trouve dans le muscle sphincter externe ou coccygio-anal, qui, fortifié dans cette action par le
sphincter interne de l'anus, résiste, par sa présence et son élasticité, capables de fermer naturellement l'anus, à l'impulsion
des matières stercorales, que leur poids et la contraction organique du rectum tendent à engager dans cette ouverture. Aussi
l'issue des matières stercorales, ainsi prévenue, devient-elle ordinairement volontaire, et suppose-t-elle le concours de nouvelles
causes impulsives. C'est, en effet, ainsi que le résidu stercoral,
dont la quantité augmente successivement, qui se concentre et
acquiert des qualités plus stimulantes par la prolongation de son
séjour dans le rectum, d'une part, excite à un plus haut degré
l'irritabilité de ce réservoir, et de l'autre développe en nous le
sentiment communément désigné sous le nom de *besoin d'aller*.
Ce besoin, acquérant quelque énergie, nous contraint bientôt d'y

satisfaire : or, nous contractons simultanément, à cet effet, et par un véritable effort, le diaphragme et les muscles abdominaux, de manière à ce que les viscères de la cavité du ventre, refoulés vers le bassin, pressent immédiatement avec force le rectum. D'autre part, les muscles de la paroi inférieure de l'abdomen, releveurs de l'anus et ischio-coccygiens, fortement contractés, soutiennent l'effort du diaphragme, et le réfléchissent en quelque sorte sur le rectum. Ce concours de forces surmonte enfin la résistance du sphincter; et l'excrément, qui franchit dès lors l'anus, s'y moulant comme dans une sorte de filière, se détache définitivement du corps sous la forme qu'on lui connaît. L'expulsion s'achève par la contraction combinée du sphincter externe et du releveur de l'anus; le premier rétrécit et coupe transversalement l'extrémité du cylindre stercoral, et le second ramène le rectum en son lieu. Ces mouvemens favorisent d'ailleurs la réduction de l'espèce de bourrelet circulaire formé par la membrane muqueuse qui, poussée par les excrémens, abandonne le rectum et se montre au-dehors dans une certaine étendue, avant et pendant l'excrétion.

L'excrétion stercorale, fréquente chez les uns, plus ou moins rare chez les autres, suivant une foule de circonstances, facile dans le premier cas, très-pénible et douloureuse dans le second, est généralement soumise pour l'époque de ses retours périodiques à l'influence de l'habitude. Cette excrétion, ordinairement placée sous l'empire de la volonté, peut cependant s'en montrer indépendante. Elle s'effectue, en effet, dans quelques circonstances, non-seulement sans aucun effort d'expulsion de la part de l'animal, mais encore malgré le concours d'actions qui la peuvent prévenir ou retarder. Telles sont en particulier parmi ces circonstances le besoin d'aller trop long-temps méconnu et devenu extrême; l'accumulation considérable et très-rapide des excrémens dans le rectum; la grande liquidité de ceux-ci, et généralement enfin, tout ce qui peut d'une part accroître l'irritabilité du rectum, et de l'autre, diminuer la force contractile de son muscle sphincter externe. L'émission des flatuosités intestinales par l'anus qui, bruyante ou discrète, annonce d'ordinaire celle des matières solides ou liquides, mais qui se montre quelquefois isolément, forme enfin une dernière variété de l'excrétion stercorale que nous n'avons pas dû passer sous silence, mais qu'il nous suffit, sans doute d'avoir indiquée.

L'action des intestins sur le chyme est d'autant plus simple et plus rapide, que les animaux se nourrissent de substances animales ; et la longueur de cette digestion secondaire, ou la suite d'efforts qu'elle coûte à l'économie, se lie constamment encore, dans les diverses classes d'animaux, à la nature végétale de leurs alimens : or, cette nouvelle considération confirme pleinement le rang que l'homme tient parmi ceux-ci sous le rapport de ses alimens. Ses intestins (le nombre et la quantité des liqueurs qui y sont versées pour la digestion intestinale) offrent, en effet, un terme vraiment moyen entre la simplicité de ceux des carnassiers, la longueur, l'amplitude et les circonvolutions des intestins des herbivores. Les mammifères les plus carnassiers, comme les chiens et les chats, n'ont guère, en intestins, que trois à cinq fois, au plus, la longueur de leur corps. Ces intestins, déjà si courts, diminuent proportionnellement encore dans les poissons, chez lesquels ils n'offrent plus, pour ainsi dire, qu'une seule fois la longueur même du corps. Cette étendue examinée dans les mammifères herbivores, variable d'ailleurs suivant les familles, s'y montre généralement égale à huit ou dix fois la longueur totale de ces animaux. On sait encore en particulier que les rapports que nous indiquons sont de six à seize, par exemple, parmi les rongeurs, et de seize jusqu'à vingt-huit chez les ruminans. Les animaux omnivores, et spécialement l'homme, tiennent le milieu entre ces points extrêmes ; on voit à ce sujet que les intestins de l'homme ont de six à sept fois sa hauteur. Les animaux à métamorphoses, qui changent d'alimens en changeant de forme, ont aussi dans les deux cas des intestins variables, et qui se proportionnent constamment à la diversité de leurs alimens. C'est ainsi, par exemple, que la grenouille, sous forme de *têtard*, qui vit alors de végétaux, a des circonvolutions intestinales neuf fois longues comme son corps, tandis qu'à l'état parfait, cet animal, devenu carnassier, ne présente dans le même appareil que la sixième partie de cette même étendue. Plusieurs des insectes cantharides de Linné sont dans le même cas ; chenilles herbivores, leurs intestins sont fort longs ; papillons vivant de sucs animaux, ils les ont très-courts. Dans une métamorphose inverse, on voit, par exemple, parmi les coléoptères aquatiques, l'hydrophyle carnivore à l'état de larve n'avoir qu'un intestin droit et court ; tandis que se nourrissant de feuilles, dans son état parfait, ses intestins longs et repliés n'ont pas moins de cinq fois la longueur de son corps. Ces faits d'anatomie comparée prouvent suffisamment sans doute toute l'importance de la partie de la digestion qui se passe spécialement dans les intestins soit pour achever le travail de la chymification, soit pour rejeter au-dehors la partie non alibile des substances alimentaires.

CHAP. IV. *Appendice de la digestion.* § I. *Digestion des boissons.* — La digestion des boissons, plus simple, plus prompte et plus facile que celle des alimens, différant de cette dernière sous plusieurs points de vue importans, doit fixer encore en particulier notre attention ; or ce mode de digestion, qui n'exige ni mastication ni insalivation, nous occupera d'abord sous le rapport de l'introduction des liquides.

1° *La préhension des boissons* ou leur mode d'introduction dans la bouche est rapportée par Petit, dans les *Mémoires de l'Académie des Sciences*, années 1715 et 1716, à deux modes principaux. Au premier se rapporte, 1° l'*infusion*, qui constitue notre manière de boire la plus ordinaire, et dans laquelle le liquide que contient un vase placé sur le bord des lèvres est versé dans la bouche où son poids l'entraîne d'une manière lente et continue; 2° l'action de *sabler*, qui consiste à projeter en une seule fois dans la bouche la totalité de ce que renferme le verre ou la coupe; 3° enfin, la *précipitation*, ou la manière de boire qu'on appelle à la *régalade*, et dans laquelle la tête étant fortement inclinée en arrière et les mâchoires écartées, le liquide versé d'une certaine hauteur parvient directement et par un jet continu jusqu'à l'arrière - bouche. Dans le second mode de préhension des liquides admis, les boissons s'élèvent dans la bouche par suite du vide qui s'établit dans cette cavité. C'est ce qu'on voit, en effet, dans l'action de *humer*, dans celle d'*aspirer*, et dans la *succion*. Les deux premières étant presque inusitées, nous nous occuperons seulement de la *succion*. Or cette manière de recevoir les liquides, que l'homme adulte n'exerce que fortuitement et avec difficulté, est, comme on sait, propre à la première enfance. Dès sa naissance l'enfant l'exerce par instinct, et c'est ainsi qu'il reçoit le lait du sein de sa nourrice. On voit alors, à cet effet, que ses lèvres, très-longues par rapport à la hauteur des bords alvéolaires, se portent en avant, et forment ainsi une sorte de canal qui saisit et embrasse exactement le mamelon. C'est dans cet état que l'enfant aspire et fait jaillir ainsi ou couler le lait dans sa bouche. Ce phénomène, pour ainsi dire tout physique, résulte principalement du

vide plus ou moins complet qui se forme dans cette cavité. On sait
que celui-ci est alors d'autant plus facile à produire, que l'obliquité
très-grande des arrière-narines et leur peu de hauteur permettent
au voile du palais, qui se dirige en arrière, de s'y adapter et de les
fermer ainsi avec exactitude. Cette même occlusion, impossible
dans les autres âges de la vie à cause de la verticalité acquise par
l'ouverture postérieure des narines, rend le vide moins parfait
et la succion plus difficile; aussi cette dernière ne nous sert-elle
plus que pour exprimer le suc des fruits aqueux et le jus de
ceux des alimens succulens dont nous ne voulons pas manger la
chair.

Excepté le cas où nous voulons simplement déguster les boissons,
ou bien celui qui nous fait craindre les effets de leur température
trop basse ou trop élevée, elles ne séjournent guère dans la bouche,
et, traversant rapidement cette cavité, elles parviennent, comme
les alimens solides, seulement avec plus de facilité, par gorgées successives, dans l'estomac; on sait quelles s'y accumulent avec rapidité, et qu'elles occupent principalement la portion splénique de
cet organe. Lorsqu'on boit beaucoup, l'estomac, distendu par les
liquides ingérés, présente les mêmes changemens que ceux qui
arrivent lors de sa réplétion par les alimens.

2° Parvenus à l'estomac, les différens fluides prennent la
température de ce viscère, s'y mêlent avec les sucs gastriques, et
s'y troublent; mais, tandis que les uns n'y forment point de
chyme, les autres s'y altèrent avec plus ou moins de promptitude dans ceux de leurs principes étrangers à l'eau qui en fait
partie. Ce liquide, en effet, qui constitue la base essentielle de
tous les liquides, ne séjourne que très-peu dans l'estomac : la
plus grande partie est immédiatement enlevée par voie d'absorption sur les parois de ce viscère, et le reste franchit le
pylore, et parvient dans le duodénum. Toutefois, en plaçant une
ligature sur le pylore, M. Magendie s'est assuré sur les animaux, que l'estomac ne mettait pas alors beaucoup plus de temps
à se vider.

L'eau pure, l'eau alcoholisée, les limonades végétales ou les
boissons acidules, sont les liquides qui ne forment point de
chyme : après leur disparition plus ou moins prompte de l'estomac, suivant leur degré de sapidité et leurs qualités plus ou
moins excitantes, les mucosités et le suc gastrique, augmentés
par le fait de leur séjour, et délayés par elles, sont ensuite

digérés ou réduits en chyme à la manière des alimens. L'alcohol pur, dont l'impression vive, étendue de la bouche à l'estomac, est connue, coagule l'albumine et même le mucilage des liqueurs gastriques, qu'il durcit et convertit en filamens élastiques irréguliers ; cette boisson, étendue d'ailleurs par son mélange avec la partie aqueuse de ces mêmes fluides, est promptement absorbée. Le résidu concret se chymifie ensuite, et passe dans le duodénum.

Quant aux liquides qui éprouvent la conversion chymeuse, les uns se digèrent en totalité, les autres en partie seulement. L'huile seule paraît être dans le premier cas : aussi séjourne-t-elle plus long-temps dans l'estomac que tout autre liquide. Le chyme tout particulier qu'elle forme s'accumule dans la région pylorique, d'où il passe dans le duodénum. Le lait, les liqueurs composées, diverses, et qui sont formées d'alcohol ou d'eau unis à divers principes immédiats, animaux ou végétaux, comme la gélatine, l'osmazôme, le sucre, la fécule, les matières colorantes, et divers sels, ne se chymifient que partiellement. L'absorption immédiate de l'eau et de l'alcohol, ou leur passage dans le duodénum, s'effectuent rapidement ; et les autres principes, livrés à l'action des humeurs gastriques, y subissent plus tard la conversion chymeuse, à la manière des alimens ordinaires, mais avec plus de promptitude, eu égard à leur état d'atténuation.

3° Arrivées à l'intestin grêle, les boissons non chymifiées n'y éprouvent aucune altération ; elles s'y mêlent aux divers fluides qui s'y rencontrent, et elles ne tardent pas à disparaître par voie d'absorption. Elles ne dépassent guère alors l'étendue du duodénum et des premières parties du jéjunum, et jamais elles ne parviennent aux gros intestins que dans le cas de maladie. Pour ce qui est des boissons alimentaires, chymifiées dans l'estomac, leur mode d'altération dans le duodénum et le reste des intestins ne diffère pas de celui des alimens solides ; elles s'y montrent capables de fournir aux absorbans les matériaux du chyle. On sait, à ce sujet, qu'un grand nombre de liquides sont des alimens les plus propres à nourrir.

§ II. *Variétés de la digestion.* —Dans la première enfance, la digestion n'admet que des boissons alimentaires, et notamment le lait de la nourrice, pris par voie de succion. Cette fonction, pour ainsi dire continuelle, est très active, et n'a que de faibles intervalles d'intermittence. L'enfant tette ou digère sans cesse; il s'endort après avoir pris la mamelle; mais dès qu'il se réveille, c'est pour recommencer presque aussitôt. Les excrémens séjournent peu dans les intestins; ils sont mous, jaunâtres et médiocrement fétides pendant l'usage exclusif du lait. Après la pousse des dents, la nature réclame des alimens plus consistans. La mastication et l'insalivation deviennent utiles, et la digestion se rapproche insensiblement des caractères que nous lui avons assignés. On sait que pendant la jeunesse, et durant toute la période de l'accroissement, la digestion jouit de la plus grande activité; l'appétit est vif, impérieux; ses retours sont fréquens; tous les alimens paraissent bons : la seule chose qui importe, c'est que les repas soient copieux et fréquens. Le jeune homme ne sent pas son estomac, et digère sans s'en apercevoir; mais dans l'âge suivant et, après le terme de l'accroissement du corps, la vigueur de l'appétit décroît, la quantité d'alimens nécessaires diminue sensiblement, les intervalles des repas augmentent, et la promptitude ainsi que l'extrême facilité des digestions cessent d'être remarquables. L'homme, dans la virilité confirmée, ne mange plus ordinairement que deux fois par jour; ses digestions sont longues, et les selles qu'il rend n'ont guère lieu qu'une fois en vingt-quatre heures. Dans la vieillesse enfin, peu d'alimens deviennent nécessaires; l'imperfection de la mastication exige qu'ils soient choisis parmi les plus mous et les plus digestibles. Cependant, malgré cette précaution, le défaut d'insalivation et la diminution graduelle apportée dans les forces de l'estomac et des intestins, rendent les digestions le plus souvent très-lentes et pénibles. Beaucoup de vieillards ne mangent qu'une fois par jour, ne consomment plus, dans ce repas unique, qu'une certaine proportion des alimens qui jusqu'alors leur avaient été nécessaires, et ne vont à la selle qu'après plusieurs jours d'intervalle. On sait que ceux qui contractent l'habitude de la bonne chère et des plaisirs de la table, auxquels les dispose spécialement la perfection du sens du goût qu'ils ont en partage, courent à leur ruine par tous les inconvéniens qui dérivent des indigestions fréquentes et fâcheuses qu'ils ne manquent pas de se donner. La tempérance, sans doute nécessaire à toutes les époques de la vie, devient chez le vieillard une vertu de son âge; et l'on peut généralement dire qu'il ne saurait trop peu manger pour conserver longtemps les priviléges d'une vieillesse saine et valide. Tous les

exemples de *longévité* sont pris parmi ceux qui ont eu la sa-
gesse de mettre beaucoup de sobriété dans l'usage habituel des
alimens et des boissons.

Les bilieux mangent beaucoup, digèrent fort vite, ont le
ventre très-serré. Les personnes lymphatiques n'ont presque
jamais faim, mangent par raison, boivent à peine et digèrent
très-lentement; leur ventre est très-libre et souvent même
relâché. Dans le tempérament nerveux, les caprices de l'appétit, l'état impérieux et soudain de ses retours, ses anomalies,
la promptitude et la lenteur alternative des digestions, la facilité
extrême de cette fonction ou son état de trouble, le resserrement
habituel du ventre contrastant avec une disposition marquée à
la diarrhée accidentelle, sont, comme on sait, autant de caractères connus de la fonction qui nous occupe. Chez les mé-
lancoliques, la digestion est le plus souvent un travail, une
sorte de fièvre locale de l'estomac. La constipation est prodigieuse, et les flatuosités du haut et du bas les plus incommodes,
en fatiguant presque continuellement, attestent suffisamment
l'imperfection du travail digestif, même à l'égard des meilleurs
alimens. On sait que les athlètes, chez les anciens, comme les
hommes doués, de nos jours, du tempérament athlétique, mangent
et boivent beaucoup; la grande capacité de leurs organes digestifs
exige seule une masse considérable d'alimens, indépendamment
de la nécessité où ils sont qu'une digestion fort étendue corres-
ponde chez eux aux besoins de la nutrition. La digestion,
active et facile chez les peuples septentrionaux, qui consomment beaucoup d'alimens très-nourrissans et une grande quantité de liqueurs fermentées, est faible, au contraire, et languit
chez les méridionaux, qui vivent de très-peu d'alimens, choisis
parmi les moins substantiels, et qui consomment beaucoup de
boissons aqueuses, acides et rafraîchissantes. Les saisons froides
et chaudes de l'année exercent sur le travail digestif une influence analogue à celle des climats. L'état de la nutrition coïncide, au reste, entièrement avec ces deux modifications de la
disgestion. On observe, en effet, que beaucoup de personnes
et d'animaux maigrissent pendant l'été, engraissent l'hiver, et
que la force du corps et l'embonpoint des peuples du nord sont
généralement opposés à la faiblesse et à la délicatesse d'organisation de ceux du midi.

§ III. *Rapports de la digestion avec les autres fonctions.* —

Mais le moyen le plus propre à faire sentir toute l'importance et l'utilité de la digestion, en même temps que d'en compléter l'étude, est d'envisager les connexions plus ou moins étroites qui la lient avec l'ensemble des fonctions de l'économie. Du côté de celles qui ont pour but la réparation et l'accroissement, ses rapports successifs la montrent liée à l'absorption chyleuse qui en enlève les produits, à la circulation sanguine, qui, véhicule de ceux-ci, les mêle au sang et le porte au poumon et à la respiration, qui en opère la combinaison avec le sang. Or, ce fluide, ainsi réparé dans ses pertes, accru dans sa masse, renouvelé dans ses principes, devient à la fois propre aux sécrétions, aux exhalations, à la calorification et à la nutrition.

Quant aux rapports de la digestion avec les fonctions extérieures, qui ne sait qu'elle influe puissamment sur l'exercice facile et régulier des sensations et des phénomènes intellectuels et affectifs. C'est, en effet, ainsi que, si cette fonction languit, que nous endurions la faim et la soif, ou bien encore si nous sommes fatigués du poids des alimens livrés à notre estomac, les causes des sensations glissent sur nous sans produire leur impression accoutumée; et que nous sommes d'ailleurs inattentifs, distraits, incapables d'idées suivies, en même temps que nous éprouvons de l'impatience et de la tendance à l'emportement. Dans cet état, les exercices du corps nous coûtent beaucoup d'efforts, et nous sentons éminemment le besoin du repos. Nous sommes paresseux de parler, et notre voix, plus ou moins affaiblie d'ailleurs par la gêne de la respiration, ne se prête ni au discours ni au chant. Une tendance marquée au sommeil décèle ordinairement la période d'activité de la digestion. Mais réciproquement les phénomènes digestifs reçoivent l'influence des autres fonctions; et l'intégrité des organes de cette fonction, sans laquelle elle ne pourrait s'exercer, suppose l'exercice régulier de tous les actes nutritifs, et notamment de la respiration, de la circulation et des sécrétions. On sait, à ce sujet, que la respiration d'un air vicié, la syncope, une hémorrhagie une simple saignée même suspendent ou arrêtent tout-à-fait la digestion, et qu'il en est encore ainsi de la plupart des causes qui peuvent, en augmentant l'action des capillaires cutanés, comme l'application de la chaleur, l'usage des bains et celui des frictions, diminuer l'activité des sécrétions gastro-intestinales. Pour ce qui est des fonctions extérieures, plusieurs coopèrent immédiate-

ment à la digestion. Ce sont, en effet, les sensations internes de
la faim et de la soif qui la précèdent, celle du besoin de rendre
les excrémens qui en annonce la terminaison ; tandis que le goût
et l'odorat jugent les matériaux sur lesquels elle s'exerce, lorsque
l'instinct et la volonté ont porté l'animal à s'en emparer.

On voit du côté des phénomènes intellectuels et moraux, que
d'aimables distractions, les charmes d'une conversation animée,
après le repas ; des occupations qui plaisent sans captiver trop
fortément l'attention ; le contentement de l'âme, ou les désirs
satisfaits, se montrent des plus favorables à la digestion, et que
seuls ils peuvent, même dans une foule de cas, rémédier à ses
troubles en apparence les plus graves et les plus prolongés. On
sait au contraire que les fortes contentions de l'esprit, les passions violentes, les affections tristes de l'âme, et la douleur,*
quel qu'en soit le siége, éloignent l'appétit, resserrent l'estomac,
et ont sur l'action de cet organe la plus fâcheuse influence. La
locomotion, moyen direct de digestion dans la préhension, la
mastication, la déglutition des alimens, et dans l'expulsion de
leur résidu, aide tellement d'ailleurs à cette fonction, que tous
les exercices du corps, pris dans la mesure des forces, sont un
des meilleurs moyens de provoquer les retours de la faim et de
hâter les digestions. La danse, la chasse et l'équitation prouvent
de reste la vérité de cette assertion. La voix, les cris et le geste
ne se trouvent guère associés au travail digestif que comme
moyens de nous procurer des alimens : leur usage le plus évident
appartient à la première enfance. Le sommeil, enfin, tout en
permettant la digestion, et dont la plupart des animaux semblent
nous donner l'exemple, diminue généralement, toutefois, l'activité de cette fonction : on sait qu'il est souvent suivi d'un
grand état de malaise, et qu'alors même qu'il semble ne pas
nuire, s'il se prolonge, il éloigne d'autant le retour de la faim.
Le proverbe qui *dort dîne* se trouve ainsi confirmé. Ce n'est
que long-temps après le réveil, quoique l'estomac soit vide, que
la plupart des hommes sont disposés à manger. Il semble que cet
organe, comme engourdi par cet état, ait besoin lui-même
d'une sorte d'éveil.

L'influence de la digestion sur la génération est secondaire.
C'est en excitant le cerveau, que les produits de cette fonction
agissent sur les organes reproducteurs. Il pourrait se faire, cependant, que certains alimens méritassent la réputation de *sperma-*

topées, qu'on leur avait autrefois accordée. Chez la femme, les mauvaises digestions amènent souvent la leucorrhée. Dans l'état de nourrice on connaît toute l'influence du travail digestif sur la quantité et les qualités du lait. Une bonne alimentation dispose, du reste, au rapprochement dans les deux sexes, tandis que la faim et la disette détruisent en quelque sorte les désirs vénériens. La surcharge gastrique et l'abus des liqueurs alcoholiques amènent d'ailleurs indirectement le même résultat; mais, à leur tour, les fonctions de l'espèce réagissent sur les phénomènes digestifs. C'est ainsi que le coït, modérément répété, pratiqué assez long-temps après les repas pour que la digestion soit achevée, excite manifestement l'appétit et augmente le besoin général de réparation; tandis que son abus, ainsi que celui des plaisirs illicites, énerve l'estomac et détruit toute digestion. L'apparition, la cessation, l'écoulement des menstrues, ainsi que l'état de grossesse, ont enfin, sur l'ensemble des phénomènes digestifs, une influence si évidente et si connue, que nous nous contenterons de l'indiquer. Cette sorte de revue des divers phénomènes de l'économie envisagés dans leurs rapports avec la digestion, en mettant dans tout son jour la haute importance de cette fonction, paraîtra motiver peut-être les développemens que nous avons donnés à son histoire.   (RULLIER.)

DIGITAL, adj., *digitalis*, de *digitus*, doigt, qui appartient aux doigts, qui a quelque rapport avec les doigts; épithète qui s'applique à des muscles, des nerfs, des vaisseaux destinés aux doigts, à l'extrémité de la main, que forment les doigts, etc. On dit aussi la cavité *digitale* du grand trochanter, les impressions *digitales* des os du crâne, expressions qui indiquent la ressemblance qu'ont ces enfoncemens avec ceux que produirait la pression de l'extrémité du doigt; la cavité *digitale* du cerveau est ainsi nommée par la comparaison que l'on a faite de sa forme avec celle des doigts : c'est encore dans ce sens que les DIVERTICULES de l'intestin ont reçu le nom d'*appendices digitales*.   (A. B.)

DIGITALE, *digitalis*, s. f.; genre de plantes de la famille des Scrofulariées et de la didynamie angiospermie, ainsi nommé parce que dans la plupart des espèces la forme de la corolle approche plus ou moins de celle d'un doigt de gant. On distingue les digitales à leur calice profondément divisé en cinq lanières lancéolées; à leur corolle monopétale, presque campaniforme, à quatre lobes inégaux ; à leurs étamines didynames et à leur capsule ovoïde, à deux loges. Toutes les espèces de ce genre sont herbacées ; leur tige est simple, terminée dans sa partie supérieure par un long épi de fleurs ; les feuilles sont alternes.

L'espèce la plus intéressante sous le rapport de ses propriétés médicales est la DIGITALE POURPRÉE, *digitalis purpurea*, L., belle plante bisannuelle qui croît dans les bois montueux aux environs de Paris, où elle fleurit aux mois de juin et de juillet, et que l'on trouve en abondance dans les plaines du Nivernais et d'autres parties de la France. Sa racine, qui est fibreuse et brunâtre, donne naissance à une touffe de feuilles radicales courtement pétiolées, ovales aiguës, dentées, sinueuses, blanchâtres et tomenteuses à leur face inférieure, d'un vert clair supérieurement. Du centre de ces feuilles s'élève une tige simple, haute de dix-huit pouces à deux pieds, portant des feuilles alternes, plus petites que les précédentes, presque sessiles, et terminée par un long épi de belles et grandes fleurs pourpres, qui sont pédonculées à l'aisselle de bractées foliacées, tomenteuses, et qui s'inclinent toutes d'un même côté. La corolle, qui est très-ouverte, est divisée à son limbe en cinq lobes arrondis ; sa face interne est tigrée de petites taches noires, entourées d'un cercle blanchâtre. Les capsules sont ovoïdes, presque coniques, à deux loges, et s'ouvrent en deux valves à l'époque de leur maturité.

Ce sont les feuilles de la digitale que réclame la thérapeutique. Il n'est pas indifférent de les recueillir à toutes les époques de l'année. Au printemps elles sont imprégnées de trop de sucs aqueux, et à l'automne elles ont perdu, par les progrès de la végétation, la plus grande partie de leur énergie. L'époque la plus favorable de l'année, pour faire la récolte des feuilles de digitale, est vers les mois de juin et de juillet, lorsque la plante est dans son plus grand degré de force et de vigueur, c'est-à-dire au moment de la floraison. Ces feuilles, desséchées avec soin, doivent être conservées dans un lieu sec et à l'abri du contact de l'air ; et comme elles s'altèrent promptement, on doit les renouveler chaque année.

L'analyse chimique de la digitale laisse encore quelque chose à désirer : entreprise avant l'importante découverte des alcalis organiques, cette analyse aurait besoin d'être faite par quelqu'un des chimistes auxquels nous devons la connaissance des principes actifs des médicamens végétaux. MM. Destouches et Bidault de

Villiers, qui, à la même époque et à l'insu l'un de l'autre, se sont occupés de l'analyse de ce médicament, ont obtenu des résultats presque en tous points semblables. Le premier a retiré de quatre onces de feuilles sèches : 1° à l'aide de l'eau bouillante, deux onces d'un extrait brun très-lisse ; 2° par le moyen de l'alcohol, un gros d'un extrait analogue au premier ; 3° une matière verte et huileuse qui s'est précipitée au fond du vase, et qui pesait environ un gros ; 4° enfin différens sels, de l'oxyde de fer, etc. Le précipité huileux vert paraît être à la fois le principe colorant et le principe âcre et nauséeux. Un chimiste suédois dit avoir obtenu un principe particulier, encore peu connu dans sa nature, et qu'il nomme *digitaline*. Cette substance paraît être le principe actif de la digitale.

Les feuilles de la digitale pourprée ont une saveur faiblement amère, et occasionent dans la gorge un sentiment d'âcreté qui ne tarde point à s'y manifester. Quelques auteurs, et Boerhaave entre autres, ont exagéré l'âcreté de ce végétal, en disant qu'il détermine dans la bouche et le gosier une sensation de cuisson et en quelque sorte de brûlure. J'ai plusieurs fois mâché une certaine quantité de ces feuilles, et je ne leur ai jamais trouvé cette force, cette âcreté que leur ont attribuées plusieurs médecins.

L'action physiologique de la digitale présente les plus grandes anomalies, et est encore aujourd'hui un sujet de discussion et d'opinions contradictoires. Pour mettre de l'ordre dans l'exposition de ces phénomènes variés, nous les étudierons successivement dans les principales fonctions.

Les changemens que la digitale imprime dans les organes de la digestion varient suivant la dose à laquelle on l'a administrée. Ainsi, donnée en petite quantité, telle qu'un à deux grains de la poudre, ou six à dix gouttes de la teinture alcoholique, la digitale produit en général les effets suivans : de légères coliques, une pesanteur d'estomac, une salivation plus abondante, indiquent l'excitation qu'elle fait naître. Si la dose est augmentée, ces phénomènes prennent plus d'intensité : nausées fatigantes, suivies de vomissemens, douleur plus ou moins vive dans l'estomac et les intestins, déjections alvines fréquentes. Enfin, si la dose est encore plus grande, tous ces symptômes s'aggravent, et une véritable inflammation se déclare dans les organes de la digestion. Il est cependant important de remarquer que chez quelques individus la digitale n'exerce qu'une action faible, même lorsqu'elle est donnée à grande dose; tandis que chez d'autres cette action se manifeste très-rapidement, même lorsque la dose en est fort petite.

L'action de la digitale sur les organes de la circulation est le point de son histoire sur lequel les opinions des médecins sont encore aujourd'hui le plus contradictoires. La plupart ont écrit que ce médicament diminue souvent de plus de moitié le nombre des pulsations du cœur et des artères; quelques autres, dont le témoignage est appuyé sur un nombre considérable de faits, soutiennent la proposition contraire, et regardent la digitale comme un médicament essentiellement stimulant.

Si l'on consulte le nombre prodigieux d'auteurs qui, surtout en Angleterre, ont écrit sur la digitale pourprée, on verra qu'au moins les sept huitièmes, en parlant de son action sur le cœur et les vaisseaux sanguins, ne font mention que du ralentissement qu'elle occasione dans le cours du sang. D'un autre côté, M. Sanders d'Édimbourg, dans son *Essai sur la Digitale pourprée*, cite un grand nombre d'observations et d'expériences faites par lui et plusieurs autres médecins d'Édimbourg, dans lesquelles on voit toujours l'administration même de faibles doses de digitale occasioner une augmentation notable dans le nombre des pulsations artérielles et une sorte de réaction fébrile. M. le professenr Orfila rapporte, dans sa *Toxicologie générale*, qu'ayant fait usage pendant un mois de la poudre de digitale dont il avait graduellement augmenté la dose, son pouls n'a présenté aucune diminution dans le nombre de ses vibrations.

Deux opinions aussi contradictoires, et qui se trouvent appuyées sur des témoignages non moins irrécusables, font voir que l'action de ce médicament est loin d'être constamment la même chez tous les individus. Remarquons cependant que le docteur Sanders, en parlant de l'accélération de la circulation chez les individus soumis à l'action de la digitale, ne la signale que comme un des effets primitifs de ce médicament. Cette accélération est, dit-il, un effet constant de l'action primitive de la digitale; elle s'accompagne même d'une sorte d'éréthisme général et d'un état voisin de la fièvre inflammatoire : mais chez les individus faibles et nerveux, cette accélération est bientôt suivie d'une diminution sensible dans le nombre naturel des vibrations du cœur. Cette diminution, qui n'est jamais primitive, persiste quelquefois plusieurs jours après la cesssation complète de l'usage du médicament. L'opinion de M. Sanders, que l'on a généralement regardée comme en opposition avec celle de la plupart des autres praticiens, en diffère donc très-peu, et seulement parce qu'il a mis plus de précision dans la détermination des phénomènes primitifs et secondaires de l'action de la digitale. La diminution graduelle des mouvemens du cœur est quelquefois tellement grande, que l'on a vu des individus dont les artères vibraient de soixante-dix à soixante-douze fois par minute, ne plus offrir que trente, et même un nombre moins considérable de pulsations, après avoir fait quelque temps usage de la digitale.

Les personnes auxquelles on administre ce médicament, éprouvent en général une céphalalgie plus ou moins intense; le sang se porte en plus grande abondance et avec plus de force vers la tête, et distend les vaisseaux cérébraux : ces phénomènes ne pourraient-ils point servir à expliquer l'action secondaire de cette plante sur la circulation. Ne voit-on pas assez fréquemment, dans plusieurs cas de congestion cérébrale et d'apoplexie, que le nombre des pulsations du cœur est sensiblement diminué, et que le pouls présente cette irrégularité que l'on remarque également chez ceux qui font usage de la digitale. Cette explication n'est-elle pas plus probable, plus conforme aux faits, que celle donnée par la plupart des auteurs qui rendent raison de la diminution des vibrations artérielles par l'action stupéfiante et sédative qu'ils supposent être exercée directement par la digitale sur le cœur.

Aux différens phénomènes que nous venons d'indiquer s'en joignent plusieurs autres dans les organes sécréteurs. Ainsi on a remarqué qu'en général les différentes sécrétions, mais surtout celle de l'urine, sont considérablement augmentées par l'usage de la digitale. L'action des vaisseaux absorbans est plus puissante; tandis que, d'un autre côté, la plupart des auteurs ont observé que les sécrétions morbides et accidentelles étaient sensiblement diminuées. Ainsi l'on a vu chez quelques individus l'expectoration des crachats, qui étaient abondans et purulens, diminuer rapidement et cesser entièrement par suite de l'usage de ce médicament.

Le système nerveux n'est pas moins sensible que les autres parties de l'économie animale à l'influence de la digitale. C'est à l'action que ce médicament exerce sur l'encéphale, que l'on doit attribuer les éblouissemens, les vertiges que ressentent ceux qui en font usage. Assez souvent même il se manifeste des mouvemens spasmodiques des membres; et les animaux soumis à de fortes doses de ce puissant remède, sont agités de convulsions, et finissent par tomber dans un état de stupéfaction qui précède la mort de peu d'instans.

Le nombre des maladies contre lesquelles on a recommandé l'emploi de la digitale pourprée est très-considérable. Mais c'est principalement contre la phthisie, les scrofules, les hydropisies et les palpitations du cœur, que l'on en a fait plus généralement usage. Aussi allons-nous étudier son action dans chacune de ces quatre maladies, après quoi nous indiquerons rapidement celles où quelques auteurs ont cru devoir vanter ses effets.

1° *Dans la phthisie.* Si l'on en croyait plusieurs médecins anglais, tels que Darwin, Thomas, Drake, Fowler, et surtout Beddoes, la digitale serait un remède infaillible, une sorte de spécifique contre cette cruelle maladie. L'emploi de ce médicament dans cette circonstance est surtout fondé sur la diminution marquée qu'il apporte dans la sécrétion du mucus bronchique. Les malades qui font usage de ce précieux végétal, dit Beddoes, ne tardent pas à éprouver un calme bienfaisant; les crachats, d'abord abondans et purulens, deviennent plus rares et tout-à-fait muqueux; la toux diminue progressivement, et l'on voit bientôt disparaître les symptômes alarmans qui eussent conduit le malade à une fin prochaine. Quelle que soit l'exagération d'un pareil langage, une foule de praticiens recommandables ont attesté les avantages de ce remède dans la période de la phthisie pulmonaire qui précède l'ulcération; mais aussi l'expérience clinique se refuse à croire à ses prétendus succès, lorsque la désorganisation a commencé à exercer ses ravages dans le tissu du poumon.

2° *Dans les scrofules.* L'analogie qui existe entre les scrofules et la phthisie pulmonaire a dû engager les médecins anglais à faire également usage de la digitale contre cette première maladie. Aussi voit-on une foule de médecins faire l'éloge de cette plante dans le traitement de toutes les périodes de la maladie scrofuleuse. Le docteur Hufeland, dans son *Traité de la maladie scrofuleuse*, lui prodigue également les plus grands éloges. Il cite plusieurs observations où elle a amené une prompte guérison dans des cas qui paraissaient désespérés : « La digitale pourprée, dit-il, doit être comptée au nombre des moyens antiscrofuleux les plus héroïques; elle contribue à la guérison radicale du vice scrofuleux, en favorisant la résorption ; elle fond les engorgemens glanduleux, surtout quand on l'unit aux mercuriaux ; elle dissipe les épanchemens lymphatiques et les hydropisies scrofuleuses. C'est un excellent moyen dans l'asthme et la toux scrofuleuse : en excitant la sécrétion des reins, elle débarrasse les poumons. Enfin on l'emploie avec avantage à l'extérieur, en l'appliquant sur les indurations glanduleuses, soit en fomentation, soit sous forme d'onguent. »

Un concours aussi unanime d'éloges doit engager les praticiens à ne pas négliger un remède qui peut amener d'aussi heureux résultats dans une maladie aussi grave et aussi fréquente. Toutefois, M. Guersent dit n'avoir jamais retiré d'avantages de l'administration de la poudre et de la teinture de digitale, continuée long-temps sur plusieurs scrofuleux. Hufeland recommande d'administrer la poudre de digitale à de très-petites doses, afin d'éviter les accidens qu'elle occasione fréquemment quand on en donne à la fois des quantités trop considérables. Il prescrivait ordinairement un à deux grains pour un adulte, et un quart ou un demi-grain pour un enfant. Il y joignait ordinairement le sulfure de mercure antimonié ou éthiops antimonial.

3° Dans les hydropisies. —Un des phénomènes les plus constans de l'action de la digitale pourprée est l'activité qu'elle communique à l'absorption des fluides lymphatiques et à la sécrétion exercée par les reins. Tous les observateurs s'accordent à lui reconnaître une vertu diurétique ou hydragogue des plus marquées. On peut même dire que c'est dans le traitement des hydropisies que la digitale peut être employée avec le plus d'avantages. On doit cependant observer qu'elle ne peut amener à une heureuse terminaison que les hydropisies qui ne sont pas liées à une lésion organique.

Charles et Érasme Darwin, Quin, Warren, l'ont employée contre l'hydropisie du péritoine. Les mêmes auteurs et plusieurs médecins français, tels que MM. Bidault de Villiers et Comte, en ont fait usage dans l'hydrothorax. Le dernier de ces auteurs, qui a récemment publié un Mémoire intéressant sur l'hydropisie de poitrine et les palpitations du cœur promptement dissipées par l'emploi de la digitale pourprée, rapporté plusieurs observations détaillées où ce remède a complétement réussi. Le docteur Barr de Birmingham, joignait à l'usage de la digitale l'inhalation du gaz oxygène. Enfin, selon le docteur Warren, elle a également procuré la guérison de l'hydropisie enkystée des ovaires. Au rapport de Quin et du docteur Bidault de Villiers, elle réussit aussi dans l'hydropisie des ventricules du cerveau, lorsque cette maladie est peu avancée, et surtout qu'elle ne s'est pas développée avec une trop grande rapidité. L'administration interne et externe de la digitale n'est pas moins avantageuse dans l'hydropisie du tissu cellulaire, connue sous les noms d'*anasarque* ou de *leucophlegmatie*. En même temps que l'on fait prendre la poudre à l'intérieur, on frictionne les parties œdémateuses avec des flanelles imprégnées de teinture ou du suc de la plante. M. Bidault de Villiers dit qu'elle agit aussi très-efficacement lorsqu'on la donne en lavemens; et MM. les docteurs Brera et Chrestien de Montpellier ont retiré beaucoup d'avantages de l'emploi de la poudre en frictions sur les différentes parties du corps. Malgré toutes ces assertions, nous devons apporter beaucoup de restrictions à ces éloges donnés à l'emploi de la digitale dans le traitement des hydropisies, si nous nous en référons à l'opinion de M. Guersent, qui est d'un grand poids sur ce sujet. Ce médecin, en effet, pense que l'expérience ne confirme pas les heureux effets de la digitale dans toutes les espèces d'hydropisies; que ce médicament est souvent sans succès dans l'ascite qui ne dépend pas de lésion organique. Il lui a toujours paru sans effet sensible dans les hydropisies enkystées. Suivant le même praticien, le véritable triomphe de la digitale s'observe dans les hydrothorax et les autres hydropisies consécutives à des lésions organiques du cœur et des gros vaisseaux, qu'elle fait temporairement disparaître.

4° Palpitations du cœur. — Cette maladie, qui n'est souvent que le symptôme d'une affection plus grave, et qui peut être déterminée par les causes les plus variées, cède quelquefois, comme par enchantement, à l'usage de la poudre ou de la teinture de digitale, données à faible dose. On obtient ce résultat avantageux toutes les fois que les palpitations dépendent d'une affection nerveuse. Il n'est pas rare de voir, chez des femmes jeunes, et dont la susceptibilité nerveuse est très-exaltée, des palpitations fatigantes cesser par l'usage des antispasmodiques les plus doux, tels que l'eau distillée de tilleul, de fleurs d'oranger ou de caille-lait. C'est dans ces circonstances que la digitale peut également les faire disparaître; mais ses effets sont bien peu puissans lorsque les palpitations ne sont qu'un symptôme d'une affection du cœur. La digitale, ne pouvant presque rien sur la maladie primitive, n'arrête généralement pas les palpitations. Cependant on ne doit pas encore négliger l'emploi de ce remède, même dans ces circonstances désespérées. En diminuant, par son action secondaire, le nombre des vibrations artérielles, elle apporte encore un soulagement réel à une maladie trop souvent au-dessus des efforts de l'art.

L'hémoptysie est encore une des maladies que les Anglais ont combattues avec les plus grand succès par le secours de la digitale. Les docteurs Thomas, Drake et Fowler assurent avoir employé ce médicament avec avantage dans le crachement de sang. Drake dit qu'il l'a presque toujours vu réussir même dans des cas très-graves, et que le petit nombre de malades qui n'ont point guéri ont éprouvé jusqu'à leurs derniers momens un soulagement moral et un calme bienfaisant.

L'asthme, l'épilepsie, la manie, ont, selon plusieurs auteurs, été soulagés et même guéris par l'emploi de la digitale. Le docteur Masson-Cox lui attribue les plus grands succès dans cette dernière maladie; mais les causes qui peuvent leur donner naissance sont tellement nombreuses et si différentes les unes des autres dans leur nature et leur mode d'action, qu'il est en quelque sorte impossible de prescrire d'une manière générale et rationnelle l'emploi de la digitale dans aucune de ces trois maladies, sans nier cependant qu'elle n'ait pu les amener à une issue favorable dans plusieurs circonstances.

Les partisans de la doctrine du *contro-stimulus* ont trouvé, dans la digitale, un de leurs remèdes les plus puissans. Aussi, voyons-nous plusieurs auteurs la prescrire à forte dose dans des inflammations actives et intenses. Le docteur Currie, au rapport de M. Bidault de Villiers, dit l'avoir employée avec le plus grands succès, non-seulement dans le rhumatisme inflammatoire, mais encore dans l'inflammation du cerveau, du cœur et des poumons. Clutterbuck, dit le même auteur, la regardait comme le véritable spécifique de la fièvre. En effet, dit-il, la fièvre consistant dans une accélération du cours du sang, un médicament qui a pour effet constant de diminuer le nombre des pulsations du cœur doit être considéré comme le meilleur moyen curatif de la fièvre. Il est difficile d'accorder quelque confiance à un remède lorsque l'on voit son usage établi d'après de pareilles explications.

Enfin, nous rappellerons, pour terminer l'énumération des maladies contre lesquelles on a proposé la digitale comme remède, qu'elle figure dans la liste des médicamens sans nombre que l'on a opposés au croup et au squirrhe.

Modes d'administration et doses. — La poudre est la préparation la plus simple, et à la fois celle sur laquelle on peut le plus compter. Elle doit être fréquemment renouvelée et préparée en petite quantité à la fois, parce qu'elle s'altère très-promptement. On doit toujours commencer par des doses très-faibles, que l'on augmente ensuite graduellement ; ainsi on en donnera d'abord un grain, et l'on pourra aller par degrés jusqu'à six, dix et même quinze grains dans les vingt-quatre heures. La teinture se prépare, soit avec l'éther sulfurique, soit avec l'alcohol. Cette dernière est plus fréquemment employée. Sa dose est de dix à vingt gouttes, et même beaucoup au delà. Quant à la décoction et à l'extrait de digitale, on en fait bien rarement usage. Quelques auteurs ont recommandé le suc exprimé des feuilles fraîches. On doit l'administrer à la dose d'une petite cuillerée à café, étendue dans un verre d'infusion excitante. Pour l'usage externe, on se sert également de la teinture alcoholique ou d'une sorte de liniment préparé avec le suc exprimé des feuilles récentes.

La digitale pourprée est, de toutes les espèces du genre, la plus active et la plus usitée. Cependant quelques auteurs accordent des propriétés analogues, mais généralement plus faibles, à d'autres espèces, telles que la digitale jaune, la digitale épiloglotte et la digitale ferrugineuse. (A. RICHARD.)

DIGITATION, s. f., *digitatio*. On donne ce nom aux faisceaux isolés par lesquels certains muscles prennent leurs points d'attache, et qui s'écartent les uns des autres à la manière des doigts, ou comme des dents de scie ; ce qui les a aussi fait appeler *dentelures, dentations*. Les digitations de muscles voisins s'entrecroisent souvent comme les doigts des mains jointes. C'est principalement dans les muscles qui s'attachent aux côtes qu'on rencontre des digitations. (A. BÉCLARD.)

DILACÉRATION, s. f., *dilaceratio* ; divisions inégales produites sur les tissus par de fortes distensions. *Voyez* DÉCHIREMENT, PLAIE.

DILATANT, adj., *dilatans*, qui sert à dilater. *Voyez* DILATATION.

DILATATEUR, adj., *dilatator*; nom des muscles qui servent à dilater des ouvertures ou cavités naturelles : *dilatateurs* de la glotte, du nez, de la poitrine, etc.

DILATATEUR (muscle) du nez. Bichat appelle ainsi le muscle *transversal* du nez. (A. B.)

DILATATEUR, s. m., *dilatatorium*; instrument qui sert à dilater. Nous ne décrirons ici que le dilatateur de Leblanc. (*Voyez* DILATATION.) Ce dilatateur, ou plutôt dilatatoire, est composé de deux branches assez semblables au gorgeret brisé de Foubert, et qui, avec le manche, qui n'est que leur prolongation, forment deux pièces jointes par une charnière semblable à celle de la tête d'un compas, et arrêtées par une vis sur laquelle elles se meuvent comme sur un axe. Un ressort tendu entre les deux côtés du manche maintient les branches rapprochées. Dans cette position, l'extrémité de celles-ci représente une sonde mousse et plate, au moyen de laquelle l'instrument pénètre dans l'ouverture herniaire. Sur la convexité de la courbure du dilatatoire est une excavation destinée à loger la tumeur; sa face opposée est arrondie. Pour s'en servir, on le tient de la main droite à peu près comme une plume à écrire, la face où se trouve l'excavation tournée du côté de l'intestin, l'indicateur appuyé sur sa face arrondie, le doigt annulaire par-dessous; on abaisse alors avec la main gauche la tumeur herniaire, et de la droite on le pousse avec circonspection dans l'anneau. L'instrument introduit de douze à quinze lignes, on détend le ressort pour lui faire quitter la partie du manche contre laquelle il fait effort; ensuite on fait passer ce ressort du dessous où on l'a mis, en dessus, ce qui est essentiel pour éviter que, dans les mouvemens de rapprochement du manche pour exécuter la dilatation, l'intestin ne soit pincé. Il ne reste plus alors qu'à saisir le manche et à le serrer par degrés, afin que ses branches s'écartent et qu'elles dilatent l'anneau ou l'arcade. En exécutant cette manœuvre, on doit avoir soin de lever un peu vers le haut avec la partie arrondie du dilatatoire. (MARJOLIN.)

DILATATION, s. f., *dilatatio*, exprime un agrandissement accidentel ou contre nature d'un canal ou d'une ouverture. C'est en ce sens que sont employés les mots dilatation des artères, des bronches, dilatation des pupilles, dilatation du col de l'utérus; mais plus communément ce terme sert à désigner un moyen de thérapeutique chirurgicale qui a pour but, soit d'augmenter le calibre naturel d'un canal, d'une cavité ou d'une ouverture quelconque, soit de le rétablir lorsqu'il est diminué ou même complétement effacé, soit pour entretenir libre le trajet de certaines fistules : telles sont les circonstances les plus générales et les plus ordinaires auxquelles on peut rattacher l'emploi de la dilatation. Pour l'opérer, l'art a recours à des corps de diverse nature ; tantôt il les choisit durs et solides, tantôt plus mous et plus flexibles, quelquefois pleins, d'autres fois creusés d'un canal, d'un volume fixe et invariable, ou susceptibles d'en augmenter par degré ou presque instantanément, faits d'une matière inerte ou de substances plus ou moins énergiques. Nous ne devons indiquer ici que d'une manière générale ceux qui sont mis en usage dans les trois principaux cas où la dilatation convient.

Dans le premier, ils ont pour objet d'augmenter les dimensions naturelles d'un canal ou d'une ouverture. Les occasions d'employer la dilatation dans cette vue sont très-restreintes ; l'application en est presque bornée au seul cas où, pour attaquer des polypes utérins, il devient nécessaire d'élargir préalablement le vagin afin de rendre plus facile la manœuvre des instrumens qui doivent y pénétrer pour atteindre ces tumeurs, on se sert à cet effet de mèches de charpie qu'on augmente graduellement de volume, ou mieux encore d'éponge préparée. On emploie aussi la dilatation lorsqu'on a le dessein de cautériser le col de l'utérus, ainsi qu'on l'a vu pratiquer à MM. Récamier et Dupuytren. On la produit alors instantanément à l'aide du *speculum uteri*. A ce mode de dilatation peut se rapporter celle qu'on exerce à l'aide du doigt sur le vagin et sur le col de l'utérus lors de l'accouchement. C'est encore au même mode qu'appartient la dilatation qu'on pratique aux ouvertures herniaires pour lever des étranglemens. Dans cette circonstance aussi elle est opérée d'une manière subite, à l'aide de pinces ou de crochets. (*Voyez* HERNIE.) Ce serait sans doute forcer l'analogie que de considérer sous le même point de vue la dilatation opérée sur la pupille par la belladone avant de pratiquer des opérations sur les yeux ; ce moyen, bien qu'il vienne à l'aide du chirurgien et facilite l'opération, n'agit pas, comme tous les autres dilatans, d'une manière mécanique. Dans toutes les circonstances que nous venons de passer en revue, la dilatation est appliquée à des parties saines. Dans quelques-unes elle n'est qu'instantanée et ne fait que mettre en jeu l'extensibilité naturelle des tissus ; dans les autres elle la porte au delà de ses limites ordinaires, finit, lorsqu'elle est suffisamment prolongée, par anéantir et paralyser pour ainsi dire leur contractilité, et laisse par-là des effets plus ou moins durables. On favorise l'action des corps dilatans par les bains, les fumigations émollientes, et quelquefois même par des saignées générales, afin de produire un relâchement plus complet des parties.

Ces moyens sont particulièrement utiles pour rendre plus facile la dilatation du vagin et du col de l'utérus lors de l'accouchement. On y joint aussi l'application des corps gras, des injections émollientes.

Nous arrivons aux cas où l'on emploie le plus fréquemment la dilatation; ceux où elle a pour but de rémédier aux rétrécissemens ou à l'oblitération complète des canaux. Les corps à l'aide desquels on l'obtient varient beaucoup suivant les conduits qui sont affectés et les différens procédés opératoires imaginés pour les ramener à leur état d'intégrité. Ce sont, pour le canal nasal, des mèches, des sétons, des sondes, des canules, etc.; pour l'urètre; des bougies, des cordes à boyaux; des sondes de métal ou de gomme élastique; pour le rectum, des canules, des mèches de charpie. (*Voyez* BOUGIE, MÈCHE, SONDE, etc.) Nous ne devons considérer ces instrumens ici que dans leurs rapports généraux avec la dilatation, et relativement aux effets qu'ils produisent.

Quelle que soit leur nature, lorsqu'ils sont introduits dans les canaux rétrécis, ils agissent en les comprimant de dedans en dehors, et y déterminent une irritation plus ou moins vive. Comme corps compressifs, ils les dilatent en écartant leurs parois, expriment les sucs stagnans dans leurs tuniques, favorisent l'absorption des fluides épanchés, et suffisent quelquefois pour dissiper leur engorgement. *Voyez* COMPRESSION.

Les succès obtenus par Desault, au moyen de mèches introduites dans le rectum pour les rétrécissemens dépendans de squirrhosités de cet instestin, sont des exemples frappans des avantages qui résultent de l'usage des dilatans. Comme corps irritans, ils déterminent une sécrétion plus abondante de l'humeur qui se filtre naturellement dans les conduits muqueux; et bientôt ils y attirent une phlogose qui donne à cette sécrétion une apparence puriforme, comme on l'observe, surtout à l'égard du canal de l'urètre. La chaleur et l'activité vitales sont augmentées dans les parties où réside l'engorgement. La fonte et la résolution des humeurs, qui stagnent dans ces

parties, sont favorisées par la suppuration qu'ils ont occasionée.
Quelquefois leur présence produit une inflammation si intense,
qu'on est obligé de les retirer. On doit en outre combattre cet
accident par les moyens appropriés aux diverses inflammations.
Lorsque ces corps ont séjourné un certain temps dans un canal,
celui-ci augmente de diamètre, cesse de les embrasser aussi étroi-
tement, et ils y deviennent plus ou moins libres. On en augmente alors la grosseur, jusqu'à ce qu'on soit arrivé au degré
convenable. Lorsqu'on en cesse l'emploi, leur effet ne subsiste
pas toujours. Bien souvent même la maladie se reproduit, parce
que la cause qui avait déterminé le rétrécissement n'est pas détruite, et qu'elle n'attend, pour se remontrer, que la disparition
des obtacles qu'on lui opposait.

Le dernier cas enfin où l'on a recours à la dilatation est celui
où l'on se propose d'entretenir libre le trajet de certaines fistules,
comme celles qui succèdent à des abcès dépendans de pierres
logées dans les reins. Pour remplir cette indication, il suffit
d'introduire dans le trajet fistuleux des mèches de charpie ou de
l'éponge préparée.   (MARJOLIN.)

DIOPHTHALME, s. m., *diophthalmica fascia*; nom d'un
bandage qu'on applique pour maintenir un appareil sur les deux
yeux; synonyme de binocle. *Voyez* ce mot.

DIPLOË, s. m., *diploe, meditullium*, διπλοή, διπλόος, double;
c'est, suivant Hippocrate, la double table compacte qui constitue
les os du crâne avec la substance spongieuse intermédiaire, ou
cette substance seule. C'est dans ce dernier sens qu'est employée
aujourd'hui cette expression, par laquelle on désigne non-seulement le tissu spongieux des os du crâne, mais encore celui des os
larges en général. *Voyez* os.   (A. B.)

DIPLOIQUE, adj., *diploeticus*; qui appartient au diploë :
substance diploïque, veines diploïques.   (A. B.)

DIPLOPIE, s. f., *diplopia, visus duplicatus*; de διπλόος, double, et de ὄψ, ὠπός, aspect; trouble de la vue, dans lequel chaque
objet paraît double. Cet effet n'a ordinairement lieu que dans
l'action simultanée des deux yeux, soit que les impressions transmises par ces organes au cerveau soient inégales, comme lorsque
les axes visuels ne sont pas entièrement parallèles ou que l'une des
rétines n'a pas le même degré de sensibilité que l'autre, soit que
les parties cérébrales chargées de percevoir ces impressions s'ac-
quittent inégalement de cette fonction. Il est très-rare que, l'un

des yeux agissant isolément, il y ait double perception des objets.
Daniel Hoffmann rapporte un cas de cette espèce, assez difficile à
expliquer. La diplopie idiopathique, qui dépend d'une lésion bornée à l'appareil nerveux de la vision, est souvent difficile à distinguer de la diplopie symptomatique. La vue double s'observe dans le
commencement du strabisme, lorsque la divergence des yeux n'est
pas encore telle qu'ils n'agissent plus sur le même objet. Elle peut
être la suite d'une contusion du globe de l'œil, de l'éblouissement
produit par l'aspect d'une lumière vive; elle se manifeste quelquefois dans les affections cérébrales aiguës ou chroniques, fébriles ou
non, telles que l'inflammation du cerveau ou des méninges, l'i-
vresse déterminée par des liqueurs alcoholiques ou par des substances narcotiques, la frayeur. Elle survient plus fréquemment
chez les hypocondriaques et les hystériques. Chez quelques femmes, on l'a observée plusieurs fois pendant chaque grossesse. On
la voit aussi aux approches de l'agonie, dans les hémorrhagies considérables et dans la faiblesse qui accompagne les convalescences.
Lorsque la diplopie ne tient pas à quelque affection organique
grave, elle est de peu de durée. Elle cède aux traitemens dirigés contre ces affections. Dans les autres cas, c'est-à-dire lorsqu'elle est essentielle, elle réclame à peu près les mêmes moyens
curatifs que l'amaurose idiopathique. On l'a vue quelquefois,
quoique rarement, précéder une amaurose incurable.—On a aussi
donné le nom de diplopie (*suffusio multiplicans*) à cette lésion de
la vue dans laquelle la perception des objets exposés aux regards
se répète un plus ou moins grand nombre de fois. Cette sensation
multiple a lieu lorsque les paupières sont très-rapprochées, les
cils formant par leur intersection autant d'ouvertures particulières par lesquelles s'introduisent les rayons lumineux. Le même
effet a lieu quand les bords des paupières et les cils sont chargés
de larmes ou de chassie.   (R. DEL.)

DIPSACÉES, s. f., *dipsaceæ*. Cette famille, dans laquelle
viennent se ranger les scabieuses et le chardon à foulon (*dipsa-*
cus fullonum, L.), appartient au groupe des plantes dicotylé-
dones monopétales, qui, ayant l'ovaire infère, ont les étamines
distinctes les unes des autres. Très-rapprochées des synanthérées,
les dipsacées s'en distinguent par leur calice double, leurs étamines, dont les anthères ne sont pas soudées en tube, et par leur
graine, qui est pendante et non dressée, et par leurs feuilles
constamment opposées. Les propriétés médicales des plantes de
cette famille sont peu remarquables. Une saveur légèrement as-

tringente, et amère fait employer quelques espèces de scabieuses comme faiblement toniques; mais, en général, les dipsacées sont peu usitées dans la pratique médicale. Le genre valériane, que M. de Jussieu avait placé dans cette famille, en a été retiré par les auteurs modernes, et est devenu le type d'une famille nouvelle, sous le nom de VALÉRIANÉES. *Voy.* ce mot. (A. RICHARD.)

DIPSÉTIQUE, adj., *dipseticus*; nom donné aux substances auxquelles on suppose la propriété de provoquer la soif. Cette sensation dépendant de conditions organiques, que, dans les cas ordinaires, on pourrait en quelque sorte regarder comme un état pathologique, et étant un symptôme presque constant des affections fébriles, il n'est pas d'occasion où il serait utile de remédier à son absence, qui n'a aucune influence sur la santé. Si, d'ailleurs, on considère les circonstances au milieu desquelles naît le désir des liquides, on concevra que les substances susceptibles de l'exciter ne peuvent être que des stimulans des voies gastriques, et particulièrement de l'estomac. *Voyez* SOIF. (R. D.)

DISCRET, adj., *discretus*, qui est distinct, séparé. On donne ce nom à quelques exanthèmes dont les taches ou pustules laissent des intervalles entre elles. Ce mot est opposé à celui de *confluent*, par lequel on exprime que ces taches ou pustules sont entièrement ou en partie confondues ensemble : *variole discrète, variole confluente.* (R. DEL.)

DISCRIMEN, s. m.; bandage employé par les anciens pour la saignée de la veine frontale. Pour l'appliquer on prend une bande longue de trois aunes, large de deux travers de doigt. On laisse pendre du front, où on l'assujettit avec le pouce de la main gauche, un jet de bande d'environ un pied de longueur; on fait avec le globe de la bande, tenu de la main droite, un renversé pour la conduire autour de la tête jusqu'à ce qu'elle revienne à son point de départ; alors on relève, sur la suture sagittale jusqu'à la nuque, le jet qu'on a laissé pendre, et on le fixe par de nouvelles circulaires jusqu'à ce que toute la bande soit employée. Telle est la description faite de ce bandage par Heister. M. Thillaye donne au jet de bande verticale une demi-aune de long, afin de le renverser plusieurs fois : il doit être par-là plus solide. Le discrimen n'est plus guère employé aujourd'hui; on l'a remplacé par le bandeau. (MARJOLIN.)

DISCUSSIF, adj., *discutiens*, qui dissout, qui dissipe; nom que l'on donnait jadis aux médicamens qu'on appliquait à l'extérieur pour faire disparaître les tumeurs et engorgemens quelconques d'humeurs. Ces topiques étaient regardés comme doués d'une énergie plus grande que les résolutifs. C'étaient des stimulans externes, auxquels on supposait la propriété de dissoudre les fluides épaissis ou coagulés, qui formaient les engorgemens situés sous la peau, de condenser et de chasser les gaz amassés dans le tissu cellulaire et dans les tumeurs emphysémateuses; telles étaient l'ammoniaque, les eaux distillées spiritueuses, la teinture de cantharides, etc. Cette théorie n'est plus admise maintenant. *Voyez* RÉSOLUTIF et RÉPERCUSSIF.   (R. DEL.)

DISLOCATION, s. f., *dislocatio.* On se servait autrefois de cette expression comme synonyme de luxation.

DISPENSAIRE, s. m., *dispensatorium*; ouvrage qui traite des différens médicamens qui doivent se trouver dans l'officine d'un pharmacien, ainsi que de la composition et de la préparation de ces médicamens. *Voyez* FORMULAIRE, PHARMACOPÉE.

On a aussi désigné, sous le nom de dispensaire, des établissemens philanthropiques destinés à secourir les malades qui ne peuvent ou ne doivent pas entrer dans les hôpitaux et hospices. *Voyez* SECOURS PUBLICS.   (R. DEL.)

DISPOSITION, s. f., *dispositio*; arrangement, manière d'être. C'est dans cette acception qu'on dit : la disposition des parties du corps, des organes, etc. En pathologie, en entend par disposition, la condition particulière qui donne à un ou plusieurs organes l'aptitude à contracter un état morbide quelconque. On se sert plus souvent, dans ce sens, du mot prédisposition.   (R. DEL.)

DISSECTION, s. f., *dissectio*, ἀνατομή; section méthodique d'un corps organisé, pour en découvrir et en séparer les parties solides des organes, de manière à pouvoir les observer. C'est une des opérations par lesquelles on exécute les préparations anatomiques. On entend aussi par-là l'étude pratique de l'anatomie. *Voyez* ANATOMIE et PRÉPARATION

DISSIMULÉ, adj. part., *dissimulatus.* M. Marc a désigné par cette dénomination les maladies que l'on cherche à cacher par différens motifs d'intérêt. *Voyez* DÉCEPTION (méd. légale.)

DISSOLUTION, s. f., *dissolutio.* On donne, en chimie, le nom de dissolution à l'opération par laquelle un corps quelconque, gazeux ou solide, est réduit à l'état liquide par l'action d'une substance qui est sous la même forme, soit qu'il y ait décomposition du dissolvant, comme lorsqu'on fait dissoudre un métal dans un acide, soit qu'il ne se fasse aucune décomposition, comme lorsqu'on fait dissoudre du sucre ou un sel dans de l'eau,

cas que quelques chimistes ont distingué du premier par la dénomination particulière de solution.

Les anciens pathologistes, par une analogie forcée entre l'état
des corps qui subissent l'opération chimique dont il vient d'être
parlé et l'état des fluides animaux qu'ils observaient ou supposaient dans un grand nombre de maladies, ont désigné sous le
nom de dissolution l'altération du sang et des autres humeurs
qui ont perdu de leur consistance, qui sont plus fluides que
dans l'état ordinaire; et par extension, ils ont appliqué cette
expression à plusieurs autres altérations qu'ils croyaient reconn-
naître dans leur nature, telles que la décomposition putride, etc.
Voyez HUMEUR, HUMORISME.   (R. DEL.)

DISTENSION, s. f., *distensio;* tension considérable. On
applique fréquemment cette expression à l'état de dilatation des
cavités et des organes creux dans lesquels se sont accumulées
des matières qu'ils contiennent naturellement ou accidentellement; à l'extension des parties sous lesquelles se sont développées des tumeurs; enfin au tiraillement, en sens opposés, des ligamens, qui, porté à un certain degré, constitue l'entorse. (R. DEL.)

DISTICHIASE ou DISTICHIASIS, s. m., *distichiasis,* διστι-
χίασις, de δὶς, deux, et de στίχη, rang, rangée. On a donné ce
nom à une maladie des paupières dans laquelle une rangée des cils
qui en garnissent le bord libre se dirige vers le globe de l'œil, l'irrite, l'enflamme et en détermine l'ulcération, tandis que les autres
cils conservent leur direction naturelle. Le distichiasis n'est bien
évidemment qu'une variété du trichiasis. *Voyez* ce mot.   (J. CL.)

DITRACHYCÉROS, s. m., *ditrachyceros.* On donne ce nom
à un genre d'animaux entozoaires qui jusqu'à présent n'a encore été observé que deux fois, par M. Sultzer, de Strasbourg,
et par M. Le Sauvage, de Caen, et qui ne renferme encore
qu'une seule espèce, à laquelle M. Rudolphi a donné le nom
de *diceras rude,* et M. Sultzer celui de *bicorne rude.* Cet animal,
d'une couleur fauve, long de quatre lignes en tout, a le corps
ovale, long d'une ligne et demie, aplati, terminé en pointe postérieurement, ferme, contenu dans une vessie membraneuse,
muni antérieurement d'une corne bifurquée, qui paraît rugueuse
à l'œil nu, qui, vue au microscope, se montre hérissée de lames
étroites et allongées, et dont chaque branche a le volume d'un
crin de cheval, et se meut en tous sens sur un tronc fort court.

On ne sait pas au juste dans quel organe vit le ditrachycéros.
Les individus que M. Sultzer a eu occasion d'observer avaient

été expulsés par les selles, au moyen d'un purgatif, chez une jeune femme de vingt-trois ans; ce qui a fait penser à cet auteur qu'ils avaient leur habitation dans le canal intestinal.

On ne connait point non plus les signes par lesquels cet entozoaire signale sa présence dans le corps de l'homme. La jeune fille qui a donné lieu à l'observation de M. Sultzer était d'un tempérament très-irritable, d'une complexion délicate, et sujette depuis l'enfance aux lipothymies. A la suite d'une fausse pleurésie, il se manifesta chez elle*, à la région épigastrique, une tumeur du volume d'un œuf de pigeon, laquelle disparut après l'application de cataplasmes émolliens, mais fut remplacée par de semblables tumeurs à la partie antérieure de chaque jambe. Dès lors la malade tomba dans un état de faiblesse et de langueur qui ne céda qu'à l'usage long-temps continué du lait d'ânesse. Sa convalescence fut longue et pénible, et fut suivie de dix-huit mois d'un état de santé parfaite, après lesquels réparurent les lipothymies et les vapeurs, avec langueur, anorexie, coliques sourdes, et douleur fixe dans l'hypochondre gauche. Ces accidens ayant été combattus avec la poudre d'Ailhaud et des potions purgatives, on observa dans les selles une prodigieuse quantité de ditrachycéros, parmi lesquels cependant il ne s'en trouva que quatre de bien entiers. La malade se rétablit parfaitement ensuite en peu de temps.   (HIPP. CLOQUET.)

DIURÈSE, s.f., *diuresis*; de διά, préposition qui marque le mouvement, le passage, et de οὖρον, urine. On désigne ainsi la sécrétion augmentée de l'urine et l'abondante évacuation de ce liquide, résultats de la médication diurétique. *Voyez* DIURÉTIQUE.

DIURÉTIQUE, adj. pris souvent substant., *diureticus*; nom qu'on applique indistinctement à beaucoup de substances auxquelles on attribue la propriété d'augmenter la sécrétion ou l'excrétion de l'urine. Pour se faire une idée exacte des diurétiques et de leur mode d'action, il est nécessaire de se rappeler que beaucoup de causes entièrement indépendantes des agens thérapeutiques peuvent faire varier la quantité d'urine dans l'état de santé et et de maladie. On sait en effet que la sécrétion de l'urine est liée intimement avec l'absorption et l'exhalation cutanée et intérieure, que ces grandes fonctions se suppléent mutuellement, et sont remplacées l'une par l'autre; que toutes les causes qui augmentent ou diminuent, soit en santé, soit en maladie, les exhalations cutanées et autres, produisent des effets inverses sur la sécrétion de l'urine ; que la quantité de ce liquide est particulièrement modifiée par la proportion des boissons ingérées dans l'estomac ; qu'enfin l'absorption qui a lieu dans la vessie sur les parties aqueuses de l'urine influe aussi sur la quantité excrétée de ce fluide. *Voyez* URINE, URINAIRE (sécrétion.)

Des diurétiques en général. — D'après les différentes causes générales ou locales qui influent sur la quantité de l'urine, il est très-difficile d'apprécier les effets des substances médicamenteuses qui peuvent avoir quelque action sur les voies urinaires, car nous ne pouvons juger d'un effet diurétique que par l'augmentation du volume de l'urine, effet nécessairement soumis à tous les changemens qui peuvent influer sur l'absorption et l'exhalation, et ces circonstances sont surtout très-variables dans l'état de maladie.

Les agens thérapeutiques qui produiront une impression générale sur tout le système et augmenteront l'absorption générale, comme les toniques et les excitans, ou qui agiront seulement sur un appareil d'organes, comme les purgatifs, auront secondairement un effet marqué sur la proportion de l'urine, et deviendront par conséquent, dans quelques cas, des diurétiques, quoiqu'ils n'aient point d'action sur les voies urinaires. Dans d'autres circonstances, au contraire, les moyens relâchans et antiphlogistiques, en diminuant seulement l'irritation des organes qui s'oppose aux sécrétions, favoriseront celle de l'urine. C'est ainsi que des bains, des saignées, des boissons acidules paraîtront momentanément agir dans toutes les phlegmasies et beaucoup de maladies fébriles comme des espèces de diurétiques.

Plusieurs médecins modernes, frappés de ces considérations, et ne s'attachant principalement qu'aux effets généraux des substances qui provoquent la sécrétion de l'urine, n'ont vu, dans la plupart des diurétiques, que des résultats des médications relâchantes, toniques ou excitantes, et ont été jusqu'à douter de l'action spéciale de toute substance médicamenteuse sur les voies urinaires.

On ne peut cependant révoquer en doute l'espèce d'affinité que la plupart des substances alcalines et salines ont pour les voies urinaires, et de la propriété de quelques-unes d'entre elles ont d'exciter la sécrétion de l'urine. Le nitre et l'urée provoquent évidemment cette sécrétion, quel que soit l'état particulier de l'individu auquel on administre ces substances, et de quelque manière qu'on les lui donne, soit sous forme solide, soit en solution dans un véhicule quelconque, les phénomènes physiologiques qui se manifestent dans ces diverses circonstances, se rapportent exclusivement à une simple excitation locale des voies urinaires. Il paraît également difficile de ne pas accorder une sorte d'action sur les reins à la scille et à la digitale pourprée. Ces deux substances présentent sans doute des effets généraux différens, mais elles se rapprochent quant à leur manière d'agir sur le système absorbant et sur les reins. Elles provoquent l'absorption des liquides épanchés dans les hydropisies, et ce n'est qu'après que ce premier effet a eu lieu que les liquides résorbés peuvent être ensuite rejetés au dehors par la sécrétion rénale. Mais, quand bien même on admettrait que dans ce cas la sécrétion de l'urine est purement passive (ce qui n'est pas vraisemblable), et que les reins sont, pour ainsi dire, forcés de laisser écouler les fluides qui leur arrivent successivement, encore faudrait-il reconnaître une force particulière qui tend à diriger les fluides plutôt par cette voie que par celle de la transpiration ou par le canal intestinal. Or, il est d'observation constante que, quand la scille et la digitale n'irritent pas trop vivement les organes gastro-intestinaux, ils produisent un effet diurétique, et cet effet a lieu lors même qu'on les donne sous forme solide, et lors même qu'aucun fluide n'est épanché dans les cavités, de sorte qu'il faut bien convenir alors que cet effet dépend de l'augmentation de l'activité sécrétoire des reins, et que le produit de cette sécrétion ne peut être pris que sur la masse des fluides qui circulent avec le sang. Il faut donc nécessairement admettre, dans certains médicamens, une direction spéciale vers les voies urinaires, indépendamment de l'action générale qu'ils peuvent exercer sur l'économie animale. Il ne faut cependant pas considérer comme diurétiques tous les médicamens qui agissent sur l'urine ou sur les voies urinaires ; certaines subtances, comme la soude, la potasse, la magnésie, ont une action très-marquée sur les reins, et modifient essentiellement les principes de l'urine, sans accroître cependant les proportions de cette sécrétion d'une manière remarquable, et ne doivent par conséquent pas être considérées comme diurétiques. D'autres, au lieu de se porter sur les organes de la sécrétion de l'urine, tels que les cantharides, la térébenthine, les baumes, les mucilages de de graines de lin, paraissent avoir, au contraire, beaucoup plus d'affinité avec les organes excréteurs, et exercent une action remarquable sur la vessie et sur l'urètre. S'ils paraissent donc, en certains cas, agir comme diurétiques, c'est qu'ils provoquent les contractions répétées de ces organes, et s'opposent par conséquent à l'absorption vésicale; mais c'est à tort, à ce qu'il me semble, qu'on les a rangés parmi les diurétiques.

Il résulte de tout ce qui a été précédemment exposé qu'on ne doit pas confondre l'effet diurétique qui peut être modifié par beaucoup de causes générales ou locales, entièrement étrangères aux agens diurétiques, avec la propriété diurétique en elle-même, qui ne réside essentiellement que dans certaines substances médicamenteuses qui augmentent d'une manière spéciale la sécrétion des reins. Il faut par conséquent distinguer, parmi les agens médicamenteux réputés diurétiques, ceux qui ont un effet indirect et ceux qui ont un effet direct sur l'urine. Les diurétiques indirects n'agissent que sur le système général par des propriétés toniques, excitantes ou relâchantes, etc., et tendent à rétablir le cours de l'urine, comme celui de toutes les autres excrétions, en combattant la cause morbide qui en suspend ou diminue la sécrétion. Ce n'est donc que secondairement qu'ils facilitent la sécrétion de l'urine. Nous placerons aussi, parmi les diurétiques indirects, ceux qui agissent plus particulièrement sur les organes excréteurs de l'urine, et qui n'augmentent pas précisément la quantité de ce fluide. Les diurétiques directs, au contraire, quelles que soient leurs propriétés générales, jouissent d'ailleurs d'une force spécifique qui augmente l'activité sécrétoire des reins, et c'est dans l'existence de cette propriété que consiste essentiellement la médication diurétique.

Les diurétiques, de même que les autres moyens spécifiques qui tendent à provoquer les excrétions, tels que les purgatifs et les diaphorétiques, présentent dans leurs effets généraux les mêmes résultats communs qui appartiennent à l'augmentation même de l'excrétion. Cependant, quand la médication diurétique est portée à un très-haut degré, elle ne produit pas, comme les médications purgatives et diaphorétiques, un affaiblissement général accompagné quelquefois de syncope. L'écoulement abondant de l'urine, dépendant d'un état morbide, comme dans le diabète, entraîne bien avec lui un grand état de débilité; mais la diurèse, qui est le produit d'une médication, s'accompagne, au contraire, d'un état de bien-être qui a pour résultat de relever les forces plutôt que de les abattre.

Des diurétiques en particulier et de leur emploi dans les maladies. — Nous retrouvons dans les diurétiques, comme dans les purgatifs, des substances salines, des principes âcres et irritans, et des matières peu sapides qui ne paraissent douées d'aucune propriété très-active. Néanmoins tous ces agens thérapeutiques se rapprochent par leur direction spéciale sur les reins; et, malgré la différence des principes immédiats et des propriétés générales qui en résultent, tous jouissent plus ou moins de celle d'augmenter la sécrétion de l'urine. On trouve en effet, parmi les diurétiques directs qui sont les seuls dont nous devions nous occuper ici, des médicamens relâchans, excitans, diffusibles et irritans.

Le chiendent, l'asperge, la busserole, le chardon roland, l'arrête-bœuf, quoique contenant des principes très-variés différens, comme du mucus, de l'albumine, de la mannite, un principe sucré, de l'asparagine, et un principe amer quelquefois astringent, forment néanmoins un groupe d'agens thérapeutiques assez semblables, qui jouissent de propriétés relâchantes ou subastringentes, et qui peuvent être considérés comme de légers astringens mixtes. Ces diurétiques ont en général des propriétés faibles, et doivent être secondés par des moyens plus actifs; ils ne sont ordinairement employés que sous forme de décoction, et comme tisane, dans les différentes espèces d'hydropisies, même actives, qui succèdent à des phlegmasies, ou qui accompagnent des lésions organiques.

Les excitans salins, tels que le nitrate de potasse et les substances qui le contiennent, comme la pariétaire, sont peu excitans par rapport au système général; leur propriété diurétique est plus puissante que celle des substances précédentes; mais ils n'agissent sur les reins que lorsqu'ils sont employés à forte dose et que lorsque le sang est, pour ainsi dire, saturé de nitre. On retrouve, comme l'a prouvé Darwin, le nitrate de potase dans l'urine de ceux qui en font usage. L'affinité de l'urée pour l'urine est bien constatée par les expériences des physiologistes; mais, d'après les observations de M. Fouquier, l'urée n'est pas un diurétique aussi puissant que le nitrate de potasse.

Les diurétiques très-irritans, comme la scille et le colchique, ne conviennent pas dans les hydropisies actives, dans celles qui sont la suite de phlegmasies chroniques, et même de toutes celles qui s'accompagnent d'un état fébrile.

Parmi les diffusibles les vins blancs et surtout ceux qui sont toniques et astringens, comme les vins du Rhin, ont une action diurétique très-marquée qu'on ne peut révoquer en doute, et qui est indépendante de la propriété diffusible en général. On asssocie souvent les vins blancs avec la scille, le nitre, et on ajoute aux propriétés de ces diurétiques en les combinant avec des toniques, comme on l'a fait dans le vin diurétique de Londres, et le vin diurétique amer de la Charité. Ces diurétiques toniques conviennent surtout dans les hydropisies passives chez les sujets très-affaiblis, ou à la suite de maladies graves et dans les convalescences longues.

La digitale qui, par sa manière d'agir, n'appartient réellement ni aux excitans ni aux relâchans, mais qui a surtout une action sédative sur le système vasculaire, est spécialement recommandable, comme diurétique, dans les hydropisies consécutives aux lésions du cœur ou des gros vaisseaux, et qui sont acpagnées de désordre dans le rhythme du pouls.

On emploie presque toujours les diurétiques sous forme liquide, en boissons, en tisane, rarement en potion, en lavement. La scille, la digitale, le nitre, peuvent se donner sous forme solide. On se sert aussi souvent des diurétiques en frictions, et leur action par la peau n'est pas moins prompte que par les voies gastro-intestinales. (GUERSENT.)

DIVERTICULE, s. m., *diverticulum*. Ce mot, qui signifie proprement un détour, un chemin détourné, est aujourd'hui en usage pour désigner les prolongemens digitiformes que présente quelquefois l'intestin grêle. *Voyez* INTESTIN. (A. B.)

DIVISIF, adj. m., *dividens*. On désigne ainsi tout bandage que l'on emploie pour tenir certaines parties éloignées les unes des autres. On connaît sous le nom particulier de bandage divisif du cou (*fascia dividens pro collo*) un bandage qui a pour objet d'éloigner la tête de la poitrine. On se sert à cet effet d'une bande longue de six aunes, sur trois travers de doigt de large, roulée à deux globes. Du sommet de la tête on laisse pendre en devant et en arrière du cou une bandelette longue d'une aune environ; on applique le

plein de la bande sur le milieu du front, en couvrant avec elle la bandelette pendante. On dirige obliquement chaque globe au-dessus
de l'oreille, où on les entrecroise pour engager le jet de la bandelette qui répond à la nuque; de là on fait passer les globes
au-devant des épaules, sous les aisselles garnies préalablement
de compresses; on les entrecroise derrière le dos pour les porter
de là sur le front, d'où, en les croisant, on les dirige une seconde
fois à la nuque, devant les épaules et sous les aisselles : on leur
fait parcourir deux fois ce trajet. On ramène à la partie postérieure le chef pendant en devant, et on le couvre de circulaires
avec ce qui reste de bande. Le bandage décrit par Heister n'offre
point de bandelette verticale qu'on place dans celui-ci sur la tête.
Il devait être moins efficace; mais Heister lui faisait décrire plusieurs circulaires sur la poitrine : il devait en avoir plus de solidité. Ce bandage a été employé pour les brûlures et pour les plaies
transversales du cou; on lui préfère aujourd'hui le bandage
unissant.   (MARJOLIN.)

DIVISION, s. f., *divisio*. Ce mot a deux acceptions en chirurgie : tantôt on l'emploie pour désigner la séparation accidentelle
de certaines parties destinées par la nature à être réunies; tantôt
il exprime la séparation de ces mêmes parties opérées avec intention et dans des vues salutaires. *Voyez* OPÉRATION.
                                                     (MURAT.)

DOCIMASIE, s. f., *docimasia*, de δοκιμάζω, éprouver, épreuve,
essai. Employé en métallurgie pour désigner les essais que l'on
fait en petit sur un minéral, dans le but de déterminer sa nature, la proportion des substances qui le composent, et d'évaluer le produit que l'on peut espérer d'un travail en grand,
ce mot a été appliqué, en médecine légale, à l'opération à laquelle on soumet les poumons d'un enfant nouveau-né pour reconnaître s'il a respiré après sa naissance. C'est ce qu'on nomme
docimasie pulmonaire. Comme cette question se rattache essentiellement aux recherches médico-légales sur l'*infanticide*, c'est à
ce dernier mot qu'il en sera traité.   (R. BEL.)

DOCTRINE, s. f., *doctrina*; ce mot conserve à peu près en
médecine l'acception qu'il a dans toute autre branche des connaissances humaines. Il exprime les opinions théoriques d'un
auteur sur toute la science médicale, ou sur quelques-unes de ses
parties les plus importantes; que ces opinions soient systématiques, c'est-à-dire fondées sur des hypothèses, ou qu'elles s'ap-

puyent sur des faits réputés exacts, seules bases d'une vraie théorie. C'est dans ce sens qu'on parle de la doctrine d'Hippocrate, de Galien, de la Doctrine des fièvres, des crises, de la doctrine des humoristes, de celle des solidistes, etc. On a cherché à établir entre la doctrine et les systèmes en médecine la même différence qu'entre la véritable théorie et les fausses théories. Mais l'usage n'a pas consacré cette distinction. Chaque auteur et ses partisans regardent, en effet, leurs opinions comme les seules véritables, et reservent pour leurs adversaires les qualifications qui en font présumer la fausseté (*Voyez* THÉORIE, et les articles consacrés à l'exposition des diverses doctrines médicales). (R.D.)

DOGMATIQUE, adj. *dogmaticus*, de δόγμα, dogme, opinion. Ce nom désignait chez les anciens une secte de médecins (δοματικοί, λογικοί), qui, abusant du raisonnement et se livrant aux spéculations et aux subtilités de la philosophie scholastique de ces temps, cherchaient à pénétrer l'essence des maladies et leurs causes occultes. On a récemment créé le mot *dogmatisme* pour exprimer d'une manière générale la doctrine de ces médecins de l'antiquité, et même de tous ceux qui, dans des siècles plus rapprochés, ont suivi les erremens des anciens dogmatiques.

La médecine, près de son berceau, avait pris, dans les écrits et par le génie d'Hippocrate, la forme d'une science d'expérience et de faits. Ce grand homme, recueillant et coordonnant les travaux de ses prédécesseurs ajoutés à ses propres travaux, avait proclamé la nécessité de l'observation, et en avait fait la seule base des principes généraux destinés à servir de règles dans l'art de guérir. Unie trop long-temps, dans sa pratique, à l'art divinatoire et aux cérémonies religieuses, la médecine avait été abandonnée, quant à sa théorie, aux philosophes dont l'esprit impatient de connaître hasardait les hypothèses les plus téméraires et les plus frivoles sur les causes des phénomènes de la nature, au lieu d'observer ces phénomènes. La science, dans le temps d'Hippocrate, semblait avoir secoué ce double joug; et si, dans les ouvrages de ce médecin regardés comme les plus authentiques, on remarque des opinions qui rappellent les dogmes hypothétiques des philosophes et leurs recherches sur les causes prochaines des fonctions et des maladies, si l'on doit même le considérer comme le fondateur de la théorie physiologique des élémens, c'est une sorte de tribut qu'il a payé à son siècle. Son génie le ramena bientôt dans la véritable route ; car il ne développe nullement ces stériles subtilités, il n'en déduit pas ses règles de thérapeutique ; il ne se laisse guider que par l'observation, et rejette tout principe créé prématurément par l'imagination ; et quelque fausses que soient ses opinions théoriques et pratiques, à cause de l'imperfection de l'anatomie et de la physiologie de son temps, sa méthode n'en est pas moins la seule capable de conduire à la vraie théorie et à la saine pratique de l'art. *Voyez* HIPPOCRATIQUE (école ou secte.)

Si l'on eût continué de suivre la voie tracée par Hippocrate, la médecine, comme le remarque Sprengel, eût fait des progrès étonnans par les découvertes postérieures en anatomie ; mais la simple observation répugnait à l'esprit dominant du siècle, et l'anatomie ne servit qu'à confirmer les fausses théories des médecins dogmatiques. On se laissa entraîner par le goût général du siècle pour la dialectique et les spéculations frivoles ; on oublia les préceptes d'Hippocrate pour élever de vagues hypothèses ; on ploya successivement la science aux systèmes de toutes les sectes philosophiques.

Ce furent Thessalus et Dracon, fils d'Hippocrate, et Polybe, son gendre, qui établirent la première école dogmatique ; elle prit aussi le nom d'*école hippocratique*, parce qu'elle prétendait suivre les principes du médecin de Cos : tandis que, de son côté, l'école empirique, qui lui était opposée, se fondant sur les préceptes donnés par Hippocrate de prendre la seule observation pour guide, le reconnaissait également pour son chef. Il serait aussi difficile que fastidieux de rapporter ici les opinions variées des nombreux médecins dogmatiques. La physique de Platon leur fournit leurs principaux dogmes. Par la suite, ils embrassèrent le stoïcisme, et cherchèrent à appliquer les principes de Zénon à la physiologie et à la pathologie. Il y mêlèrent aussi l'ancien système de Pythagore sur l'influence des nombres. Le désir de tout expliquer, la facilité avec laquelle furent adoptés les principes généraux les plus imaginaires, l'ignorance ou la connaissance inexacte de la structure du corps, donnèrent lieu aux opinions les plus absurdes et les plus contradictoires sur les usages des organes et des fluides, et sur les causes prochaines des maladies : ce fut la source de nombreuses théories qui se succédèrent avec rapidité, et de discussions inter-

minables. Les maladies furent généralement attribuées au mélange des quatre humeurs cardinales correpondant aux élémens
avec lesquels les philosophes formaient le monde. L'action de
tous les corps extérieurs sur le corps humain fut expliquée par
la chaleur, le froid, l'humidité ou la sécheresse, et par les différens degrés de ces qualités élémentaires. La thérapeutique reconnut les mêmes bases. La médecine consista à opposer à de prétendues intempéries qui constituaient les maladies, les remèdes
auxquels on attribuait des propriétés contraires.

La secte des médecins dogmatiques proprement dits régna
dans les temps qui suivirent immédiatement l'époque où vécut
Hippocrate. Long-temps, avec les empiriques qui, beaucoup
moins nombreux, prétendaient exclure le raisonnement dont leurs
rivaux faisaient un abus évident, elle se partagea le domaine
de la médecine; plus tard, elle l'envahit presque entièrement.
Elle compta, parmi ses partisans les plus célèbres, Thessalus,
Dracon, Polybe, Dioclès, Chrysippe de Cnide, Proxagoras, et
les grands philosophes de l'antiquité qui s'occupèrent de la
médecine comme d'une branche de la philosophie générale. Ses
principes s'étendirent à l'école d'Alexandrie, où fleurirent Hérophile et Érasistrate. On peut encore ranger, parmi ces médecins,
Asclépiade, qui appliqua l'ancien système des atomes à la physiologie et à la pathologie, et même Galien, qui développa la
doctrine des élémens, origine de l'humorisme. La secte prit le nom
particulier de *pneumatique*, lorsque, d'après les principes des
stoïciens, elle eut recours à l'esprit, au πνεῦμα, pour expliquer
tous les phénomènes de l'économie animale. On l'appela *méthodique*, quand Thémison, rebuté des causes occultes de ses pré-
décessseurs, et établissant un système non moins arbitraire sur
des analogies et des indications communes à toutes les maladies,
donna à la médecine une apparente simplicité que depuis on
chercha trop à imiter.

Si l'on se rappelle les idées psychologiques de Van Helmont,
de Stahl et de Barthès, les théories humorales de Sylvius et
de ses successeurs, les explications mécaniques de Pitcarn et de
Boerhaave; enfin, les systèmes des solidistes Hoffmann, Cullen,
Brown, etc., on voit que le dogmatisme s'est reproduit sous
différens noms dans les temps les plus modernes, et qu'il a régné
presque universellement. En effet, les doctrines professées par
ces hommes célèbres et par ceux qui adoptèrent leurs opinions

plus ou moins ouvertement, avec ou sans modifications, nous
offrent toujours pour bases des principes étiologiques, les uns
puisés entièrement dans l'imagination, les autres fournis par
des analogies forcées, par de fausses applications des sciences
physiques et chimiques : quelques-uns, et ce sont ceux qui do-
minent surtout à notre époque, prennent leur source dans
un petit nombre de phénomènes morbides trop généralisés ;
mais tous ces principes occultes ou abstraits sont, comme
ceux des premiers dogmatiques, produits par l'abus du raisonnement.

Les médecins empiriques ont justement reproché aux anciens
dogmatiques de s'occuper des causes occultes des maladies,
puisque cette prétendue connaissance n'influait en rien sur leur
traitement, et que, déterminées par la seule expérience, les
mêmes règles thérapeutiques étaient suivies par les deux sectes,
malgré la différence de leurs principes. Mais, comme nous le
dirons en faisant l'histoire de l'école empirique, où nous rapporterons les argumens dirigés contre ses disciples et les raisons
alléguées par ces derniers pour justifier leur méthode, en proscrivant l'usage du raisonnement et les recherches anatomiques,
à cause de l'abus qu'on en avait fait, ils tombèrent dans une
erreur opposée à celle qu'ils condamnaient. La médecine, en
effet, ainsi que tout autre science, repose sur l'alliance du raisonnement et de l'expérience. Sans une théorie quelconque, on
ne marcherait qu'au hasard sur une terre inconnue. Or, la véritable théorie, celle qui sera un guide toujours sûr, consiste
dans la réunion des règles générales, établies par le rapprochement d'un grand nombre de faits exactement observés ; en
d'autres termes, par le raisonnement appliqué aux données de
l'expérience et de l'observation. (*Voyez* THÉORIE.) On doit donc
appeler dogmatiques, non les médecins qui font usage du raisonnement, car les empiriques eux-mêmes, quelques limites
qu'ils aient cherché à lui imposer, s'étaient formé une théorie,
mais ceux qui en abusèrent en allant au delà de ce que montrent
les sens, en tirant, d'observations même bien faites, des inductions
réprouvées par une logique sévère.

Parmi les dogmatiques de tous les temps, on compte des
observateurs exacts, dont les écrits, dégagés des hypothèses et
des subtilités qui les déparent, seront toujours consultés avec
fruit. Les disciples de cette école ont contribué au perfec-

tionnement de l'anatomie et de la physiologie par les erreurs mêmes qui leur faisaient cultiver ces sciences ; mais, il faut l'avouer, leur méthode a été essentiellement funeste aux progrès de la médecine : elle a, pendant des siècles entiers, détourné de la découverte de la vérité, en lui substituant de vaines spéculations ; elle a ajouté sans cesse aux nombreux obstacles qu'opposait l'imperfection des connaissances accessoires à la pathologie. Quoi qu'en ait dit Cabanis, les théories qui régnèrent successivement dans le monde médical influèrent trop souvent sur la pratique de l'art et sur le jugement que l'on portait de ses résultats. L'histoire de la science atteste que les moyens curatifs les plus opposés furent employés dans des circonstances semblables, et, si l'on en croit leurs partisans, obtinrent un égal succès. Considéré ainsi, le dogmatisme devrait être repoussé de toutes parts. Mais telle est la faiblesse de l'esprit humain, que l'on voit ceux même qui prétendent ne suivre que les leçons de l'expérience, ployer presque toujours à leur insu sous le joug de quelque étiologie hypothétique.

(RAIGE DELORME.)

DOIGT, s. m., *digitus ;* nom que l'on donne à chacune des divisions qu'offre l'extrémité de la main. Les cinq doigts sont désignés, comme chacun sait, par les noms de *pouce*, d'*index* ou *indicateur*, de *medius* ou *doigt du milieu*, d'*annulaire*, et d'*auriculaire*. Leur description anatomique appartient à celle de la MAIN. *Voyez* ce mot. (A. B.)

DOLOIRE, s. f., *dolabra ;* expression qui désigne la disposition qu'on donne à une bande lorsque ses tours restent à découvert d'un tiers de leur largeur; ce qui leur donne quelque ressemblance avec l'instrument dont se servent les tonneliers pour unir le bois. C'est à tort qu'on a décrit des doloires de telle ou telle partie : tous les spica sont des doloires. (MARJ.)

DOMPTE-VENIN, s. m.; c'est un des noms vulgaires de l'*asclepias vincetoxicum*, L. *Voyez* ASCLEPIADE. (A. R.)

DORADILLE, s. m.; nom français du genre *asplenium* de la famille des Fougères, dont deux espèces sont ou ont été employées en médecine sous les noms de capillaire noir et de rue des murailles. *Voyez* ces mots. (A. R.)

DORONIC, s. m. Ce genre de famille naturelle des Corymbifères est très-voisin de l'*arnica*, dont il diffère seulement parce que les fruits qui occupent la circonférence de chaque capitule sont nus et dépourvus d'aigrette. Le grand doronic, *doronicum pardalianches*, L., est une plante vivace, commune dans les lieux montueux de la France et de l'Allemagne. Sa racine est âcre et jouit à peu près des mêmes propriétés que celle de l'arnica ; mais elle n'est nullement usitée.   (A. RICHARD.)

DORSAL, adj., *dorsalis ;* qui appartient au dos proprement dit, ou à quelqu'une des parties qui ont reçu ce nom, comme le dos de la main, du pied, de la verge, de la langue ; se dit des vaisseaux, nerfs, muscles, ligamens, qui y sont situés, des régions ou faces correspondantes ; de là les noms suivans :

Dorsal (muscle grand), ou très-large du dos, *musculus latissimus dorsi*, lombo-huméral. (Ch.) C'est un muscle large, de peu d'épaisseur, placé sous la peau des lombes et de la partie inférieure du dos, d'où il s'étend au bras, en passant sur l'angle inférieur de l'omoplate et sur la partie postérieure de l'aisselle. Il s'attache, 1° par une forte aponévrose à la crête de l'*ilium*, à celle du sacrum, et un peu, dans leur intervalle, au bas de la face postérieure de ce dernier os, aux apophyses épineuses lombaires et aux six à huit dernières dorsales ; 2° par trois ou quatre digitations, entrecroisées avec celles du grand oblique de l'abdomen, à la face externe des trois ou quatre dernières côtes ; et se termine au bord postérieur de la coulisse bicipitale de l'humérus, conjointement avec le grand ROND, par un tendon fort et aplati, uni par du tissu cellulaire et une bourse synoviale à celui de ce muscle, sous lequel il se contourne de manière à lui être successivement postérieur et antérieur. Les fibres charnues convergent toutes vers ce tendon ; les supérieures sont presque horizontales, les plus inférieures verticales. Leur faisceau est par là plus épais et plus étroit du côté du bras, et comme triangulaire, quoique l'ensemble du muscle soit plutôt quadrilatère, l'aponévrose inférieure formant un autre triangle. Ces fibres s'insèrent aux deux faces du tendon, qu'elles laissent libre pourtant dans une assez grande étendue, et sont contournées comme lui. Le grand dorsal se fixe souvent à l'angle inférieur de l'omoplate par un faisceau particulier, qui se rend à la partie supérieure de son tendon.

Ce muscle porte le bras en arrière et en dedans, en lui imprimant un mouvement de rotation dans ce dernier sens, ou, si le bras est fixé, élève les côtes, et, dans quelques circonstances, tout le tronc.

Dorsal (muscle long) ou long du dos. C'est un des muscles

qui remplissent les gouttières vertébrales; il s'étend à toute la longueur de l'épine, et est confondu inférieurement avec le sacro-lombaire; de sorte qu'on doit considérer, comme l'ont fait quelques anatomistes, ces deux muscles comme n'en faisant qu'un, bifurqué supérieurement, et qui peut être appelé *sacro-spinal*. *Voyez* ce mot.

Dorsales (artères et veines) de la·langue. Ce sont des rameaux de l'artère et de la veine linguales, branches de l'artère carotide externe et de la veine jugulaire interne. *Voyez* CAROTIDE, JUGULAIRE.

Dorsales (artères et veines) de la verge ou du clitoris. L'artère est fournie, de chaque côté, par la honteuse interne, branche de l'hypogastrique ou iliaque interne; la veine s'ouvre dans les veines vésicales, qui se rendent dans la veine hypogastrique. *Voyez* ILIAQUE interne (artère et veine).

Dorsales (vertèbres); vertèbres du dos. *Voyez* VERTÈBRES.

Dorsaux (nerfs). Ils forment douze paires, naissant de la portion dorsale de la moelle de l'épine par deux racines analogues à celles des autres nerfs SPINAUX (*Voyez* ce mot.), et sortent du canal vertébral par les trous de conjugaison des vertebres du dos et par celui que forme la dernière de cette classe avec la première lombaire. Après la réunion de leurs racines, et au delà du ganglion fourni par la postérieure, ils se divisent, comme les autres nerfs de la moëlle épinière, en branches postérieures et en branches antérieures.

Les branches postérieures, plus petites, sont proprement les nerfs du dos, ce qui les a fait appeler *branches dorsales :* elles vont, en effet, se perdre dans les muscles transversaire épineux, long dorsal, sacro-lombaire, trapèze, etc ; et dans les tégumens du dos, en se portant en dehors et devenant de plus en plus superficielles à mesure qu'elles se divisent. Les dernières s'étendent jusqu'aux lombes, et même à la fesse.

Les branches antérieures, appelées *intercostales* ou *sous-costales* (Ch.), se portent entre les côtes, excepté la dernière, qui est au-dessous de la douzième côte, et la première, qui remonte au-devant du col de la première côte, pour se joindre au dernier nerf cervical et concourir à la formation du plexus brachial, en ne laissant qu'un rameau dans le premier espace intercostal. Toutes communiquent, à peu de distance des trous de conjugaison, avec les ganglions thorachiques du grand nerf sympathique;

la dernière envoie un filet au premier nerf lombaire. Presque toutes, après avoir donné des filets aux muscles entre lesquels elles sont placées, et la dernière, après en avoir fourni au carré des lombes et au diaphragme, se divisent en deux rameaux, un externe et un interne. Le premier se porte au-dehors de la poitrine, en traversant l'intercostal externe. Dans le second et le troisième nerfs, ce rameau se dirige vers le creux de l'aisselle, le traverse, et se distribue aux tégumens de la partie interne du bras; il est plus fort et plus long dans le second. Le rameau externe des branches qui suivent, jusqu'à la douzième, se distribue, par des filets postérieurs, à la peau qui recouvre la partie latérale de la poitrine, et, par des filets antérieurs, à celle de l'abdomen, aux muscles grand oblique et grand dentelé. Le rameau interne est la continuation du tronc, et parcourt le reste de l'espace intercostal. Arrivé à la fin de cet espace, il se porte à l'extérieur, dans le premier nerf, dont le rameau intercostal unique représente exactement celui-ci; et dans les six suivans, en passant à côté du sternum, et se termine dans la peau et les muscles de la partie antérieure de la poitrine, ainsi que dans la mamelle; dans les quatre branches intercostales placées entre les fausses côtes, il passe entre les insertions du diaphragme, descend obliquement dans la paroi antérieure de l'abdomen, et se distribue aux muscles petit oblique, transverse, droit, et à la peau. Les rameaux externe et interne qui terminent la branche antérieure du douzième nerf se perdent l'un et l'autre dans les muscles et les tégumens de l'abdomen. (A. BÉCLARD.)

DOS, s. m., *dorsum*. Ce nom indique, en anatomie comme dans le langage ordinaire, la partie postérieure de la poitrine, vue surtout en dehors. Elle se continue, en bas, avec les lombes, qui appartiennent à l'abdomen; en haut, avec la nuque, qui fait partie du cou, et correspond, dans son milieu, au canal vertébral. *Voyez*, pour sa conformation et sa composition, POITRINE.

Dos de la main, du pied, de la verge, de la langue, du nez; expressions inexactes, et pourtant reçues, par lesquelles on désigne certains côtés ou faces de ces diverses parties, à cause de la convexité qu'ils présentent. (A. BÉCLARD.)

DOSE, s. f., *dosis, præbium*; on donne ce nom à la quantité déterminée d'un médicament qui doit être administré en une ou plusieurs fois, ou de chacune des substances qui entrent dans un médicament composé. *Voyez* MÉDICAMENT.

DOUBLE (fièvre), *febris duplex;* fièvre intermittente qui présente deux sortes d'accès se correspondant respectivement suivant un des types primitifs, tous les jours dans la fièvre qnotidienne (double quotidienne), de deux en deux jours dans la fièvre tierce (double tierce), de trois en trois dans la fièvre quarte (double quarte); et l'on dit qu'une fièvre intermittente est doublée, lorsque ces accès, après avoir été uniques, se répètent deux fois suivant le même type.　　　　(R. D.)

DOUCE-AMÈRE, s. f.; nom vulgaire d'une espèce du genre morelle, *solanum dulcamara*, L. *Voyez* MORELLE.　　(A. R.)

DOUCHE, s. f., de l'italien *doccia*, d'où l'on a fait le nom latin moderne *ducia*. On appelle douche, le courant continu d'une colonne de vapeur ou de liquide qui vient frapper une partie quelconque du corps.

Les douches de vapeur, imaginées tout récemment, doivent en grande partie a M. Rapou d'être d'un usage facile. Leur administration exige cependant un appareil fumigatoire complet. Il est tel, qu'il permet de diriger comme on veut un courant de vapeur simplement aqueuse, ou bien chargée de principes médicamenteux, d'un volume et d'une température déterminés, et de lui imprimer toute la vitesse convenable. On voit par-là que, quand la chaleur de la douche ne dépasse pas celle des bains de vapeurs ordinaires, elle n'est autre chose qu'un bain local de cette espèce, très-circonscrit, et elle en a les avantages comme les inconvéniens. (*Voyez* BAIN DE VAPEUR, tome III, p. 236.) Lorsque sa température se trouve, au contraire, plus élevée, et on peut la graduer de manière à obtenir depuis une légère rubéfaction de la peau jusqu'à une véritable cautérisation, il en résulte des effets particuliers, qui, considérés en eux-mêmes, ne sont certainement pas douteux, mais dont l'utilité thérapeutique n'est pas, à beaucoup près, aussi facile à apprécier.

Quoique connues et employées depuis une époque assez reculée, les douches de liquide ne paraissent pas l'avoir été par les anciens. En effet, on doit incontestablement considérer comme ayant trait à nos affusions le mot *ἐπιχέω, affuser,* qui se trouve dans divers endroits des livres attribués à Hippocrate, et le terme de *cataclysmus* employé par Cœlius Aurélianus, bien que quelques auteurs aient cru devoir les traduire par le mot douche. Mais, sans pousser plus loin la discussion sur l'origine des douches, voyons ce qu'il importe de savoir à leur égard.

Des chutes naturelles d'eau, tombant en cascade, ont été les premières douches, et sont même encore les seules que l'on emploie dans plusieurs établissemens d'eaux minérales; de là l'idée d'obtenir, au moyen de l'art, un résultat analogue. L'appareil à ce destiné est construit de telle façon que le liquide se meut par son propre poids. Il se compose d'un réservoir, du fond duquel part un tuyau parfaitement cylindrique, flexible, ordinairement fait de cuir, muni d'un robinet à sa partie inférieure, et terminé par un ajutage auquel s'adapte tantôt un bout à orifice simple ou multiple, tantôt une pomme d'arrosoir, suivant qu'il est convenable que la colonne de liquide sorte simple ou plus ou moins divisée. La hauteur du réservoir varie entre trois et douze pieds, et avec elle la vitesse du liquide, qui, comme on sait, est proportionnelle au carré de la hauteur de la chute. Le diamètre du tuyau peut être de deux à douze lignes; sa direction change également: de là les noms de *descendante*, de *latérale* et d'*ascendante*, par lesquels on désigne la douche, suivant que le tuyau conducteur descend perpendiculairement, se termine sous un angle rapproché du droit, ou bien en se récourbant sur lui-même, ce qui force l'eau à remonter contre son propre poids.

Dans les deux premiers cas, le réservoir est toujours assez élevé, le diamètre du tuyau considérable, ce qui produit un courant tout à la fois rapide et volumineux; dans le dernier, le réservoir est peu élevé, le diamètre du tuyau petit ou médiocre, et il en résulte un courant petit et de peu de vitesse. La première disposition de l'appareil forme les douches proprement dites; la seconde produit une sorte d'injection continue qu'il conviendrait peut-être de désigner par le nom spécial de douche d'*irrigation*.

L'eau des douches à courant volumineux et rapide peut être chaude ou froide, simple ou chargée de substances médicamenteuses de nature assez diverse, mais la plupart du temps salines ou sulfureuses, dont l'action paraît se borner presque uniquement à augmenter la densité du liquide, comme le font tous les sels solubles. Aussi on peut bien souvent considérer toute douche comme étant d'eau simple. Voici comment elle s'administre. On place le malade dans une baignoire ordinairement vide lorsque la douche est donnée chaude et doit ensuite servir de bain. La baignoire est, au contraire, remplie d'eau tiède lorsque la douche est froide; et dans ce cas on a soin d'entourer la partie sur laquelle elle est dirigée avec des linges ou tout autre appareil, de manière à empêcher l'eau de tomber dans la baignoire. On ouvre alors le robinet, et l'opération commence.

Quelle que soit la température du liquide, on voit la partie sur laquelle il frappe éprouver une dépression subordonnée à la résistance de sa texture et à la pesanteur de la colonne de percussion, puis devenir rouge tout autour et à une certaine distance de ce point central, ce qui s'observe à un degré à peu près égal sous l'influence d'une douche froide et sous celle d'une douche chaude : la seule différence est que, dans ce dernier cas, la rougeur commence plus tôt, et par l'effet d'une stimulation directe, tandis que, dans l'autre, elle a lieu plus tard par une véritable réaction. On doit donc considérer les douches, qu'elles soient froides ou chaudes, comme susceptibles de stimuler énergiquement : c'est aussi leur effet le plus ordinaire. On croit cependant qu'il est possible d'empêcher la réaction en prolongeant la douche froide pendant quinze ou vingt minutes, et par conséquent de la rendre sédative. L'hypothèse d'après laquelle on lui attribue ce dernier mode d'action l'a rendue un des remèdes les plus usités et vraiment banal dans le traitement de la folie, nonobstant les restrictions mises à son usage, comme d'exiger que le malade ne soit ni trop fort ni trop faible, qu'il n'ait pas de disposition à la pléthore, ou qu'au moins elle ait été préalablement combattue par la saignée; car, sans cette précaution, la douche, au lieu d'être utile, pourrait amener les accidens cérébraux les plus graves. Mais une chose bien plus certaine que toutes ces suppositions, c'est qu'une colonne de liquide de douze pieds de hauteur, tombant d'aplomb sur le sommet de la tête, produit souvent une assez forte contusion, et toujours une sensation douloureuse, tellement pénible, que les aliénés les plus furieux, pour peu qu'ils conservent encore de connaissance, sont effrayés à la seule menace de la douche. Elle est par conséquent un excellent moyen de répression, et, d'après M. Georget, ce pourrait bien être là son plus grand, sinon son seul avantage, dans le traitement de la folie.

Cette maladie n'est pas la seule à l'égard de laquelle on ait exagéré l'efficacité des douches : un grand nombre d'autres sont dans le même cas. Il suffit, pour en faire juger, de rappeler que les douches ont tous les inconvéniens des affusions joints aux effets que produit nécessairement la pression ou plutôt le choc

violent et prolongé du liquide. Dès lors il n'est plus douteux
qu'elles ne doivent être exclues du traitement de toutes les maladies aiguës, fébriles, soit essentielles, soit symptomatiques, et de
celui de toutes les phlegmasies intérieures intenses. Or, on est loin
d'avoir toujours reconnu la vérité de ce principe. Supposons-le
maintenant admis, il reste encore beaucoup d'affections que l'on
a considérées comme susceptibles de céder aux douches, et surtout aux douches chaudes. Les principales sont les engorgemens articulaires avec ou sans fistules, les rhumatismes chroniques bornés à une petite étendue, les anciennes douleurs ar-
thritiques, les fausses ankyloses, la paralysie des membres, la
danse de Saint-Guy, les dartres, les affections chroniques des
viscères de l'abdomen, vulgairement désignées par le nom d'*obstructions*, etc.

Il est peu de praticiens qui ne pussent citer un certain nombre
de cas de ces diverses maladies dont la guérison paraîtrait avoir
été due aux douches, et peut-être autant qui n'auraient éprouvé
aucune amélioration, ou même se seraient empirées sous leur administration. Par exemple, il est impossible que la paralysie,
suite d'un épanchement de sang dans le cerveau, soit guérie par
des douches, et en même temps on conçoit très-bien que des
engorgemens causés par une inflammation chronique pourraient,
sous l'influence d'une excitation excessive transmise de l'extérieur à l'intérieur, passer à l'état inflammatoire aigu, et amener
une terminaison funeste, au lieu de prendre la voie de la résolution. Ainsi le médecin peut rarement compter sur une action
telle qu'il la désire, et il a souvent à craindre d'agir trop ou
trop peu en recourant aux douches. Des observations ultérieures,
recueillies avec soin et présentées sans partialité, apprendront
sans doute par la suite à employer, sinon toujours avec avantage,
au moins toujours sans inconvénient, un genre de médication
susceptible d'une action fort énergique.

Quant aux douches à faible courant, qui sont aussi ordinairement ascendantes, la petitesse de la colonne de liquide, le peu de
force qui la meut, leur donnent une manière d'agir toute particulière. C'est à la longue, et par la prolongation d'un effet
faible dans chaque instant, qu'elles finissent par devenir vraiment
efficaces.

On les a employées pour déterger les abcès du périnée; portées
dans le vagin et contre le col de l'utérus, elles ont plusieurs fois

dissipé des accidens qui semblaient faire craindre un cancer commençant. MM. Hallé et Nysten les ont administrées avec beaucoup d'avantage dans une évacuation purulente par le rectum, suite d'abcès au foie ouvert dans les intestins. M. Itard en a retiré de fort bons effets dans diverses maladies des oreilles; enfin, elles n'ont pas été moins utiles entre les mains de M. J. Cloquet, qui est parvenu par leur moyen à guérir d'anciens catarrhes accompagnés de contractions spasmodiques, et différentes autres affections de la vessie, contre lesquelles tous les moyens de traitement connus avaient échoué. L'observation lui a en même temps découvert un fait très-remarquable, savoir, que l'eau distillée est toujours beaucoup mieux supportée par la membrane muqueuse de la vessie que tout autre liquide, quelles que soient ses propriétés, mucilagineuses, émollientes ou narcotiques. On n'en doit pourtant pas inférer qu'il faut absolument rejeter l'usage des diverses eaux médicamenteuses ; car, si elle ont échoué contre les maladies de la vessie, elles ont eu des succès incontestables dans celles de plusieurs autres organes. Une telle différence dans les résultats tient sans doute à la manière d'être différente des organes affectés. Quoi qu'il en soit, elle nous porte à conclure que, sous le rapport de la thérapeutique, il y a presque autant de recherches a faire pour les douches à faible courant que pour celles qui, agissant principalement par la température, la vitesse du mouvement et le volume de la colonne de liquide, ont en général un effet prompt. Ainsi, on a vu des douches froides amener en quelques instans la résolution de hernies étranglées par engorgement. On a dû, à cause de cela, borner à un temps assez court la durée de leur administration, en donner seulement une ou tout au plus deux par vingt-quatre heures, et ne pas les continuer au delà de dix ou quinze jours, sans laisser reposer le malade, sauf à les reprendre ensuite quand elles ont agi favorablement. Au contraire, l'action lente des douches ascendantes, leur température inactive (elles sont toujours tièdes) nécessitent la longue durée de leur administration, exigent qu'on les répète plusieurs fois dans la journée, et surtout qu'on en continue l'usage pendant long - temps sans interruption.   (ROCHOUX.)

DOULEUR, *dolor*, ἄλγος; *dolere, souffrir;* pris dans son acception la plus générale, ce mot exprime toute sensation, toute perception, toute affection morale désagréable ou pénible. L'on.

comprend alors sous le nom de *douleur morale* certaines passions ou affections, telles que la tristesse, le chagrin, la colère,
la frayeur, etc.; et sous celui de *douleur physique* seulement les
impressions douloureuses senties aux extrémités ou sur les troncs
des nerfs. Les médecins ont généralement abandonné au langage
vulgaire l'expression de douleur morale. (*Voyez* PASSIONS.) La
douleur dite physique, qui fera seule le sujet de cet artice, peut
être étudiée sous le rapport, 1° des conditions de sa production;
2° de ses causes; 3° de ses effets; 4° de ses variétés; 5° de ses
usages; 6° enfin, de son traitement.

I. La douleur résulte d'impressions particulières faites sur les
extrémités, les filets ou les troncs des nerfs, transmises au cerveau et perçues par lui. Une partie ne peut plus devenir le siége
d'aucune douleur dès que les nerfs qu'elle reçoit sont divisés,
comprimés, ou qu'ils ont été détruits par la gangrène. Les expériences exécutées sur des animaux, et de nombreux faits pathologiques, ne laissent aucun doute sur la vérité de cette proposition.
Cependant, ainsi que l'a remarqué Bichat, il est des tissus où
l'on ne peut suivre de nerfs, et qui n'en sont pas moins très-
sensibles à certaines impressions douloureuses : tels sont la moelle
des os, les tissus fibreux ou albugineux, cartilagineux, etc. Si
ces tissus n'ont réellement pas de nerfs, ce qui est invraisem-
blable, il existe en eux des moyens inconnus pour transmettre
aux nerfs voisins les irritations qui excitent la douleur dont ils
sont le siége. Les dispositions naturelles, les maladies, et certains modes d'action du cerveau, modifient singulièrement la
perception de la douleur. Les personnes qui ont cet organe
très-irritable, qui sont nerveuses, susceptibles, hypocondriaques, hystériques, sentent vivement et expriment avec exagération les moindres souffrances; tandis que l'homme dont la
sensibilité s'est affaiblie par l'excès ou le défaut de stimulation,
par l'influence d'un froid glacial ou d'une chaleur brûlante, par
l'abus des liqueurs spiritueuses ou des plaisirs de l'amour, par
le peu d'exercice de l'organe de la pensée, etc., se plaint à
peine de maux qui causent ordinairement de vives douleurs.
L'espèce d'exaltation et de concentration des facultés cérébrales
déterminée par une forte contention de l'esprit, par la contempla-
tion, une affection morale vive, le fanatisme, etc., détourne, pour
ainsi dire, le cerveau de la perception des impressions douloureuses : Archimède, Mutius Scévola, les martyrs de toutes les opi-

nions et de toutes les sectes, nous en fournissent des exemples. Le sommeil profond suspend les souffrances. On connaît l'insensibilité de la plupart des idiots, de quelques maniaques, des suicides dans les momens du paroxysme, des épileptiques pendant l'attaque, des malades pris de coma, d'apoplexie, de délire, etc. Toutes les fois, au contraire, que les fonctions cérébrales ne sont pas troublées à ce degré, les douleurs sont senties; elles le sont surtout vivement lorsque ces fonctions sont intactes, comme on l'observe dans certains cas de névralgie, de douleurs rhumatismales, syphilitiques, etc., ainsi que dans les blessures accidentelles, les opérations chirurgicales, etc. Soemmerring et Sue ont prétendu prouver par des expériences, que la douleur peut encore être perçue quelques instans après que la tête a été séparée du reste du corps. Mais cette question est tout-à-fait insoluble; et la vraisemblance n'est pas pour l'opinion de ces physiologistes.

Quoique la douleur soit perçue dans le cerveau, qu'elle ait ainsi son siége dans cet organe, elle n'y est cependant pas sentie; le cerveau la rapporte, la sent au lieu et dans l'organe où sont reçues les impressions qui la déterminent : on souffre à la peau, au poumon, à l'estomac, et non dans le centre de perception. Mais la même chose s'observe dans la manifestation de toutes les autres sensations : les corps sont sentis au bout des doigts, le froid ou la chaleur à la peau, les saveurs dans la bouche, la faim et la soif dans l'estomac ou le pharynx, etc. On a pourtant coutume de parler du siége des sensations en général, et de la douleur en particulier, comme s'il existait dans les organes où elles prennent naissance. Nous nous conformerons à l'usage.

II. Les causes de la douleur peuvent être rapportées à plusieurs chefs, savoir : 1º à des *excès d'action :* ainsi des sensations fortes, la perception d'un froid vif ou d'une chaleur brûlante, de la faim ou de la soif, le travail intellectuel trop soutenu, les passions violentes, la fatigue musculaire, les contractions de l'utérus dans l'accouchement, etc., causent de la douleur dans les parties mêmes qui agissent d'une manière excessive; 2º à des *lésions des organes,* telles que plaie, piqûre, contusion; tiraillement, déchirement, brûlure, irritation, inflammation, cancer, névralgie, etc.; 3º à un *état particulier du cerveau et des nerfs,* propre à rappeler le souvenir d'une ancienne douleur, même d'une douleur qui avait son siége dans une partie qui a été enlevée, ou à produire des hallucinations de cette sensation, c'est-à-dire des perceptions sans objet : on sait que des malades, après avoir subi une amputation, ressentent souvent encore fort long-temps des douleurs dans le membre qu'ils ont perdu; et nous croyons devoir rapporter quelquefois à des espèces d'hallucinations les douleurs dont se plaignent les hystériques et les hypocondriaques, qui souffrent tantôt d'un organe, tantôt d'un autre, sans qu'on y observe d'indice d'aucune maladie; 4° enfin, à une *influence sympathique* : ainsi la présence d'un calcul dans la véssie détermine des douleurs au bout du gland, l'inflammation du foie s'accompagne souvent d'une douleur à l'épaule droite, la luxation spontanée de l'articulation coxo-fémorale cause de la douleur au genou, etc. Bichat pense que ces douleurs n'ont aucune cause à l'endroit où elles ont leur siége, et qu'elles n'y sont senties que par une aberration du centre de perception. Nous verrons que l'action de ces causes n'est point suivie des mêmes effets dans les différens tissus; qu'une cause qui excite de vives douleurs dans un tissu n'est même pas senties dans un autre, etc.

III. Les parties douloureuses ne présentent rien de remarquable qui soit propre à la douleur, si ce n'est le caractère de cette sensation elle-même. La douleur existe en effet avec et sans rougeur, avec et sans chaleur, avec et sans tuméfaction; elle se manifeste quelquefois sans aucun changement appréciable dans la partie, comme elle peut se développer avec presque tous les modes d'affection des tissus et des organes. Les effets qui résultent de la perception de la douleur par le cerveau sont au contraire très-remarquables. Si la douleur est passagère et peu intense, elle cause une espèce de surprise, d'étonnement, de frayeur, qui dure à peine quelques instans. Lorsqu'elle est violente et qu'elle persiste un certain laps de temps, elle provoque le roidissement du système musculaire, elle ôte toute liberté de penser, et jette promptement les facultés cérébrales dans un collapsus extrême. Un malade qui vient de subir une opération majeure, par exemple, lors même qu'il a perdu peu ou point de sang, est étourdi, affaissé, quelquefois comme stupide; il est abattu, fatigué, brisé, incapable de se mouvoir; il est pâle et défaillant; il est quelquefois pris d'une exaltation voisine du délire, de pertes de connaissance, d'envies de vomir et de vomissemens, d'attaques convulsives, de relâchement des sphincters, et de déjections involontaires. La mort a été le résultat de la douleur; nous en pourrions citer un cas récemment observé. L'on attribue ordinairement

le collapsus des facultés cérébrales qui suit la perception de la douleur à un *épuisement de la sensibilité;* expression vague, qui expose mal le fait et ne l'explique nullement. Nous observerons
seulement que cet état est l'effet de toute *surexcitation cérébrale*, et que dans la douleur, comme dans toutes les sensations
vives et les affections morales fortes, le cerveau éprouve une
véritable surexcitation. Consécutivement à ces premiers accidens,
il se manifeste presque toujours des désordres plus ou moins
graves dans le cerveau ou dans les autres organes. Tantôt, si le
malade est peu irritable et bien constitué, il surviendra seulement de la céphalalgie, du malaise, de l'abattement; et plus tard
un léger mouvement fébrile qui se dissipera en peu de jours;
tantôt, si le malade présente des dispositions contraires, l'on verra
naître du délire, des convulsions, une inflammation du cerveau,
le tétanos, et cette foule d'accidens adynamiques et ataxiques, qui souvent seront suivis d'une terminaison funeste. Les
douleurs et les efforts de l'accouchement, chez les femmes prédisposées à l'aliénation mentale par une influence héréditaire,
par des accès antérieurs, par une vive sensibilité, provoquent
quelquefois seuls, ou à l'aide de la plus légère cause, le développement des accès de cette maladie. Les effets de la douleur continue et durable, avec ou sans paroxysmes, ne diffèrent de ceux
de la douleur excessive mais passagère, que par une intensité
moindre, et surtout par un développement progressif et plus
lent. Le malade qui souffre d'un panaris ou d'une odontalgie,
est triste, morose, abattu, éprouve du malaise, de la céphalalgie, de l'insomnie, puis de la fièvre, et quelquefois du délire
et des convulsions. Tous ces accidens cessent bientôt si l'on détruit les causes de la douleur en pratiquant une incision au doigt
dans un cas, et en extrayant la dent cariée dans l'autre. Nous pourrions citer encore les phénomènes de l'excitation cutanée produite par l'action des sinapismes, des vésicatoires, des brûlures;
les insomnies opiniâtres, la fièvre lente et consomptive qu'amènent quelquefois certaines éruptions prurigineuses, la présence
d'un calcul dans la vessie; enfin toutes les maladies douloureuses
nous fourniraient de pareils faits. Mais nous nous sommes particulièrement attaché à prendre pour exemples des cas bien simples, où l'on ne pût accuser que la douleur des accidens qui
surviennent loin du lieu malade. Nous pourrions même apporter
à l'appui de l'influence de la douleur les cas où cette sensation

n'existe pas. Ainsi nous verrions la lèpre des Grecs dégrader insensiblement la peau, l'ulcérer, et faire même tomber des portions entières des membres, sans que le malade en soit autrement averti que par les yeux ou le toucher, et souvent sans que la santé générale en soit altérée pendant dix et vingt ans ; nous verrions une foule d'autres affections chroniques et latentes parcourir toutes leurs périodes sans donner d'indices de leur existence, des kystes et des tumeurs se développer, des parties se désorganiser complétement ou disparaître sans que les parties voisines en soient atteintes. Nous verrions des tissus gravement affectés n'exercer aucune influence sur les tissus voisins, et déterminer au loin des accidens : ce qui prouve que dans ce cas le désordre ne s'est pas propagé par continuité de tissu.

Je pense que l'on ne peut guère se rendre compte de l'action délétère si subite de l'acide hydrocyanique, qui tue dans l'instant même l'animal soumis à l'expérience, qu'en admettant la production d'une douleur extraordinairement vive qui détruit sur-le-champ toute vie dans le cerveau et les autres organes. Car ici le poison n'a pu être absorbé, et le désordre local n'est point assez considérable pour pouvoir causer de tels accidens. Il est vraisemblable que ce même mode d'action entre pour beaucoup dans les effets de plusieurs autres poisons ingérés dans l'estomac.

La douleur n'agit pas seulement sur le cerveau comme perception ; elle devient souvent la cause d'affections morales tristes et pénibles, qui, à leur tour, sont la source de nouveaux accidens. L'homme est, en effet, toujours plus ou moins affecté de se voir en proie à des souffrances dont il ne prévoit ni la fin ni les suites, qui sont souvent exagérées par la crainte même de la mort. J'ai vu une dame qui perdit la raison parce qu'elle se croyait atteinte d'un cancer au pylore. A la plus légère douleur, les hypocondriaques s'imaginent être menacés des maux les plus graves ; quelques aliénés accusent la magie, la physique, l'influence du diable, du poison, d'être la cause de douleurs qu'ils ressentent dans divers organes.

D'après ces faits, nous devons naturellement penser que la douleur joue un rôle important dans les maladies dont elle est un des symptômes. Mais, pour ne pas empiéter ici sur le chapitre des *sympathies morbides* (*Voyez* ce mot.), et pour ne pas revenir sur ce que nous venons d'exposer, nous indiquerons seulement les faits qui sembleraient prouver que la douleur n'est pas la cause unique de ces relations organiques. 1º Le mouvement fébrile qui suit de près l'inoculation du vaccin, et qui se développe même avant l'apparition des boutons, ne saurait être l'effet de la douleur; il doit être le résultat d'une sorte d'infection virulente. 2º Les douleurs dites *nerveuses* sont ordinairement très-aiguës, très-violentes, et s'accompagnent cependant de peu de fièvre; le calme renaît aussitôt après leur cessation. 3º Il arrive fréquemment que le mouvement fébrile précède l'apparition du désordre local des phlegmasies. Mais ceux qui se sont servi de ce fait pour soutenir la doctrine des fièvres essentielles n'ont pas fait attention que la plupart des causes des maladies ne bornent pas leur action à l'organe qui en doit être le plus vivement affecté; que beaucoup et de très-influentes agissent primitivement sur le cerveau; que d'autres exercent leur influence presqu'en même temps sur plusieurs organes, et qu'ainsi il n'est pas étonnant de voir le désordre commencer d'abord ailleurs que dans le lieu qui devra offrir le principal foyer de la maladie. Il n'y a guère que les violences extérieures et les causes mécaniques qui aient une action purement locale; aussi, dans ce cas, la maladie débute-t-elle toujours par des désordres locaux. 4º M. Prost ayant observé que les phlegmasies aiguës de la muqueuse gastro-intestinale sont souvent peu ou nullement douloureuses, qu'elles se rencontrent fréquemment sur les cadavres des sujets morts à la suite de fièvres ataxiques et adynamiques, en a conclu, d'une part, que les premières sont la cause des secondes, d'autre part, que la muqueuse gastro-intestinale exerce une grande influence sympathique, quoiqu'elle ne manifeste pas de douleur. Cette proposition a été adoptée par M. Broussais et les partisans de ses opinions. Mais je suis loin d'admettre que les accidens cérébraux appelés adynamiques ou ataxiques, soient toujours le résultat de la gastro-entérite; je crois, au contraire, que ces accidens sont bien plus souvent dépendans d'une encéphalite primitive, ou au moins d'une encéphalite simplement concomitante de la gastrite ou de toute autre phlegmasie.

Bichat, qui avait très-bien observé l'action qu'exercent sur le cerveau les organes qui souffrent, avoue qu'il connaît très-peu les moyens de transmission : il n'avait pas songé à la douleur.

IV. La douleur varie, pour l'intensité et le caractère, suivant les tissus où elle prend naissance, suivant les causes qui en excitent la production; elle n'est pas la même dans le nerf et dans le muscle, dans l'inflammation et dans le cancer; des tissus sont sensibles seulement à l'action de certains agens douloureux; d'autres ne manifestent, dans aucune circonstance, des signes de sensibilité; enfin, l'intensité de la douleur n'est point toujours en rapport avec le ton de la sensibilité de chaque tissu dans l'état sain.

L'épiderme et les ongles ne sont jamais douloureux; les cheveux et les poils paraissent être dans le même cas, à moins que l'on n'admette, avec quelques auteurs, que ces tissus deviennent le siége de douleurs plus ou moins vives dans la plique. Les os, les cartilages, le tissu cellulaire isolé des nerfs qui le traversent, les membranes séreuses et synoviales, les vaisseaux et les ganglions lymphatiques, les veines et les tuniques extérieures des artères, le foie, le poumon, le cœur, les hémisphères du cerveau et du cervelet, les corps striés, les couches optiques et même les éminences quadrijumeaux (comme nous l'avons vu sur plusieurs lapins soumis à des expériences par M. Fódéra), les ganglions et les filets du grand sympathique, toutes ces parties sont insensibles, lorsqu'elles sont saines, aux irritations mécaniques. On les incise, on les tiraille, on les arrache sans causer de douleur à l'animal. Les tissus dits fibreux, entre autres les ligamens, peuvent être incisés et cautérisés sans être le siége de douleurs, et causent les plus vives souffrances lorsqu'ils sont distendus et tiraillés. Les chirurgiens savent combien est douloureuse l'extension qu'ils pratiquent pour réduire les luxations, de quels accidens sont quelquefois suivis les diastasis et les entorses, quelles sensations pénibles caractérisent les inflammations étranglées par des aponévroses (quelquefois aussi, dans ce dernier cas, des nerfs sont comprimés, comme cela s'observe dans le panaris.), enfin quelle vive douleur cause la rupture d'un tendon. Le tissu musculaire, la moelle des os, la glande mammaire, le testicule, la prostate, les membranes muqueuses, la peau, les nerfs cérébro-rachidiens, le cordon rachidien, les gros troncs nerveux de la base du crâne, toutes ces parties, irritées mécaniquement ou chimiquement, donnent naissance à la sensation douloureuse. La membrane interne des artères est très-sensible au contact des fluides irritans injectés dans son intérieur. Les tissus fibreux s'enflamment, s'exfolient, tombent en pourriture sans douleur. On ne connaît point les maladies des nerfs sympathiques; on sait seulement que les organes qui nous reçoivent que de ces nerfs sont également susceptibles de manifester de la douleur lorsqu'ils sont malades. Tous les autres tissus, depuis les os et les cartilages jusqu'aux nerfs et au cerveau, sont plus ou moins accessibles à la douleur lorsqu'ils passent à l'état morbide. L'ulcération et le gonflement des cartilages dans les tumeurs blanches et les luxations spontanées, la carie, le spina ventosa, le cancer des os, les inflammations aiguës des membranes séreuses et synoviales, des artères, des veines, des vaisseaux et des ganglions lymphatiques, et de toutes les autres parties, fournissent des preuves qui viennent à l'appui de cette assertion. Ainsi, dans l'état sain, les os, les membranes séreuses et synoviales, les vaisseaux lymphatiques, les veines, les poumons, le foie, le cœur, plusieurs parties du cerveau, etc., sont insensibles à l'influence des irritations mécaniques. Dans plusieurs états morbides, ces organes manifestent les plus vives douleurs. Les tissus fibreux ne sont sensibles qu'à la distension et au tiraillement ; dans l'état sain, les muscles irrités ne sont pas très-douloureux ; on sait, au contraire, quelles violentes souffrances causent les rhumatismes aigus. C'est tout le contraire pour plusieurs membranes muqueuses, qui, très-sensibles aux irritans mécaniques, ne manifestent qu'une douleur souvent très-obscure lorsqu'elles sont enflammées. La peau et les nerfs cérébro-rachidiens sont les tissus les plus sensibles à toute espèce d'irritations. Tous ces détails nous montrent combien il serait difficile de classer tous les tissus d'après le degré de sensibilité dont ils jouissent.

Bichat dit qu'il fut un jour fort embarrassé pour répondre à un opéré qui lui demandait pourquoi il avait senti plusieurs espèces de douleurs lors de la division des différentes parties du membre qu'on lui avait amputé ; pourquoi la douleur n'avait pas été la même lors de la section de la peau, des nerfs qui traversent le tissu cellulaire sous-cutané, des muscles, de l'os et de la moelle. Il ajoute que cette question fut insoluble pour lui, tant qu'il n'eut pas découvert que chaque tissu vit à sa manière, et est doué d'un mode de sensibilité particulier.

Si le caractère de la douleur varie dans les différens tissus, cette sensation ne naît pas non plus la même sous l'influence de toutes les irritations. De là une foule d'espèces de douleurs désignées par des expressions particulières, telles que celles-ci :

démangeaison, prurit, cuisson, picotement, érosion, brûlure; douleur gravative, pulsative, pongitive, lancinante, tensive, contusive, mordicante, déchirante, térébrante, conquassante, vive, sourde, obtuse; tranchées; douleur *nerveuse, goutteuse, rhumatismale;* sensation d'*étouffement,* de *suffocation,* de *strangulation; malaise, anxiété, frisson, froid fébrile, horripilation, fatigue, lassitude, brisement des membres; impatiences et inquiétudes musculaires; agacement et crispation des nerfs; fourmillement, engourdissement dans les membres,* etc. Il serait fastidieux de donner ici l'explication de chacun de ces termes; la plupart sont d'ailleurs expressifs et faciles à comprendre.

V. La douleur avertit le cerveau qu'une partie souffre; elle concourt, avec les autres ressources de la séméiologie, à éclairer le médecin sur le siége, la nature, la marche et les terminaisons des maladies; elle est quelquefois entre ses mains un puissant moyen pour les guérir.

Le cerveau rapporte, en général, assez bien le siége de la douleur au tissu affecté. Mais, comme souvent plusieurs tissus se touchent ou se confondent, l'on risquerait de se tromper si l'on n'éclairait son jugement des autres circonstances de la maladie : la douleur de côté est superficielle dans la pleurésie et dans la pleurodynie, mais la pression l'augmente beaucoup lorsque les muscles sont enflammés, et n'a que très-peu d'influence lorsque c'est la plèvre ; il n'est pas toujours facile de s'assurer si les douleurs ont réellement leur siége dans la substance osseuse ou bien dans le périoste et dans la moelle; les douleurs articulaires peuvent tenir à un état de la synoviale, des cartilages, des ligamens et des autres parties qui entourent l'articulation. Les douleurs, ainsi que les maladies des vaisseaux lymphatiques, s'étendent le long de ces organes, du côté des troncs et des ganglions. Les douleurs provenant des phlegmasies artérielles ou veineuses se manifestent sur le trajet des vaisseaux enflammés. Les douleurs des nerfs se répandent dans les parties avec la distribution de leurs filets, et non du côté opposé. Les douleurs prurigineuses sont particulières à certaines maladies de la peau. Les seins deviennent souvent douloureux à l'approche de la puberté, pendant la grossesse, lors de l'éruption menstruelle, et pendant la fièvre dite de lait. Les douleurs utérines, surtout dans les affections cancéreuses, s'étendent aux lombes, aux aines et aux cuisses. Dans l'accouchement, les vraies douleurs partent des reins, et vont se perdre vers le col

utérin. La présence d'un calcul dans la vessie cause de la démangeaison et de la douleur à l'extrémité de l'urètre et au gland,
quelquefois un sentiment de pesanteur vers le périnée. Les douleurs
des reins se propagent souvent le long du cordon spermatique
et jusqu'au testicule; celles du foie sont senties dans l'hypocondre
droit, et vont se perdre dans l'épaule du même côté. Les douleurs de l'estomac, des intestins, du cœur, sont perçues dans
les régions qu'occupent ces organes. On ne sait pas au juste à
quel organe rapporter la douleur et les accidens extraordinaires
provoqués par un coup porté dans l'épigastre; l'on a accusé
tour à tour l'estomac, le diaphragme et le plexus semi-lunaire.
Celles du poumon sont profondes, et occupent le dos, le côté,
la partie antérieure, supérieure ou inférieure du thorax, suivant le siége particulier de la maladie. Les douleurs des membranes séreuses sont vives; celles de la muqueuse gastro-pul-
monaire sont souvent obtuses et quelquefois nulles, même dans
les phlegmasies les plus intenses; le ventre reste indolent à la
pression, dans certains cas de gastro-entérite violente.

Les sentimens d'oppression, d'étouffement, s'observent, soit
dans les maladies des organes intérieurs du thorax, soit dans
les affections spasmodiques des muscles respirateurs. Dans les
maladies du cerveau, les douleurs excitées par cet organe sont le
plus ordinairement senties dans ses enveloppes, dans les masses
musculaires et les nerfs de l'extérieur du tronc et des membres, et
rarement dans le cerveau lui-même : la céphalalgie est presque
toujours superficielle, et par analogie on pourrait supposer que,
lorsqu'elle est profonde, elle a son siége dans l'arachnoïde de
l'intérieur des ventricules, ou dans la pie-mère qui se trouve enfoncée entre les circonvolutions; le malaise, le frisson, les engourdissemens, les picotemens et les douleurs dans les membres
et les articulations, caractérisent certaines périodes de presque
toutes les affections cérébrales. Il est même vraisemblable que le
cerveau réfléchit et perçoit de cette manière ses souffrances jusque
dans les nerfs et les viscères thoraciques et abdominaux. Il semblerait, d'après cela, que cet organe, qui est insensible aux irritations chimiques ou mécaniques, ne peut non plus percevoir
immédiatement, directement, les impressions morbides qui se
font dans sa propre substance, et que ce n'est qu'après avoir in-
fluencé d'autres organes, qu'il reçoit de ceux-ci l'avertissement
de ses souffrances.

La douleur a reçu les noms divers de *céphalalgie, sternalgie, point de côté, cardiogme, cardialgie* ou *gastralgie, néphralgie, hépatalgie, névralgie, colique* ou *entéralgie, hystéralgie,* etc., suivant qu'elle est sentie à la tête, derrière le sternum, au côté du thorax, au cœur, à l'estomac, au rein, au foie, dans les cordons ou les filets nerveux, dans les intestins, dans l'utérus.

La douleur des *phlegmasies*, fixe et ordinairement continue, est toujours augmentée par les violences exercées sur la partie malade, souvent même par l'exercice seul de l'organe. Elle est en général obscure et quelquefois nulle dans les phlegmasies chroniques; plus vive et plus intense dans les phlegmasies aiguës, elle augmente, ou au moins elle persiste jusqu'à ce que la suppuration s'établisse, si ces maladies ne sont arrêtées dans leur cours, ou, quelquefois, jusqu'à ce qu'elles soient passées à l'état chronique. La douleur cesse entièrement lorsque la partie est tombée en gangrène. La douleur qui accompagne l'inflammation aiguë de la plèvre, du péricarde et du cœur, du péritoine, de la conjonctive, des membranes synoviales, des parties molles de l'oreille interne, de la peau, du tissu cellulaire, des muscles, du cerveau et des méninges, sans délire intense ni coma profond, est presque toujours aiguë, vive, violente; elle est moins vive, plus obtuse, plus supportable dans l'inflammation de la muqueuse nasale, bronchique, gastro-intestinale, dans celle des parenchymes pulmonaire, hépatique. Les phlegmasies vésico-urétrale et vaginale deviennent extrêmement douloureuses par la présence de l'urine sur la partie malade. La gastro-entérite aiguë cause parfois des souffrances excessives, lors même que le malade ne se plaint pas habituellement; la pression sur l'épigastre ou sur différentes régions de l'abdomen excite alors des douleurs plus ou moins intenses, que le malade exprime par la contraction des muscles de la face, par des plaintes, par des gestes, etc. Lorsque la douleur inflammatoire diminue progressivement, ainsi que les autres symptômes, et que la partie recouvre en même temps la liberté de ses fonctions, c'est un signe qui annonce le retour à la santé; si, au contraire, cette sensation vient à cesser subitement dans une inflammation intense, et qu'il se manifeste des symptômes sinistres, tels que la décomposition des traits, la petitesse et l'irrégularité du pouls, des syncopes, un sentiment de bien-être, le froid des extrémités, etc., la maladie s'est terminée par la gangrène, et la mort n'est pas éloignée. Enfin, lorsqu'il survient un mieux très-marqué, ou même une apparente convalescence, mais qu'il reste dans l'organe du malaise ou de la douleur, de la gêne dans l'exercice de ses fonctions, une grande faiblesse d'action, l'inflammation s'est terminée par suppuration, ou elle persiste et tend à passer à l'état chronique. (*Voyez* INFLAMMATION.) La *douleur du cancer* a le même caractère dans tous les tissus ; elle est vive et lancinante. La lenteur du développement et de la marche de la maladie, l'induration, et souvent la tuméfaction de la partie affectée, distinguent suffisamment le cancer d'avec les phlegmasies de certains tissus, notamment de quelques séreuses, dont la douleur aussi est vive et pongitive. Les *douleurs syphilitiques* ont particulièrement leur siége dans les os, et se manifestent surtout pendant la nuit, sous l'influence de la chaleur du lit ou des vêtemens ; le malade cherche le froid et s'y trouve soulagé. L'on a appelé *rhumatismales et nerveuses* des douleurs dont on ignore presque toujours la cause immédiate, et qui caractérisent souvent presque à elles seules les affections qu'elles décèlent. Ces douleurs sont ordinairement intermittentes, sans fièvre, sans changemens bien marqués dans la partie ; elles naissent et cessent subitement. La pression et les médications stimulantes, loin de les aggraver, les diminuent souvent d'une manière très-remarquable. Nous sommes dans une ignorance profonde sur la nature de ces affections dites *rhumatismales* ou *goutteuses*, qui parcourent toutes les parties des tissus musculaire et fibreux avec la rapidité de l'éclair, sans laisser de gêne dans les parties qu'elles quittent. Sont-ce des inflammations ? Mais lorsque le tissu musculaire est réellement enflammé, la maladie ne change pas de place, et si le malade succombe, l'on trouve des foyers gélatineux dans le lieu affecté. (*Voyez* RHUMATISME, GOUTTE.) Parmi les douleurs nerveuses, les unes ont bien évidemment leur siége dans les nerfs ; ce sont les *névralgies*. (*Voyez* ce mot.) Les autres se manifestent dans les viscères eux-mêmes, et l'on ne sait réellement pas si les nerfs sont affectés plutôt que les autres tissus constitutifs. Il est seulement manifeste que l'intensité du mal n'est pas en raison de la violence de la douleur. *Voyez* NÉVROSE, NÉVRALGIE, COLIQUE NERVEUSE, GASTRALGIE.

Les sensations de malaise général, de lassitude spontanée, de brisement des membres, le frisson, la céphalalgie, précèdent et annoncent l'invasion du mouvement fébrile. L'attaque convulsive de l'hystérie a pour symptômes précurseurs, de la céphalalgie, des inquiétudes et des impatiences musculaires, jointes à un besoin irrésistible d'agir, et une foule d'autres sensations internes ou externes. Après l'attaque les membres sont horriblement fatigués, *brisés, moulus.* Les malades distinguent très-bien ces deux sortes de souffrances, et savent annoncer d'après ce signe si l'attaque est ou n'est pas terminée. Ce sentiment de faiblesse musculaire, de fatigue et de brisement des membres, suit toujours l'état de surexcitation cérébrale; on l'observe à la fin du délire, des convulsions, de la folie, de l'épilepsie, etc. La compression momentanée d'un nerf cause un état d'engourdissement et de stupeur très-incommode dans la partie du membre qui se trouve au-dessous de l'endroit comprimé. La contracture ou la rétraction des membres est souvent accompagnée de douleurs aiguës dans ces parties, surtout lorsqu'on essaie de les mouvoir. Un sentiment prolongé de formication, de pesanteur, d'engourdissement dans les membres, à l'extrémité des doigts, est l'un des premiers symptômes de certaines affections lentes et apoplectiformes. Les angoisses de la dyspnée peuvent indiquer une affection du poumon, de la plèvre, du cœur, du péricarde, de l'aorte, de la muqueuse bronchique et laryngienne, des muscles respirateurs et vocaux, l'hydrothorax, l'hydropéricarde, en un mot l'affection de toutes les parties qui ont une influence sur la respiration. Le *mal de cœur*, les nausées, les envies de vomir, précèdent ordinairement les contractions qui déterminent le vomissement.

Mais le médecin qui jugerait de la valeur séméiologique de la douleur sans en comparer l'intensité au mode habituel de la sensibilité de l'individu, sans tenir compte des autres phénomènes morbides, et surtout de l'état des organes qui doivent la sentir et la percevoir, ne manquerait pas de commettre souvent de graves erreurs de diagnostic. Nous avons vu, en effet, que les personnes nerveuses et irritables perçoivent avec exagération des impressions douloureuses qui sont à peine senties par des individus d'une constitution opposée; que les idiots et les maniaques sont peu sensibles à la douleur; que les nerfs détruits par la gangrène, ou dont l'action est interceptée par la compression ou la section, ne transmettent plus aucune espèce d'impression; que le cerveau profondément assoupi, ou violemment troublé par le délire, n'est plus sensible à aucune sorte d'excitant. Des personnes n'ont pas la force de supporter la douleur, et se plaignent, crient et pleurent sans cesse, tandis que d'autres, douées d'un courage stoïque et d'une volonté ferme, ou retenues en quelque

sorte hors du monde extérieur par l'exaltation contemplative,
le délire des passions ou l'enthousiasme du fanatisme, souffrent
les tourmens les plus cruels sans proférer de plainte, et souvent
sans émotion remarquable au premier instant. Enfin, nous avons
vu des douleurs violentes qui n'annoncent aucun danger, et des
maladies très-dangereuses qui existent sans douleur. Tous ces
faits confirment la vérité de cette proposition, savoir : que la
douleur, considérée comme signe diagnostique, ne doit point
être étudiée isolément des circonstances qui influent sur sa production, et des autres accidens de la maladie dont elle est un
des symptômes.

Sauvages a cependant fait une classe de maladies douloureuses;
c'est la septième de sa nosologie. Mais aussi on y trouve placées,
presque sur la même ligne, les affections les plus diverses, telles
que la *goutte* et *l'ophthalmie*, le *rhumatisme* et la *stupeur*, le
catarrhe et la *migraine*, la *difficulté d'avaler* et la *douleur de
cœur*, la *difficulté d'accoucher* et la *colique*, etc.

Les chirurgiens ont observé que les opérations faites avec le
plus d'adresse et de promptitude, et par conséquent les moins
douloureuses, ne sont pas toujours celles qui sont le plus exemptes d'accidens et qui réussissent le mieux; que les mêmes opérations, moins bien exécutées, et terminées avec lenteur par des
opérateurs peu expérimentés, réussissent souvent très-bien. Il paraîtrait que le collapsus causé par la douleur et par la perte d'une
certaine quantité de sang diminue les dispositions à la réaction
inflammatoire et fébrile qui doit suivre l'opération. Serait-ce à
cause de cette vertu, en quelque sorte antiphlogistique, que la
douleur est rangée par les partisans de la nouvelle doctrine
italienne dans la classe des contre-stimulans ? L'action des irritans cutanés, sinapismes, vésicatoires, etc., est loin d'être déterminée, analysée d'une manière satisfaisante. Aussi l'usage de ces
remèdes est-il souvent fort empirique ou motivé sur des données
purement hypothétiques. On croit avoir satisfait à toute explication, et précisé des indications bien rationnelles, lorsqu'on
a parlé de *soutenir* ou *relever les forces, ranimer la vie, réveiller
la sensibilité, opérer une révulsion*, etc. Il serait d'autant plus à
désirer qu'une sévère observation des phénomènes, éclairée des
lumières d'une physiologie toute positive, vînt au secours du
praticien, que cette médication est puissante et fréquemment employée. Je suppose que, par la comparaison des effets éloignés

de l'irritation de la peau produite par l'action de ces moyens avec les effets éloignés des autres irritations de cet organe, l'on découvrit que les uns et les autres sont dus à la douleur et à l'excitation cérébrale, qu'elle produit, il en résulterait que les cas où ces moyens conviennent ne sont pas tous ceux où ils sont conseillés par les auteurs; que prétendre, par exemple, en irritant la peau et excitant le cerveau, soutenir ou relever les forces d'un malade en proie à une inflammation violente, réveiller la sensibilité d'un apoplectique dont le cerveau est comprimé par un caillot de sang, serait contraire à la raison, serait vouloir ajouter un désordre à un désordre déjà très-grave; ce serait, enfin, suivre les pratiques incendiaires du brownisme. Je ferai observer qu'il ne s'agit point ici de l'action locale des sinapismes et des vésicatoires, mais seulement de leur action éloignée. Cette dernière doit cependant être avantageuse, dans plusieurs circonstances; mais il est encore dificile de fixer son opinion à cet égard. *Voyez* SINAPISME, VÉSICATOIRE, MOXA.

VI. Le traitement de la douleur comprend plusieurs indications. Les plaintes, les gémissemens, les cris, les pleurs, les contractions et les roidissemens musculaires soulagent réellement beaucoup l'être qui souffre, et lui font, pour ainsi dire, oublier ou repousser la douleur. Le repos de la partie douloureuse est utile dans la plupart des cas; il est rare que le mouvement et les violences n'exaspèrent pas la douleur. Cependant cette condition n'est pas toujours facile à obtenir; on ne saurait empêcher le malade atteint de pleurésie ou de pneumonie, de mouvoir son thorax et d'introduire de l'air dans ses poumons. Les malades affectés d'éruptions cutanées sont souvent irrésistiblement entraînés, pour calmer la démangeaison qui les dévore, à se frotter, se gratter, et même s'écorcher; mais le vif plaisir éprouvé d'abord dégénère bientôt en une cuisson douloureuse, qui ne fait qu'augmenter encore le besoin de se gratter et de se déchirer. De tels excès aggravent l'état de la peau; on les préviendra en soustrayant la partie aux doigts du malade. En général, pour guérir la douleur, il faut faire cesser sa cause, il faut guérir la maladie qu'elle décèle; on pratiquera une incision pour débrider une partie étranglée, pour diviser entièrement un filet nerveux; on extraira des corps étrangers, etc.; on préservera du contact de l'air et d'autres corps étrangers les parties irritées ou enflammées; enfin, on mettra en usage tous les moyens appropriés pour combattre l'état morbide. Cependant il est des cas où l'on doit avoir recours à quelques moyens spécialement dirigés contre la douleur; c'est lorsque cette sensation est violente, continue, et qu'on ne saurait agir ni assez sûrement ni assez promptement sur sa cause : il faut alors épargner au malade des souffrances qui aggraveraient son état, ou au moins qui le priveraient de repos le jour et la nuit. Ce précepte est applicable à toutes les maladies, même aux inflammations. C'est ainsi que beaucoup de chirurgiens provoquent le sommeil, et cherchent à prévenir les accidens cérébraux et nerveux qui sont si communs à la suite des blessures graves et des opérations longues et douloureuses, en prescrivant immédiatement des narcotiques en lavement ou en potion; que l'on allège les souffrances excessives qu'éprouvent les sujets nerveux lorsqu'ils sont affectés d'une inflammation, en conseillant des applications et des fomentations émollientes, quelquefois des bains tièdes, en administrant même des calmans opiacés ou autres, en même temps que l'on ne néglige aucun des antiphlogistiques appropriés; que l'on procure quelques instans de repos et que l'on rend la vie supportable aux malades rongés par des cancers, en faisant sur le mal même, ou le plus près possible, des applications narcotiques, et en donnant à l'intérieur des substances de même vertu. Mais, dans tous ces cas, l'on ne doit jamais perdre de vue que l'opium est un agent nuisible, qui n'est employé que pour combattre un accident plus nuisible, et qu'en conséquence il faut en user avec beaucoup de modération et de prévoyance. Pour le traitement particulier des douleurs dites nerveuses, rhumatismales, goutteuses, *voyez* CÉPHALALGIE, COLIQUE, GASTRALGIE, GOUTTE, NÉVRALGIE, ODONTALGIE, RHUMATISME.   (GEORGET.)

DRAGÉE, s. f. Nom que l'on donne à des préparations qui appartiennent plutôt à l'art du confiseur qu'à celui du pharmacien, et qui consistent en amandes, en graines, ou autres menus fruits recouverts d'un sucre très-blanc et très-dur. On a cherché à tirer parti du goût général pour ces friandises, en substituant quelque médicament aux amandes. Ainsi on a fait des dragées vermifuges avec les graines de semen-contra, ou, suivant la formule de Baumé, avec le mercure doux, le sucre et l'amidon; purgatives avec la résine de jalap; diurétiques avec les baies de genièvre (dragées de saint Roch); excitantes, aphrodisiaques, antisyphilitiques, etc.

On connaît aussi, sous le nom de *dragées de Keyser,* des

pilules antisyphilitiques, composées d'acétate de mercure (une once), de manne en sucre ou de poudre fine (trois onces), d'amidon et de gomme arabique (de chaque une demi-once), et de mucilage de gomme adragant (quantité suffisante). On faisait des dragées du poids de six grains. On en commençait l'usage par deux dragées matin et soir, et l'on augmentait ce nombre d'une ou deux chaque jour, jusqu'à celui de quarante-huit. La quantité nécessaire pour un traitement était communément de mille à douze cents. Ces dragées, qui ont été jadis vantées avec une emphase ridicule, ne sont plus guère usitées maintenant, à cause de l'action irritante qu'exerce l'acétate de mercure sur les voies digestives, et de la variation de ce sel dans les proportions de sa base.

DRAGONNEAU, ou VEINE-MÉDINE. *Voyez* FILAIRE.

DRAPEAU, s. m., *vexillum ;* nom d'un bandage destiné à maintenir un appareil sur le nez. Pour le faire, on coupe un morceau de linge en forme de triangle, et assez grand pour qu'il puisse contenir le nez. Près des angles inférieurs on pratique deux ouvertures qui doivent correspondre à celles des narines. De l'angle supérieur, on enlève une languette de linge pyramidale, dont la base regarde en haut; on fronce les bords de l'échancrure qui en résulte, et on les coud ensemble. On a de la sorte une espèce de sac qui s'accommode à la forme du nez qu'il doit loger. A cet angle supérieur on fixe une bandelette, d'un quart d'aune de long, et d'un demi-travers de doigt de large; à la base de la pièce de linge on en attache une autre de trois aunes de long sur un travers de doit de large. Le nez est introduit dans le sac de linge; on conduit à la nuque, le long de la suture sagittale, la bande fixée à la base de la pièce de linge; les chefs de la bandelette cousue à l'angle supérieur sont dirigés vers la nuque en passant au-dessous de l'oreille; on les croise sur la première bande, et on les porte à la racine du nez, où on les fixe; des circulaires autour de la tête avec cette première bande terminent le bandage et en assurent la solidité. Ce bandage a été aussi désigné sous le nom d'*épervier*.

DRAPEAU; nom par lequel on a quelquefois désigné le ptérygion. *Voyez* ce mot. (MARJOLIN.)

DRASTIQUE, adj. *drasticus,* δραστικός, de δράω, agir; on donne ce nom aux purgatifs très-énergiques. *Voyez* PURGATIF.

DROGUE, s. f.; on donne ce nom aux médicamens simples qui sont l'objet du commerce de la droguerie. *Voy.* MÉDICAMENT.

DROGUIER, s. m.; collection de drogues ou médicamens simples, destinés à servir soit d'étude, soit de point de comparaison, pour reconnaître les bonnes ou mauvaises qualités des drogues du commerce.

DROIT, adj., *rectus*; nom donné à plusieurs muscles, à cause de leur direction droite.

DROIT (muscle) de l'abdomen, *musculus rectus abdominis*, sterno-pubien (Ch.). Long, aplati, situé verticalement de chaque côté de la ligne blanche, renfermé dans une gaîne que lui forment les aponévroses des autres muscles larges de l'abdomen, et qui manque en arrière et en bas, où il n'est séparé du péritoine que par le feuillet fibro-cellulaire connu sous le nom de *fascia transversalis*, ce muscle s'attache, par un tendon fort, et comme bifurqué à son insertion, au corps du pubis et principalement au fibro-cartilage de la symphyse pubienne, et par trois dentelures, en partie aponévrotiques, de longueur, de largeur et d'épaisseur inégales, aux cartilages des trois dernières vraies côtes, et un peu, par la plus interne, au ligament costo-xiphoïdien. Son corps charnu présente trois, quatre ou cinq intersections aponévrotiques, constamment plus nombreuses au-dessus de l'ombilic qu'au-dessous, et très-adhérentes, en avant, à la gaîne qui le contient. Les usages de ce muscle sont de resserrer l'abdomen d'avant en arrière, de fléchir la poitrine sur le bassin, et *vice versâ*; et de fixer l'un et l'autre dans les différens efforts.

DROITS (muscles) DE LA CUISSE; ils sont au nombre de deux, et distingués, d'après leur situation, en *droit antérieur* et *droit interne*.

Le muscle droit antérieur de la cuisse; *musculus rectus fémoris*, appelé aussi *crural antérieur*, *ilio-rotulien*, long, épais, surtout dans son milieu, se fixe d'une part à l'épine antérieure et inférieure de l'ilium et à la partie supérieure du rebord de la cavité cotyloïde, par deux tendons, l'un droit, l'autre courbe, et s'attache d'autre part à la rotule par un tendon aplati qui s'unit à celui du TRICEPS. Ce tendon et celui que forment les deux supérieurs, par leur réunion, donnent naissance à deux aponévroses prolongées; la supérieure au-devant, l'inférieure en arrière du corps charnu, dont elles se partagent inégalement la longueur, celle d'en bas ayant plus d'étendue, et dans lequel la supérieure envoie une lame divisée d'avant en arrière Les fibres charnues sont placées obliquement, les unes au-dessous des autres, entre ces aponévroses; un grand nombre affectent une disposition penniforme sur les côtés de l'espèce de cloison qu'envoie entre elles l'aponévrose supérieure.

Le droit interne ou grêle interne, *gracilis* seu *rectus internus*, sous-pubio-prétibial (Ch.), s'attache par une extrémité aplatie, aponévrotique, surtout en avant, aux branches réunies du pubis et de l'ischion, et par un tendon grêle, arrondi, élargi seulement à son implantation, à la partie supérieure interne et antérieure du tibia, conjointement avec le couturier et le demi-tendineux. Son tendon se contourne d'arrière en avant, comme ceux de ces muscles, sous le condyle interne du fémur, et tient, comme eux, par une expansion à l'aponévrose de la jambe. Les fibres charnues de ce muscle, presque parallèles, représentent en haut une sorte de bandelette mince, qui se rétrécit et s'arrondit en bas, à mesure qu'elles se fixent successivement à l'extrémité et le long de la partie antérieure du tendon, qui ne reçoit les dernières que vers le genou.

Le droit antérieur de la cuisse produit l'extension du genou et la flexion de l'articulation de la cuisse avec le bassin, et, en s'opposant aux mouvemens contraires, concourt à la station. Le droit interne est fléchisseur du genou, adducteur de la cuisse, et peut aussi incliner le bassin en dedans, ou s'opposer à son inclinaison en dehors, dans la station sur un seul pied. L'un et l'autre fortifient l'articulation de la hanche, particulièrement le droit antérieur, dont le tendon courbe a des connexions intimes avec la capsule de cette articulation.

Droits (muscles) de l'œil, *musculi oculi recti*. Placés dans l'orbite, de forme allongée et aplatie, au nombre de quatre, ils correspondent aux quatre parois de cette cavité, et sont désignés par les noms de *supérieur*, d'*inférieur*, d'*externe* et d'*interne*. Rapprochés au fond de l'orbite, ils s'écartent en devant pour embrasser le globe de l'œil, sur lequel tous s'implantent de la même manière, par une aponévrose mince, qui s'élargit en se recourbant sur la convexité de l'œil, et se confond avec la sclérotique. En arrière, le droit supérieur s'attache, par de courtes aponévroses, à la petite aile du sphénoïde, au-dessus du trou optique, tandis que les autres se fixent par un même tendon, divisé en trois portions à l'endroit où ils se séparent, à la face latérale du corps de cet os; dans la fente sphénoïdale; le plus souvent sur une petite épine qui leur est destinée. Les droits latéraux ont de plus, aux deux côtés du trou optique, une attache isolée, plus élevée que celle qui leur est commune avec le droit inférieur, séparée, dans l'externe, de cette dernière par un intervalle que traversent plusieurs des nerfs qui pénètrent dans l'orbite par la fente sphénoïdale. Les fibres de ces muscles, un peu divergentes en avant, dans chacun d'eux, sont dirigées comme la paroi de l'orbite à laquelle ils correspondent ; de là plus d'obliquité et de longueur dans le droit externe que dans les autres ; moins de longueur et plus de rectitude, au contraire, dans le droit interne. C'est dans ce dernier que le faisceau charnu a le plus d'épaisseur, et dans le droit supérieur qu'il est le plus mince.

Chacun de ces muscles est, suivant la place qu'il occupe, élévateur, abaisseur, abducteur ou adducteur de l'œil, sur lequel tous agissent principalement en le faisant tourner sur lui-même, et en dirigeant la pupille de leur côté ; ils impriment à cet organe des mouvemens mixtes lorsqu'ils combinent leur action deux à deux, un mouvement de totalité en arrière s'ils se contractent tous ensemble, et une sorte de *roulement* quand ils agissent l'un après l'autre.

Droits (muscles) DE LA TÊTE, *musculi recti capitis.* On en compte cinq de chaque côté : deux antérieurs, deux postérieurs, distingués en grands et en petits, et un latéral. Tous s'étendent des vertèbres du cou à l'occipital.

Le grand droit antérieur de la tête, *grand trachélo-sous-occipital* (Ch.), long, situé profondément au cou, au-devant des vertèbres, s'attache aux quatre apophyses transverses qui sont au-dessus de la septième, par autant de petits tendons aplatis, et à la surface basilaire de l'occipital, par une extrémité épaisse, aponévrotique en devant, charnue en arrière. Ses fibres, séparées en autant de faisceaux qu'il a de tendons, montent obliquement en se rapprochant du côté opposé ; la plupart s'implantent en arrière de l'aponévrose, très-prolongée inférieurement ; celles du faisceau le plus inférieur sont les seules qui aillent jusqu'à l'occipital.

Le petit droit antérieur, *petit trachélo-sous-occipital* (Ch.), s'attache seulement par des fibres aponévrotiques, entremêlées avec les charnues, à la partie antérieure latérale de l'atlas et à la surface basilaire de l'occiptal, derrière le grand droit, et un peu plus en dehors. Sa direction est un peu oblique de bas en haut et de dehors en dedans.

Le grand droit posterieur, *axoïdo-occipital* (Ch.), situé à la partie postérieure et supérieure du cou, s'insère par de courtes aponévroses, d'une part, au sommet de l'apophyse épineuse de l'axis, au-dessus de l'OBLIQUE inférieur de la tête, et d'une autre part au-dessous de la ligne courbe inférieure de l'occipital, sous l'oblique supérieur. Ses fibres montent un peu obliquement en arrière et en dehors de la première à la séconde insertion, en divergeant.

Le petit droit postérieur, *atloïdo-occipital* (Ch.), compris avec son semblable dans l'intervalle des grands droits postérieurs, se fixe au tubercule postérieur de l'atlas et au-dessous de la ligne courbe inférieure de l'occipital, près de la crête occipitale externe, par de fortes aponévroses. Ses fibres divergent encore plus que celles du précédent, et ont la même direction.

Le droit latéral de la tête, *atloïdo-sous-occipital* (Ch.), mince, aplati d'avant en arrière, est placé plus en dehors en arrière que le petit droit antérieur, entre l'atlas et l'occipital, et s'attache à la partie supérieure de l'apophyse transverse de l'un et à la face intérieure de l'apophyse jugulaire de l'autre, par de courtes aponévroses; il monte un peu obliquement en dehors.

Les droits antérieurs sont fléchisseurs, les postérieurs extenseurs de la tête; le droit latéral joint son action, très-faible, à celle des muscles qui l'inclinent latéralement. Le grand droit postérieur peut contribuer au mouvement latéral et à la rotation de la tête. Ces muscles fortifient, en outre, les articulations qu'ils recouvrent, et concourent à maintenir l'équilibre de la tête.   (A. BÉCLARD.)

DRYMYRRHIZÉES, s. f. Ventenat a donné ce nom à la famille de Balisiers de Jussieu, parce que presque toutes les plantes qui la composent ont une racine aromatique et excitante. Cette famille étant aujourd'hui plus généralement connue sous le nom d'*Amomées*, nous en avons parlé à ce dernier mot. *Voyez* AMOMÉES.

DUODÉNUM, s. m., *duodenum*; nom donné à la première portion de l'intestin, à cause de sa longueur, évaluée à douze travers de doigt à peu près; ce qui l'a fait appeler par les Grecs δωδεκαδάκτυλον. *Voyez* INTESTINS.   (A. B.)

DUPLICATURE, s. f., *duplicatura*; pli formé par une

membrane qui se renverse sur elle-même, comme au péritoine, pour former le mésentère.

DURE-MÈRE, s. f., *dura mater*, *dura meninx*; enveloppe de l'encéphale, de nature fibreuse ou ligamenteuse, ainsi nommée par les anciens, à cause de sa consistance et des connexions qu'ils lui supposaient avec toutes les autres membranes du corps, désignée depuis par l'expression plus exacte de *méninge*. *Voyez* ce mot.

DURETÉ D'OREILLE. *Voyez* DYSÉCÉE et SURDITÉ.

DURILLON, s. m., *callus*; éminence formée par l'épaississement et l'endurcissement de l'épiderme. *Voyez* CALUS et COR.

DYNAMIQUE, s. f., de δύναμις, *force*; art de connaître et de mesurer les forces. Cette définition, déduite de l'étymologie du mot, est plus générale que celle que donnent les mathématiciens et les géomètres : ils appellent *dynamique* la science qui traite du mouvement des corps; ils en font une subdivision de la *mécanique*, dont l'autre branche est la *statique*, qui traite de l'équilibre des corps. C'est qu'en effet, parmi les forces diverses qui produisent les phénomènes de la nature, il n'y a guère que celles qui déterminent l'équilibre et les mouvemens des corps qui aient pu être calculées, évaluées.

Cette limite dans laquelle on renferme la dynamique est surtout vraie, quand on applique cette science à l'économie animale; il est évident qu'on ne peut l'entendre que des mouvemens des solides et des fluides. Toutes les forces organiques auxquelles par abstraction on a rapporté les autres phénomènes de la vie échappent évidemment au calcul. Est-il possible, par exemple, d'appliquer la dynamique aux phénomènes intellectuels et moraux, et de calculer ce que l'on appelle dans l'homme ses *forces morales*? Peut-on davantage mesurer les phénomènes de la digestion, des sécrétions, des nutritions, de la conception et de l'accroissement, et conséquemment ce qu'on appelle les *forces digestive, assimilatrice, plastique*, etc.? Enfin peut-on évaluer la somme de vie, dont tous ces phénomènes sont des produits communs, et par conséquent calculer ce qu'on appelle la *force vitale*? D'abord toutes ces forces ne sont pas des êtres réels, mais des abstractions de notre esprit, par lesquelles nous généralisons les phénomènes; et souvent, dans la création de ces abstractions, on a multiplié les forces sans nécessité; on a fait des répétitions,

des doubles emplois. Ensuite quelle variété dans tous ces phénomènes vitaux, non-seulement d'espèce animale à espèce animale, d'individu à individu, d'homme à homme, mais encore
dans un même homme, selon son état physique et moral ? Un
même homme, dans le cours de sa vie, ne se présente peut-être
jamais deux fois dans le même état à l'égard de chacun d'eux.
Tant d'influences, soit du dehors, soit du dedans, concourent
à les modifier sans cesse, qu'en supposant ces influences connues
et calculables, il y aurait encore la plus grande difficulté à évaluer la part de chacune dans les effets produits. Enfin, on ne peut
évaluer aucunes forces en elles-mêmes ; on ne les mesure que par
leurs effets ; selon que ceux-ci sont moindres ou plus intenses, on
dit les forces moindres aussi ou plus grandes ; mais pour cela il
faut que les effets soient eux-mêmes calculables : or, c'est ce qui
n'est pas de tous les phénomènes vitaux que nous venons d'énumérer. Quelle évaluation précise et numérique donner de la puissance intellectuelle, de la force digestive d'un individu ? et d'après quelle unité peut-on établir les différences proportionnelles
que peuvent présenter les hommes sous ces rapports ?

La dynamique animale se restreint donc à l'évaluation des forces
qui produisent la circulation de nos fluides, et qui déterminent
nos divers mouvemens. Sous l'un et l'autre point de vue, les
questions qu'elle embrasse sont des plus compliquées, et sont
rarement susceptibles d'une solution rigoureuse, tant sont nombreuses les données qu'il faut faire entrer dans le calcul, et parce
que, parmi ces données, plusieurs sont difficilement appréciées,
ou même ne sont aucunement calculables. Mais ce n'est pas ici le
lieu d'entrer dans la discussion de toutes ces questions. D'une part,
tout ce qui a trait à la circulation de nos fluides sera exposé à l'histoire particulière de chacun d'eux, aux mots, *circulation*, pour
ce qui concerne le sang ; *lymphatique*, *chylifère*, pour ce qui est
de la lymphe, du chyle ; aux mots *foie*, *rein*, *testicule*, etc., pour
ce qui est du cours de la bile, de l'urine, du sperme, etc.
D'autre part, aux mots *locomotion*, *marche*, *saut*, etc., seront
données toutes les applications dynamiques qui peuvent être
faites à nos mouvemens volontaires ; et aux mots *circulation*, *digestion*, *respiration*, etc., seront présentés tous les détails relatifs aux mouvemens du cœur, de l'estomac, de l'appareil respitoire, etc. Enfin, pour ce qui est de l'évaluation de la force développée par l'action musculaire volontaire. *Voyez* le mot DY
NAMOMÈTRE.   (ADELON.)

DYNAMOMÈTRE, s. m., *dynamometrum*, de δύναμις, force, et μέτρον, mesure ; nom d'un instrument que, sur la demande de Buffon et de Gueneau de Montbéliard, a inventé M. Regnier, et qui sert à mesurer la force musculaire de l'homme et de quelques animaux, et la puissance de quelques machines.

Cet instrument se compose, 1° d'un ressort elliptique, long de trente-deux centimètres, formé lui-même de deux branches qui, éloignées l'une de l'autre dans le milieu de leur longueur de cinq centimètres, se rapprochent ensuite, et à leur extrémité se terminent par un anneau auquel on fixe les choses dont on veut connaître les efforts ou la résistance ; 2° d'un premier cadran de cuivre, faisant à peu près le tiers d'un cercle de douze centimètres de rayon, qui, fixé sur une des branches du ressort, offre sur son bord convexe deux échelles, l'une, plus extérieure, divisée en myriagrammes ; l'autre, plus intérieure, divisée en kilogrammes : une même aiguille sert à ces deux échelles, au moyen d'un double index ; 3° enfin, d'un autre cadran plus petit, placé parallèlement au précédent, sur le bord convexe duquel est une échelle divisée en myriagrammes, et qui est porteur d'une aiguille dont le jeu fait marcher celle du grand cadran.

Quand, par un effort quelconque, les deux branches du ressort se rapprochent l'une de l'autre, un levier pousse en avant l'aiguille du petit cadran ; et celle-ci fait marcher l'aiguille du grand cadran, qui s'arrête à un des points de la double échelle qu'il porte sur son bord convexe. Quand l'effort cesse, le ressort, en vertu de son élasticité, revient à son premier état, en ramenant la petite aiguille au point d'où elle est partie, tandis que la grande reste au point où elle a été conduite. La petite aiguille suit tous les mouvemens du ressort, et par là a le précieux avantage de marquer tous les changemens que la force employée éprouve dans son intensité.

M. Regnier a fait servir cet instrument à évaluer la force des mains et des reins de l'homme. Dans le premier cas, on saisit avec les mains les deux branches du ressort en travers, et on les rapproche le plus possible l'une de l'autre ; l'aiguille du grand cadran est conduite à un point donné des deux échelles. Dans le second cas, l'instrument est employé dans sa longueur ; un des anneaux qui le terminent est fixé à une crémaillère sur laquelle les pieds sont appuyés, et l'autre est tiré par les mains. On peut de même mesurer la force d'un cheval, en attelant l'animal à l'un des anneaux, pendant que l'autre est accroché à un corps résistant. L'échelle en kilogrammes, qui est au bord du grand cadran, sert aux expériences dans lesquelles le ressort est comprimé dans sa largeur; et celle en myriagrammes sert à celles dans lesquelles il est tiré dans sa longueur. Il résulte des expériences faites par M. Regnier, qu'un homme de vingt-cinq à trente ans, dans toute sa force, peut, en serrant fortement avec ses deux mains, faire un effort égal à cinquante kilogrammes (100 livres), et soulever un poids de treize myriagrammes (265 livres). La force de la femme est moindre d'un tiers. Peron, dans ses voyages, a fait usage du dynamomètre de M. Regnier pour évaluer la force des hommes des contrées qu'il a parcourues; mais les résultats qu'il a donnés sont un peu différens, soit parce que les dynamomètres ne sont pas exactement semblables, soit parce que les divers hommes n'ont pas en effet le même degré de forces, soit enfin parce que, par erreur, il paraît avoir compté d'après l'échelle des kilogrammes seulement, et en avoir appliqué le nombre à des myriagrammes.

Cet instrument de M. Regnier est sans contredit supérieur à tous ceux qui avaient été inventés dans le même but, au tube de Leroy et aux instrumens de Graham et de Desaguliers. Le premier consiste en un tube de métal, long de quinze centimètres, posé verticalement sur un pied, et contenant dans son intérieur un ressort en spirale, qui est surmonté d'une tige à l'aide de laquelle on peut l'enfoncer plus ou moins. Une échelle gravée sur la longueur du tube indique la force avec laquelle on a pressé le ressort. Les autres présentent une forte charpente, sur laquelle est adaptée une longue tige de fer placée horizontalement, graduée aussi sur sa longueur, et sur laquelle on fait glisser un poids d'une pesanteur déterminée : fixée à charnière par une de ses extrémités à la charpente, il s'agit de la mouvoir avec le poids qui la charge, et on conçoit que cela exige d'autant plus de force, que le poids est placé sur elle plus loin du point d'appui. De ces machines, l'une sert à mesurer la force des bras et du cou; une autre, celle des muscles du dos et des cuisses; et une troisième, la force de pression des doigts. Il est évident que l'instrument de Regnier est tout à la fois plus commode et d'une application plus universelle.

Cependant il est bien loin de satisfaire encore à tout ce que peut faire désirer le but de son invention. On conçoit d'abord que les résultats doivent être divers d'homme à homme, selon la force originelle de chacun, et les habitudes que leur a fait prendre leur profession. Ils le seront ensuite dans un même homme, selon l'état moral, selon l'influx nerveux qui régit la contraction musculaire. A-t-on besoin de dire que les effets obtenus seront plus grands sous l'influence d'une volonté passionnée que dans le calme de l'âme? Enfin la force n'est pas également répartie entre tous les muscles. On peut être très-fort des poignets, par exemple, et faible des reins : il faudrait pouvoir mesurer la force de chaque muscle en particulier, et certainement le dynamomètre ne permet pas toutes ces applications. On a trouvé, par exemple, beaucoup d'hommes en apparence peu robustes, qui, dans les expériences dynamométriques, ont surpassé en force les frères Rousselle, dits les *Hercules* du nord. C'est surtout sous le rapport de la puissance comparative des muscles du corps que l'évaluation de la force de l'homme intéresse la société, puisqu'alors cette évaluation servirait à appliquer, dans les arts mécaniques, chaque homme aux travaux auxquels il serait le plus propre. Dans cette vue, on a cherché à évaluer l'effort que commande à l'homme la station d'abord, puis la marche à vide et sur un sol plane, ensuite la marche sur des sols ascendant, descendant; après, la marche avec un fardeau. On a appliqué les mêmes recherches à la course. On a cherché à en déduire des règles pour l'art militaire, afin de fixer la charge qui pouvait être imposée au soldat, la marche qu'on pouvait exiger de lui en un temps donné, et de coordonner ces objets aux différentes armes. On a tenté les mêmes choses à l'égard des travaux des manufactures. Montgolfier le père, par exemple, disait qu'un homme de peine, de moyenne force, élevait par jour dix mille pieds cubes d'eau à un pied, et cela toute l'année : on a opposé à ce travail, qui s'exécute par extension, celui de la sonnette, qui se fait par flexion, et l'on a dit que le premier était au second comme 111 à 80, etc. Mais il nous semble que toutes ces recherches ne peuvent pas conduire à des évaluations rigoureuses : les différences originelles, celles qu'entraînent les habitudes, les influences sans cesse changeantes du mobile nerveux qui préside à l'action musculaire, la différence d'intensité des volontés, la diversité de la disposition des terrains sur lesquels on travaille, la variété extrême des travaux manufacturiers, etc., tout est réuni pour faire de cet objet un de ceux auxquels on ne peut appliquer les procédés précis du calcul. (ADELON.)

DYSCINÉSIE, s. f., *dyscinesia*, de δὺς et de κινέιν, mouvoir difficilement. Plusieurs nosologistes ont rangé sous ce titre des maladies auxquelles ils assignaient pour caractère commun une diminution ou une abolition du mouvement volontaire, telles que le mutisme, l'aphonie et les divers genres de paralysies. Les affections placées dans cet ordre variaient nécessairement d'après les idées de chaque classificateur sur leur nature.   (R. D.)

DYSCRASIE, s. f.; *dyscrasia*, de δὺς et de κρᾶσις, mauvais tempérament, mauvaise disposition. Ce mot entièrement grec (δυσκρασία), que l'on trouve dans les écrits de Galien, est peu employé; il a été traduit par les mots *intemperies*, intempérie. *Voyez* ce dernier mot.

DYSÉCÉE, s. f., *dysecœe, auditûs difficultas*; premier degré de la surdité. *Voyez* ce mot.

DYSENTERIE, s. f., *dysenteria*, δυσεντερία, de δὺς, difficilement, et de ἔντερον, intestin; *difficultas intestinorum* de quelques auteurs latins. On donne généralement le nom de dysenterie à une des formes de l'entérite aiguë, dont les symptômes particuliers sont le besoin fréquent ou même continuel d'aller à la selle, des douleurs cuisantes et une chaleur vive au - dessus de l'anus, qui augmentent beaucoup, dans les efforts, l'excrétion fréquente, laborieuse de mucus sanguinolent, quelquefois vitré, de sérosité rougeâtre, rendus presque toujours en petite quantité. On a donné le nom de *dysenterie chronique* à une affection dans laquelle les malades rendent des matières sanieuses très-fétides; affection presque toujours due à l'ulcération des intestins.

La dysenterie reconnaît un assez grand nombre de causes qui n'ont pas toutes, à beaucoup près, une influence également certaine et également active dans son développement. Quelques-unes agissent directement sur le canal intestinal lui-même, qui est le siége de la maladie : tels sont les alimens de mauvaise qualité, les fruits qui n'ont pas atteint la maturité, le pain mal cuit ou préparé avec des grains déjà corrompus, les viandes à demi-putréfiées, peut-être même les eaux stagnantes et bourbeuses; et chez les individus faibles ou convalescens, une simple erreur de régime ou l'usage de quelque aliment indigeste, tel que la chair de porc, les œufs de poisson, le foie de la plupart des animaux, les graines enveloppées de leur épiderme. On doit joindre à ces causes la présence, dans le conduit intestinal, de corps étrangers qui l'irritent. Morgagni rapporte l'observation fort curieuse d'un individu qui, ayant mangé, au mois de juin, une grande quantité de pois, fut pris en octobre d'un dysenterie qui se prolongea jusqu'au commencement de décembre, époque à laquelle ce malade rendit par les selles environ deux livres de pois entiers. Il faut encore ranger parmi les causes les plus actives de la dysenterie l'abus des purgatifs drastiques, des élixirs aloétiques, des liqueurs alcoholiques et même des vins de toute espèce, et surtout de ceux qui sont ou très-généreux ou mal fermentés, toutes substances manifestement propres à produire sur la membrane muqueuse des intestins une irritation inflammatoire.

Les émanations putrides qui s'élèvent des substances animales corrompues sont encore une des causes qui produisent fréquemment la dysenterie. Pringle a rapporté le fait d'un individu qui fut atteint de cette affection après avoir flairé un flacon dans lequel était du sang putréfié. Parmi les médecins qui cultivent l'anatomie pathologique, il n'en est peut-être aucun qui n'ait vu quelquefois la dysenterie survenir chez plusieurs des personnes qui avaient assisté ou coopéré à l'ouverture d'un cadavre très-infect. J'ai vu en particulier cette maladie se développer dans l'espace de quelques heures chez plusieurs élèves qui avaient ouvert le corps d'un individu asphyxié dans une fosse d'aisance. Un médecin, chargé de faire inhumer un grand nombre de cadavres restés depuis plusieurs jours sans sépulture, fut pris immédiatement après d'une dysenterie très-intense. M. Desgenettes, lors de son séjour au Caire, fut, ainsi qu'un grand nombre d'autres personnes, attaqué de cette affection pour s'être exposé aux émanations qui se dégageaient de la peau putréfiée d'un énorme cerf. Les faits de ce genre sont si fréquens, qu'il est inutile d'en multiplier ici le nombre. Mais de quelle manière agissent dans la production de la dysenterie les miasmes qui se dégagent des substances animales en putréfaction ? Sont-ils portés avec la salive dans le conduit digestif, et mis en contact immédiat avec sa membrane interne ? ou bien sont-ils absorbés par la peau, par la membrane des voies aériennes ? Portent-ils seulement leur action sur le système nerveux, sur les nerfs olfactifs particulièrement, et ces nerfs la transmettent-ils sympathiquement à ceux des intestins ? Ces questions sont du

nombre de celles qu'il n'est pas encore possible de résoudre
d'une manière précise. Nous devons seulement faire remarquer ici que les personnes exposées à l'action de ces miasmes
éprouvent, en même temps que la sensation d'une odeur très-
infecte, une impression désagréable dans la bouche, et bientôt
après du malaise à l'épigastre, quelques nausées, des mouvemens et des borborygmes dans le ventre, phénomènes qui semblent marquer le trajet d'un agent morbifique porté successivement dans ces diverses parties.

L'impression du froid humide sur le corps a été indiquée par
quelques médecins, par Pringle en particulier, comme une
cause presque spécifique de la dysenterie. Il a principalement
fondé cette opinion sur un fait dont il fut témoin à la bataille de
Dettingue. L'armée anglaise fut exposée à une pluie abondante,
et les soldats conservèrent pendant toute la nuit leurs vêtemens mouillés. Un grand nombre d'entre eux furent atteints de la
dysenterie, tandis qu'un corps de réserve qui se trouvait à quelque distance, et qui n'avait pas été soumis à la même cause, en fut
exempt. Mais le froid humide, qui peut produire beaucoup
d'autres affections, n'est en général qu'une cause occasionelle
qui exige toujours le concours d'une cause plus active, ou tout
au moins d'une prédisposition spéciale.

Aucun âge, aucun sexe, aucun tempérament n'est à l'abri de
cette affection, aucun n'y prédispose d'une manière manifeste.
Si elle est plus commune parmi les hommes que parmi les
femmes, et dans l'âge adulte qu'aux autres époques de la vie,
c'est que les individus qui sont dans ces conditions s'exposent
davantage à l'action des causes propres à la produire. Dans les
armées, la dysenterie attaque plus généralement les recrues
que les soldats aguerris, parce que l'habitude a émoussé chez
ceux-ci l'influence qu'exercent chez ceux-là les conditions in-
séparables de la vie des camps.

L'habitation dans les lieux bas et marécageux est généralement considérée comme une cause propre à produire la dysenterie, qui y est quelquefois endémique; néanmoins il faut remarquer que la dysentérie règne moins parmi ceux qui habitent
continuellement ces lieux et qui y sont nés, que parmi les
étrangers qui y séjournent quelque temps : c'est du moins ce
qu'on observe dans la Nouvelle-Hollande et dans plusieurs parties de l'Amérique.

· La dysenterie sporadique peut se montrer dans toutes les saisons, sous l'influence des causes précitées et même sans cause manifeste. La dysenterie épidémique règne communément en automne, surtout lorsque la température a été long-temps chaude et humide, et lorsqu'à des jours très-chauds succèdent des nuits très-froides. Ces conditions atmosphériques ont été indiquées par les médecins qui ont observé ces épidémies comme les principales causes auxquelles on dût les attribuer. Quelques-uns ont accordé aussi à l'accumulation du fluide électrique et à une prétendue décomposition de l'eau dans l'atmosphère une certaine part dans le développement de ces épidémies. De ces deux dernières suppositions, l'une est purement gratuite, l'autre est en opposition avec les lois de la chimie. Dans presque toutes les épidémies observées, soit dans les camps, dans les vaisseaux et les prisons, soit même (ce qui est plus rare) dans des provinces entières, les conditions atmosphériques n'ont été vraisemblablement que des causes accessoires; l'introduction dans les voies digestives d'alimens de mauvaise qualité a été la cause la plus énergique et surtout la moins incertaine.

Le développement simultané ou successif de la dysenterie chez un grand nombre d'individus a conduit beaucoup de médecins à la ranger parmi les maladies contagieuses. Cette opinion est celle de Lind, de Pringle, de Degner, de Zimmermann, de Cullen, de Coste, de Pinel, de Desgenettes; et chacun d'eux a cité des faits qui semblent en effet établir la contagion. De pareils témoignages sont d'un grand poids sans doute, et doivent rendre circonspects ceux qui seraient d'un avis contraire. Toutefois l'observation journalière est loin d'être favorable à cette opinion. Je dis l'observation journalière; en effet, dans nos hôpitaux, où le même vase est commun à deux malades, où les latrines sont les mêmes pour tous, où les mêmes garnitures servent à tous ceux qui se succèdent dans le même lit, la dysenterie se transmettrait, au moins dans quelques cas, d'un individu à l'autre, si elle était contagieuse, et si elle se transmettait, ainsi qu'on l'a prétendu, par les émanations qui s'échappent des matières excrétées. Or, depuis quinze ans que je suis attaché aux hôpitaux de Paris, je n'ai pas vu un seul cas dans lequel la dysenterie ait paru se transmettre d'un malade à un autre, bien que cette affection ne soit point rare. On aurait tort, je le sais, de prétendre qu'une maladie n'est pas contagieuse parce qu'elle n'attaque pas tous ceux qui s'exposent à la contracter ; mais lorsqu'on a vu mille circonstances dans lesquelles la maladie aurait pu être transmise et ne l'a point été, et qu'on n'a vu aucun cas dans lequel la contagion ait eu lieu, il est au moins permis d'élever un doute que bien d'autres considérations encore viennent confirmer. Si l'on compare la dysenterie aux affections contagieuses, telles que la variole, la rougeole, la scarlatine, la peste, la fièvre jaune, le typhus, on trouve qu'elle ne présente pas les caractères qui sont communs à ces affections. Toutes, en effet, ont un cours déterminé, une durée fixe : chacune d'elles reconnaît une cause unique qui la reproduit ; chacune présente vers la surface du corps un phénomène remarquable et même caractéristique. La dysenterie diffère sous tous ces rapports des maladies contagieuses ; j'ajouterai même qu'il n'est aucune inflammation des membranes muqueuses qui soit bien évidemment contagieuse, à moins qu'elle ne soit liée à quelque autre maladie, comme le coryza à la rougeole, l'angine à la scarlatine, la blennorrhagie à la syphilis. Il en est de même de la dysenterie, quand elle est liée au typhus : presque tous les médecins admettent cette contagion ; mais ils reconnaissent aussi qu'elle n'appartient pas plus à la dysenterie dans le typhus qu'au coryza dans la rougeole. Enfin, je ferai remarquer que la dysenterie n'a paru être contagieuse que dans les grands rassemblemens d'individus placés tous dans des conditions pareilles, soumis aux mêmes influences, et disposés par conséquent à des maladies semblables. Or, on sait combien il est difficile, dans de telles circonstances, de distinguer les maladies contagieuses de celles qui sont simplement épidémiques.

Tels sont les motifs qui me portent à regarder la dysenterie comme n'étant pas contagieuse, en attachant à ce mot le véritable sens qu'il doit avoir. Mais je dois dire aussi que, s'il est démontré que la dysenterie peut être produite par les émanations qui se dégagent des matières animales en putréfaction, on doit reconnaître que, dans quelques circonstances, les déjections des dysentériques, amassées en grande quantité dans des espaces étroits, peuvent produire, surtout dans les saisons et dans les climats chauds, où leur décomposition est plus rapide, l'effet que produisent, dans des conditions analogues, les autres substances animales. C'est ici une infection, et non pas une contagion : cette manière d'interpréter les faits observés me paraît de nature à les concilier tous.

Avant de terminer ce qui a trait à l'étiologie de la maladie dont il est question, je dois dire quelques mots de l'hypothèse émise par Linnée sur la cause première et sur la transmission de la dysenterie. Ce célèbre naturaliste a inséré dans les *Aménités académiques* une dissertation intitulée *Exanthemata viva*, dans laquelle il suppose que chaque maladie réputée contagieuse est due.à un animalcule parasite d'un genre particulier. D'après deux observations, dont l'une a été faite par Rolander, entomologiste hollandais, et dont l'autre a été publiée par Bartholin, à qui elle fut communiquée par un médecin danois, l'animalcule de la dysenterie existerait dans les excrémens des malades, et serait semblable à l'*acarus farinæ*. Il y serait en très-grand nombre, et l'on aurait reconnu qu'il peut vivre impunément dans l'huile, tandis que la teinture de rhubarbe serait un poison pour lui. Au milieu des progrès qu'a faits l'histoire naturelle depuis Linnée, je ne sache pas qu'aucun entomologiste ait reconnu l'existence de l'*acarus dysenteriæ*, et la théorie des *Exanthemata viva*, devenue étrangère.à la description et au traitement des maladies, n'est plus aujourd'hui qu'un épisode ingénieux du roman de la médecine.

La dysenterie est.quelquefois précédée d'un malaise qui porte spécialement sur les fonctions digestives : l'inappétence, la soif, des douleurs vives à l'estomac et vers l'ombilic, quelquefois une diarrhée intense, peuvent avoir lieu pendant plusieurs jours avant l'apparition des symptômes qui la caractérisent.

L'invasion est quelquefois lente, quelquefois rapide : dans ce dernier cas elle est marquée ordinairement par un frisson, par une douleur aiguë, par une sorte de commotion dans le trajet du colon, d'où elle se propage vers le rectum ; quelquefois par un sentiment de faiblesse dans la région lombaire.

Les symptômes de la dysenterie légère sont trop différens de ceux de la dysenterie grave, pour les confondre dans une seule description : nous les exposerons successivement.

Dysenterie légère. — Elle est presque toujours sporadique ; cependant elle a quelquefois régné épidémiquement, en 1793, à Bicêtre, par exemple, où elle a été observée et décrite par le professeur Pinel. Elle débute en général par des douleurs abdominales médiocrement intenses et que la pression n'augmente pas beaucoup : ces douleurs s'adoucissent et s'exaspèrent alternativement ; elles ont aussi quelque mobilité ; elles se rapprochent du rectum, et finissent en général par se concentrer vers l'anus ; elles ne se font plus alors sentir dans le ventre que dans les instans qui précèdent les évacuations, tandis qu'elles ont lieu d'une manière constante dans la région du rectum. Le malade éprouve au-dessus de l'anus la sensation d'un poids ou d'un corps étranger qui l'entraîne à faire des efforts fréquens, quelquefois continuels, presque toujours inutiles, et constamment très-douloureux pour aller à la selle ; le passage des matières est accompagné de chaleur, d'une cuisson vive, quelquefois d'une sensation de déchirement, et souvent, chez les enfans, de la chute du rectum. Le nombre des évacuations est ordinairement de dix à douze en vingt-quatre heures ; quelquefois il est double et triple, bien que le malade ne cède qu'à un besoin devenu irrésistible. Les premières matières évacuées sont ordinairement en partie stercorales, et en partie muqueuses; mais bientôt le malade ne rend plus qu'un mucus sanguinolent ou blanchâtre, rarement puriforme, quelquefois mêlé à une sérosité rougeâtre, à des concrétions membraneuses ou globuleuses, à du sang pur, à de la bile, à des gaz. La quantité de ces matières est communément très-peu considérable ; et, lors des premières évacuations, les malades sont surpris, après des efforts prolongés et douloureux, de n'avoir rendu que quelques pelotons de mucus. Toutefois il n'est pas très rare de voir des dysentériques qui, de temps à autre, et même après plusieurs jours de maladie, rendent encore des matières stercorales fort dures, et quelquefois très-abondantes. Dans quelques cas, l'irritation se propage vers la vessie, et y donne lieu à une sorte de ténesme caractérisé également par le besoin continuel et douloureux d'uriner, et quelquefois à une exhalation de mucus, soit dans la vessie elle-même, soit dans le canal de l'urètre : chez les femmes, le vagin est quelquefois le siége de phénomènes analogues. A ces symptômes locaux se joignent des désordres remarquables dans le reste de l'économie : la face est pâle; dans l'intervalle des excrétions, les traits expriment le malaise et le découragement; pendant les excrétions, la contraction convulsive des muscles exprime la douleur aiguë à laquelle le malade est en proie. La dysenterie la plus légère donne toujours lieu à un sentiment de faiblesse, et dans la plupart des cas à l'insomnie et l'inappétence, à la petitesse du pouls, souvent à son accélération, à la sensibilité au froid extérieur, quelquefois à des nausées, à des vomituritions. Lorsque ces symptômes ont augmenté ou persisté pendant quelques jours, les douleurs abdominales, le besoin d'aller à la selle, ne se font plus sentir qu'à des intervalles progressivement plus éloignées; les excrétions sont moins douloureuses, les matières évacuées, plus abondantes, cessent d'être muqueuses et redeviennent stercorales; l'altération des traits s'efface, le malade retrouve le sommeil et le sentiment de bien-être qu'il avait perdus; une simple diarrhée succède à la dysenterie, et annonce le retablissemeht prochain. Telle est communément la marche de la dysenterie légère, dont la durée moyenne est de quatre à huit jours.

Dysenterie intense. — Cette espèce de dysenterie a été particulièrement observée dans les camps, dans les vaisseaux, dans les prisons, dans les villes assiégées, où les causes les plus actives sont réunies, telles que l'usage d'alimens de mauvaise qualité, les affections morales tristes, l'exposition fréquente aux intempéries ou la stagnation de l'air, les fatigues successives ou l'inaction. La dysenterie qui se développe dans de telles conditions est rarement bénigne : elle est presque toujours accompagnée, dès son début, d'un appareil fébrile plus ou moins intense, de la nécessité de garder le lit; les douleurs de ventre sont aiguës au point quelquefois d'arracher des cris; les efforts pour aller à la selle sont très-fréquens; la plupart des malades ont, à toutes les heures du jour et de la nuit, plusieurs évacuations : quelques-uns en ont eu jusqu'à deux cents en vingt-quatre heures; les matières excrétées sont plutôt séreuses que muqueuses, ordinairement rougeâtres, quelquefois brunes, noires, puriformes, mélangées, et souvent d'une extrême fétidité : ce dernier phénomène a été indiqué par les auteurs comme étant commun à toutes les dysenteries; mais il n'a pas lieu dans la dysenterie légère, où les matières sont même presque inodores. En même temps la physionomie offre une altération profonde; l'attitude exprime un abattement considérable; la soif est vive; les boissons introduites dans l'estomac provoquent presque à l'instant le besoin d'aller à la selle; la respiration est souvent petite, accélérée, le pouls fréquent, faible et irrégulier; la sensibilité au froid extérieur est augmentée; la peau est sèche, rugueuse, et se couvre, après quelques jours, d'un enduit terreux, quelquefois d'une espèce de vernis, comparé, par le professeur Desgenettes, à la patine qui recouvre les bronzes antiques. Cette espèce de dysenterie peut se terminer d'une manière heureuse : la diminution progressive des symptômes, et quelquefois l'apparition d'un exanthème, le retour d'un rhumatisme ; une métastase inflammatoire sur la vessie ou sur quelque autre organe annoncent cette heureuse issue. Mais souvent la mort en est la terminaison : elle peut avoir lieu en peu de jours dans les cas les plus graves, en quelques semaines dans ceux qui le sont moins. Quand la mort a lieu promptement, elle est ordinairement annoncée par une altération nouvelle de la face, qui devient cadavéreuse ; par le hoquet, le gonflement du ventre, la cessation des douleurs, le refroidissement des extrémités, la petitesse du pouls, qui devient irrégulier, puis insensible. Si la mort est plus tardive, les selles acquièrent une fétidité insupportable, la maigreur et la faiblesse augmentent de jour en jour, les membres s'infiltrent, la chaleur est au-dessous du degré ordinaire, les malades se tiennent continuellement sur un des côtés, les cuisses fléchies sur le bassin, les jambes fléchies sur les cuisses, les bras rapprochés du tronc, et quelquefois la tête enfoncée sous le drap du lit. Quelques-uns désirent encore vivement prendre des alimens, qui traversent, presque sans subir d'altération, le conduit digestif, et sont reconnaissables dans les selles. Presque toujours le ténesme cesse un certain temps avant la mort.

Quelques auteurs assurent avoir vu survenir, à la suite d'une dysenterie grave, une paralysie analogue à celle qu'on observe à la suite de la colique de plomb. Les cas dans lesquels ce phénomène consécutif a été observé n'appartiennent-ils pas à la colique végétale, qui le produit fréquemment, plutôt qu'à la dysenterie, à la suite de laquelle il serait au moins très-rare ?

Indépendamment de ces deux formes très-distinctes qu'affecte la dysenterie, elle en présente encore d'autres, à raison des phénomènes généraux qui l'accompagnent. Ces phénomènes sont quelquefois ceux de la fièvre inflammatoire, plus fréquemment ceux de la fièvre bilieuse ou putride. Degner avait créé, d'après la couleur des matières excrétées, un grand nombre de variétés qui ne sont plus reconnues aujourd'hui. Quelques auteurs admettent encore une dysenterie *sèche*, dans laquelle le malade éprouve le ténesme sans avoir d'évacuations. Quant à la dysenterie chronique, je n'ai jamais observé, et je ne pense pas qu'il existe d'inflammation chronique du canal digestif qui mérite véritablement ce nom, parce qu'il n'en est aucune qui offre les symptômes de la dysenterie, et notamment le ténesme. La dysenterie chronique des auteurs doit être rapportée tantôt à la diarrhée chronique, tantôt à l'ulcère des intestins.

Le diagnostic de la dysenterie offre rarement de l'obscurité. Les douleurs abdominales, le ténesme, l'excrétion laborieuse de mucus ordinairement sanguinolent, sont des symptômes qui ne se rencontrent guère réunis que dans l'affection qui nous occupe, et qui, lorsqu'ils existent dans quelque autre maladie, telles que les hémorrhoïdes et le cancer du rectum, sont toujours joints à d'autres signes propres à éloigner toute erreur.

Le pronostic est favorable dans la dysenterie légère ; il est toujours sérieux dans la dysenterie intense : il l'est d'autant plus alors, que, dans beaucoup de cas, il n'est pas au pouvoir du médecin d'éloigner les causes qui ont donné lieu au développement de la maladie, et qui tendent incessamment à l'agraver : c'est ce qui a lieu dans les camps, dans les vaisseaux, dans les villes assiégées, où la mauvaise qualité des alimens, l'exposition au froid et à l'humidité continuent à agir sur les dysentériques. Dans ces conditions la dysenterie exerce de si grands ravages, que plusieurs médecins l'ont considérée comme plus meurtrière que le typhus, et même que la fièvre jaune et la peste. Dans la pratique particulière, au contraire, la dysenterie est presque toujours exempte de danger. — Des douleurs excessivement intenses, des évacuations presque continuelles, la fétidité cadavérique des matières, le hoquet, l'altération des traits, la sécheresse de la peau, le refroidissement des extrémités, sont, parmi les symptômes, ceux qui annoncent le plus de danger. L'excrétion de sang pur en certaine quantité, surtout chez les sujets robustes, n'a point ordinairement de conséquences fâcheuses. — Dans le cours des épidémies, on observe quelquefois que la gravité des symptômes, et le nombre des malades sont très-grands dans le lieu où le mal a commencé, et qu'à mesure qu'on s'éloigne de ce lieu, la proportion des individus affectés diminue en même temps que l'intensité de la maladie.

L'ouverture des cadavres a montré, chez les dysentériques, des traces manifestes d'inflammation dans le conduit digestif, et particulièrement de la rougeur et du gonflement dans les dernières portions du colon et dans le rectum. On trouve aussi dans ces intestins une certaine quantité de matières semblables à celles qui étaient excrétées pendant la vie. La présence du sang dans ces matières avait conduit les anciens à supposer ici, comme ils le supposaient dans toutes les hémorrhagies, une solution de continuité des vaisseaux, une ulcération de la membrane muqueuse : cette ulcération, qui n'est d'ailleurs nullement nécessaire pour concevoir la couleur sanguinolente du mucus excrété, est si rare dans la dysenterie, qu'il en existe à peine quelques exemples, et qu'il est permis de croire que, dans le très-petit nombre de cas où on l'a rencontrée, elle pouvait être acciden- telle, ou même tout-à-fait étrangère à l'affection qui nous oc- cupe. — Quelquefois la membrane muqueuse des gros intestins offre une apparence d'érosion très-propre à induire en er- reur; il suffit alors de la ratisser légèrement avec le dos d'un scalpel pour détacher une fausse membrane réticulée qui avait produit l'illusion. — Dans un cas observé par Valsalva, et rapporté par Morgagni, les intestins étaient gangrénés et per- forés dans plusieurs points. La gangrène peut, sans aucun doute, être l'effet de l'inflammation dysentérique; mais en est-il de même de la perforation des intestins? Je ne le pense pas; et l'examen des diverses circonstances qui ont précédé et accom- pagné la mort du sujet dont parle Valsalva est très-propre à confirmer dans cette opinion : en effet, les symptômes de dysenterie paraissent avoir disparu plus de six semaines avant la mort; les phénomènes propres aux fièvres graves se mon- trèrent un mois après la cessation de la dysenterie; l'individu succomba le quatorzième jour de cette affection nouvelle, et l'examen du cadavre fit reconnaître, outre la perforation des intestins, des ulcères nombreux à la fin de l'iléon et au commencement du côlon, le gonflement des glandes lympha- tiques voisines et l'engorgement de la rate. Ce n'était certai- nement pas là une dysenterie terminée par la perforation des intestins. — Quelques médecins ont pensé que le siège de la dy- senterie n'était pas borné aux gros intestins, qu'elle pouvait occuper à la fois tout le conduit intestinal, s'étendre même à l'estomac et à l'œsophage, et que ses symptômes ne se pro- nonçaient davantage vers le rectum qu'à raison de sa sensibi- lité plus exquise et de l'âcreté plus grande des matières parve- nues à l'extrémité du canal digestif. Mais il est évident que, dans les cas où l'inflammation s'étend au delà de son siége or- dinaire, et surtout lorsqu'elle occupe l'estomac et l'œsophage, la dysenterie n'est qu'une partie de la maladie. Si, après avoir trouvé chez un dysentérique des traces d'inflammation depuis la bouche jusqu'à l'anus, on en concluait que la dysenterie occupe toutes ces parties, on trouverait tel autre cas duquel il faudrait conclure que la gastrite ou l'angine peuvent s'étendre jusqu'au rectum.

VII.

Une dernière question se présente avant de terminer ce point
de l'histoire de la dysenterie. Cette inflammation est-elle bornée à la membrane muqueuse, ou s'étend-elle à quelques-unes
des tuniques subjacentes, et spécialement à la tunique musculeuse ? Cette dernière opinion a été émise ou adoptée par
quelques médecins à raison du ténesme, qui est un des symptômes constans de la dysenterie, et qui paraît dû à la contraction
morbide des fibres musculaires du rectum. Mais est-il rigoureusement nécessaire que l'inflammation s'étende aux fibres musculaires elles-mêmes, pour qu'elles soient le siége de cette contraction, et l'irritation de la membrane muqueuse ne suffit-elle pas ,
dans beaucoup de circonstances pour la produire ? Toutefois,
en attendant que l'anatomie pathologique ait jugé cette question ,
il est permis de croire, moins encore d'après le ténesme que
d'après la couleur sanguinolente du mucus excrété, que l'inflammation s'étend au delà de la membrane muqueuse. En effet, dans
tous les autres points de l'économie, l'exhalation de mucus sanguinolent est liée à une maladie dans laquelle l'inflammation
occupe à la fois la membrane muqueuse et un ou plusieurs des
tissus sous-jacens : c'est ce qu'on observe particulièrement dans
la pneumonie, et plus rarement dans la métrite, dans la cystite,
dans l'entérite phlegmoneuse elle-même.

Dans les siècles qui ont précédé le nôtre, la plupart des médecins s'étaient fait ou avaient adopté sur la nature de la dysenterie des opinions erronées, d'après lesquelles ils avaient établi des
méthodes diverses de traitement, presque toutes plus ou moins
dangereuses. Les purgatifs et les toniques ont été long-temps, et
sont encore pour quelques médecins les principaux remèdes à
opposer à cette maladie, parce qu'ils sont les plus propres à évacuer les matières irritantes, ou à corriger les matières putrides
qui, dans leur théorie, sont la cause immédiate de la dysenterie.
Aujourd'hui, qu'on a reconnu généralement dans la dysenterie
une affection inflammatoire, on la combat par des moyens analogues à ceux qu'on oppose aux autres phlegmasies.

La dysenterie légère est, comme nous l'avons vu, exempte
de danger : l'éloignement des circonstances qui pourraient l'entretenir ou l'aggraver suffisent en général pour conduire la maladie à une terminaison heureuse ; mais comme l'expérience a
prouvé qu'on peut, dans la plupart des cas, à l'aide de quelques
autres moyens, diminuer l'intensité des douleurs, et abréger,

la durée de la maladie , il est du devoir du médecin d'y recourir.

En conséquence, en même temps qu'on recommande au malade l'abstinence complète de toute espèce d'alimens, le séjour dans un lieu chaud et sec, on doit lui prescrire l'usage d'une boisson mucilagineuse, telle que l'eau d'orge ou de riz, la décoction blanche, la solution de gomme arabique, édulcorées avec le sirop de guimauve ou de violette; lui faire prendre, plusieurs fois chaque jour, des lavemens entiers ou des demi-lavemens mucilagineux et onctueux, préparés avec la décoction de graine de lin, de racine de guimauve ou de fraise de veau. Les lavemens ont le double avantage d'agir comme topique émollient sur la membrane phlogosée, et d'entraîner, en une fois et avec facilité, les mucosités sanguinolentes qui, pour être expulsées, auraient provoqué à plusieurs réprises des efforts très-douloureux. Les cataplasmes émolliens sur le ventre, les bains tièdes et les demi-bains procurent aussi quelque soulagement, quand le malade est entouré de personnes attentives à le préserver contre l'impression du froid; dans le cas contraire, les bains et les cataplasmes ont plus d'inconvéniens que d'avantages, et l'on doit s'en abstenir.

Un des remèdes les plus utiles dans l'espèce de dysenterie dont nous parlons, et particulièrement dans celle qui est apyrétique, est, sans contredit, l'opium, moyen tour à tour préconisé comme très-salutaire, et proscrit comme constamment nuisible dans la dysenterie. Dans cette circonstance, comme dans mille autres, on n'a pas assez tenu compte, dans l'appréciation du remède, des formes variées qu'affecte la maladie à laquelle on l'opposait. Il paraît certain, d'après le témoignage de plusieurs médecins, de Pringle particulièrement, que dans quelques dysenteries des camps, et peut-être dans celles qui sont liées au typhus, l'opium produit souvent de mauvais effets; mais il est bien démontré aussi que dans la dysenterie légère ou apyrétique, et même que dans toutes les dysenteries où la douleur prédomine sur les autres symptômes, l'emploi de l'opium est suivi d'un soulagement très-marqué, et presque toujours d'une guérison très-prompte. S'il fallait, pour confirmer cette vérité pratique, joindre aux témoignages de Willis, de Ramazzani, de Wepfer, de Latour, les résultats de ma propre expérience, j'ajouterais que chez quarante ou cinquante individus auxquels j'ai administré l'opium dans les premiers jours de la dysenterie, j'ai vu la maladie, non pas seulement s'amender, mais disparaître presque complétement dans l'espace de vingt-quatre à quarante-huit heures. Des diverses préparations d'opium, celle qui me paraît devoir être préférée est l'extrait gommeux. On le prescrit à la dose d'un grain dissous dans quatre onces d'eau sucrée, et l'on fait prendre cette potion par cuillerées à des intervalles d'une demi-heure à deux heures, suivant que l'exige l'intensité des douleurs. Quelques personnes ont proposé d'administrer l'opium à la même dose en lavement, mais son action est alors beaucoup moins uniforme, parce que la quantité d'opium absorbée est très-inégale, et le plus souvent impossible à apprécier. Toutefois, dans les cas où les douleurs sont excessivement aiguës, il convient de joindre à l'usage des potions celui des lavemens opiacés.

Les évacuations sanguines ne sont pas ordinairement nécessaires dans l'espèce de dysenterie dont nous parlons ; elles ne le deviennent que dans les cas où la suppression d'une hémorrhagie habituelle, la constitution pléthorique du sujet, la fréquence du pouls, les indiquent : elles doivent précéder l'administration de l'opium ; les saignées locales sont alors généralement préférables à l'ouverture de la veine : on applique des sangsues, en nombre proportionné à la force du sujet et à l'intensité du mal, sur le ventre ou à la marge de l'anus.

L'emploi des vomitifs et des purgatifs, préconisés sans distinction dans le traitement de la dysenterie, exige beaucoup de discernement : des signes non équivoques d'embarras gastrique et intestinal peuvent seuls autoriser à y recourir dans quelques cas. Loin d'agir directement contre la dysenterie, comme on l'avait supposé, ils sont plutôt de nature à exaspérer qu'à modérer l'inflammation intestinale : aussi ne devrait-on les employer que dans les cas où l'inconvénient qu'ils présentent à cet égard serait compensé par l'avantage de débarrasser le conduit digestif de matières qui y entretiendraient l'irritation.

La dysenterie grave présente, comme la précédente, pour première indication, de soustraire les malades aux causes sous l'influence desquelles l'affection s'est développée. Malheureusement il est souvent très-difficile de satisfaire à cette indication, parce qu'une impérieuse nécessité retient les malades dans les conditions qui l'ont produite : c'est ce qui a généralement lieu dans les camps, dans les vaisseaux, dans les prisons ; le danger est alors beaucoup plus grand, et les secours de la matière médicale souvent impuissans.

Si la dysenterie grave se montre avec les phénomènes généraux de la fièvre inflammatoire, elle réclame l'emploi des saignées générales, plus ou moins nombreuses et plus ou moins abondantes, les boissons mucilagineuses, émulsionnées et nitrées, les fomentations émollientes sur le ventre. Les préparations opiacées, les vomitifs et les purgatifs sont alors généralement contre-indiqués. L'introduction des lavemens exaspère chez quelques individus les douleurs, au lieu de les calmer; il faut alors s'en abstenir. Si la dysenterie se montre avec les symptômes de la fièvre bilieuse, il convient d'aciduler les boissons ordinaires, et de satisfaire à l'indication d'évacuer par haut ou par bas, lorsqu'elle existe clairement. Si la dysenterie est accompagnée, dès son principe, d'une prostration considérable des forces, de la sécheresse de la langue, de l'altération de la physionomie, elle est le plus souvent mortelle, quels que soient les moyens qu'on lui oppose. Quelques médecins de nos jours n'hésiteraient pas à attaquer cette espèce de dysenterie par les évacuations sanguines : elles ont été reconnues et signalées comme nuisibles par ceux qui nous ont précédés, et leur expérience ne doit pas être perdue pour nous. Les vomitifs n'ont pas eu de meilleurs effets, et les moyens qui ont encore paru les plus avantageux, sont les astringens aromatiques, tels que le quinquina, le simarouba, le cachou, le ratanhia, le diascordium, les vins généreux, auxquels il est utile de joindre les lavemens opiacés ou aromatiques, les onctions camphrées, les bains chauds, et quelquefois l'application d'un vésicatoire sur le ventre. Il convient aussi, dans cette espèce de dysenterie, de faire dans la chambre du malade des fumigations aromatiques, ou mieux encore d'y dégager du chlore, afin de détruire les miasmes qui se dégagent des matières évacuées. Si la maladie se transforme peu à peu en une diarrhée chronique, son traitement rentre dans les règles émises au mot *diarrhée.*

Dans la convalescence de toute espèce de dysenterie, on doit insister sur l'usage des moyens auxquels la maladie a cédé. Une erreur de régime ou l'impression du froid provoqueraient presque inévitablement une rechute, et doivent être scrupuleusement évités.

Tels sont les moyens variés de traitement que réclame la dysenterie dans les principales formes qu'elle peut offrir. L'expérience a fait connaître que la plupart des remèdes qu'on avait préconisés comme *anti-dysentériques* sont si loin de mériter ce titre, qu'employés indistinctement, ils seraient nuisibles dans les neuf dixièmes des cas.　　　　　　　　　　(CHOMEL.)

DYSENTÉRIQUE, *dysentericus*, qui a rapport à la dysenterie : *flux dysentérique*. On a aussi appelé dysentérique une variété de fièvre intermittente pernicieuse, qui présente pour caractères dominans les symptômes de la dysenterie. *Voyez* FIÈVRE INTERMITTENTE PERNICIEUSE.

DYSESTHÉSIE, s. f., de δύς et de αἴσθησις, difficulté, empêchement de la sensibilité. Sauvages, qui a donné ce titre au premier ordre de la classe de ses Débilités, y a rangé les maladies qui ont pour caractères la diminution ou l'abolition de l'action des sens, de l'une des sensations externes. Avec une telle définition, il n'est pas étonnant que des maladies d'une nature très différente soient rapprochées, telles que l'amaurose et la cataracte. D'un autre côté, la perte de la faculté tactile ne s'y trouve pas : elle est placée dans les dyscinésies, avec la paralysie, quoiqu'elle puisse en être séparée. On observe, en effet, des paralysies du sentiment, non accompagnées de paralysies du mouvement ; circonstances qui sont expliquées par la distinction faite récemment entre les nerfs consacrés à ces deux ordres de phénomènes. Dans le cas où l'on voudrait admettre le mot dysesthésie, et réserver celui de paralysie à l'affaiblissement des mouvemens volontaires, il ne faudrait pas confondre la perte ou la diminution de la sensibilité, qui ont pour cause l'altération idiopathique des nerfs chargés de transmettre l'impression, ou du cerveau qui doit la percevoir, avec celles qui résultent d'obstacles mécaniques produits par des maladies étrangères à l'appareil nerveux de la sensation. *Voyez* SENSATION, SENSIBILITÉ, AMAUROSE, SURDITÉ, etc.　　　　　　　　(R. DEL.)

DYSLOCHIE, s. m. ; mot formé de δύς et de λοχεῖα, *lochies*. Mot peu usité, employé par quelques médecins pour désigner les dérangemens survenus dans la sécrétion et l'excrétion des lochies. *Voyez* LOCHIES.　　　　　　(DESORMEAUX.)

DYSMÉNORRHÉE, s. f., *dysmenorrhœa*, de δύς, difficilement, de μήν, menstrues, et de ῥέω, je coule ; écoulement difficile ou douloureux des menstrues. Ce mot a été formé par les médecins modernes, pour exprimer la menstruation dont l'éruption est précédée ou accompagnée de symptômes graves ; ce qui peut

avoir lieu, soit au temps de la puberté, soit à l'époque où
cette fonction commence à s'établir, soit aux diverses périodes
menstruelles. Les symptômes graves dont la présence constitue
la dysménorrhée ne sont le plus souvent que les phénomènes
physiologiques de la menstruation, portés à un certain degré
d'exagération : les causes qui influent sur cette fonction au
point de la rendre difficile et laborieuse ne me semblent pouvoir être bien appréciées qu'en liant leur étude à celle des
considérations qui déterminent son état normal. Aussi, pour éviter
les redites, et concilier la clarté avec la concision, je traiterai de
la dysménorrhée à la suite de la *menstruation. Voyez* ce mot.

(DESORMEAUX.)

DYSODIE, s. f., *dysodia, fœtor,* de δύς, difficilement, désagréablement, et de ὄζειν, sentir, flairer. Sauvages et, à son
exemple, quelques autres nosologistes ont fait, sous le nom de
dysodie, un genre de maladies caractérisées par la fétidité extrême des matières des sécrétions ou exhalations animales. On a
distingué diverses espèces de dysodies, nasale, buccale, stomacale, pulmonaire, etc., suivant que les gaz fétides sont exhalés
par le nez, qu'ils proviennent de l'estomac, des poumons, du
conduit auriculaire, qu'ils dépendent de sécrétions morbides
qui ont lieu à la tête dans les différentes phlegmasies chroniques
du cuir chevelu, aux aisselles, aux parties génitales, aux pieds,
enfin suivant que ces gaz émanent de l'urine. On aurait pu
multiplier encore ces espèces de dysodies. Dans la plupart des
cas, la fétidité des exhalations n'est qu'un symptôme d'un état
morbide auquel seul doivent s'adresser les moyens curatifs, tels
que l'ozène, la carie des dents, l'ulcération du conduit auriculaire, des poumons, etc. Quelquefois aussi elle dépend de la malpropreté des personnes qui laissent s'accumuler et séjourner trop
long-temps les matières sécrétées qui subissent alors une altération. *Voy.* HALEINE, SUEUR, SÉCRÉTIONS MORBIDES, etc.   (R. D.)

DYSPEPSIE, *dyspepsia* ; de δύς, difficilement, et de πέπτω, je
digère ; digestion lente, difficile et douloureuse. Suivant Cullen,
le défaut d'appétit, le dégoût, le vomissement, les distensions
subites et passagères de l'estomac, les rapports de différens
genres, une chaleur brûlante vers le cœur, des douleurs dans
la région de l'estomac, et la constipation, sont des symptômes
qui se rencontrent chez la même personne, et que l'on peut,
en conséquence, présumer dépendre d'une seule et même cause

prochaine : c'est pourquoi il les comprend tous sous le nom de *dyspepsie*. La dyspepsie, toujours suivant Cullen, est fréquemment une affection secondaire et symptomatique d'une lésion organique de l'estomac, d'une tumeur, d'un ulcère, d'un squirrhe, ou d'une affection des autres parties du corps, qui s'est communiquée à l'estomac. Elle est cependant souvent idiopathique ; sa cause prochaine consiste dans une faiblesse des fibres musculaires de l'estomac, faiblesse quelquefois déterminée par un changement dans la quantité ou dans la qualité des fluides gastriques. La dyspepsie est distincte de l'hypocondrie. Pour en obtenir la guérison, il faut éviter ou détruire les causes, dissiper les symptômes qui contribuent à l'entretenir ou à l'aggraver, rétablir le ton de l'estomac. Le commentateur de Cullen, Bosquillon, a multiplié les genres, espèces et variétés de la dyspepsie, au point d'en admettre en tout quatre-vingt-dix. M. Pinel range la dyspepsie non symptomatique parmi les névroses de l'estomac. Suivant M. Broussais, la plupart des dyspepsies ne sont que des gastrites chroniques. Peut-être moins que personne nous sommes disposé à admettre des états morbides indéterminés dans leur nature, en cherchant à couvrir notre ignorance par des expressions d'un sens vague et obscur ; nous sommes cependant obligé de convenir qu'on observe un certain état d'irritabilité, de susceptibilité vive, qui se manifeste dans divers organes, en général consécutivement à quelques affections dites nerveuses du cerveau, sans que l'on puisse constater l'existence dans la partie affectée d'une lésion dite organique, d'une phlegmasie, et quelquefois d'une irritation, à moins qu'on ne regarde la douleur comme caractère suffisant de celle-ci. L'organe sent vivement et souvent douloureusement l'action ordinaire des excitans de sa fonction, et l'exercice de celle-ci est imparfait ou irrégulier. Cet état, que nous appellerons provisoirement *nerveux*, en attendant que nous puissions le dénommer d'après sa nature, peut exister à la peau, dans le poumon, dans le cœur, dans l'estomac, etc. Comme il est un des phénomènes de l'*hypocondrie*, et comme il s'accompagne de *gastralgie* lorsqu'il a son siège dans l'estomac, on en parlera plus au long dans ces deux articles. *Voyez* aussi NÉVROSE.

(GEORGET.)

DYSPERMATISME, de δὺς, difficulté, et de σπερματισμός, émission de semence ; état dans lequel le sperme, au lieu d'être lancé avec force pendant la copulation, ne sort que lentement, en buvant, et goutte à goutte, ou quelquefois même se trouve totalement arrêté dans ses réservoirs.

Les causes du dyspermatisme ne laissent pas que d'être nombreuses. Les principales sont, 1° certains défauts de conformation, tels que l'imperforation du gland, l'étroitesse du prépuce, l'hypospadias, l'épispadias, et la trop grande brièveté du filet, qui, donnant une courbure forcée à la verge pendant l'érection, ralentit la marche du liquide prolifique; 2° l'ivresse, un âge très-avancé, la paralysie des muscles érecteurs, et un état purement moral dans lequel un individu est fortement préoccupé par la crainte de ne pouvoir accomplir l'acte vénérien; 3° une tension extrême du membre viril, au moyen de laquelle le canal lui même se trouve très-rétréci, tant par la grande quantité de sang qui gorge ses parois et les corps caverneux, que par un degré remarquable de constriction spasmodique, ainsi qu'on l'observe dans le satyriasis; 4° divers états pathologiques des organes de la génération, parmi lesquels figurent au premier rang les coarctations ou rétrécissemens chroniques de l'urètre, à la suite de phlegmasies répétées de la membrane muqueuse; à quoi il faut ajouter le resserrement momentané de ce conduit dans une blennorrhagie très-inflammatoire; la pression exercée sur lui par les tubercules indolens ou les engorgemens phlegmoneux, urineux ou autres, qui se développent dans le tissu cellulaire de la verge, du périnée ou dans les glandes de Cowper; différentes espèces de phimosis accidentels, et les cicatrices plus ou moins irrégulières qui succèdent à la division de la prostate, dans l'opération de lithotomie par l'appareil latéral, et qui peuvent occasioner l'obstruction ou le changement de direction des canaux éjaculateurs; disposition qui, dans bien des cas, fait refluer le sperme vers la vessie, d'où il est ensuite évacué avec l'urine; 5° la présence d'un calcul engagé dans l'urètre; 6° enfin, un accès d'épilepsie se manifestant pendant le coït.

Comme il résulte de cet exposé que le dyspermatisme n'est jamais une maladie essentielle, je renvoie, pour le meilleur mode de traitement à lui opposer, suivant les nombreuses différences qu'il présente, aux divers articles où il est question des maladies qui peuvent l'occasioner. *Voyez* aussi AGÉNÉSIE, ANAPHRODISIE, IMPUISSANCE et STÉRILITÉ.   (L. V. LAGNEAU.)

DYSPHAGIE, s. f., *dysphagia*, de δυς, difficilement, et de φάγειν, manger. On désigne ainsi la difficulté, la gêne ou même l'impossibilité qu'on éprouve à exercer la déglutition, c'est-à-dire à transmettre les alimens et les boissons de la bouche à l'estomac. La dysphagie n'est point une maladie spéciale; elle n'est que le symptôme de l'affection de l'un des nombreux organes qui concourent à la déglutition. Nous allons passer en revue ces diverses affections ou ces causes de la dysphagie.

1º La dysphagie peut dépendre de ce que les alimens et les boissons se dévient de leur route naturelle, comme lorsqu'il y a perforation congéniale ou accidentelle de la voûte du palais, ou ulcération de l'épiglotte et de la glotte, qui permettent alors aux substances de s'introduire dans le conduit aérifère chaque fois qu'on veut exercer la déglutition; ou bien les alimens ne subissent pas dans la bouche les préparations nécessaires pour franchir l'isthme du gosier, ce qui arrive par la difficulté ou l'impossibilité des mouvemens des mâchoires, des joues, à cause des lésions de ces parties : mais ces divers cas ne se rapportent qu'indirectement à la dysphagie.

2º La dysphagie provient de la lésion ou de l'état morbide des organes qui servent à la déglutition, soit que l'action de ces organes soit gênée ou empêchée, soit que le conduit alimentaire se trouve plus ou moins oblitéré. Ainsi, la tuméfaction de la langue, une tumeur située à la base de cet organe, telle que le kyste séreux dont Sauvages rapporte l'exemple d'après les Mémoires de la Société royale de Montpellier; la prétendue luxation des cornes de l'os hyoïde, opérée selon Valsalva, auquel est due probablement la seule observation de cette espèce, dans un effort très-grand de déglutition; l'inflammation, l'ulcération du voile du palais; un polype des fosses nasales, qui s'étend dans le pharynx, les angines tonsillaire, pharyngienne; l'inflammation de l'œsophage; l'induration des amygdales; des abcès situés dans les parois du pharynx, de l'œsophage; la dégénérescence cancéreuse de ces parois ou de l'orifice cardiaque de l'estomac : toutes ces affections sont autant de causes qui s'opposent plus ou moins à la déglutition. La rupture, la perforation de l'œsophage, en interrompant la voie que parcourent les alimens et les boissons, produisent aussi la dysphagie; mais ce symptôme disparaît en quelque sorte au milieu des autres symptômes plus graves qu'occasione l'épanchement.

3° Des corps étrangers introduits dans le conduit digestif; des tumeurs de diverse nature, développées au voisinage du pharynx et de l'œsophage, sont une cause fréquente de dysphagie. Parmi les tumeurs, celles qui mettent obstacle à la déglutition sont surtout les anévrysmes des artères qui sont en rapport avec le conduit digestif, telles que l'aorte, les carotides, les sous-clavières. On a même attribué une espèce de dysphagie (*dysphagia lusoria*) à la déviation de la sous-clavière droite, opinion formée prématurément d'après quelques faits, et qui n'a point été confirmée par l'observation. Des tumeurs cancéreuses, tuberculeuses et autres ont souvent déterminé la dysphagie par la compression qu'elles exercent sur le canal alimentaire. Cet effet est surtout observé chez les enfans à la suite de la dégénérescence tuberculeuse des glandes qui entourent le pharynx et l'œsophage.

4° Dans d'autres cas, la dysphagie existe sans altération manifeste des organes qui servent à la déglutition; elle dépend d'un état de spasme ou de paralysie des fibres musculaires, qui sont les principaux agens de ce phénomène; elle est alors le plus souvent liée à un état morbide idiopathique ou sympathique du cerveau, premier mobile des contractions.

La dysphagie spasmodique s'observe rarement isolée de tout autre symptôme nerveux. Quelquefois cependant elle constitue le seul symptôme de l'hystérie; mais elle a été précédée ou est remplacée par le spasme d'autres organes; elle est le phénomène dominant de l'hydrophobie; elle accompagne les accès épileptiques, et quelquefois le tétanos. Dans certains cas, elle dépend de l'irritation ou de l'inflammation du cerveau ou de ses membranes dans les diverses espèces de fièvres dites adynamiques et ataxiques. Le spasme de l'œsophage peut aussi être sympathique d'une inflammation de l'estomac, sans qu'on remarque un état cérébral auquel on puisse le rapporter. Chez un individu qui est mort des suites d'une gastrite chronique, j'ai pu observer cette sorte de dysphagie sympathique. Les alimens ne parvenaient à l'estomac qu'après un certain temps, et souvent étaient rejetés par une simple régurgitation; leur séjour dans l'œsophage ne causait qu'une douleur obtuse, un sentiment de distension. Ce phénomène se reproduisait, et était plus intense, lorsque la gastrite était exaspérée par un régime contraire, et que le malade s'obstinait à prendre des alimens, surtout des alimens excitans.

Dans la plupart des cas que l'on cite de dysphagie spasmodique idiopathique, la cause déterminante a agi sur le cerveau. C'est ainsi qu'on dit avoir observé cette affection après un emportement de colère, à la suite d'une terreur ou d'une affection morale triste, après une sensation vive de froid, après un empoisonnement par une substance narcotique, etc.

La dysphagie par paralysie du pharynx et de l'œsophage dépend le plus souvent, de même que la dysphagie spasmodique, d'un état morbide du cerveau. Ainsi, dans l'apoplexie très-grave, dans les dernières périodes des fièvres adynamiques et ataxiques, on observe une impossibilité très-grande à opérer la déglutition; mais, dans ces cas, la dysphagie n'est qu'un des moindres symptômes de l'affection principale : d'autres fois la dysphagie paralytique paraît être idiopathique, ou du moins on ne saurait déterminer à quelle autre condition organique la rapporter, qu'à un état particulier du pharynx et de l'œsophage. Cette espèce de dysphagie a lieu par les progrès de l'âge, et ne survient que graduellement. Cependant on trouve dans les auteurs des observations où la paralysie aurait eu une invasion soudaine. En général, les causes de cette dernière espèce de dysphagie sont très-obscures; et l'on peut croire à ce sujet que plusieurs exemples cités tenaient à une affection spasmodique plutôt qu'à un état paralytique.

5° Il est enfin une espèce de dysphagie différente de toutes les autres espèces, en ce qu'elle ne réside que dans l'imagination du malade. Sauvages et M. Boyer rapportent chacun un cas analogue : le sujet de l'une et l'autre observations est une femme hystérique. Les malades ne se livraient à l'acte de la déglutition qu'avec les précautions les plus grandes, dans la crainte de la suffocation : l'une était obligée de boire un verre d'eau après chaque morceau qu'elle avalait; l'autre s'était réduite au bouillon et au lait pour toute nourriture.

Le caractère commun à toutes les espèces de dysphagie est l'impossibilité ou la gêne de la déglutition; mais, outre les différences qui résultent des degrés d'intensité de ce symptôme, et qui dépendent de la nature et de l'extension de l'obstacle, il en est d'autres qui proviennent de son siége. Tantôt le premier temps de la déglutition ne peut s'opérer; les alimens et les boissons ne peuvent franchir l'histhme du gosier, ou ne le franchissent qu'avec douleur, comme on l'observe dans les diverses espèces d'angine : ici l'on reconnaît facilement, par la vue ou

le toucher ; la cause de la dysphagie. Tantôt les alimens, après
avoir traversé le pharynx, s'arrêtent plus ou moins long-temps
dans l'œsophage, soit à sa partie inférieure, soit à sa partie
moyenne ou supérieure; leur accumulation n'y produit ordinairement qu'un sentiment de gêne et de constriction, quelquefois même aucune sensation; d'autrefois cependant une douleur
assez vive se fait ressentir plus ou moins haut à la partie postérieure de la poitrine. Selon que l'obstacle est plus ou moins
grand, les alimens parviennent dans l'estomac, après un certain temps, ou une partie revient à la bouche par un mouvement de régurgitation. Lorsque l'affection s'aggrave, toute
substance avalée est aussitôt rendue, et le malade périt d'ina-
nition. On a quelquefois trouvé l'œsophage ou le pharynx extrêmement dilaté au-dessus de l'obstacle; et les parois de cette
poche étaient ou très-minces ou formées d'une substance épaisse,
dure et cartilagineuse : c'est ce qu'on a assez improprement appelé hernie du pharynx ou de l'œsophage. Si l'on en excepte la
dysphagie spasmodique, il est souvent difficile de reconnaître
la dysphagie œsophagienne. C'est dans la description de chacune
des maladies dont elle peut dépendre qu'il faut chercher les
moyens d'en établir le diagnostic. Le danger qu'elle présentera
sera indiqué par la nature de la maladie principale. L'introduction de la sonde œsophagienne se fait avec facilité dans la
dysphagie par paralysie : le plus souvent la dysphagie chronique est incurable, et fait des progrès plus ou moins rapides.
Dans les maladies aiguës du pharynx, la difficulté de la déglutition suit l'intensité de l'affection principale, et constitue
un des signes qui en font apprécier l'augmentation et la diminution. Dans les fièvres adynamiques et ataxiques, la dysphagie,
comme nous l'avons vu, annonce un état d'irritation du cerveau, et précède quelquefois le délire, les convulsions générales.
Lorsqu'elle se montre accompagnée d'autres symptômes très-
graves, elle annonce presque certainement une terminaison
fatale.

Le traitement de la dysphagie est le même que celui des affections dont elle est le symptôme. Nous ne devons pas le décrire
ici. (*Voyez* SPASME, PARALYSIE, etc.) Mais comme, dans les maladies chroniques ou incurables qui le produisent, ce symptôme
est le principal, et hâte leur issue funeste par l'obstacle qu'il
oppose à l'alimentation; que, d'un autre côté, il faut remédier

à la dysphagie complète qui s'observe dans quelques affections aiguës et susceptibles de guérison, c'est le lieu d'indiquer le moyen de suppléer, autant que possible, à la déglutition naturelle, qui est devenue très-difficile ou impossible.

Dans la paralysie incomplète des organes de la déglutition, on a vu plusieurs malades prolonger assez long-temps leur existence, et même recouvrer leur santé profondément altérée, en poussant dans l'estomac, à l'aide d'une tige de baleine garnie d'un morceau d'éponge à son extrémité, les alimens accumulés dans l'œsophage; mais, lorsque ce moyen est insuffisant ou impraticable, comme il arrive dans un grand nombre de cas de dysphagie, il faut recourir à l'introduction d'une sonde. Pour décrire cette opération, je ne puis mieux faire que d'extraire les conseils que donne à ce sujet M. Boyer, dans son *Traité des maladies chirurgicales*. La sonde dont on se sert, et à laquelle on donne le nom d'*œsophagienne*, est plus grosse et plus longue que les sondes ordinaires; mais elle ne peut convenir que dans les cas où l'œsophage n'est pas rétréci; car, dans le rétrécissement de ce conduit, on est obligé de se servir d'une sonde ordinaire, et quelquefois même d'une sonde de très-petit calibre. La sonde peut être introduite par la bouche ou par les fosses nasales. De ces deux voies, la première est plus courte, plus directe, et mérite la préférence lorsqu'il n'est point nécessaire de laisser la sonde à demeure; mais lorsque, pour prévenir les inconvéniens qui résultent de l'introduction répétée de l'instrument, on se détermine à le laisser en place, il vaut mieux le passer par les fosses nasales : cette dernière voie est d'ailleurs quelquefois la seule qu'on ait à prendre. Lorsque l'on porte la sonde par la bouche, le procédé opératoire est fort simple : le malade étant assis et la tête un peu renversée en arrière, le chirurgien abaisse la langue avec le doigt indicateur de la main gauche appliqué sur la face supérieure de cet organe, le plus près possible de la base, et porte la sonde, enduite d'un mucilage et tenue de la main droite comme une plume à écrire, le long du bord radial de ce doigt, en la dirigeant un peu à gauche, jusqu'à la paroi postérieure du pharynx. La sonde est d'abord arrêtée contre cette paroi; mais, en continuant de la pousser, elle se courbe et descend ainsi dans l'œsophage, aussi bas qu'on le juge nécessaire.

L'introduction de la sonde par les fosses nasales est beaucoup plus difficile, plus douloureuse et quelquefois impossible. Conduite sur le plancher des fosses nasales, dont la direction est horizontale, la sonde rencontre à angle droit la paroi postérieure du pharynx, sur laquelle elle a de la peine à se courber pour descendre dans l'œsophage. La difficulté serait beaucoup plus grande, et peut-être même serait-elle insurmontable, si le cas, pour lequel on introduit la sonde exigeait qu'elle fût garnie d'un stylet de fer pour la rendre propre à surmonter l'obstacle qui s'oppose à la déglutition. Une circonstance de cette espèce a suggéré à M. Boyer la modification suivante : la sonde de Belloc est portée dans l'une des narines; le ressort étant parvenu dans la bouche, on attache un fil ciré en plusieurs doubles sur le bouton qui le termine; le ressort est ramené dans la sonde : celle-ci, retirée de la fosse nasale, entraîne le fil au-dehors ; les deux bouts de ce fil, l'un sortant par la bouche et l'autre par la narine, sont retenus sur la joue par un aide. On abaisse alors la base de la langue avec le doigt indicateur de la main gauche, et l'on porte dans le pharynx une sonde de gomme élastique garnie de son stylet, et percée sur le côté à l'extrémité qui doit se trouver en haut. Lorsque la sonde a franchi l'obstacle, on retire le stylet. Le bout de fil qui sort par la bouche est engagé dans l'ouverture latérale de la sonde, et fixé à son extrémité supérieure; la sonde est enfoncée dans l'œsophage jusqu'à ce que son bout supérieur ait dépassé l'isthme du gosier. Saisissant alors le fil qui pend hors de la narine, on le tire doucement, et avec lui l'extrémité de la sonde, qui est placée de manière à dépasser la narine de quelques lignes. Elle est assujettie au moyen d'un fil en plusieurs doubles, avec lequel on fait des circulaires autour de la tête. A l'aide de cette sonde, on injecte les alimens liquides toutes les fois que le malade le désire. Le séjour de la sonde cause d'abord de l'irritation; mais bientôt les organes s'accoutument à sa présence : quelquefois même on peut en interrompre l'usage pendant quelque temps, la dilatation qu'elle a opérée permettant à la déglutition de se faire; mais le plus souvent les progrès de la maladie reproduisent le rétrécissement, qui nécessite d'y avoir de nouveau recours....   (RAIGE DELORME.)

DYSPHONIE, s. f., *dysphonia*, de δὺς; difficilement, et de φωνὴ, voix; difficulté dans l'émission des sons; trouble, altération de la voix et de la parole. Peu usité, *Voyez* VOIX et PAROLE.

DYSPNÉE, s. f., *dyspnœa*, de δὺς et de πνεῖν; difficulté de

respirer ; symptôme commun à toutes les affections dans lesquelles l'introduction de l'air dans la poitrine est gênée ou empêchée, soit par défaut même d'air respirable, ou à cause de ses
propriétés délétères, comme dans certaines asphyxies, soit par un
obstacle mécanique qui s'oppose à l'accès de la quantité d'air nécessaire pour opérer l'hématose : comme lorsqu'un corps étranger obstrue le larynx ou les bronches ; dans les cas d'angine,
de croup, d'engorgement quelconque du tissu pulmonaire ; ou
enfin lorsqu'une maladie d'un organe voisin empêche la dilatation de la poitrine ou des poumons, à cause de la compression
qu'exerce une tumeur, un épanchement ; ou de la douleur que
fait éprouver le mouvement du thorax, ainsi qu'on l'observe
dans l'inflammation de la plèvre, du péricarde, et même des
viscères abdominaux. Le plus haut degré de la dyspnée a été
nommé orthopnée. La gêne de la respiration n'étant pas la seule
altération que cette fonction peut présenter, il paraît convenable
de ne pas séparer les considérations que ces altérations fournissent pour le diagnostic et le pronostic des maladies. *Voyez* RES
PIRATION (séméiotique.)   (R. D.)

DYSPNÉIQUE, adj., *dyspneicus;* qui a rapport à la dyspnée :
affections dyspnéiques, fièvre dyspnéique. Cette fièvre est la
même que celle qu'on a nommée asthmatique : c'est une variété
des fièvres intermittentes pernicieuses. *Voyez* FIÈVRE INTERMIT
TENTE PERNICIEUSE.

DYSTOCIE, s. f., *dystocia,* δυστοκία, difficulté d'accoucher ;
dérivé de δυστοκία, employé par Hippocrate. A l'exemple de
Sauvages et d'autres nosologues, je rassemble sous cette expression tous les cas dans lesquels la fonction de l'accouchement ne peut s'exécuter par les seules forces de la nature, ou
ne s'exécute qu'avec beaucoup de peine et de dangers, soit que
des obstacles plus ou moins insurmontables empêchent la sortie
du produit de la conception, soit que des accidens viennent
compromettre l'existence de la mère et de l'enfant, avant que la
matrice ait pu se délivrer de son fardeau. Les accoucheurs anciens exposaient sans beaucoup d'ordre les cas de cette espèce
qui étaient venus à leur connaissance ; mais le domaine de l'art
ayant continué de s'enrichir de faits chaque jour plus nombreux, il devint utile de les classer avec plus de méthode.
Sauvages, développant une pensée de Sydenham, avait ouvert
la route de ces classifications nosologiques analogues à celles que

les botanistes avaient adoptées. Solayrès de Renhac, docteur en médecine de Montpellier, appliqua cette idée à l'art des accouchemens. Il prit pour base des divisions premières la nature de l'agent qui procure la sortie du fœtus ; et il établit les divisions secondaires et les subdivisions sur la considération de la région du corps du fœtus qui se présente à l'orifice de l'utérus, et de la direction suivant laquelle chaque région se présente. Pour la troisième classe, il eut aussi égard à la nature de l'instrument que l'accoucheur met en usage. Ainsi il rangea tous les accouchemens en trois classes : la première comprend ceux qui se terminent par les seules forces de la nature ; la seconde, ceux qui exigent le secours de la main de l'accoucheur, et la troisième, ceux qui ne peuvent se terminer que par l'application d'un instrument sur le corps du fœtus ou de la mère. On a reproché, et avec beaucoup de raison, à Solayrès, d'avoir trop multiplié les subdivisions, défaut qu'il partage avec Sauvages, son modèle. Les changemens que l'on a fait subir à cette classification portent sur le nombre des genres et des espèces, et non sur le principe même qui lui sert de fondement. Cependant ce principe est vicieux. En effet, en classant les accouchemens d'après le mode de leur terminaison, on est obligé de considérer les obstacles que l'on rencontre, les accidens qui surviennent, comme *causes* de telle classe, de tel ordre ou de tel genre d'accouchemens ; et, comme la même cause peut, suivant son intensité, suivant l'état plus ou moins avancé de l'accouchement, et suivant d'autres considérations, exiger un mode de terminaison, un procédé différent, il s'ensuit qu'en traitant de chaque classe, ordre ou genre, qui est basé sur un procédé particulier, il faut renouveler l'exposition de ces différentes causes. Ainsi, par exemple, l'hémorrhagie utérine exige souvent que l'on accélère la sortie du fœtus ; dans certains cas, il sera préférable d'opérer sa version, et de l'amener par les pieds ; dans d'autres, l'usage du forceps sera spécialement indiqué ; dans quelques cas, on pourra se servir avec avantage du lac ou du crochet mousse. Outre l'inconvénient de ces répétitions, cette méthode en a un autre encore plus grave, c'est de présenter, relativement aux indications qu'exigent ces accidens ou ces obstacles, des préceptes isolés, et de ne pas permettre d'établir les considérations relatives qui doivent influer sur le choix du procédé à mettre en usage, suivant les circonstances

exposées plus haut. La marche que j'ai adoptée pour mes leçons, et que je suivrai dans cet article et dans ceux qui s'y
rapporteront, me semble exempte de ces inconvéniens, et
plus conforme à celle qui est suivie avec avantage dans les
autres branches de la médecine. J'examinerai successivement
les vices de conformation, états morbides et lésions physiques
qui ont été regardés comme pouvant former un obstacle à la
terminaison de l'accouchement, et les accidens qui, en me-
naçant l'existence de la mère ou de l'enfant, empêchent qu'on
ne confie à la nature le soin d'opérer cette terminaison, ou,
suivant l'expression de quelques auteurs, *les causes essentielles et accidentelles d'accouchemens contre nature*, ou *de
dystocie*; je chercherai à fixer avec précision les indications
que chacune d'elles peut présenter, soit par elle-même et d'une
manière absolue, soit relativement aux diverses circonstances
dans lesquelles on peut la rencontrer. Mais, comme l'exposition de quelques-unes de ces causes demanderait beaucoup
de développemens, ou présente bien d'autres considérations
que celles qui ont rapport à l'accouchement, je traiterai de
celles-là dans autant d'articles particuliers, me bornant à
l'énonciation de ce qu'elles offrent de spécial pour l'objet qui
m'occupe ici. Quant aux divers procédés indiqués dans les différens cas de *dystocie*, ils seront exposés dans des articles
spéciaux, comme je l'ai déjà fait pour le CROCHET, et, dans le
développement des cas particuliers de leur application, je suivrai la méthode de Solayrès, comme je l'ai dit à l'article ACCOU-
CHEMENT.

   1° Des obstacles à l'accouchement, ou *des causes essentielles de dystocie*. — Ces causes peuvent dépendre, soit de la
mère, soit du fœtus et de ses annexes. Les premières sont les
vices du bassin, les vices de conformation, les maladies, les dé-
placemens des organes génitaux, les tumeurs développées au
voisinage de la matrice ou dans le tissu cellulaire du bassin.
Parmi les secondes on a rangé la situation vicieuse du fœtus,
les vices de conformation et les maladies qui augmentent son
volume, la densité des membranes, la brièveté du cordon ombilical, l'excès ou l'absence de l'eau de l'amnios.

   Il a déjà été traité, avec toute l'étendue que demande l'importance de la matière et que comporte la nature de cet ouvrage,
des *vices du bassin*, de leurs variétés, de leur influence dans

l'accouchement, et des indications qu'ils présentent (*Voyez* BASSIN.); il serait superflu de revenir sur cet objet. Les *vices de conformation* des organes génitaux qui peuvent nuire à l'accouchement sont : l'imperforation du vagin ou de l'orifice de l'utérus, ou leur extrême étroitesse. Ces vices peuvent être connés ou acquis. L'imperforation est complète ou incomplète. On ne conçoit la possiblité de la coexistence de la grossesse avec l'imperforation complète du vagin ou de l'orifice utérin, que dans les cas où elle est accidentelle et la suite d'une inflamma-tion qui a eu lieu depuis l'époque de la conception. On cite plusieurs exemples d'occlusion complète, d'absence de l'orifice de l'utérus. Il est évident que, dans la plupart, on s'en est laissé imposer par une grande obliquité antérieure de l'utérus qui en avait rendu l'orifice inaccessible au doigt de l'accoucheur; car on a vu cette partie reparaître lorsqu'après l'accouchement l'utérus eut repris sa forme et sa situation naturelle. Cepen-dant il est des cas où il paraît constant qu'il y avait réellement agglutination des lèvres du museau de tanche ou des parois du col, dans un endroit plus élevé; tel est le cas rapporté par Amand, Obs. 63, et par Littre (*Hist. de l'Acad. des Sciences*, 1705.). J'examinerai l'influence de cette disposition sur l'accou-chement, et les indications qu'elle présente, en parlant de l'im-perforation incomplète de ces parties; mais auparavant je dirai quelques mots d'une disposition qui exige des remarques parti-culières, je veux parler de l'absence complète de la partie infé-rieure du vagin, tandis que la partie supérieure de ce conduit s'ouvre dans le rectum, dans la vessie, ou à la paroi antérieure de l'abdomen. La conception peut avoir lieu, et a eu lieu en effet, lorsque le vagin communique avec le rectum. Barbaut (*Cours d'accouchemens*, p. 59.) en rapporte deux exemples : dans le pre-mier, l'accouchement se termina par les seules forces de la nature au moyen d'une déchirure qui s'étendit jusqu'au méat urinaire; dans le second cas, on jugea à propos de faire une incision en devant pour faciliter la sortie du fœtus. Le hasard a fait connaître à M. Marc un fait absolument analogue à ce dernier, qu'il a cité dans le Dictionnaire des Sciences médicales (art. *Impuissance.*). Il est plus rare de voir le vagin s'ouvrir à la paroi antérieure de l'abdomen. Cependant Stegmann décrit, dans les *Éphémé-rides des Curieux de la nature*, une disposition semblable, qu'il avait observée chez une jeune fille de vingt-trois ans; et Morgagni raconte l'histoire d'une autre fille qu'une semblable conformation n'empêcha pas de se marier et de devenir mère. Gianella, qui lui donnait des soins, fut obligé de dilater l'ouverture extérieure, pour qu'elle permît le passage de l'enfant. Dans des cas semblables, ce serait certainement la conduite qu'il faudrait tenir, plutôt que d'attendre des efforts peut-être impuissans de la nature la dilatation du conduit ou la déchirure des parties voisines; mais en même temps on sent quelles précautions il faudrait apporter pour ne pas intéresser la vessie dans le premier cas, et le péritoine dans le second. Si le vagin s'ouvre dans la vessie, il est évident que la conception ne pourrait avoir lieu, quand bien même le méat urinaire aurait successivement été dilaté au point de pouvoir admettre le pénis, ce que l'on assure avoir vu. Je reviens à l'imperforation incomplète des organes génitaux. Cette imperforation peut résulter, 1° de la réunion des grandes lèvres, des petites lèvres, des caroncules myrtiformes; de la persistance et de la dureté de l'hymen; de la présence d'une autre membrane située plus haut dans le vagin, et qui peut exister en même temps que l'hymen, comme Ruysch et Morgagni l'ont observé; de brides ou de languettes membraneuses isolées ou multipliées; 2° de cicatrices placées dans le même conduit; d'une membrane dure et consistante, même de nature fibreuse et aponévrotique, qui environnerait et rétrécirait le cercle de l'orifice utérin, comme Weiss et Tretzélius le rapportent, ou de la dureté squirrheuse des bords de ce même orifice, ainsi qu'on en trouve des exemples assez nombreux dans le *Traité de l'opération césarienne* de Lauverjat et ailleurs. On peut aussi rapporter à ce vice de conformation l'étroitesse congéniale du vagin, et surtout de son orifice inférieur, et la rigidité, la résistance trop grande des parties qui environnent la vulve, rigidité qui s'observe fréquemment chez les femmes qui se marient, et deviennent mères pour la première fois à un âge avancé. Les vices de conformation compris sous le premier chef exigent nécessairement que l'on pratique une incision pour rendre au conduit sa perméabilité; car, dans beaucoup de cas, les efforts violens et convulsifs de la femme ne pourraient surmonter la résistance qu'éprouve l'enfant; la rupture de l'utérus et du vagin pourrait être la suite de ces efforts; si l'obstacle cédait enfin, ce ne serait qu'en se laissant déchirer d'une manière irrégulière, et cette déchirure pourrait se propager jusqu'aux parties voisines, et beaucoup plus loin qu'il ne faudrait. On sent cependant que ces dangers sont proportionnés au degré de résistance que l'obstacle est susceptible d'opposer. On a vu quelquefois une languette membraneuse se déchirer sans de grands efforts et sans inconvéniens. Tout ceci s'applique à l'occlusion complète de l'orifice. Quant au rétrécissement produit par des cicatrices plus ou moins étendues, Delamotte et Denman assurent l'avoir toujours vu céder sous la pression exercée par la tête de l'enfant, à quelque degré qu'il ait été porté. Ils recommandent seulement de faciliter cet effet en humectant les parties par des injections mucilagineuses ou des onctions avec des corps gras. D'autres accoucheurs se sont crus dans la nécessité de pratiquer une incision pour procurer le passage de l'enfant, ou de dilater le vagin au moyen d'un *speculum uteri*. On rapporte même avoir vu les parties se déchirer, et la déchirure se propager jusqu'à la vessie ou au rectum. Pour moi, je pense qu'il ne faut s'écarter de l'expectation recommandée par Delamotte et Denman, que dans les cas où il y a menace instante de rupture de l'utérus, de convulsions, de déchirure des parties génitales, de la mort du fœtus ou de quelque autre accident grave. Ces accidens ont surtout eu lieu dans les cas où la dilatation de l'orifice de l'utérus a été rendue impossible par quelqu'une des dégénérescences organiques dont j'ai parlé plus haut. On est généralement d'accord que, lorsqu'on rencontre une semblable dureté de l'orifice, il faut faire des incisions sur ses bords, pratiquer l'opération césarienne vaginale. (*Voyez* ce mot.) L'étroitesse congéniale du vagin rend toujours l'accouchement plus long et plus pénible ; mais les contractions utérines et celles des muscles abdominaux parviennent enfin, et souvent au grand étonnement des assistans, à surmonter la résistance des parois de ce conduit, et à en opérer la dilatation, que la nature prépare d'ailleurs pendant le cours de la grossesse, en augmentant la sécrétion des fluides muqueux qui en lubrifient la surface et en relâchent le tissu. L'art le plus souvent n'a rien de mieux à faire que d'imiter et de seconder la nature dans ce cas, auquel on peut appliquer ce qui vient d'être dit pour l'étroitesse qui résulte de cicatrices. La rigidité des parties qui environnent la vulve a la même influence fâcheuse sur la durée de l'accouchement ; mais, quand la femme est vigoureuse, les efforts qu'elle fait finissent par vaincre cette résistance en produisant la dilatation progressive de la vulve. Cependant, si ces efforts sont trop brusques et trop violens, ou si le tissu des parties est peu souple, ils détermineront une déchirure, soit aux grandes lèvres, soit au périnée, et, dans ce dernier cas, la déchirure peut s'étendre jusqu'à la marge de l'anus et à la cloison recto-vaginale. Si le bord de la vulve résiste, il se fera une ouverture au centre du périnée, les bords de l'anus et de la vulve restant intacts, ce qui est peut-être le cas le plus favorable, car on voit cette plaie se réunir sans qu'il reste d'incommodités. Ce dernier accident a surtout lieu quand le fœtus est placé de manière que l'occiput répond à la partie postérieure du bassin. Les seules indications à remplir en pareil cas sont de relâcher le tissu des parties par des bains émolliens, des vapeurs de même nature, des onctions avec des mucilages ou des corps gras et doux, de soutenir avec soin le périnée et les bords de la vulve à l'instant des grandes douleurs, d'engager la femme à modérer ses efforts autant qu'il est en elle, pour laisser aux parties le temps de s'étendre et de céder. J'ai parlé ailleurs (*Voyez* ACCOUCHEMENT.) de l'inutilité et des inconvéniens des autres *préparations*. Lorsque la femme est faible naturellement ou affaiblie par la longueur du travail, ou que l'issue du méconium ou d'autres signes annoncent l'affaiblissement de l'enfant et le danger qu'il court, il faut accélérer la terminaison de l'accouchement pour soustraire la mère au danger de s'épuiser en efforts superflus, ou à celui d'une inflammation, suite de ces efforts et de la pression qu'excerce le fœtus, et sauver le fœtus lui-même, qui ne tarderait pas à être la victime d'une trop longue expectation. L'application du forceps offre alors une ressource sûre et facile. Le levier pourrait aussi servir à terminer l'accouchement, mais avec moins d'avantages. Quel que soit celui de ces instrumens que l'on emploie, son usage exige les plus grandes précautions, beaucoup de lenteur, une modération extrême dans les tractions que l'on fait, pour prévenir les déchirures.

Parmi *les maladies* des organes génitaux qui peuvent être regardées comme une cause de dystocie, l'œdème des grandes lèvres, les tumeurs inflammatoires de ces parties et celles qui occupent le vagin, n'opposent pas au passage de l'enfant un obstacle que les efforts de la mère ne puissent vaincre ; mais ces maladies disposent les parties qui en sont le siége à se rompre. Sous ce rapport, comme sous celui du retard qu'elles apportent à l'accouchement, il faut les combattre par les moyens appropriés. Lorsqu'on n'est appelé auprès de la femme que pendant le travail, on ne peut guère remédier qu'à l'œdème, en y pratiquant des mouchetures s'il est porté à un degré tel que l'on doit craindre de voir le bourrelet formé par les grandes lèvres se déchirer plutôt que s'affaisser et se distendre. Un ulcère carcinomateux du col de l'utérus n'a pas toujours été un obstacle à la conception, ou 'il a pu se manifester pendant la grossesse. Dans des cas semblables, on a vu le bord de l'orifice utérin se déchirer pendant le travail, et les femmes périr bientôt d'hémorrhagie. Denman rapporte le cas d'une malade qui eut, au huitième mois de sa grossesse, une hémorrhagie abondante. Le toucher lui fit sentir une grande tumeur fongueuse, qu'il prit d'abord pour le placenta implanté sur l'orifice, mais qu'après un examen plus exact, il reconnut pour une excroissance naissant par une base très-étendue et très-large du bord de l'orifice de l'utérus. Alors il conclut que la malade n'était pas enceinte. Il ne fut convaincu de la grossesse que plus tard, à l'occasion d'une consultation que l'on fit sur la nature de la maladie. Au neuvième mois il se manifesta des symptômes alarmans, et l'hémorrhagie devint plus grave. On crut alors nécessaire de délivrer la malade : on ne pouvait songer à extirper la tumeur, on se décida à diminuer le volume de la tête de l'enfant; mais avant qu'on ait pu réussir à extraire celui-ci, la femme s'affaiblit et expira. On ouvrit le cadavre, et on trouva une grande excroissance, en forme de choufleur, attachée à la partie antérieure de l'orifice. Le placenta était adhérent dans toute sa surface, de sorte que l'hémorrhagie n'avait pu provenir que de la tumeur. Cette observation, outre l'intérêt qu'elle présente par elle-même, sert encore à signaler quelques erreurs possibles du diagnostic. Chez une dame, j'ai vu la lèvre antérieure de l'orifice, dure, squirrheuse, ne prêter nullement à la dilatation, qui se fit seulement aux dépens de la lèvre postérieure, ce qui rendit l'accouchement sensiblement plus long et plus pénible. Cette partie devint, plusieurs années après, le siége d'un ulcère carcinomateux, qui, en s'étendant aux parties voisines, fit périr misérablement cette dame. Un ulcère de même nature peut exister sur les parois de l'utérus, et devenir, pendant le travail de l'accouchement, une cause de rupture de cet organe. Fabrice de Hilden, Dehaën et plusieurs autres auteurs, rapportent des observations d'accouchemens rendus difficiles par la présence de tumeurs fibreuses, désignées dans les auteurs, sous le nom de *sarcôme* ou de *squirrhe*. Ces tumeurs peuvent se développer dans l'épaisseur des parois de l'utérus, ou faire saillie sur une des surfaces de ces parois; et, dans ce der-nier cas, elles tiennent à la surface de l'utérus par une base large ou par un pédicule étroit. Lorsqu'elles occupent l'épaisseur même des parois, ou qu'elles sont adhérentes par une base étendue, elles empêchent le développement de cette portion de l'utérus pendant la grossesse; le reste de l'organe éprouve une distension excessive et un amincissement proportionné, et est par cela même très-disposé à se rompre, comme on l'a souvent observé. Si la rupture n'a pas lieu, à l'instant de l'accouchement la portion de l'organe qui est restée saine, affaiblie par son extension extrême, se contracte faiblement sur le fœtus, dont l'expulsion est lon-gue, difficultueuse, et s'opère presque exclusivement par l'action des muscles abdominaux. Après l'accouchement, cette portion, soutenue par celle qui est le siége de la tumeur, ne peut reve-nir sur elle-même, et il en résulte une hémorrhagie ordinairement mortelle. M. Chaussier a fait voir à la Société de Médecine des tumeurs semblables, qui occupaient toute l'étendue d'une des parois de l'utérus, sur des femmes qui étaient mortes à la maison d'accouchement à la suite d'accouchemens difficiles et d'hémor-rhagies utérines qu'on n'avait pu arrêter. La gravité du danger que courent les femmes est proportionnée au volume de ces tu-meurs; car la régularité de l'accouchement et de ses suites n'est point incompatible avec l'existence d'une tumeur peu volumi-neuse. Celles qui sont pédiculées, ou les polypes qui prennent naissance de la surface interne de l'utérus, du bord de l'orifice ou du vagin, peuvent, par leur volume, apporter un obstacle à l'accouchement, en se plaçant au-devant de la tête ou des épaules. Quelquefois, il est vrai, leur pédicule se rompt par l'effet de la traction qu'il éprouve, et elles sont entraînées par l'enfant. On en connait plusieurs exemples. M. Évrat, accoucheur très-dis-tingué, m'a donné un de ces polypes fibreux, qui venait d'être entraîné par l'enfant dans un accouchement, et qui devait avoir été placé assez haut dans la matrice, car il n'avait pas été reconnu par le toucher : ce polype était du volume d'une orange, com-primé de manière qu'une portion de sa circonférence était amincie, et on y distinguait les traces d'un pédicule très-grêle. Ces polypes peuvent aussi donner lieu, pendant la grossesse et après l'accouchement, à des hémorrhagies graves. S'ils étaient

placés dans un lieu accessible au doigt et aux instrumens, et
qu'on pût les reconnaître pendant la grossesse, il serait préférable d'en faire la ligature ou la résection avant l'accouchement;
mais si on ne l'avait pas pu, je crois qu'on devrait le faire aussitôt après l'accouchement, dans le cas où leur présence déterminerait une hémorrhagie. Dans le cas contraire, il vaudrait mieux
attendre, pour pratiquer cette opération, que les phénomènes
de la couche fussent passés. L'obstacle que ces polypes apportent
à l'accouchement a quelquefois été levé avec avantage, en les
reportant vers le fond de l'utérus jusqu'à ce que la tête de
l'enfant soit venue occuper l'orifice.

J'ai déjà parlé de l'influence que le *déplacement* de l'utérus en
bas exerce sur la grossesse et l'accouchement. En traitant de la
hernie de cet organe, il sera question des cas dans lesquels cette
espèce de déplacement s'est trouvée unie à l'état de grossesse, et a
exigé l'emploi de l'opération césarienne, et de ceux que l'on a regardés à tort comme des hernies de l'utérus, et dans lesquels cet
organe ayant pu, quoique distendu par le produit de la conception, être restitué dans sa rectitude naturelle, l'accouchement
s'est terminé sans d'autres secours de l'art. Ce qui a rapport à l'o-
bliquité de l'utérus demande aussi des développemens plus étendus que ceux que comporte un article de généralités comme
celui-ci, et j'en ferai le sujet d'un article spécial. *Voyez* CHUTE,
HERNIE, OBLIQUITÉ de matrice.

Les *tumeurs* développées au voisinage de l'utérus ou dans le
tissu cellulaire du bassin, présentent des considérations particulières suivant leur siége et leur nature. Une tumeur mobile,
soit qu'elle ait son siége dans l'épiploon ou dans un des ovaires,
ou qu'elle se soit élevée de la surface du péritoine, qu'elle soit
squirrheuse, fibreuse ou enkystée, peut se porter dans la cavité
du bassin, dans le cul-de-sac que forme le péritoine entre l'intestin rectum et l'utérus, et s'opposer au passage de l'enfant en
raison de son volume plus ou moins grand. Dans quelques-uns
des cas de cette nature qui sont venus à ma connaissance, il a
été possible de déplacer la tumeur et de la repousser au-dessus
du détroit supérieur, et l'accouchement s'est terminé par les
seules forces de la nature, ou l'a été au moyen de la version du
fœtus ou par l'emploi du forceps, selon les indications particulières qui se sont offertes d'ailleurs. Pour obtenir un résultat
aussi avantageux, il faut donner à la femme une situation telle,

que la partie supérieure de l'abdomen soit plus déclive que le
bassin, et qu'ainsi la matrice, s'éloignant du détroit supérieur,
laisse le passage libre à la tumeur qu'on repoussera au moyen des
doigts ou même de la main entière introduits, selon le besoin,
soit dans le vagin, soit dans le rectum, à moins que le poids
même de la tumeur ne l'ait suffisamment déplacée. Mais si l'on
ne peut réussir à la déplacer, il faut se conduire comme il sera
dit plus bas. L'auteur d'un Manuel sur les accouchemens, Mittel-
hauser, parle des calculs de la vessie comme une cause d'accouchement difficile. A défaut d'observations sur ce point de pratique, je vais rapporter les réflexions sensées que fait Denman
à cet égard : « Dans la supposition que la vessie contienne une
pierre volumineuse, une des conséquences suivantes doit avoir
lieu : la tête de l'enfant s'avance avant la pierre, ou la pierre
est poussée avant le tête; dans le premier cas, on peut s'attendre
que le travail se terminera d'une manière naturelle; dans le second, il semble raisonnable de tâcher, en premier lieu, de faire
remonter la tête au point que l'on soit à même de refouler la
pierre au delà de la tête. Mais si cela se trouve impraticable, il
faut alors peser les maux qui sont à craindre de la compression
des parties molles; et il semble mieux même, à l'époque de l'accouchement, de souffrir les maux qui peuvent résulter de l'opération de la lithotomie, que de souffrir ceux qui peuvent résulter
de la compression et de la lacération. Dans quelques autres cas
il a été proposé de faire une incision à travers la paroi antérieure
du vagin, immédiatement sur la pierre. Cette opération, qui
pourrait convenir dans quelques cas, a été pratiquée deux fois
par deux chirurgiens de campagne, sans occasioner le mauvais
effet que l'on craignait, et sans laisser d'ouvertures fistuleuses ».
Les observations qui ont été citées à l'article *chute de matrice*,
et les observations plus récentes sur les avantages de la taille
vésico-vaginale, ne laissent aucun doute sur la conduite qu'il
faudrait tenir en pareil cas. Le tissu cellulaire du bassin peut
être le siége de tumeurs de diverse nature : tantôt c'est une tumeur squirrheuse, comme celle qui existait chez la femme Desnos,
et qui nécessita l'opération césarienne, et comme celle que décrit Denman, qui ne permit d'amener l'enfant qu'après avoir
vidé la tête; d'autres fois c'est une tumeur fibreuse ou une tumeur
enkystée : celles-ci sont de forme arrondie, et sont le plus souvent placées dans la cloison recto-vaginale. On les rencontre plus

souvent que les précédentes, et il est souvent fort difficile de distinguer ces deux dernières espèces de tumeurs l'une de l'autre. Cependant la tumeur enkystée est ordinairement d'une forme arrondie plus régulière; elle est moins dure, elle est susceptible de se ramollir sou l'effort des contractions utérines, et de laisser apercevoir une fluctuation sensible. Dans le cas de doute, je ne vois pas d'inconvéniens à plonger un trois-quarts, qui servira à dissiper toute incertitude sur la présence d'un liquide. Si la tumeur contient un liquide, il n'y a pas à balancer sur le parti qu'il convient de prendre : il faut inciser la tumeur pour la vider, et permettre la sortie du fœtus que l'on abandonnera à la nature, ou que l'on procurera par les moyens que l'art indique, selon l'état des forces de la femme et les autres circonstances. Faute d'avoir suivi cette conduite, on a vu les femmes périr d'épuisement, de convulsions, des suites de la rupture de l'utérus, de l'inflammation de cet organe et du péritoine, sans pouvoir se délivrer d'un enfant victime lui-même de l'ignorance ou de l'irrésolution de l'accoucheur, à moins que la pression violente exercée par le fœtus ne parvienne à déterminer la rupture des parois du kyste. Si cette rupture a lieu vers le vagin ou le rectum, la femme peut échapper, malgré les accidens, suites inévitables d'un accouchement aussi laborieux; mais si la rupture se fait à l'intérieur, et que le liquide s'épanche dans la cavité du péritoine, la femme court les chances les plus fâcheuses. Lorsque la tumeur est solide, les difficultés sont bien plus grandes : on n'a d'autres ressources que d'en faire l'extirpation, quand elle est située de manière que cette opération soit possible; dans le cas contraire, il faut se comporter comme lorsque le bassin est rétréci par vice de conformation des os ou par une exostose, en faisant toutefois attention que ces tumeurs, quelle que soit leur dureté, sont toujours susceptibles d'un certain degré d'aplatissement. On peut consulter avec fruit, à ce sujet, une dissertation spéciale de M. II. Park, chirurgien de Liverpool.

Quelques accoucheurs ont rangé parmi les causes de *dystocie* l'accumulation de l'urine dans la vessie; je n'ai rien à ajouter à ce que j'en ai dit à l'article ACCOUCHEMENT.

On dit que le fœtus est dans une *situation vicieuse*, toutes les fois qu'il ne présente pas à l'orifice de la matrice une des extrémités de son grand diamètre. Les anciens donnaient à cette expression une signification plus étendue, car ils n'admettaient comme situation naturelle que celle dans laquelle la tête répond à l'orifice utérin ; mais depuis long-temps déjà l'observation a prouvé que l'accouchement se termine aussi facilement et avantageusement quand ce sont les pieds, les genoux ou même les fesses qui descendent les premiers. Lorsque le fœtus est dans une autre situation, son corps, se présentant en travers à l'entrée du bassin, ne peut s'engager dans ce canal et le traverser, si ce n'est dans quelques cas particuliers, et c'est avec raison que l'on regarde en général cette situation comme vicieuse. L'accouchement ne peut se terminer que lorsqu'on a changé la position du fœtus, et ramené à l'orifice de l'utérus, soit la tête, soit les pieds. L'opération au moyen de laquelle on opère ce changement s'appelle VERSION DU FOETUS. A l'article où j'en traiterai, j'examinerai les diverses situations vicieuses du fœtus, leurs causes, les indications qu'elles présentent, et les moyens d'y remédier. Je me contenterai de parler ici de certaines déviations de la tête et des épaules, qui font qu'un accouchement commencé sous les plus heureux auspices s'arrête dans sa marche, devient difficile, certaines fois même impossible, sans l'emploi de moyens extrêmes. Dans les cas où la tête est placée obliquement au détroit supérieur du bassin, il arrive quelquefois qu'après être descendue dans l'excavation, elle n'exécute pas le mouvement de rotation qui doit ramener le diamètre occipito-frontal dans la direction du diamètre antéro-postérieur du détroit inférieur. Un certain degré d'étroitesse de l'excavation est la cause qui gêne ou empêche le mouvement de la tête, rend l'accouchement plus long, ou même impossible, à moins qu'une disposition particulière du détroit inférieur ne permette à la tête de sortir en conservant cette position oblique. Cet obstacle à l'accouchement est facile à reconnaître, quand on observe avec attention ce qui se passe à cette époque du travail ; il est aussi, en général, facile d'y remédier. Dans l'intervalle des douleurs, pendant que la tête est libre et n'est pas poussée sur le détroit, on ramène l'occiput dans la direction du diamètre antéro-postérieur, et on l'y maintient pendant la contraction utérine, jusqu'à ce qu'elle se soit fixée dans cette position, et qu'elle ait commencé à s'engager au détroit inférieur. Pour exécuter cette manœuvre, on se sert de deux doigts portés sur les parties latérales de la tête. Dans les cas les plus difficiles, on peut être forcé de se servir du levier ou d'une branche de forceps. Quand l'enfant vient par les pieds, la tête peut aussi prendre ou conserver une direction défavorable en se présentant au détroit. On s'en assure par le toucher, et l'on y remédie de la manière indiquée ci-dessus.

Dans d'autres cas, la tête du fœtus, au lieu d'être portée directement dans le vide du bassin, se trouve poussée vers un des points de la circonférence de ce cercle osseux ; le sinciput s'y arrête et s'y fixe, tandis que le côté de la tête ou la face, suivant la position particulière de l'enfant, s'abaisse de plus en plus vers le centre du détroit. Cette déviation de la tête se fait le plus souvent au détroit supérieur ; quelquefois cependant elle a encore lieu lorsque la tête est descendue dans l'excavation, quand celle-ci est fort vaste. Dans l'un et l'autre cas, plus les contractions utérines agissent sur le corps de l'enfant, plus la tête se renverse sur le tronc, et plus l'accouchement devient difficile, la tête offrant, dans le sens suivant lequel elle se présente, des dimensions trop considérables pour traverser un bassin qui ne serait pas très-spacieux ; mais la déviation de la tête ne peut avoir lieu dans un semblable bassin. La direction vicieuse que prend la tête lui est imprimée par un certain degré d'obliquité de l'utérus. Aussi est-il important d'employer, dès le commencement du travail, tous les moyens convenables pour corriger cette obliquité, si l'on s'aperçoit que la tête ait de la tendance à éprouver cette déviation ; mais, si l'on est appelé trop tard, et que la tête soit déjà sensiblement renversée sur le tronc, ce que l'on reconnaît facilement par le toucher, il ne suffirait plus de ramener la matrice dans une bonne direction ; il faut changer celle de la tête, et forcer le sinciput de s'abaisser. Pour y parvenir, il faut, avec deux ou trois doigts introduits dans le vagin, repousser pendant l'intervalle des douleurs l'oreille ou la face, selon que l'une ou l'autre se présente, ou, ce qui est encore mieux, porter les doigts le long de la courbure du sacrum, pour les ramener vers le sinciput, l'accrocher, pour ainsi dire, et le forcer à quitter le point sur lequel il est appuyé, et à descendre dans le vide du bassin. Si cette manœuvre se trouvait insuffisante, on devrait se servir du levier ou d'une branche de forceps qui offriraient moins d'épaisseur et plus de force ; mais, en même temps qu'avec une main on se servirait de cet instrument comme d'un crochet mousse, pour entraîner le sommet de la tête, on devrait, avec les deux doigts de l'autre main, repousser vers la partie supérieure du bassin la partie de la tête qui s'est vicieusement abaissée. Ce que l'art fait avec succès dans ce cas, la nature l'opère quelquefois d'elle-même lorsque la déviation de la tête a lieu au détroit supérieur ; la tête alors, après avoir franchi avec peine ce cercle osseux, se redressant d'elle-même dans l'excavation. Mais on ne peut pas toujours compter, dans ces cas, sur une terminaison aussi favorable. Il est arrivé beaucoup plus souvent que, faute d'avoir connu à temps l'obstacle qui empêchait l'accouchement, et d'avoir su mettre en usage le moyen facile de le faire cesser, on a laissé la mère et l'enfant exposés à tous les inconvéniens qui résultent du long séjour de la tête dans le bassin et de la compression violente des parties, et qu'après de longs retards on a été obligé de lacérer l'enfant et de l'amener par le crochet.

Dans d'autres accouchemens, la tête descend avec facilité dans l'excavation ; mais arrivée là, elle cesse d'avancer, les douleurs continuent en vain pendant quelque temps, l'enfant meurt dans cette position, la femme s'épuise et périt bientôt elle-même, si l'on ne remédie à la cause qui s'oppose à l'expulsion de l'enfant. Delamotte (Obs. 247 et 248.) a été témoin de deux accouchemens de cette nature dans lesquels l'enfant périt, et ne put être extrait qu'avec beaucoup de peine, au moyen du crochet. Levret eut occasion d'en observer trois, et, à l'ouverture du cadavre de la femme qui fait le sujet de la seconde observation, il put s'assurer de la cause qui avait retenu le fœtus. Sa tête était placée de manière que le visage était tourné du côté droit, et l'occiput à gauche ; l'épaule droite était appuyée sur la symphyse des pubis, une partie en dedans et l'autre en dehors ; son épaule gauche portait sur la saillie de l'os sacrum ; le reste du corps était couché sur le dos, dans la partie latérale gauche de la matrice. Levret attribue l'impossibilité où l'on fut d'amener l'enfant, à l'enclavement des épaules. En effet, dans les deux autres observations rapportées par cet auteur, dans les deux de Delamotte, et dans une autre qui est tirée des manuscrits de Fried et se trouve citée dans une dissertation soutenue à Strasbourg, en 1775, par Busch, on voit que la tête était placée transversalement dans l'excavation, et que les épaules étaient dans la situation décrite par Levret. La tête conservait de la mobilité ; et, dans le dernier cas, Fried, après l'avoir saisie avec le forceps, l'amena au-dehors ; cependant le tronc ne descendait pas, et on ne put l'extraire qu'en déplaçant les épaules et en faisant des tractions au moyen des doigts placés sous les aisselles. Il me semble, d'après ces considérations, qu'on ne peut se refuser à admettre la théorie proposée par Levret, ni attribuer dans ces cas la difficulté de l'accouchement à l'inclinaison trop considérable du plan du détroit supérieur ou à tout autre vice du bassin. Je suis loin de nier que cette inclinaison trop grande et l'obliquité antérieure de la matrice qui en résulte, aient des conséquences très-fâcheuses par rapport à l'accouchement, mais leurs effets sont différens. Quant à la cause de cette situation particulière du fœtus, Levret la trouve dans l'obliquité latérale de la matrice, obliquité qu'il attribue à l'attache latérale du placenta. Il assurait que les connaissances qu'il avait acquises sur des cas pareils le détermineraient toujours à rompre les membranes, et à aller chercher les pieds. Mais il s'en faut de beaucoup que l'obliquité latérale de l'utérus soit toujours unie à une semblable position de l'enfant, et même dans ce cas, si le bassin est spacieux ou l'enfant peu volumineux, l'accouchement pourra se terminer par les seules forces de la nature, surtout si on emploie de bonne heure les moyens propres à corriger l'obliquité. Je crois que l'on ne devrait se résoudre à opérer la version du fœtus que dans les cas très-rares où on aurait pu reconnaître, avec l'obliquité de l'utérus, la situation du fœtus indiquée plus haut, et le défaut de proportion du bassin. Si l'accoucheur est appelé trop tard, lorsque déjà la tête occupe l'excavation, on ne peut plus songer à opérer la version du fœtus. Levret alors veut qu'on fasse mettre la femme sur ses genoux et sur ses coudes, la tête baissée. Par ce moyen on pourra faire cesser la pression des épaules de l'enfant contre les parties de sa mère, parce que le poids du fœtus l'éloignera, ainsi que la matrice, de l'ouverture du bassin. Alors l'accoucheur, ayant porté sa main dans la matrice, en la passant entre la tête de l'enfant et l'os sacrum, pourra saisir aisément l'épaule, qui y est comme accrochée, pour la tirer de de côté, et par-là faire changer la situation latérale en une moyenne ou directe. Cette manœuvre est encore la seule possible, quoiqu'elle soit très-difficile à exécuter, si la tête est volumineuse, et remplit exactement l'excavation. Le forceps, ne pouvant servir qu'à agir sur la tête, sans avoir aucune action sur le tronc, n'est d'aucune utilité, à moins que l'on ne puisse extraire la tête, comme Fried y est parvenu; alors seulement on aurait de la facilité pour introduire les doigts le long du col, afin de changer la situation des épaules, et de les attirer au dehors. Mais, si le bassin présente beaucoup de hauteur, on aura à craindre d'opérer une distention trop considérable du col et de produire la mort du fœtus. Si déjà celui-ci avait succombé, on n'aurait plus rien à ménager, et on pourrait extraire sans crainte la tête hors de la vulve, ou diminuer son volume en évacuant le cerveau, et se donner par-là la facilité d'introduire la main pour agir sur les épaules.

On pourrait encore ranger au nombre des situations vicieuses de la tête l'*enclavement* qu'elle éprouve dans le bassin ; mais cet état dépend bien plus de la mauvaise conformation du canal osseux qu'elle doit traverser. Il a été, dans ces derniers temps surtout, l'objet de vives contestations. Comme sous ces deux points de vue il demande des considérations assez étendues, il fera l'objet d'un article à part. *Voyez* ENCLAVEMENT.

De tous les vices de conformation dont le fœtus peut être affecté, un seul doit nous occuper ici, c'est la réunion plus ou moins étendue de deux enfans. En effet, la masse qui en résulte est, soit dans sa totalité, soit dans quelqu'une de ses parties, trop volumineuse pour traverser le bassin sans de très-grandes difficultés ; souvent même sa sortie ne peut avoir lieu sans le secours de l'art. C'est surtout lorsque cette masse présente deux têtes, que la difficulté est très-grande. La nature cependant, même dans ce cas, se suffit assez fréquemment à elle-même ; et, disposant, par la direction oblique qu'elle imprime au corps, ces deux têtes ou les parties trop volumineuses à se présenter successivement et non de front aux détroits du bassin, elle parvient à amener à la lumière ces êtres monstrueux. Mais il s'en faut de beaucoup que les choses se passent toujours d'une manière aussi heureuse. L'art doit alors chercher à imiter le procédé de la nature, et engager successivement au passage les parties qui par leur réunion offriraient un volume trop considérable. Il est, dit Levret, extrêmement difficile d'établir des règles sûres pour se tirer facilement d'affaire en semblables circonstances ; et il serait impossible de s'y conformer exactement. Cela est généralement vrai ; cependant cette règle de faire obliquer les parties, qui est déduite de l'observation, trouve une application assez fréquente. Il est encore un autre cas que l'on peut prévoir, c'est celui où les deux corps sont tellement unis qu'ils n'en forment qu'un seul plus volumineux et avec des parties doubles, telles que les yeux, les oreilles, la bouche, etc. Dans ce cas, si le bassin est très-large, l'accouchement peut se terminer par les seules forces de la nature. S'il n'offre que les dimensions ordinaires, on peut, lorsqu'on a reconnu assez à temps le défaut de proportion, avoir recours à la version du fœtus pour appliquer ensuite le forceps sur la tête, si son extraction offre des difficultés. Lorsque, la tête du fœtus se présentant la première, on n'est averti de la nature de l'obstacle qui empêche l'accouchement qu'à l'époque où cette partie a déjà franchi l'orifice de l'utérus, on doit employer le forceps; et même, si ce moyen est insuffisant, on pourra être obligé de pratiquer la section de la symphise des pubis; enfin, ce qui a été dit des indications que présente l'étroitesse du bassin s'applique entièrement à ce cas. Celui dans lequel les deux jumeaux sont accolés par le dos ou par le thorax, présente les mêmes considérations; seulement le cas est encore plus difficile. Plenck et Baudelocque pensent que, dans le cas où le volume des jumeaux est trop considérable et l'accouchement impossible, les seules ressources sont l'opération césarienne, si les enfans sont encore vivans, et l'embryotomie, s'ils sont morts. D'un autre côté M. Capuron s'élève contre l'espèce de cruauté qu'il y aurait à soumettre la mère à une opération aussi douloureuse et aussi dangereuse que la section césarienne, pour n'avoir ensuite à lui offrir qu'un enfant difforme, et dont l'existence est extrêmement précaire. Ces raisons me semblent de la plus grande force, mais je n'oserais décider la question. Enfin, lorsqu'un enfant à terme et à deux têtes présente l'une hors de la vulve, tandis que l'autre reste en arrière et ne peut être amenée ni par le forceps ni par le levier, que faut-il faire? Telle est une question qu'examinent Camper et Jacobs. Si l'enfant est mort, il n'y a pas de doute que l'on doit séparer la tête qui est en dehors, pour aller chercher les pieds de l'enfant et l'amener de cette manière, si la seconde tête est encore au-dessus du détroit supérieur, comme le fit M. Ratel, dans un cas dont il a transmis l'observation à la Société de la Faculté de médecine, tandis que l'on appliquera le forceps sur cette seconde tête, si elle est déjà descendue dans l'excavation. Mais si l'enfant est vivant, est-on en droit d'amputer une des deux têtes? doit-on pratiquer l'opération césarienne? Dans ce cas, comment s'y prendra-t-on pour faire rentrer la tête qui est sortie? Camper veut que l'on sépare la tête, parce qu'elle ne peut plus être réduite, à moins qu'elle

VII. 11

ne soit très-petite; et lorsque cela est, on peut extraire l'enfant
par le manuel ordinaire. On doit, suivant lui, d'autant moins
hésiter à faire cette opération, que ces sortes d'enfans monstrueux
naissent rarement vivans, ou meurent peu de temps après qu'ils
sont nés.

Les maladies du fœtus qui peuvent avoir une influence fâcheuse sur la terminaison de l'accouchement, sont l'hydrocéphale, l'hydrothorax, l'ascite, et les tumeurs qui s'élèvent de divers points de la surface du corps. Les auteurs ont distingué
l'hydrocéphale en externe et interne. La première n'est autre
chose que l'infiltration des tégumens de la tête. Je ne l'ai jamais
vue isolée et indépendante de l'infiltration du reste du corps, et
je ne connais pas d'observation où on la présente, soit dans cet
état d'isolement, soit apportant quelque obstacle à l'accouchement. Pour moi, dans deux cas que j'ai eu occasion d'observer,
l'infiltration était portée au point que la forme des parties était
presque méconnaissable, et que le cuir chevelu offrait deux travers de doigts d'épaisseur. Aussi, quoique ces fœtus n'eussent, l'un
que quatre mois de développement, et l'autre que six mois,
leur expulsion éprouva quelque difficulté. Ces deux fœtus étaient
morts depuis long-temps lorsqu'ils furent expulsés, et il existait en même temps une hydropisie de l'amnios. L'hydrocéphale
interne existe à des degrés fort différens, et peut être portée à
un point extrême. Ainsi il n'est pas très-rare de voir des fœtus
dont la tête égale en grosseur ou même surpasse celle d'un
adulte. Lorsque le volume de la tête n'est pas très-considérable, comme dans ces cas d'hydrocéphale, l'ossification est
en général peu avancée, le crâne, dont les parois sont presque totalement membraneuses, se moule peu à peu au passage,
la tête s'allonge, et l'accouchement se termine par les seules forces
de la nature, ou est opéré sans de grandes difficultés, au moyen
du forceps ou de la version du fœtus. Mais quand le volume de
la tête est trop disproportionné avec l'étendue du bassin, les contractions utérines la pressent en vain sur le détroit supérieur, elle
s'y aplatit et ne s'y engage pas. L'introduction des branches du
forceps, tentée par quelques personnes, est impossible. Si on
opère la version du fœtus, quelquefois les tractions que l'on exerce
sur le tronc, secondées par les contractions utérines, forcent la
tête à s'allonger et à traverser le bassin; mais souvent aussi les
efforts que l'on fait sont sans succès, et plutôt que d'amener la

tête on arracherait le tronc, ce qui serait d'autant plus facile, que le col est, ainsi que le reste du corps, dans un grand état d'émaciation. La seule ressource pour sauver la mère, qui périrait bientôt d'épuisement ou d'hémorrhagie, est d'ouvrir le crâne et de donner issue à la sérosité. Tous les accoucheurs sont d'accord sur ce point. Cette opération se fait très-facilement en portant un instrument piquant sur celui des espaces membraneux de la tête qui est le plus rapproché de la vulve. Un long trois-quarts, un bistouri ou un couteau quelconque enveloppé d'une bandelette de linge de manière à ne laisser à découvert que l'extrémité de la lame, suffisent pour cela; mais pour garantir plus complétement les parties de la mère de leur atteinte, il convient de couvrir la pointe de ces instrumens d'une boulette de cire, et de les guider avec les doigts. Il est évident que l'affaissement subit du cerveau, qui suivra l'évacuation de la sérosité, causera infailliblement la mort du fœtus; mais cette crainte ne doit pas empêcher de mettre en usage le seul moyen de sauver la mère, car on n'a jamais vu les enfans affectés d'hydrocéphale à un aussi haut degré survivre au delà de quelques heures à leur naissance. Les signes qui font reconnaître cette maladie du fœtus, lorsqu'elle est portée au point d'être un obstacle à l'accouchement, ne me semblent pas aussi difficiles à saisir que quelques personnes l'ont dit. Il est vrai que si l'on parcourt avec le doigt seulement la partie de la tête qui occupe l'orifice de l'utérus, on peut prendre cette surface molle et fluctuante pour celle des membranes, mais si, recherchant la cause qui retient le fœtus, on pousse plus loin son examen, la main introduite dans l'utérus aura bientôt reconnu le volume et la mollesse de la tête, ainsi que l'ondulation du liquide qu'elle contient. Il est beaucoup plus rare que les fœtus soient affectés d'hydrothorax, et plus rare encore que le volume du thorax en soit augmenté au point d'influer sur l'accouchement. Le développement du thorax, la fluctuation perceptible dans les intervalles élargis des côtes, signaleraient bientôt la nature de l'obstacle que l'on a à surmonter. Des tractions faites au moyen des doigts indicateurs ou du crochet mousse passés sous les aisselles de l'enfant, si sa partie supérieure se présente la première, ou sur les pieds, si ceux-ci ont d'abord été amenés au dehors; l'application du crochet aigu sur la colonne vertébrale, si les membres et la tête ont été arrachés; et la perforation du thorax dans les cas de mort du fœtus ou de difficultés extrêmes, sont les moyens que l'on doit employer dans ce cas. L'hydropisie abdominale, moins rare que l'hydrothorax, est quelquefois portée à un degré assez considérable pour s'opposer à l'expulsion complète du fœtus. Cependant on a vu, dans des cas de distension extrême de l'abdomen, les parois de cette cavité céder, de sorte qu'une grande partie de la tumeur restait au-dessus du détroit supérieur, tandis que le tronc descendait peu à peu à travers l'excavation, et lorsqu'une fois une partie de l'abdomen était arrivée au dehors, le liquide se précipitant vers ce point, où la résistance est moindre, le volume de la partie restée à l'intérieur diminuer progressivement, et l'accouchement se terminer naturellement ou avec peu d'aide. Ce cas présente des signes tels que ceux qui ont été indiqués plus haut, et exige les mêmes moyens. Levret voulait que l'on fît l'ouverture des parois abdominales en les déchirant avec l'extrémité d'un doigt, ce qui se pourrait faire avec facilité au voisinage de l'ombilic. Je n'y vois aucun avantage, et il est plus régulier de se servir d'un instrument piquant, comme il a été dit plus haut. Le fœtus peut apporter en naissant des tumeurs de diverse nature; mais il n'y a guère que des tumeurs enkystées qui puissent offrir un volume et une solidité capables d'empêcher le passage du fœtus à travers le bassin. Ruysch dit avoir vu des tumeurs fixées à quelque point de la tête du fœtus, et qui en égalaient le volume. Il en cite même une dont le volume surpassait celui du fœtus entier. On trouve dans les *Essais d'Édimbourg* l'histoire d'une hydro-sarcocèle énorme qui s'opposait à la sortie du fœtus, que l'on ne pût extraire qu'après avoir diminué le volume de la tumeur en procurant l'issue du fluide qu'elle contenait. M. Duparcque rapporte (*Biblioth. médic.*, t. 73) l'observation d'un accouchement rendu difficile par la présence d'un kyste séreux qui occupait toute la partie inférieure de la région dorsale. Quelques tractions modérées, secondant l'action des contractions utérines, déterminèrent la rupture du kyste, et donnèrent naissance à un enfant vivant que l'on put ensuite débarrasser des restes de la tumeur.

J'ai déjà parlé (art. ACCOUCHEMENT) des effets différens de la texture trop frêle ou trop serrée des membranes par rapport à l'accouchement; il me suffit d'ajouter que, lorsque l'orifice de l'utérus est complétement dilaté, que les membranes sont poussées dans le vagin par une grande quantité de liquide, que la

tête est mobile et que les contractions énergiques ne déterminent pas la rupture de ces membranes, on doit être convaincu
que ce sont elles qui par leur résistance retardent le terminaison
de l'accouchement. Cet obstacle n'est jamais insurmontable par
les seules forces de la nature ; mais le retard de l'accouchement,
le tiraillement des membranes peuvent avoir des inconvéniens ;
et, pour les éviter, il faut percer les membranes et donner issue
au liquide qu'elles contiennent. On a d'ailleurs l'avantage d'épargner quelques douleurs à la mère, et cet avantage mérite bien
qu'on s'en occupe. Pour rompre les membranes, on pousse l'extrémité du doigt indicateur contre le centre de la tumeur qu'elles
forment, à l'instant où la contraction utérine est la plus vive.
La distension inégale qui résulte de la pression du doigt suffit
ordinairement. Quand cette pression ne suffit pas, on racle avec
l'ongle la surface des membranes. L'épichorion est bientôt détruit ; le chorion et l'amnios font saillie à travers l'ouverture de
cette membrane ; et, en continuant de les affaiblir, on parvient
bientôt à les percer. Si l'ongle de l'index était un peu long, on
pourrait tailler son bord en forme de scie, et on s'en servirait
avec plus d'avantages pour user les membranes. Dans quelques
cas, cependant, elles résistent à ces procédés. Alors, au lieu de
l'extrémité du doigt, on porte contre leur surface un stylet
mousse ou tout autre instrument analogue. Il serait bien superflu
de se servir d'un stylet aigu, qui, d'ailleurs, après avoir percé
les membranes, pourrait blesser la partie de l'enfant qui se présente. On doit percer les membranes au commencement d'une
contraction utérine, afin que l'effort, qui se continue en même
temps que les eaux s'écoulent, agisse sur le corps de l'enfant et
pousse la tête dans l'orifice de l'utérus. L'opération dont je viens
de parler, toute excessivement simple qu'elle est, a cependant
exercé l'esprit des accoucheurs, et ils ont cru devoir proposer
des instrumens assez nombreux qui seraient tombés dans un
oubli profond et mérité, si Schreger n'en eût donné la figure
et la description. (*Tab. Armam. ad rem. obst. pert.*)

Le cordon ombilical peut être naturellement très-court ou se
trouver raccourci parce qu'il est entortillé autour du cou ou d'un
des membres de l'enfant. Il résulte de cette disposition, que lorsque la contraction utérine pousse le fœtus vers l'orifice de l'utérus et le vagin, le cordon est tiraillé, tendu ; que ce tiraillement
se propage jusqu'au placenta et à la partie voisine de l'utérus, et

que la sensation qui en résulte suspend la contraction. Ainsi d'une
part le fœtus est retenu par le cordon, de l'autre les contractions
utérines, interrompues dans leur cours, perdent une partie de leur
action; et ces deux causes contribuent à rendre l'accouchement
d'autant plus long et plus difficile, que le cordon est plus court.
Mais cet inconvénient n'est pas le seul que l'on ait à craindre.
Le placenta, continuellement tiraillé, se détache, et il survient
une hémorrhagie; ou les adhérences de ce corps résistent, et
l'utérus est entraîné et renversé sur lui-même. Le fœtus aussi
court des risques; le cordon peut se rompre, ou le tiraillement
qu'il éprouve le serre contre la partie sur laquelle il est contourné,
et la circulation est interrompue dans les vaisseaux ombilicaux.
Cette cause de dystocie bien réelle, mais plus rare que quelques accoucheurs ne l'ont pensé, est fort difficile à reconnaître,
si ce n'est dans quelques circonstances particulières : quand,
par exemple, le fœtus venant les pieds devant et étant descendu
jusqu'à ce que les hanches soient dans l'excavation, on peut sentir le cordon ombilical appuyé sur le périnée et fortement tendu.
Le plus souvent on ne peut établir que des conjectures, car les
phénomènes que l'on observe sont peu saillans et n'appartiennent pas exclusivement à cette cause. Les seuls que l'on puisse
donner comme signes, sont la lenteur avec laquelle la tête avance
pendant la contraction utérine, la rétraction qui a lieu dès que
l'effort impulsif a cessé, et la suspension subite de la contraction
à l'instant où elle paraît devoir atteindre son plus haut degré
d'intensité. Si, d'après ces signes et l'absence de toute autre cause
appréciable de la longueur et de la difficulté du travail, on se
croit autorisé à admettre la disposition dont je parle, et si en
même temps l'issue du méconium et les mouvemens convulsifs
du fœtus annoncent le grand et très-prochain danger qu'il court,
il faut se presser de terminer l'accouchement, soit en faisant des
tractions sur les pieds quand ils se présentent, soit en appliquant
le forceps sur la tête, si elle est dans l'excavation, car ce n'est
jamais qu'à une époque assez avancée du travail, que les phénomènes que j'ai indiqués se manifestent. Dès que le corps du
fœtus est assez avancé pour qu'on puisse avec les doigts s'assurer
de la disposition du cordon, il faut le faire; et, si on la reconnaît telle que je la suppose, il faut couper le cordon, et achever
avec la plus grande promptitude l'extraction du fœtus.

Le liquide contenu dans la cavité de l'amnios augmente quelquefois au point de distendre excessivement l'utérus, et de constituer une véritable hydropisie de l'amnios. A l'époque de l'accouchement, les contractions utérines sont faibles, lentes, éloignées les unes des autres, et souvent, dans les cas extrêmes, suivies de syncopes. L'énergie de l'utérus est évidemment diminuée par l'effet de la distension forcée qu'ont subie ses parois. Si l'on rompait de bonne heure les membranes, dans la vue de faire cesser cette distension extrême, on s'exposerait à tous les inconvéniens qui peuvent résulter de l'inertie de l'utérus. Je pense que, dans ces cas, il faut tout attendre du temps, se bornant à soutenir les forces de la femme par des alimens convenables, et quelques médicamens toniques et fortifians : c'est la conduite que j'ai toujours suivie, et je n'ai jamais eu à m'en repentir. Peut-être devrait-on tenter, dans ces cas, l'emploi des médicamens que l'on vante comme propres à réveiller l'action engourdie de la matrice ?

D'un autre côté, on voit souvent la quantité du liquide amniotique être très-peu considérable; on trouve même, dans les *Éphémérides des Curieux de la nature*, une observation d'absence complète de ce liquide. J'ai peine à croire qu'il n'y ait pas eu quelque méprise; car je ne puis concevoir comment le fœtus se serait développé dans une matrice dont les parois n'auraient pas été soutenues par une certaine quantité de liquide. Il arrive souvent que les membranes s'étant ouvertes avant le travail de l'accouchement, il ne reste plus qu'une très-petite quantité de fluide dans l'utérus. Ces deux cas sont absolument identiques par rapport à leur influence sur l'accouchement, qui en est rendu plus long et plus difficile, mais pas au point de mériter de nous occuper ici.

On a encore mis au nombre des causes essentielles de dystocie la cessation des contractions utérines, le resserrement spasmodique du col de l'utérus, et la mort du fœtus. Les contractions utérines cessent lorsque l'utérus s'est pendant long-temps contracté en vain pour vaincre quelqu'un des obstacles dont il vient d'être parlé. Cette cessation est l'effet de la fatigue extrême de l'organe, et l'indice de l'affaiblissement de l'économie prête à succomber; elle a lieu plus ou moins promptement, selon l'état des forces de la malade. Par elle-même, elle n'offre pas d'indications particulières ; mais, comme signe de l'impuissance de la nature, elle exige que l'on ait promptement recours aux ressources de l'art. Le resserrement spasmodique du col de l'utérus, soit avant le passage de la tête, soit après, de manière à embrasser le cou de l'enfant, et à s'opposer au passage des épaules, est l'effet d'un état spasmodique général, et s'observe rarement. Ce que l'on a pris le plus souvent pour un resserrement spasmodique est la contraction naturelle du col, dans les cas où l'eau de l'amnios s'est écoulée prématurément. L'orifice externe de l'utérus alors se dilate avec peine; cependant la tête du fœtus finit par surmonter sa résistance.; mais, dès qu'il n'est plus soutenu, il revient sur lui-même, embrasse le cou du fœtus, et doit se dilater de nouveau pour permettre le passage des épaules. La même chose arrive aussi en pareille circonstance à l'orifice interne, comme je l'ai expliqué ailleurs. (*Voyez* DÉLIVRANCE.) Ce resserrement, quelle qu'en soit la cause, cède bientôt par l'effet de la progression du travail, et il suffit d'attendre avec patience pour voir l'accouchement se terminer heureusement. Si cependant il se prolonge, il peut devenir dangereux pour l'enfant; non que je croie qu'il puisse jamais être porté au point de comprimer les veines jugulaires, d'empêcher le retour du sang du cerveau, et de déterminer un état apoplectique : cet état, quand il est la suite de la longueur de l'accouchement, dépend d'autres causes. (*Voyez* NOUVEAU-NÉS (maladies des). L'usage de la saignée, des bains et des autres antispasmodiques est indiqué dans le cas où il existe une véritable affection spasmodique. La terminaison prompte de l'accouchement par le moyen du forceps est quelquefois nécessaire pour soustraire l'enfant au danger qu'il court. Ce que je viens de dire s'applique également aux cas où le col utérin, serré sur le col du fœtus, retient la tête dans l'accouchement par les pieds. La précaution de laisser les bras étendus sur les parties latérales du cou est de peu d'utilité; il vaut mieux procéder avec promptitude à l'extraction de la tête, si l'on s'aperçoit que la circulation s'affaiblisse dans le cordon ombilical. Les anciens regardaient la mort du fœtus comme la principale et presque comme l'unique cause des accouchemens laborieux. Cette idée fausse s'est dissipée à mesure que l'on a mieux connu la cause et le mécanisme de l'accouchement naturel, ainsi que les obstacles qui peuvent empêcher l'exécution. de cette fonction. On a vu que la mort du fœtus était l'effet et non la cause de la difficulté de l'accouchement. Elle peut cependant avoir quelque influence; cette influence a été examinée à l'article ACCOUCHEMENT.

2° *Des accidens qui surviennent pendant le travail de l'enfantement, ou des causes accidentelles de dystocie.* — On range sous ce chef non-seulement les maladies qui surviennent accidentellement pendant le travail, mais encore certains états morbides préexistans et permanens, qui, sans créer de difficultés à la marche de l'accouchement, peuvent en recevoir une influence fâcheuse et demandent une attention particulière. Dans un autre article j'examinerai quelle action favorable ou défavorable la grossesse exerce sur ces maladies; ici je ne m'en occuperai que sous le rapport de l'accouchement. Ces causes accidentelles sont, du côté de la mère, les hémorrhagies, les anévrysmes, les convulsions ou éclampsie, les syncopes, la faiblesse, l'asthme, les hernies, la rupture de l'utérus; du côté de l'enfant, l'issue du cordon ombilical.

Quel que soit le lieu par lequel le sang se fait jour dans un cas d'hémorrhagie, que ce soit une épistaxis, une hémoptysie, une hématémèse, ou toute autre hémorrhagie, et quelle qu'en soit la cause primitive, les phénomènes du travail de l'enfantement, qui apportent un trouble si marqué dans la circulation, exaspèrent singulièrement les symptômes de cette maladie, et peuvent la rendre promptement mortelle. Les moyens que la médecine emploie ordinairement pour réprimer ou modérer l'issue du sang sont ici de peu de valeur : il faut faire cesser cette nouvelle cause d'exaspération, il faut faire que l'accouchement se termine sans les phénomènes qui dépendent de la contraction de la matrice et de celle des muscles abdominaux; c'est ce qu'on obtient en opérant la version du fœtus, dès que l'orifice utérin est suffisamment dilaté, ou en appliquant le forceps quand la tête a déjà franchi cet orifice et le cercle du détroit supérieur. Dans ce dernier cas, en effet, la matrice est déjà resserrée sur le corps du fœtus; elle n'offre plus une capacité suffisante pour recevoir la tête et permettre le changement de position du fœtus. Ce ne serait qu'avec les plus grandes difficultés et en courant le risque de déchirer l'utérus ou le vagin, qu'on pourrait vaincre la résistance qu'offre la contraction de l'utérus, dilater cet organe, et refouler la tête pour aller chercher les pieds, comme on était forcé de le faire avant l'invention du forceps. L'emploi de cet instrument, au contraire, est alors très-facile et exempt de toute espèce d'inconvéniens. L'accouchement forcé est encore souvent nécessaire dans le cas d'hémorrhagie utérine ; mais ce n'est qu'une des indications que présente cette grave affection, c'est souvent une dernière ressource à laquelle il faut avoir recours ; et, pour apprécier les circonstances qui doivent y déterminer l'accoucheur, il faut embrasser la chose dans son ensemble et ne pas séparer ce point de pratique de l'histoire générale de la maladie. Ces réflexions s'appliquent entièrement aux convulsions des femmes en travail. *Voyez* HÉMORRHAGIE UTÉRINE, ÉCLAMPSIE.

La même nécessité de terminer promptement l'accouchement par un des procédés indiqués se présente quand il existe un anévrysme dans un point quelconque du système artériel. On sait combien les efforts un peu violens sont à redouter dans un cas semblable ; et on peut aisément calculer de quels effets funestes pourraient être suivis les efforts convulsifs des derniers temps de l'accouchement. Je n'ai vu qu'une fois une dame enceinte affectée d'anévrysme. Cette dame était venue de la province à Paris pour consulter ; elle portait un anévrysme très-volumineux de l'aorte pectorale. Elle retourna chez elle peu après la consultation, et je ne pus avoir aucun renseignement sur son accouchement. L'asthme a été aussi considéré comme une cause qui ne peut permettre de confier à la nature l'expulsion du fœtus. Je ne connais pas d'observation précise sur cet objet ; mais je conçois bien que les efforts du travail ne pourraient avoir lieu pendant un accès d'asthme, ou qu'ils donneraient lieu à une menace imminente de suffocation. J'ai assisté comme consultant à l'accouchement d'une dame très-contrefaite, chez qui le développement de l'utérus avait, par le refoulement du diaphragme et la compression des poumons, produit une dyspnée si affreuse, que cette dame fut obligée de rester dans une situation verticale, debout ou à genoux, pendant les deux derniers mois de sa grossesse, s'appuyant seulement les coudes sur des coussins pour trouver quelque repos et se livrer au sommeil. Elle accoucha debout ; ses douleurs étaient faibles, comme toutes les actions chez une personne menacée continuellement d'asphyxie ; l'accouchement, en raison de la mauvaise conformation du bassin, ne put être terminé qu'après avoir diminué le volume de la tête du fœtus. Elle s'éteignit, sans fièvre, sans douleurs, dans une sorte d'asphyxie lente, trois jours après avoir été délivrée. A l'ouverture du cadavre, on trouva les poumons refoulés à la partie supérieure du thorax, bruns, solides, comme hépatisés ;

un seul était crépitant dans une petite portion de son étendue.

J'ai dit que, dans les cas de distension extrême de l'utérus, les contractions utérines étaient quelquefois suivies de syncopes. Chez une femme enceinte de deux enfans, j'ai vu ces syncopes se renouveler à chaque douleur, et durer pendant tout l'intervalle d'une douleur à l'autre, de sorte que cette femme ne sortait de cet état que par l'effet et pendant le temps des contractions utérines. Cependant l'accouchement se termina par les seules forces de la nature, et avantageusement pour la mère et les enfans. Les syncopes peuvent dépendre d'autres causes, telles que la faiblesse qui résulte du défaut d'alimens, d'une hémorrhagie, d'une maladie antérieure, ou un état nerveux, soit simple, soit uni à la faiblesse. On doit s'attacher à reconnaître l'affection dont elles sont le symptôme, pour lui opposer un traitement convenable. Mais, si les syncopes sont si multipliées et si graves, qu'elles menacent l'existence de la femme, on ne peut attendre l'effet des remèdes, si bien choisis qu'ils soient. Il faut, après avoir donné à la femme quelque médicament cordial, procéder à l'acccouchement, pour la soustraire au danger de voir ses forces s'épuiser par les efforts auxquels elle serait contrainte de se livrer.

Il est très-rare qu'une femme soit assez faible ou assez affaiblie par une maladie pour ne pouvoir pas accoucher, quand tout est d'ailleurs bien disposé pour le passage de l'enfant. On a vu des femmes mourantes, des femmes dans un état complet de léthargie ou d'asphyxie, des femmes mortes même, conserver assez de contractilité musculaire pour donner le jour à l'enfant qu'elles portaient. On n'a guère à craindre de voir ces femmes succomber pendant le travail : les douleurs qui résultent de la contraction utérine impriment à toute l'économie un haut degré d'énergie, qui souvent, il est vrai, est suivi d'un collapsus proportionné. Il est aussi à remarquer que le même état de faiblesse rend la résistance des parties peu considérable, et que l'accouchement exige peu d'efforts. Quoique en général les femmes les plus faibles, telles que les phthisiques, non-seulement supportent bien la fatigue de l'accouchement, mais encore semblent reprendre ensuite des forces pour quelque temps, on en a cependant vu quelquefois périr d'épuisement à la suite d'un accouchement naturel et peu difficile. Dans le cas où on aurait lieu de redouter un pareil événement, on devrait épargner à la femme les efforts de l'accouchement. L'usage du forceps me semblerait alors préférable à la version du fœtus, si les choses étaient disposées de telle façon que l'un de ces moyens ne fût pas impérieusement indiqué.

Dans l'histoire si vaste et si intéressante des hernies, je n'ai qu'un point à traiter; c'est celui des soins particuliers qu'elles exigent pendant l'accouchement. Il n'est personne qui ne sente tout ce que des efforts aussi violens que ceux du dernier temps de l'accouchement peuvent produire de fâcheux sur ces tumeurs, combien alors elles doivent être exposées à augmenter, à s'étrangler. Il peut n'y avoir qu'une simple disposition à une hernie; une hernie qui existait avant la grossesse a disparu par suite du développement de l'utérus, et tend à se reproduire; une hernie qui subsiste à l'instant de l'accouchement est réductible, irréductible, menace de s'étrangler ou est déjà étranglée. Si la hernie est réductible, on doit procéder immédiatement à sa réduction; et alors, de même que dans les deux premiers cas supposés, il faut s'opposer à l'issue des parties, en tenant, soit une pelotte, soit les doigts, appliqués sur l'ouverture herniaire. C'est un soin que l'accoucheur ne doit confier à aucun autre, à moins qu'il n'ait à sa disposition un aide sur l'intelligence et l'exactitude duquel il doive compter. Si la hernie est irréductible, il faut s'opposer à une nouvelle issue des parties par l'application constante d'une pelotte concave ou de la main. Enfin, si l'impulsion violente des parties, pendant les efforts auxquels la femme se livre, même malgré elle, faisait craindre que la hernie ne s'étranglât, ou si déjà cette fâcheuse complication existait, on devrait supprimer ce second temps du travail, où les contractions des parois abdominales sont si fortes et comme convulsives, c'est-à-dire qu'il faudrait terminer l'accouchement, en se décidant pour le choix du procédé, d'après les considérations exposées plus haut. Les hernies intestinales dans le vagin doivent être réduites dès le commencement du travail, et maintenues réduites avec les doigts jusqu'à ce que la tête du fœtus, descendant dans le vagin et l'excavation, s'oppose elle-même à la reproduction de la tumeur. Des hernies de vessie et du rectum pourraient former un obstacle à la sortie du fœtus, ou la pression violente qu'elles éprouveraient pourrait y déterminer une rupture ou une inflammation bientôt suivie de gangrène. Pour éviter ces dangers, il faut avoir soin de tenir, pendant toute la durée du travail, ces deux réservoirs constamment dans un état de vacuité complète.

L'accouchement forcé peut être utile pour prévenir la rupture imminente de l'utérus; il peut être indiqué dans certains cas de rupture de cet organe et du vagin. La distinction de ces cas tient tellement à l'histoire entière de cette terrible affection, qu'il serait déplacé d'en parler ici, et que je dois renvoyer le lecteur à l'article où il en sera traité spécialement.

Lorsque le cordon ombilical, entraîné par son propre poids ou par le flot de l'eau de l'amnios, s'échappe de la cavité de l'utérus, il sera, dans les progrès de l'accouchement, presque infailliblement comprimé entre la tête du fœtus et les parties de la mère; l'anse qu'il forme, venant à faire saillie au dehors, sera frappée par l'air froid. L'interception de la circulation dans les vaisseaux ombilicaux qui résulte de ces deux causes est également funeste à l'enfant. Aussi l'issue du cordon ombilical a de tout temps fixé l'attention des accoucheurs. La première idée qui s'est présentée a été de le reporter dans la matrice : les uns y ont employé les doigts ; d'autres trouvant que les doigts offrent trop de volume et ne pénètrent pas assez avant, ont proposé des tiges portant à leur extrémité des cupules, des fourches, des éponges; et comme la même cause qui a fait sortir le cordon tend toujours à l'expulser, on a cherché à obvier à cet inconvénient en disposant ces éponges de manière qu'elles puissent se detacher de la tige qui les porte et rester appliquées à l'orifice de l'utérus, jusqu'à ce que la tête du fœtus venant l'occuper en entier s'oppose à la sortie du cordon. Un accoucheur, cité par Jacobs, voulait que l'on s'occupât seulement d'empêcher la compression du cordon, en plaçant à côté de lui, entre la tête du fœtus et le cercle de l'orifice utérin, un petit rouleau de linge. Ces instrumens, qui ont été reproduits à diverses époques, ont été justement négligés dans la pratique. On préfère reporter le cordon avec la main dans l'intérieur de l'utérus, lorsque la tête, encore mobile au-dessus du détroit supérieur, permet de le faire avec facilité; et, pour empêcher qu'il ne sorte de nouveau, on l'entortille autour d'un des membres de l'enfant. On abandonne ensuite à la nature la terminaison de l'accouchement. Cette conduite, qui est la plus simple et la plus rationnelle, est constamment suivie de succès, quand tout est d'ailleurs disposé convenablement. Mais s'il n'en était pas ainsi, il faudrait, après avoir introduit la main dans l'utérus, saisir les pieds de l'enfant et les amener au dehors. Si, lorsqu'on est appelé auprès de la femme, la tête du fœtus occupe déjà l'orifice de l'utérus, et qu'il ne soit plus possible de la repousser dans cet organe sans de grandes difficultés, on rangera le cordon le long d'un des côtés de la tête et vers la partie postérieure du bassin, où il est moins exposé à la compression, et on attendra l'effet des contractions utérines. S'il faisait saillie au dehors, on le reporterait dans le vagin, et on l'y maintiendrait en appliquant un linge chaud sur la vulve. Tant que les pulsations des artères ombilicales seront fortes, on pourra s'en reposer sur la nature du soin de terminer l'accouchement; mais dès que, en s'affaiblissant, elles annonceront que le cordon commence à éprouver un certain degré de compression, il faudra sans tarder extraire l'enfant au moyen du forceps ou du levier. On a proposé de couper le cordon ombilical dans ce cas. Je n'ai pas encore d'idées arrêtées sur la valeur de ce procédé. Je crois que le seul espoir de salut pour l'enfant est dans la célérité avec laquelle on l'amène à la lumière, et on lui procure le bénéfice de la respiration. *Voyez* ACCOUCHEMENT, BASSIN, CHUTE, HERNIE, OBLIQUITÉ DE L'UTÉRUS, ÉCLAMPSIE, ENCLAVEMENT, HÉMORRHAGIE UTÉRINE, RUPTURE DE L'UTÉRUS, CROCHET, FORCEPS, LEVIER, EMBRYOTOMIE, etc. (DESORMEAUX.)

DYSURIE, s. f., *dysuria*, de δὺς et de οῦρον; difficulté d'uriner. La dysurie constitue le premier degré de l'ischurie ou rétention d'urine. Les malades rendent l'urine avec douleur et sensation de chaleur dans un point plus ou moins étendu de l'urètre. *Voyez* RÉTENTION D'URINE.

E.

EAU (protoxyde d'hydrogène), s. f., *aqua* des Latins, ύδωρ des Grecs. L'eau est un des corps les plus abondamment répandus dans la nature. On la trouve à l'état de vapeur dans l'atmosphère; la quantité de cette vapeur varie suivant la temperature, les lieux, etc.; et c'est à l'aide de ces variations que l'on peut se rendre raison de la plupart des météores aqueux, tels que les brouillards, la rosée, la pluie, la neige et la grêle. Elle existe constamment à l'état solide sur le sommet des hautes montagnes et sous les pôles, et constitue les *glaciers* que l'on voit dans les hautes régions du globe, et les *blocs* énormes que l'on remarque dans le sein des mers voisines du pôle. Elle est encore plus abondante à l'état liquide, puisqu'elle recouvre une assez grande partie de la surface du globe; à la vérité, elle n'est jamais pure, comme nous l'établirons incessamment en parlant des eaux de pluie, des sources, des rivières, des puits, des lacs, des étangs, des mers, et des eaux minérales.

L'eau distillée, rangée par les anciens parmi les élémens, est composée de 88,9 d'oxygène, et de 11,1 d'hydrogène en poids, ou de deux volumes de gaz hydrogène et d'un volume de gaz oxygène. La composition de l'eau, pressentie par Macquer, Sigaud de Lafond, Priestley, etc., fut mise hors de doute, en 1781, par Cavendish, qui le premier en obtint une quantité notable, en faisant détoner un mélange de gaz oxygène et de gaz hydrogène, et qui conclut positivement que l'eau n'*était point un élément*, comme on l'avait cru jusqu'alors. Lavoisier et Meunier mirent le sceau à cette découverte en 1785, en prouvant que le poids de l'eau formée était égal à celui des gaz brûlés, et surtout en établissant que le liquide dont il s'agit pouvait être décomposé par le fer à une température élevée, et qu'il en résultait du gaz hydrogène; tandis que le métal perdait presque toutes ses propriétés métalliques, et augmentait en poids. C'est à M. Lefébure Gineau que la science est redevable d'un fait important; savoir, que le poids dont le fer était augmenté dans cette expérience , joint à celui de l'hydrogène obtenu, correspondait au poids de l'eau employée. Troostwich, Dieman, Carlisle et Nicholson ne tardèrent pas à démontrer que l'eau pouvait être décomposée à l'aide d'étincelles électriques et de la pile de Volta. Toutefois les travaux antérieurs à ceux de MM. Gay-Lussac et Humboldt n'avaient fourni que des données inexactes sur les quantités d'oxygène et d'hydrogène contenues dans l'eau : c'est en estimant les proportions des deux gaz d'après leurs volumes, à l'aide de l'eudiomètre de Volta, que ces deux savans sont parvenus à fixer les rapports que nous avons indiqués plus haut.

Nous établirons, en parlant de l'action de l'électricité et du fer sur l'eau, comment on peut décomposer ce liquide et prouver qu'il est formé de 88,9 d'oxygène, et de 11,1 d'hydrogène en poids ; mais nous devons indiquer dès à présent l'expérience à l'aide de laquelle on obtient de l'eau par la combinaison de ces deux gaz. Il s'agit tout simplement de faire passer une ou plusieurs étincelles électriques à travers un mélange de deux volumes de gaz hydrogène et d'un volume de gaz oxygène parfaitement purs ; ce mélange sera placé dans un ballon vide d'air, ou dans un eudiomètre à mercure. ·

Propriétés de l'eau distillée. — L'eau liquide est transparente, incolore, inodore, insipide, et susceptible de mouiller presque tous les corps : à la température de 4° + 0° (therm. centigr.) un centimètre cube d'eau distillée pèse un gramme ; d'où il suit que sa pesanteur est sept cent quatre-vingt-une fois plus considérable que celle de l'air ; à toute autre température, ce liquide est moins pesant : la pesanteur de l'eau sert de mesure, comme on sait, pour déterminer par comparaison la pesanteur spécifique de tous les corps liquides et solides. L'eau est-elle compresible ? Les opinions des physiciens ne sont pas irrévocablement fixées sur ce point. Ceux qui la regardent comme incompressible s'appuient sur l'expérience des académiciens de Florence, qui, après avoir rempli d'eau une sphère d'or , la pressèrent tellement, qu'elle se déforma, et sa capacité fut diminuée ; loin de se comprimer, l'eau, ne pouvant plus être contenue en totalité, suinta à travers les pores du métal, et se rassembla à sa surface. Ils ajoutent que, si l'on verse du mercure dans un tube à deux branches, qui contient de l'eau, ce liquide n'éprouvera aucune compression, lors même que la colonne de mercure sera de sept pieds, tandis que l'air, dont on ne saurait contester la compressibilité, placé dans les mêmes circonstances, diminue d'autant plus de volume, que la force qui le comprime devient plus grande. Les physiciens qui croient à la compressibilité de l'eau se fondent : 1° sur la faculté qu'elle a de transmettre les sons, ce qui prouve son élasticité, et par conséquent sa compressibilité; 2° sur l'expérience faite par M. Desaignes de Vendôme, qui consiste à introduire de l'eau privée d'air dans un corps de pompe de cristal très-épais, à abaisser subitement et fortement le piston, afin que l'eau reçoive un choc violent; on aperçoit de la lumière si l'on agit dans l'obscurité, ce qui prouve que l'eau a été comprimée, et que le calorique dégagé par le rapprochement des molécules est devenu lumineux; 3° sur l'expérience faite par Perkins avec l'instrument connu sous le nom de *piézomètre*, qui n'est autre chose qu'un tube de fer fermé à l'une de ses extrémités, et offrant à l'autre extrémité un orifice fermé par une soupape très-sensible, qui s'ouvre de dehors en dedans. Après avoir rempli le tube d'eau que l'on a fait bouillir, on le soumet à une pression de trois cent vingt-six atmosphères, au moyen d'une presse hydraulique, et l'on trouve que le poids de l'eau est augmenté de trois et demi pour cent. La température du liquide a été de 8°,9 (therm. centigr.) pendant toute la durée de l'expérience.

L'eau est un mauvais conducteur du calorique. Si on la chauffe, elle se dilate comme les autres liquides, et, lorsqu'elle est parvenue à 100° (therm. centigr.), la pression de l'air étant de 76 centimètres environ, elle passe rapidement à l'état de vapeur sans se décomposer, bout, et son volume devient seize cent quatre-vingt-dix-huit fois plus grand qu'à l'état liquide à 4°,44+0°; à cette époque, la température cesse de s'élever, quel que soit le degré de chaleur du fourneau sur lequel le vase est placé : tout le calorique alors est employé à transformer l'eau en vapeur; il se combine avec elle et devient latent : aussi sait-on qu'un kilogramme de vapeur d'eau à 100°, mis en contact avec 5 kil.,66 d'eau à 0°, élève la température des 6 kil.,66 résultans à 100°, pourvu qu'il n'y ait point de perte. Si, au lieu de chauffer l'eau, on la place dans un lieu froid, elle se contracte et se refroidit jusqu'à ce qu'elle soit parvenue à environ 4°+0° (therm. centigr.); alors elle reste stationnaire pendant quelques instans; et, si on continue à la refroidir, elle se dilate et se congèle, après avoir perdu l'air qu'elle contient. La glace , d'après Blagden, occupe un septième de plus en volume que l'eau liquide à zéro; d'où il suit qu'elle est plus légère que cette dernière. La congélation de l'eau n'a pas toujours lieu à zéro comme Fahrénheit l'a observé le premier ; en général, plus l'eau est pure, plus elle peut s'abaisser au-dessous de zéro sans se congeler ; c'est ainsi que Blagden a vu l'eau distillée que l'on avait fait bouillir conserver sa liquidité jusqu'à $5°—0°$ (Réaum.), et jusqu'à $10°—0°$, si on couvrait sa surface d'une couche d'huile, tandis que l'eau distillée qu'on n'a pas fait bouillir se solidifie à $3° \frac{5}{7} — 0°$. L'eau non distillée, mais limpide, se congèle, tantôt à $2° \frac{1}{2} — 0°$, tantôt à $2°—0°$, tantôt à $1° — 0°$. Celle qui est chargée de particules limoneuses se solidifie toujours à zéro ; et, si l'eau ordinaire qui a bouilli se congèle plus facilement que celle qui n'a point été exposée au feu, cela dépend de ce qu'elle contient des sels, et notamment du carbonate de chaux, qui, se déposant à mesure que l'eau bout, troublent la transparence du liquide, en sorte que celui-ci se trouve à peu près dans le même cas que l'eau limoneuse. Toutefois on aurait tort de regarder ces résultats comme constans : l'état tranquille ou agité du liquide les modifie d'une manière très-remarquable. Lorsqu'on frappe légèrement sur une table avec le fond du vase qui contient l'eau, ou lorsqu'on frotte les parois intérieures de ce vase avec un tube ou avec une plume , l'eau liquide au-dessous de zéro se solidifie sur-le-champ. On est encore plus certain de déterminer cet effet en frottant avec un petit morceau de cire les parois du vase dans quelques points inférieurs au niveau de l'eau, de manière à faire naître des espèces de vibrations sonores. L'augmentation de volume de l'eau solidifiée explique pourquoi les vases de verre, les tuyaux de fer, etc., remplis d'eau liquide, se brisent lorsque celle-ci se congèle : c'est à tort que certains physiciens avaient attribué ce phénomène à l'air atmosphérique retenu par l'eau qui se congèle, puisqu'il se manifeste lorsqu'on emploie l'eau qui a bouilli, et qui par conséquent est privée d'air. On s'accorde généralement aujourd'hui à faire dépendre l'augmentation de volume dont nous parlons, d'une nouvelle disposition des molécules de la glace.

La *lumière* est en partie réfléchie, en partie réfractée par l'eau ; le pouvoir réfringent de ce liquide surpasse d'environ sept dixièmes celui de l'air, ce qui avait fait pressentir à Newton qu'il devait contenir un principe très-combustible.

L'eau ne conduit pas bien l'*électricité*, à moins qu'elle ne contienne un peu d'acide ou de sel. Si, dans cet état, on y fait passer plusieurs étincelles électriques, on la décompose en oxygène et en hydrogène; mais cette décomposition est beaucoup plus facile lorsqu'on fait usage de la pile voltaïque. Que l'on fasse arriver sous deux petites cloches remplies d'eau et renversées dans un entonnoir en verre dont on ferme le sommet du pavillon et du bec, deux fils d'or communiquant l'un avec le pôle vitré, l'autre avec le pôle résineux d'une pile en activité, on ne tardera pas à remarquer qu'il se dégage du gaz oxygène dans la cloche où se rend l'extrémité du fil vitré, tandis qu'il se dégagera du gaz hydrogène à l'extrémité du fil résineux qui se rend à l'autre cloche.

Lorsqu'on examine l'action chimique de l'eau sur les différens corps de la nature, on peut établir les faits suivans : 1° *l'eau agit sur certains corps sans les décomposer, et sans qu'elle se décompose; 2° elle n'agit point sensiblement sur certains corps à la température ordinaire ; 3° elle se décompose en agissant sur certains corps ; 4° elle n'éprouve point de décomposition, mais elle altère les corps qui sont en contact avec elle.* Développons succinctement chacune de ces propositions pour mieux faire connaître les propriétés de l'eau.

A. *L'eau agit sur certains corps sans les décomposer et sans qu'elle se décompose*, comme on le voit dans les *hydrates*, dans les *dissolutions aqueuses*, et dans presque toutes les *substances animales solides*.

1° Les *hydrates* sont des composés d'eau et d'un autre corps en proportions définies. Le chlore est, parmi les corps simples, le seul qui puisse produire un hydrate ; la plupart des acides, des bases salifiables et des sels forment des hydrates. Il est des corps, comme la baryte, la strontiane, la potasse et la soude, qui se combinent avec l'eau en deux proportions définies, et qui donnent naissance à deux sortes d'hydrates. L'eau est tellement essentielle à la constitution de certains corps, qu'ils ne peuvent exister sans elle : tel est l'acide nitrique, qui, à moins d'être uni à des bases salifiables, se décompose lorsqu'on en sépare l'eau. La force avec laquelle les hydrates retiennent l'eau varie : il en est qui la perdent au-dessous de 100° ; tel est l'hydrate de deutoxyde de cuivre : d'autres la retiennent au-dessus d'une chaleur rouge, comme la potasse et la soude. La plupart des hydrates sont solides à la température ordinaire ; plusieurs d'entre eux cristallisent. Les acides et les alcalis hydratés ne sont point neutralisés par leur combinaison avec l'eau, quoique celle-ci agisse sur les acides à la manière d'une base salifiable, et sur les alcalis à la manière d'un acide. La plupart des sels sont hydratés; l'eau s'y trouve, suivant Berzélius, sous deux états différens : savoir, l'eau de *cristallisation*, qui est combinée en proportions définies avec les molécules du sel, et qui le constitue un hydrate, et l'eau simplement *interposée* entre les molécules du sel.

2° *Dissolutions aqueuses.* — A proprement parler, les dissolutions aqueuses ne sont que des hydrates unis à l'eau en proportions indéfinies ; il existe cependant quelques acides gazeux qui peuvent se dissoudre dans l'eau, et qui ne forment point d'hydrates. Jetons un coup d'œil rapide sur les dissolutions des gaz dans l'eau.

Cent mesures d'eau privée d'air absorbent, à 18° therm. cent.), 6,5 mesures d'oxygène, 4,6 d'hydrogène, 150 de chlore, 4,2 d'azote, 76 de protoxyde d'azote, 10,8 de deutoxyde d'azote, 10 de protoxyde de chlore, 6,2 de gaz oxyde de carbone, 106 d'acide carbonique, 378 de gaz acide sulfureux, 253 d'acide hydrosulfurique, 46400 de gaz hydrochlorique, 15,5 d'hydrogène percarboné ou de gaz oléfiant, 3,7 d'hydrogène perphosphoré, 43000 de gaz ammoniac, et 5 d'air atmosphérique. Il résulte toutefois des expériences de MM. Gay-Lussac et Humboldt, que l'air contenu dans l'eau renferme plus d'oxygène que l'air atmosphérique, parce que l'eau a plus d'affinité pour l'oxygène que pour l'azote : ainsi les premières portions d'air qui se dégagent de l'eau en ébullition contiennent de 0,22 à 0,23 d'oxygène, tandis que les dernières en renferment de 0,33 à 0,34. L'eau dissout encore les gaz suivans : l'acide hydrosélénique, l'acide hydriodique, le cyanogène, l'acide phtoroborique, l'acide phtorosilicique. L'absorption des gaz par l'eau est d'autant plus considérable en général, que la température est moins élevée; la chaleur étant la même, l'absorption est en raison directe de la pression à laquelle le gaz est soumis : si la pression égale celle de deux, de trois ou d'un plus grand nombre d'atmosphères, l'eau, tout en absorbant le même volume de gaz, absorbe un poids double, triple, etc., de celui qu'elle absorberait sous la pression atmosphérique ordinaire ; ce qui tient à ce que les molécules du gaz sont beaucoup plus rapprochées. Nous n'entreprendrons pas de discuter ici les opinions des physiciens relativement à l'action de l'eau sur les gaz ; les uns la regardent comme purement mécanique ; les autres pensent, au contraire, qu'elle consiste en une véritable dissolution : cette dernière réunit un plus grand nombre de suffrages.

Les corps solubles dans l'eau sont : l'iode (peu), les acides borique, phosphorique, iodique, arsénique, chromique, molybdique, citrique, oxalique, tartarique, gallique, malique, méconique, strychnique, camphorique, jatrophique, pyrotartarique, pyromucique, subérique, fungique, quinique, morique, lactique, rosacique, allantoïque (à chaud), cholestérique, caséique : la potasse, la soude, la baryte, la strontiane, la chaux, l'oxyde d'osmium, l'oxyde blanc d'arsenic, le deutoxyde de mercure, le protoxyde de plomb, les sulfures des métaux de la seconde section (*Voy.* MÉTAL.), les hydrochlorates, les nitrates, les nitrites, les hypophosphites, les chlorates (excepté celui de protoxyde de mercure), les acétates ; tous les sulfates, excepté ceux de baryte, de strontiane, d'étain, d'antimoine, de plomb, de mercure et de bismuth ; parmi les sels formés par d'autres acides, *tous ceux qui sont à base* de potasse, de soude et d'ammoniaque ; tous les chlorures, excepté celui d'argent, les protochlorures de mercure et de cuivre. L'eau dissout encore le sucre, la gomme, les huiles essentielles, la mannite, la fécule (à chaud), l'olivile (à chaud) ; la picrotoxine, l'hématine (à chaud), la polychroïte, la chlorophylle, la carmine, la sarcocolline et la sarcocolle, l'ulmine, l'asparragine (à chaud), le sucre de lait, surtout à chaud, l'albumine desséchée au soleil, la gélatine, l'osmazome, le picromel, l'urée, l'oxyde caséeux.

3° Presque toutes les substances animales solides, comme les tendons, le tissu jaune élastique, la fibrine du sang, les cartilages, les ligamens, la cornée et la sclérotique, doivent leurs propriétés physiques les plus distinctes à une certaine quantité d'eau, comme l'a remarqué Chevreul ; en effet, elles perdent la plupart de ces propriétés par la dessiccation, et les reprennent en les mettant dans l'eau : nous citerons pour exemple le tendon sec, qui devient souple et argenté par son contact avec ce liquide.

B. *L'eau n'agit point sensiblement sur certains corps à la température ordinaire.*—Les substances solides, insolubles dans l'eau à la température ordinaire, sont : le bore, le carbone, le charbon, le phosphore et l'oxyde qu'il produit; le soufre, les métaux, les acides tungstique, molybdique, margarique, oléique, delphinique, benzoïque, succinique, mucique, urique, sébacique; la silice, la magnésie, l'alumine, la glucyne, l'yttria, la zircone, la thorine et la plupart des autres oxydes métalliques; les sulfures des métaux des trois dernières sections (*Voyez* MÉTAL.); les sous-carbonates, les phosphates, les phosphites, les borates, les sulfites, les arséniates, les arsénites, les molybdates, excepté ceux qui sont à base de potasse, de soude et d'ammoniaque ; les sulfates de baryte, de strontiane, d'étain, d'antimoine, de plomb, de mercure et de bismuth; les hydrosulfates d'antimoine, de fer, d'étain et de manganèse ; les hydriodates formés par les métaux qui ne décomposent point l'eau ; les protochlorures de mercure et de cuivre; le chlorure d'argent, la fécule, l'inuline, le ligneux, les corps gras, les résines, le camphre, le caoutchouc, la morphine, la narcotine, la strichnine, la brucine, l'émétine, la carthamite, la santaline, l'hordéine, le gluten, la fungine, le ferment, la fibrine, l'albumine coagulée, le mucus animal, le caséum, la cholestérine, la matière jaune et la résine de la bile, et le principe colorant du sang.

C. *L'eau se décompose en agissant sur certains corps.* — Le *baryum*, le *strontium*, le *calcium*, le *potassium* et le *sodium* décomposent l'eau à la température ordinaire, s'emparent instantanément de son oxygène pour passer à l'état d'oxyde, et il se dégage du gaz hydrogène ; le *manganèse* et le *fer* agissent de la même manière, mais beaucoup plus lentement. Ces deux derniers métaux, ainsi que le *zinc* et l'*étain*, décomposent instantanément l'eau, et lui enlèvent son oxygène à une température rouge, comme on peut s'en assurer en faisant passer de la vapeur d'eau à travers un tuyau de porcelaine luté, dans lequel on a mis l'un et l'autre de ces métaux divisés, et que l'on a chauffés graduellement jusqu'au rouge ; l'oxygène se fixe sur le métal, et l'on peut recueillir le gaz hydrogène sous des cloches remplies d'eau et renversées sur la cuve pneumato-chimique. Le *bore* et le *charbon* s'emparent également de l'oxygène de l'eau à une température élevée, et forment, le premier de l'acide borique, et l'autre du gaz oxyde de carbone et de l'acide carbonique : il se dégage du gaz hydrogène dans le premier cas, et de l'hydrogène carboné dans l'autre. Le *chlore* et l'*iode* décomposent l'eau qui est exposée à l'action de la lumière, et il se forme avec le premier beaucoup d'acide hydrochlorique et un peu d'acide chlorique; avec l'autre beaucoup d'acide hydriodique, et un peu d'acide iodique : il suffit même de faire passer du chlore humide à travers un tube de porcelaine rouge pour obtenir de l'acide hydrochlorique et du gaz oxygène; ce qui annonce que l'eau a été décomposée. Le phosphore décompose également l'eau à la température ordinaire, et l'on obtient du gaz hydrogène phosphoré, et un acide composé d'oxygène et de phosphore. L'hydrogène, le soufre, l'azote et les métaux dont nous n'avons pas fait mention dans ce paragraphe, ne décomposent l'eau à aucune température. Les sulfures métalliques de potassium, de sodium, de calcium, de baryum, de strontium et de magnésium; les chlorures de fer, de nickel, de cobalt, etc. ; les cyanures de potassium, de sodium, etc., et plusieurs iodures, décomposent instantanément l'eau à la température ordinaire; l'oxygène se porte sur le métal, et l'hydrogène s'unit au soufre, au chlore, au cyanogène ou à l'iode, pour former des acides, en sorte que l'on obtient des hydrosulfates, des hydrochlorates, des hydrocyanates ou des hydriodates d'oxydes. — Les azotures de potassium et de sodium décomposent également l'eau ; l'hydrogène forme de l'ammoniaque en se combinant avec l'azote, tandis que l'oxygène s'unit au métal, et donne naissance à de la potasse ou à de la soude. Les composés de phosphore et de potasse, de soude, de chaux, de baryte, de strontiane et de magnésie, mis dans l'eau, la décomposent et se transforment en phosphates : il se dégage du gaz hydrogène phosphoré; d'où il suit que l'oxygène et l'hydrogène de l'eau se sont combinés avec le phosphore. — Quelques-uns des métaux qui ne peuvent point décomposer l'eau lorsqu'ils agissent seuls, lui enlèvent l'oxygène quand on ajoute un acide susceptible de se combiner avec l'oxyde du métal; ainsi l'antimoine, l'arsenic, le cuivre et le nickel, traités par l'acide hydrochlorique liquide, s'oxydent aux dépens de l'eau, et il en résulte des hydrochlorates.

D. *L'eau n'éprouve point de décomposition, mais elle altère les corps qui sont en contact avec elle.* — Il existe un certain nombre de sels que l'eau décompose; tels sont le sulfate et le nitrate de mercure, le nitrate de bismuth, l'hydrochlorate d'antimoine, les margarates de potasse et de soude. Dans ces cas, il se forme un sel avec excès d'acide soluble ou un sur-sel, et un sel avec excès de base, ou un sous-sel insoluble.

Préparation de l'eau distillée.—Pour obtenir de l'eau pure, on distille l'eau de pluie, de rivière, et en général toutes celles qui ne contiennent qu'une petite quantité de matières hétérogènes et fixes. Pour cela, on place l'eau dans un alambic de cuivre ou d'argent, et on la chauffe; elle ne tarde pas à se réduire en vapeurs : on rejette environ les quatre centièmes qui distillent d'abord, et qui contiennent le plus souvent du carbonate d'ammoniaque volatil, provenant de la décomposition des substances animales qui étaient renfermées dans l'eau : on recueille celle qui se vaporise après, et on suspend l'opération lorsqu'il ne reste plus dans la cucurbite qu'environ les huit centièmes du liquide employé; en effet, ce liquide concentré par l'évaporation renferme des sels qui peuvent réagir les uns sur les autres, et donner quelquefois naissance à des produits volatils; il peut d'ailleurs contenir des matières animales qui se décomposeraient si l'on continuait à chauffer, et donneraient des matières volatiles qui altéreraient l'eau distillée. L'eau que l'on obtient par ce procédé est *parfaitement pure;* elle n'agit ni sur les couleurs végétales, ni sur les nitrates de baryte et d'argent, ni sur le sous-acétate de plomb. Chevreul rapporte qu'ayant distillé de l'eau de Seine à plusieurs reprises, il s'est assuré qu'elle contient de l'acide carbonique, de l'ammoniaque, un peu d'air atmosphérique, et souvent une matière dont l'odeur est empyreumatique : d'où il conclut que c'est à tort que l'on regarde l'eau distillée comme de l'eau pure. L'existence de ces matières dans l'eau tient à ce que le chimiste dont nous parlons n'a point fractionné les produits de manière à rejeter le premier et le dernier, comme nous avons conseillé de le faire.

L'eau distillée n'est employée que par les chimistes et les pharmaciens. A l'état liquide, l'eau moins pure sert journellement dans les arts chimiques et dans l'économie domestique; on l'emploie pour séparer les matières terreuses qui altèrent les substances métalliques; enfin, elle fournit au physicien des moyens de produire des efforts considérables dans la presse hydraulique. On se sert de la *glace* fondante pour déterminer un des points fixes du thermomètre, pour comparer les chaleurs spécifiques des corps, pour produire des froids artificiels;

dans ce dernier cas, on l'associe à du sel commun, et surtout
à de l'hydrochlorate de chaux. A l'état de *vapeur*, l'eau est employée pour échauffer des lambris, des parquets, des cuves
remplies de liquides, etc ; pour nettoyer le linge, pour cuire
les alimens; enfin, elle joue un rôle précieux dans les machines
à vapeur, en raison de sa force élastique, qui, comme on sait, est
très-considérable.

Après avoir fait l'histoire de l'eau pure, il ne sera pas sans
intérêt de jeter un coup d'œil sur la composition des eaux
dont on fait habituellement usage comme boisson ; telles sont
l'eau de pluie, des sources, des rivières et des puits. — 1° *L'eau
de pluie* est la plus pure de celles qui se trouvent dans la nature;
elle renferme cependant de l'air formé de 31 volumes d'oxygène et de 69 volumes d'azote, un peu d'acide carbonique, et,
suivant Bergmann, des traces d'hydrochlorate de chaux et
d'acide nitrique. Guyton de Morveau s'est assuré que l'eau de
pluie qui accompagne les orages contient un peu de sulfate de
chaux, quand elle a été en contact avec les matériaux qui forment les toits. — 2° *L'eau des sources et des fontaines* n'est
autre chose que l'eau de pluie qui a traversé différens terrains,
et qui s'est rassemblée à la surface de certaines couches impéné-
trables aux liquides, après avoir dissous quelques-uns des matériaux qui composent ces terrains ; d'où il suit qu'elle doit se
rapprocher beaucoup par sa composition de l'eau de pluie,
lorsqu'elle n'a été en contact qu'avec des roches siliceuses sur
lesquelles elle n'a aucune action; tandis qu'elle peut tenir en
dissolution un assez grand nombre de gaz, de sels et de substances organiques pour constituer une *eau minérale* (*Voyez*
ce mot.), lorsqu'elle a traversé des terrains d'une nature différente. Sa température est égale, inférieure ou supérieure à
celle de l'atmosphère : il en est même qui sont bouillantes à la
surface de la terre. Le plus souvent l'eau des sources que l'on
boit contient un peu de carbonate de chaux et de sel commun,
de l'air atmosphérique et du gaz acide carbonique; on y trouve
aussi quelquefois un peu d'hydrochlorate de chaux, des traces
de sous-carbonate de soude, de sulfate de potasse et de
silice. En général, elle est fraîche, limpide, d'une saveur vive
et piquante, qui la rend agréable à boire; elle doit à l'air qu'elle
contient la propriété de perler lorsqu'on la transvase.—3° *L'eau
des rivières* résulte du mélange de l'eau de pluie et de l'eau des

sources; on y trouve quelquefois de l'air, de l'acide carbonique et un atome de carbonate de chaux et de sel commun; dans d'autres circonstances elle renferme des quantités notables d'air, d'acide carbonique, de sulfate et de sous-carbonate de chaux et de sels déliquescens; telle est l'eau de Seine. Il est des cas où elle est troublée par des matières terreuses, par des immondices qui y sont tenues en suspension; ces différences dépendent de la nature des lits sablonneux, argileux, etc., sur lesquels le fleuve a coulé. On indiquera, plus bas et au mot *épuration*, les moyens de clarifier et de purifier ces eaux. — 4° *L'eau des puits*. Les eaux de puits contiennent une assez forte proportion de sulfate de chaux; la plupart sont dures, et ne sont pas bonnes à boire; elles ne ramollissent point les haricots que l'on y fait bouillir, décomposent le savon, et le transforment en un savon insoluble, grumeleux, elles précipitent abondamment par les sels solubles de baryte et par l'oxalate d'ammoniaque. Si les puits ont été creusés dans des terrains susceptibles de se salpétrer, et à travers lesquels filtrent des matières organiques, comme cela a lieu dans les villes populeuses, les eaux contiennent en outre des nitrates de potasse et de chaux, du carbonate d'ammoniaque. Il existe cependant des eaux de puits qui sont très-bonnes à boire.

L'eau, pour être *potable*, doit être fraîche, limpide, inodore, incolore, aérée, et se troubler à peine par l'addition de quelques gouttes de nitrate d'argent, d'hydrochlorate de baryte et d'oxalate d'ammoniaque dissous : ces réactifs prouvent qu'elle contient fort peu d'hydrochlorates et de sulfates et de sels calcaires; dès lors elle doit bien cuire les légumes, et dissoudre le savon sans former de grumeaux. On reconnaît que l'eau est aérée, lorsqu'en la chauffant doucement; elle laisse dégager des bulles d'air. L'eau de pluie est l'eau potable par excellence.

Pour compléter l'histoire chimique de l'eau, *voyez* EAU OXY-GÉNÉE, page 197. (ORFILA.)

EAU (hygiène, thérapeutique). Si l'on jugeait de l'utilité d'un corps par la profusion avec laquelle il est répandu dans la nature, on conçoit sans peine que l'eau, après l'air, le fluide peut-être le plus abondant, devrait être considérée comme l'un des plus nécessaires à notre globe et aux êtres qui l'habitent. L'eau est, en effet, tellement indispensable aux êtres organisés, que sans elle nous ne saurions concevoir la moindre organisation, et que même beaucoup de corps inorganiques ne sauraient subsister. C'est d'après ces considérations, bien plus que par la simplicité de sa composition, qu'Aristote et les autres philosophes anciens la regardaient comme un élément. L'eau est le principal agent de la végétation, qui est elle-même la source de la vie des animaux. De plus elle agit sur ces derniers, et par son mélange avec l'air atmosphorique (elle agit alors sur les organes de la respiration et sur la peau), et par son ingestion dans le canal alimentaire, où elle favorise directement notre réparation et notre accroissement ; c'est principalement sous ce dernier point de vue que nous l'envisageons ici.

L'eau est la base principale d'une foule de boissons non fermentées, dont on fait en France un fréquent usage dans l'état de santé. Ces boissons sont acidules ou simplement sucrées ; les premières étanchent la soif, sont rafraîchissantes, comme nous le verrons plus bas ; les secondes, simplement sucrées, produisent plus difficilement cet effet. On mêle à l'eau le suc de groseilles, celui d'oranges, et celui de citron, qui font une boisson acidule très agréable et très-saine. On fait aussi, à l'aide de quelques semences végétales émulsives, des espèces de lait végétal, d'émulsions très-douces, très-suaves et très-propres à calmer la soif et la chaleur. L'eau, la matière végétale connue sous le nom de mucoso-sucré, l'acide malique, citrique, la gomme et l'huile, tels sont les principes qui constituent ces diverses boissons.

De quelques circonstances qui influent sur les qualités de l'eau. — Pour être bonne à boire, il faut que l'eau contienne une certaine quantité d'air ; et quelques auteurs pensent qu'elle doit renfermer aussi une certaine proportion de gaz acide carbonique. C'est à la présence de ces fluides élastiques, que l'eau doit sa saveur : aussi lorsque l'ébullition ou la distillation ont fait disparaître ces gaz, l'eau est-elle beaucoup plus fade et plus pesante sur l'estomac. C'était donc une méthode vicieuse de purifier l'eau, que celle de la faire bouillir, ainsi que le pratiquaient les anciens. Si l'on se trouvait dans la nécessité de faire usage d'eau distillée ou bouillie, il faudrait avoir soin de l'agiter pendant un certain temps pour lui restituer l'air qu'elle aurait perdu.

L'eau de pluie ressemble beaucoup à l'eau distillée, puisqu'elle est le résultat de l'évaporation. Il existe pourtant cette différence entre elles, que l'eau de pluie contient ordinairement des moucherons ou autres insectes, de la poussière qu'elle a entraînée avec elle, et quelques sels. Aussi Hippocrate avait-il observé qu'elle se putréfiait aisément, et conseillait-il de la faire bouillir et de la filtrer. Celle qu'on recueille au printemps, avant que l'air soit peuplé d'insectes, et après que les pluies d'hiver ont lavé l'atmosphère, sont les meilleures, ainsi que celles qu'on reçoit sur les hautes montagnes. Les eaux d'orages sont les moins salubres ; il est nécessaire de les agiter avant de les boire. La neige et la grêle n'étant, à proprement parler, que de la pluie gelée, l'eau qu'on en retire est très-pure, d'autant plus que leur température détruit les animalcules qui rendent la précédente insalubre. Elle n'a pas les inconvéniens qu'on lui a supposés, de produire certaines affections, et surtout le goître ; mais étant privée d'air comme les précédentes, elle exige les mêmes précautions : ceci est applicable à l'eau de glace. L'eau de neige contient, dit-on, quelques atomes de nitrate de potasse.

L'eau de source et de puits est généralement plus chargée de sels que celle dont nous venons de parler, ce qui la rend *crue*, *dure*, peu propre aux usages domestiques; elle est limpide et savoureuse ; la première est préférable en ce qu'elle est courante, qu'elle est soumise dans son cours à une espèce de filtration qui la purifie, et qu'elle se mêle à l'air atmosphérique.

L'eau de rivière est la plus pure, la plus légère, la moins chargée de toutes les eaux, surtout si elle roule sur un lit de sable et de graviers. Cependant celle des fleuves, qui, comme la Seine, après avoir parcouru des plaines fertiles, où elles ont reçu une multitude de substances organiques susceptibles de se décomposer et d'en altérer la pureté, traversent encore de grandes villes, où elles reçoivent mille immondices impures, peuvent être fort insalubres. Il faut avoir soin de les laisser reposer ou de les filtrer. Elles déposent ordinairement une boue noire et fétide. Il est préférable de les prendre à leur entrée dans les villes ; des réglemens de police devraient même défendre d'en puiser dans leur enceinte, et à plus forte raison à leur sortie de ces villes.

L'eau des lacs est le résultat de la fonte des neiges, des pluies, des sources et des rivières qui vont s'y rendre. On a prétendu que cette eau devait contenir une foule de matières insalubres : rien n'est cependant plus faux. La limpidité des eaux des lacs de la Suisse est vraiment surprenante; on distingue à dix ou quinze pieds de profondeur la plus petite pièce de monnaie au fond des lacs de Zurich, de Brienne, de Genève et autres. Parmi les merveilles que j'ai lé plus admirées dans cette région favorisée de la nature, la beauté de ses eaux n'est pas celle qui m'ait le moins étonné. Le professeur Tingry a d'ailleurs prouvé par des expériences positives, que l'eau du Rhône, au sortir du Léman, ne donnait qu'un résidu moitié moins considérable que celles qui provenaient d'autres fontaines : il est vaisemblable que toutes ces matières se déposent avec facilité.

L'eau croupissante des marais et des étangs est généralement très-impure, à cause des matières organiques en décomposition dont elle abonde. Si l'on était réduit à s'en servir, il faudrait l'évaporer, la filtrer, et l'agiter ensuite.

L'eau de mer ne peut être utile comme boisson, qu'autant qu'elle a subi quelques préparations préliminaires. Celle qui la débarrasse avec le plus de succès des sels qu'elle contient, c'est la distillation, opération qui exige beaucoup de combustibles, et qui par conséquent n'est pas praticable pour les voyages de long cours. Lorsque l'eau de mer a été gelée, et qu'on fait fondre la glace, l'eau qui en résulte a les mêmes propriétés que l'eau de neige et de glace ordinaire. *Voyez* EAUX MINÉRALES.

Conservation de l'eau. — En général l'eau n'a besoin d'aucune préparation préliminaire ; elle sort des mains de la nature plus pure et plus convenable à l'homme, que lorsque l'art lui a fait subir quelque opération pour l'améliorer. Cependant les anciens, avant que de s'en servir, avaient coutume de la faire bouillir avec le plus grand soin et à grands frais, dans des établissemens publics nommés *thermopolia* ; c'étaient de vastes édifices, des espèces de cafés dans lesquels on faisait bouillir de l'eau, après quoi on la rafraîchissait avec de la neige ou de la glace, et on la vendait ainsi préparée sous le nom de *decocta*. Juvénal et Martial en parlent comme d'un luxe emprunté de la Grèce, et fort à la mode de leur temps à Rome. Hérodote raconte que le roi de Perse ne faisait jamais d'expédition qu'accompagné de grandes voitures à quatre roues, qui contenaient de l'eau de la rivière Choaspés, conservée dans des vases d'argent, après qu'elle avait été soumise à l'ébullition, et uniquement destinée à l'usage du monarque. Athénée prétend que cette eau était extrêmement légère et très-agréable au goût. Les connaissances que nous devons à la chimie moderne nous empêchent d'approuver ces coutumes. Non-seulement l'ébullition dissipe l'air que l'eau contient, ainsi que nous l'avons dit, mais encore elle concentre les divers sels qu'elle tient en dissolution. Le meilleur moyen de conserver l'eau sans altération, lorsqu'on ne peut la renouveler fréquemment, consiste à charbonner fortement l'intérieur des tonneaux avant de les remplir. L'efficacité de ce procédé a été constatée par les travaux de Berthollet, qui les communiqua à l'Institut, en 1803 ; et depuis, ce moyen ayant été mis en usage par plusieurs voyageurs, a reçu la sanction de l'expérience. Dans les maisons particulières, on a des fontaines de grès ou de pierre, dont la forme est très-variable, et qui sont extrêmement commodes pour la conservation de l'eau destinée aux usages domestiques. Nous ne devons pas nous arrêter ici sur la manière de préparer les diverses boissons aqueuses, acides, sucrées, émulsionnées, dont nous faisons usage ; ces objets concernent plus particulièrement la pharmacie.

Mode d'action de l'eau et des boissons aqueuses sur l'économie animale. — L'eau pure a pour effet immédiat d'étancher la soif, sentiment d'ardeur et de sécheresse des membranes muqueuses, qui revêtent la bouche, le pharynx et le canal digestif. Ce besoin est produit par les pertes continuelles de fluides que nous font éprouver nos diverses sécrétions et exhalations : les perspirations cutanée, pulmonaire, intestinale, la sécrétion urinaire, sont les principaux émonctoires par lesquels se dissipent nos liquides. Cette dissipation continuelle amènerait nécessairement la mort, si la nature ne nous ordonnait pas, de la manière la plus impérieuse, de réparer ces pertes, par le désir irrésistible des boissons. Nul besoin satisfait ne procure un bien-être plus vif et plus instantané que celui de la soif. Nul liquide ne l'appaise avec plus d'efficacité que l'eau pure ou les liquides dont elle fait la principale base. A peine l'eau a-t-elle parcouru et humecté le palais et l'arrière-bouche, que la soif se trouve appaisée comme par enchantement, avant que le fluide ait pu être absorbé et portée par la circulation dans les parties qu'il doit réparer : il suffit que les membranes soient humectées : un charbon incandescent n'est pas plus tôt éteint que l'ardeur de la soif.

L'eau a de plus la propriété de dissoudre les alimens solides, de favoriser ainsi l'action de l'estomac et des autres intestins sur ces substances, d'en faciliter l'absorption, et, par-là, de concourir puissamment à l'alimentation. L'eau introduite dans l'estomac et les intestins est absorbée soit par les veines mésaraïques, soit par les vaisseaux chylifères : elle se mêle au sang, dont elle diminue l'épaisseur et la consistance, qu'elle délaie, et dont elle augmente le volume. Elle subit sans doute dans le poumon l'influence de l'oxygénation, après quoi, parcourant toute l'économie, elle va répandre dans toutes les parties la quantité de matières fluides nécessaire à leur action. Pour que l'eau produise ces effets salutaires, il faut qu'elle soit douée des qualités que nous avons dit lui donner le caractère de salubrité. Dans le cas où quelques-unes des substances insalubres dont nous avons parlé entrerait dans sa composition, son effet pourrait être nuisible, surtout si l'usage d'une pareille boisson se prolongeait. Mais l'eau, qui remplace si efficacement les fluides que nous perdons, qui dissout si bien les alimens et en favorise l'absorption à un si haut degré; l'eau est-elle elle-même réparatrice? est-elle susceptible de se convertir en notre propre substance solide? Si l'on reconnaissait la propriété qu'une substance possède de nous réparer, à la faculté qu'elle a d'augmenter notre volume, nul doute que l'eau ne jouit de cette propriété : car il est bien évident que le corps augmente de volume par l'usage de l'eau. Mais cette augmentation est-elle due à la conversion de l'eau en notre propre substance? C'est ce dont je doute. Il est cependant quelques exemples qui porteraient à croire que l'eau seule peut réparer les pertes solides qu'entraîne l'exercice des organes. Fordyce, ayant laissé pendant quinze mois des poissons dans un bocal qui contenait de l'eau distillée, et qui était couvert de manière à empêcher la poussière de tomber dans l'eau, et de pouvoir ainsi servir de matière alimentaire, observa que non-seulement ces poissons avaient vécu, mais que même ils avaient augmenté de volume. L'on a conclu de ce fait, que si l'eau avait la faculté d'entretenir l'alimentation, de réparer les pertes solides des animaux, il ne répugnait pas de lui reconnaître la même faculté pour l'homme. J'ai aussi conservé dans un bocal rempli d'eau commune des carpes dorées de la Chine, pendant plus d'une année sans leur donner le moindre aliment, mais sans prendre d'ailleurs les mêmes précautions que Fordyce, mon intention n'étant pas de faire une expérience; quelques-uns de ces poissons sont morts, ceux qui restaient étaient sensiblement diminués de volume, et leurs écailles tombaient. Je leur ai depuis donné quelques alimens solides : ils ont peu grossi, mais leurs écailles sont revenues. Cet exemple n'est pas aussi favorable que le précédent à la vertu attribuée à l'eau de réparer nos solides. Quoi qu'il en soit de ces diverses preuves, je pense qu'à supposer que l'eau jouisse de cette propriété, elle n'est pas assez prononcée pour qu'on regarde cette liqueur comme nutritive ; il est certain qu'elle ne pourrait long-temps entretenir la vie.

Lorsqu'on prend de l'eau en grande quantité, la proportion des fluides augmente, le sang se délaie, sa couleur est moins intense, ce qui se laisse reconnaître par la pâleur, la décoloration de la peau : les tissus deviennent moins denses, moins serrés, moins susceptibles d'efforts ; la membrane qui revêt les intestins se lubrifie et se relâche ; et, comme il arrive dans les glandes et sur les surfaces exhalantes une surabondance de principes aqueux dont la nature veut se débarrasser, il s'ensuit que les matières des sécrétions et des exhalations sont augmentées. Ainsi les matières de l'exhalation cutanée, de la sécrétion urinaire, et celle des membranes muqueuses, sont manifestement plus copieuses : le contraire a lieu lorsqu'on n'en prend qu'une très-petite proportion.

La température de l'eau influe beaucoup sur ses effets. On a prétendu que l'eau très-chaude calmait très-efficacement la soif. Les essais que j'ai faits sur moi-même ne me permettent pas d'ajouter foi à cette assertion. L'eau très-chaude, qui était d'ailleurs en usage dans les repas des anciens Romains, accélère la circulation, détermine la sueur, irrite les membranes muqueuses, et occasione bientôt le besoin de réparer. L'eau froide, et même l'eau à la glace, remplit bien plus efficacement ce but. Cette dernière, en enlevant à la bouche et au pharynx une grande proportion du calorique nécessaire à son retour à l'état liquide, dissipe la soif avec la plus grande facilité. L'eau froide, prise en quantité modérée, arrête la transpiration et ralentit la circulation ; en un mot, elle produit des effets opposés à l'eau tiède ou chaude prise en grande abondance.

L'eau unie à un principe acidule étanche mieux encore la soif que l'eau pure : c'est pour cela que les soldats romains portaient en campagne une fiole de vinaigre qu'ils mêlaient à l'eau. Les acides tartarique, citrique, malique, carbonique, oxalique, produisent le même résultat. L'eau de groseilles, la limonade, l'orgeat ; l'eau teinte d'une petite quantité de vin acidule, mêlée avec le poiré, la bière légère, le cidre, l'hydromel, est très-rafraîchissante. L'eau qui contient quelque huile essentielle ne désaltère que momentanément, elle trompe la soif; celle qui est saturée d'un principe sucré jouit à peine de la faculté de désaltérer, peut-être parce qu'elle exige de la part de l'estomac un travail plus considérable.

Maintenant, quelle modification organique résulterait-il de l'usage habituel de ces boissons? L'eau sucrée, prise en quantité médiocre, soit dans le but d'étancher la soif, ou dans celui de dissoudre les alimens, de la température de l'atmosphère, un peu au-dessus en hiver, et un peu au-dessous en été, ne peut être qu'une boisson très-salutaire. L'eau douée de ces qualités est sans contredit la boisson la plus naturelle, celle dont l'homme a fait usage dans les temps de simplicité. Les individus abstèmes ne sont pas décolorés ou faibles comme on le suppose; cet effet n'a lieu que lorsque l'usage exclusif de l'eau est porté trop loin, et qu'on en prend une trop grande quantité, ainsi que nous l'avons dit tout à l'heure. Ceux qui en prennent modérément jouissent à un très-haut degré de toutes les facultés intellectuelles et morales, et vivent souvent fort long-temps. Dans ce pays ces exemples sont rares, mais dans le midi rien n'est plus commun que des vieillards qui ont toujours vécu abstèmes. Dans nos départemens méridionaux l'ivresse est aussi rare qu'elle est fréquente dans les pays du nord.

Les eaux séléniteuses, croupies, etc., déterminent par leur usage habituel une foule de maladies : le goître, le crétinisme, les calculs vésicaux, etc., sont attribués aux premières; les scrofules, le scorbut, se développent sous l'influence des secondes, etc.

L'eau chaude ou tiède doit être proscrite, comme devant jeter les organes digestifs dans une funeste atonie.

Il n'est pas indifférent de boire dans tel ou tel moment du jour; et bien que nous ne partagions pas l'avis des auteurs qui pensent qu'il est *très-dangereux* de boire à jeun ou dans le milieu du jour, nous pensons qu'il est plus salutaire de boire pendant que l'on mange, ou de le faire avec beaucoup de modération quand la soif se fait sentir durant l'intervalle des repas.

Si l'eau, dans l'état sain, est d'une utilité si indispensable, dans l'état de maladie, elle rend des services non moins éminens. Elle est le véhicule de la plupart des substances médicamenteuses, et, l'on peut dire que, dans la majorité des cas, elle est la partie la plus influente des médicamens liquides. Pense - t - on, en effet, qu'une légère dose de gomme arabique, une pincée d'orge, de chiendent, de guimauve, etc., modifient tellement les propriétés de l'eau, soient douées d'une action si marquée sur l'organisme, qu'elles seules déterminent les modifications que l'on observe pendant leur usage? C'est l'eau, l'eau seule, qui dans ces cas opère les changemens qui se manifestent. Aussi les Italiens, en cela bien plus philosophes que nous, ont-ils donné à la tisane délayante le nom d'*acqua còtta* qu'elle mérite à tous égards.

Ainsi que nous l'avons vu, l'eau est le plus puissant des délayans; absorbée et portée dans le torrent de la circulation, elle diminue la consistance du sang et partant ses qualités irritantes. Si l'on combat une phlegmasie gastro-intestinale, elle jouit en outre de la propriété de relâcher le tissu sur lequel elle est appliquée. Il faut observer que cette qualité délayante varie selon l'état où se trouve le fluide. Si l'eau est liquide et froide, elle est alors un véritable stimulant, elle fait naître sur la membrane muqueuse intestinale une réaction marquée. Cet effet est d'autant plus prononcé que sa température est plus basse; à l'état de glace, l'eau est un véritable excitant, à moins toutefois que par son usage incessamment continué, on ne s'oppose totalement à la réaction : ce n'est qu'à l'état liquide, et à la température *tiède* que l'eau est véritablement délayante. L'eau tiède est aussi douée de la propriété d'exciter le vomissement; ce n'est pas en irritant l'estomac par son poids, comme le besoin de tout expliquer l'a fait avancer à des partisans d'une nouvelle doctrine, en contradiction avec ce qu'ils venaient d'émettre peu auparavant, mais bien, comme l'émétique, par une action qui nous est inconnue. Lorsqu'on veut produire le vomissement au moyen de l'eau tiède, il est quelquefois nécessaire de titiller la luette et l'arrière-bouche à l'aide d'un corps léger, tel que les barbes d'une plume.

L'eau tiède ou même chaude, prise abondamment, est le plus efficace et le plus infaillible des diaphorétiques. Assurément la squine, le gaïac, le sassafras, le sureau, la bourrache, etc., ajoutent peu de chose à sa vertu. Elle est aussi, à notre avis, le plus puissant diurétique, si l'on ne donne ce nom qu'aux agens qui augmentent la sécrétion de l'urine.

Ce n'est pas que nous voulions révoquer en doute l'action des substances médicamenteuses; certes une multitude d'agens thérapeutiques communiquent à l'eau des propriétés bien marquées; nous voulons seulement dire que, dans une foule de cas, elle est la substance la plus influente.

L'eau très-chaude est un excitant direct très-énergique, mais dont les effets ne sont pas durables. L'eau bouillante est un véritable escarrotique, que l'on n'emploie jamais à l'intérieur.

Dans ce qui précéde, nous n'avons considéré l'eau que prise par la voie de la déglutition; mais on l'introduit encore, au moyen d'injections, par toutes les ouvertures naturelles. Elle peut être alors dans son état de simplicité, à diverses températures, ou combinée avec d'autres substances. Enfin, on l'emploie comme topique. Nous ne reviendrons pas sur son usage comme bain, son action a été sans doute appréciée; mais nous devons dire qu'on l'a proposée comme un moyen très-salutaire dans une foule d'affections chirurgicales. Dans ces derniers cas, ses effets varient aussi selon sa température et son état de simplicité ou de combinaison. Ce n'est pas comme excipient que nous la considérons ici, mais comme agissant par elle-même dans son état pur et simple. On a vanté son efficacité dans les plaies récentes, et principalement dans les plaies par déchirement, dans celles par armes à feu, dans des parties douées de beaucoup de sensibilité; mais ce n'est guère dans la période d'irritation que son usage convient. Les brûlures, les entorses, les luxations réclament l'emploi de l'eau très-froide. On emploie l'eau, dans le pansement de ces maladies chirurgicales, par les mêmes procédés et avec les mêmes précautions qu'exige l'application des topiques à l'état liquide.

L'eau bouillante est très-propre à établir une prompte vésication, dans les cas pressans; mais ce moyen souvent infidèle, détermine quelquefois des accidens terribles, des escarres étendues et profondes qui font périr les malades; on ne saurait donc mettre trop de prudence dans son usage. (ROSTAN.)

EAU ACIDULE. Eau tenant en dissolution une petite quantité d'acide : on désigne plus particulièrement ainsi l'eau acido-carbonique. *Voyez* CARBONIQUE.

EAU DE L'AMNIOS. *Voyez* OEUF HUMAIN.

EAU D'ARQUÉBUSADE, la même que l'*eau vulnéraire spiritueuse*. *Voyez* EAUX SPIRITUEUSES.

EAU DE BELLOSTE. Liquide anciennement employé comme résolutif et formé de parties égales d'acide hydrochlorique, d'eau-de-vie et de safran, avec ou sans addition d'eau.

EAU BLANCHE. *Voyez* eau de goulard.

EAU CÉLESTE. Liquide bleu obtenu en versant, dans une dissolution de sulfate ou de nitrate de cuivre, une assez grande quantité d'ammoniaque pour dissoudre l'oxyde de cuivre précipité; on la préparait autrefois en mettant, dans une bassine de cuivre, de l'eau de chaux et du sel ammoniac (hydrochlorate d'ammoniaque); le cuivre s'oxydait aux dépens de l'air, la chaux s'emparait de l'acide hydrochlorique, et l'ammoniaque dissolvait l'oxyde de cuivre formé: en sorte que le liquide contenait de l'hydrochlorate de chaux, de l'ammoniaque et de l'oxyde de cuivre. Les pharmaciens s'en servent pour décorer le devant de leurs boutiques; elle faisait autrefois partie de certains collyres.

EAU DE CHAUX. *Voyez* chaux.

EAU FORTE; acide nitrique du commerce.

EAU DE GOULARD; liquide laiteux, obtenu en versant deux gros de sous-acétate de plomb liquide, réduit en sirop clair (extrait de saturne), dans un mélange d'une livre d'eau et d'une once d'eau-de-vie. On l'emploie comme répercussif. *Voy.* plomb (acétate de).

EAU DE JAVELLE; liquide obtenu en faisant arriver du chlore gazeux (gaz muriatique oxygéné) dans de l'eau, tenant en dissolution environ le tiers de son poids de sous-carbonate de potasse du commerce. Il est jaunâtre; son odeur est semblable à celle du chlore; il détruit la couleur du tournesol et du sirop de violettes, qu'il jaunit; il précipite en blanc par le nitrate d'argent; le précipité est du chlorure d'argent; l'hydrochlorate de platine le précipite en jaune serin. Il sert dans le blanchiment des toiles. Il peut produire des accidens fâcheux lorsqu'il est introduit dans l'estomac. (*Voyez* empoisonnement, poison.)

EAU DE LUCE, *aqua Lucæ*; liquide laiteux, peu épais, d'une odeur forte, pénétrante, d'une saveur âcre et caustique, obtenu en mêlant de l'ammoniaque avec de l'huile volatile de succin rectifiée, et dans lequel l'huile ne paraît que suspendue. L'eau de Luce est d'autant plus estimée, qu'elle conserve son aspect laiteux pendant plus long-temps; c'est ce qui fait que l'on a souvent recours au procédé suivant pour la préparer : on dissout dix à douze grains de savon blanc dans quatre onces d'alcohol à 40°; on ajoute un gros d'huile de succin rectifiée; on filtre et on agite fortement le mélange avec de l'ammoniaque liquide très-concentrée; on bouche parfaitement les flacons dans lesquels on veut la conserver, pour empêcher la volatilisation de l'ammoniaque; si la partie blanche se sépare, sous forme d'une crême qui vient à sa surface, il faut y ajouter un peu d'alcohol huileux. L'eau de Luce est stimulante, et employée pour exciter le système nerveux dans les cas d'évanouissement : on s'en sert également contre la morsure de la vipère et des autres animaux venimeux, et en général toutes les fois que l'ammoniaque est indiquée. *Voyez* AMMONIAQUE.

EAU MERCURIELLE. On nomme ainsi la dissolution de proto-nitrate acide de mercure dans l'eau. *Voyez* MERCURE.

EAU OXYGÉNÉE (deutoxyde d'hydrogène, péroxyde d'hydrogène). Nom d'un corps composé d'un volume d'oxygène et d'un volume d'hydrogène; il a été découvert par M. Thénard en 1818. Il est liquide même à 30°—0°; il est incolore, presque inodore; il blanchit l'épiderme et la langue, et y occasione des picottemens; il produit sur l'organe du goût une sensation analogue à celle que déterminent certaines dissolutions métalliques; sa densité est de 1,452; il ne tarde pas à blanchir les papiers de tournesol et de curcuma. La chaleur réduit l'eau oxygénée en eau et en gaz oxygène; cette décomposition est très-sensible à 20°+0°; elle s'opère plus lentement à la température ordinaire, soit qu'on expose l'eau à la lumière diffuse, soit qu'on la place dans l'obscurité; si le thermomètre marque zéro, la décomposition est très-faible. L'électricité agit sur elle comme sur l'eau ordinaire. Le bore, le phosphore, le soufre, l'iode, le fer, l'étain, l'antimoine, le tellure, le sulfure d'argent, le cinnabre, le chlorure de zinc, le sublimé corrosif, l'alumine, la silice, les oxydes de chrome et d'antimoine, le deutoxyde d'étain; les acides tungstique, carbonique et borique; les sulfates de potasse, de soude, de chaux, de baryte, de strontiane, d'ammoniaque et d'alumine, le turbith minéral, les nitrates de potasse, de soude, de baryte, de strontiane, de plomb et de bismuth; le sous-phosphate de soude et le chlorate de potasse sont sans action, ou presque sans action sur elle. Le charbon de bois en poudre fine, le mercure, l'argent, l'or, le platine, l'osmium, l'iridium, le rhodium, le palladium, le plomb et le bismuth, très-divisés, décomposent l'eau à la température ordinaire sans éprouver d'altération : tout l'oxygène est dégagé, en sorte que le liquide est ramené à l'état d'eau; l'action est quelquefois subite, violente, au point que le tube dans lequel se fait l'expérience devient brûlant. Le cobalt, le nickel, le cadmium et le cuivre exercent une action très-faible sur l'eau oxygénée. Le péroxyde de manganèse, le péroxyde de de cobalt, le massicot en poudre, le péroxyde de fer hydraté, l'oxyde de nickel, le deutoxyde de cuivre et l'oxyde de bismuth très-divisés, la potasse et le soude, en dégagent également tout l'oxygène avec plus ou moins de rapidité. Les chlorures de potassium, de sodium, de baryùm, de calcium, d'antimoine; les sulfates de manganèse, de zinc, de cuivre, de fer; les nitrates de manganèse, de cuivre, de protoxyde de mercure et d'argent; les sous-carbonates de soude et de potasse, et les hydrochlorates de manganèse et d'ammoniaque dégagent lentement l'oxygène de l'eau oxygénée.

Si les corps dont nous avons parlé jusqu'à présent n'agissent point sur l'eau oxygénée, ou se bornent à en dégager l'oxygène, il n'en est pas de même de plusieurs autres qui subissent une altération marquée de la part de ce liquide. Le sélénium, l'arsenic, le molybdène, le potassium, le sodium, le manganèse, les sulfures d'arsenic, de molybdène, de cuivre, d'antimoine, de plomb et de fer, les acides hydriodique, hydrosulfurique, arsénieux, sulfureux; les eaux de baryte, de strontiane et de chaux, les hydrates de deutoxyde de cuivre, de zinc, de nickel, de protoxyde de manganèse, de cobalt, de fer et d'étain, l'hydriodate de baryte, l'hydrosulfate de potasse et le kermès, absorbent l'oxygène en tout ou en partie, et donnent naissance à des acides, à des oxydes plus oxydés et à divers produits qu'il est aisé de prévoir : l'action est plus ou moins rapide, et la décomposition a quelquefois lieu avec flamme et avec effervescence due au dégagement d'une certaine quantité de gaz oxygène.—L'oxyde d'argent, le deutoxyde de mercure hydraté et les oxydes d'or et de platine dégagent l'oxygène de l'eau oxygénée, et ils abandonnent le leur en totalité, de manière à passer à l'état métallique; le péroxyde de plomb est transformé en massicot; dans ce cas, l'action est tellement vive, qu'il y a explosion, et grand dégagement de chaleur et de lumière.

Les acides sulfurique, hydrochlorique, phosphorique, oxalique, et tous ceux qui sont doués d'une grande énergie, se combinent avec l'eau oxygénée, et en augmentent la stabilité, au point qu'elle n'est plus altérée par l'or ni par les métaux qui dégagent rapidement l'oxygène de l'eau oxygénée pure. Les liqueurs composées d'un acide et d'eau oxygénée, désignées d'abord par M. Thénard sous le nom d'*acides oxygénés*, attaquent plusieurs métaux à la température ordinaire, et forment des sels ; elles agissent aussi sur certains oxydes métalliques.

L'eau oxygénée, contenant sept à huit fois son volume d'oxygène, perd rapidement ce gaz, lorsqu'on la met en contact avec la moitié de son volume à peu près de *fibrine* récente ou sèche, des tissus du foie, de la rate, du cœur, des poumons, des testicules, du cerveau, etc.; les tissus de la peau, des tendons, des veines, des artères, de la matrice, des ovaires, du corps thyroïde, de l'urètre, des mamelles, du canal thoracique ; les ligamens, les membranes séreuses, les nerfs et la moelle agissent de la même manière, mais avec moins d'énergie. La chair musculaire, les fibro-cartilages, la rétine et les ongles ne peuvent désoxygéner l'eau dont nous parlons que dans l'espace de quelques jours ; l'action de la matière caséeuse, des cartilages, des os et des cheveux est encore plus lente ; enfin, elle est nulle de la part de l'albumine liquide et coagulée, de la colle de poisson, de la gélatine, de l'urée et de l'acide urique.

Telles sont les principales propriétés de l'eau oxygénée : elles sont assez extraordinaires pour que l'on ait cherché à les expliquer. M. Thénard pense que la décomposition de ce liquide est un phénomène électrique ; suivant lui, l'eau serait électrisée vitreusement, et l'oxygène résineusement : les corps mis en contact avec elle réuniraient ces deux électricités, et il en résulterait de l'eau, de l'oxygène et de la chaleur ; celle-ci serait quelquefois assez forte pour réduire les oxydes d'argent, de mercure et d'or.

Préparation.—On fait dissoudre du deutoxyde de baryum (baryte et oxygène) dans de l'eau acidulée par de l'acide hydrochlorique pur et fumant ; le vase qui contient le mélange est entouré de glace ; on ajoute goutte à goutte un léger excès d'acide sulfurique qui décompose le deutoxyde de baryum, s'empare de la baryte, avec laquelle il se précipite, et laisse l'oxygène dans l'eau. Toutefois le liquide contient, outre l'eau et l'oxygène, de l'acide hydrochlorique et un peu d'acide sulfurique ; on le sature de nouveau par du deutoxyde de baryum, et on précipite la baryte par un très-léger excès d'acide sulfurique ; on filtre et on réitère quatre ou cinq fois les traitemens par le deutoxyde de baryum et par l'acide sulfurique. A cette époque, l'eau est suffisamment oxygénée ; mais elle contient de l'acide hydrochlorique , de l'alumine, de la silice et des oxydes de fer et de manganèse, provenant du deutoxyde de baryum. On sépare ces oxydes terreux en sursaturant la liqueur de deutoxyde de baryum , puis on précipite le léger excès de baryte, au moyen de la quantité d'acide sulfurique strictement nécessaire. Pour enlever à l'eau oxygénée l'acide hydrochlorique qu'elle contient, on y verse peu à peu du sulfate d'argent aussi pur que possible ; il se forme du chlorure d'argent insoluble ; mais la liqueur renferme l'acide sulfurique du sulfate d'argent, on le sépare au moyen de la baryte éteinte , bien desséchée et réduite en poudre fine. On traite encore cette liqueur par de l'eau de baryte pour en séparer les restes des oxydes fer et de manganèse, puis on précipite l'excès de baryte par la quantité d'acide sulfurique strictement nécessaire. Le liquide obtenu est de l'eau oxygénée, mêlée d'eau ordinaire. On le laisse pendant quelque temps dans le vide : l'eau s'évapore avant l'eau oxygénée ; on conserve celle-ci dans un long tube de verre bien fermé, et pendant l'été on l'entoure de glace.

EAU PHAGÉDÉNIQUE, *aqua phagedenica*, de φαγῖν, ronger, parce qu'elle consume les chairs baveuses. Liquide composé d'eau tenant de l'hydrochlorate de chaux en dissolution, et du deutoxyde de mercure jaune-orangé en suspension : on l'obtient en versant, dans une dissolution aqueuse de vingt-quatre grains de sublimé corrosif, une livre d'eau de chaux. On ne l'emploie qu'à l'extérieur, comme stimulant, détersif et légèrement corrosif, dans le traitement des ulcères syphilitiques, etc.; on l'agite chaque fois que l'on veut s'en servir.

EAU DE RABEL, *aqua rabelliana;* liquide obtenu en mêlant et en agitant trois parties d'alcohol concentré et une partie d'acide sulfurique à 66°; il se dégage beaucoup de chaleur pendant le mélange. D'abord manifestement acide, ce liquide acquiert avec le temps une odeur éthérée, résultat de l'action de l'acide sulfurique sur l'alcohol. Il agit comme tonique et excitant, lorsqu'il est administré depuis quelques gouttes jusqu'à la dose d'un demi-gros, dans des boissons mucilagineuses. On en fait particulièrement usage dans les hémorrhagies passives, surtout dans celles des poumons, des reins, du canal intestinal. Plusieurs praticiens l'emploient aussi dans les fièvres dites *ady-*

namiques. Cette boisson acidulée est mise en usage par les chirurgiens, sous forme de fomentations, dans le traitement des tumeurs variqueuses et anévrysmatiques, et sous forme d'injections dans les gonorrhées et les blennorrhagies rebelles. L'eau de Rabel pure est un puissant styptique susceptible d'arrêter les hémorrhagies, lorsqu'elle est appliquée sur les vaisseaux ouverts.

EAU RÉGALE (acide nitro-muriatique ou hydrochlorique); liquide jouissant de la propriété de dissoudre l'or, que les anciens regardaient comme le roi des métaux ; il dissout encore d'autres substances métalliques inattaquables par les autres acides, comme le platine, le palladium, etc. On l'obtient en mêlant de l'acide nitrique avec de l'acide hydrochlorique ; il est formé d'acide nitreux, de chlore, d'eau, d'acide nitrique et d'acide hydrochlorique ; ce qui prouve que les deux acides nitrique et hydrochlorique ont été en partie décomposés.

EAU VÉGÉTO-MINÉRALE. *Voyez* EAU DE GOULARD.

EAU-DE-VIE, *aqua vitæ* ; liquide spiritueux obtenu en distillant des liqueurs fermentées, telles que le vin, le cidre, etc. Il ne doit marquer que de 18 à 22° à l'aréomètre. L'eau-de-vie est formée d'alcohol, de beaucoup d'eau, d'une huile volatile qui diffère selon le végétal dont le suc soumis à la fermentation a fourni la liqueur alcoholique, et quelquefois d'acide acétique. On désigne plus particulièrement sous le nom d'*eau-de-vie* le produit de la distillation du vin ; l'eau-de-vie de *cidre*, de *poiré*, de *grain* et de *pomme de terre*, n'est autre chose que le liquide spiritueux obtenu par la distillation de ces matières. L'eau-de-vie de merise porte le nom de *kirchenwasser*, celle du suc de canne est appelée *rum*, tandis qu'on désigne sous le nom de *rack* ou d'*arrack* celle que fournit le riz. L'odeur et la saveur de l'eau-de-vie varient suivant la nature de l'huile volatile qui entre dans leur composition : ici, par exemple, elles sont agréables ; là, elles sont empyreumatiques. Incolore au moment où on vient de la préparer, l'eau-de-vie jaunit quelque temps après avoir été enfermée dans des tonneaux, de bois qui lui cèdent une matière colorante ; aussi sa couleur est-elle d'autant plus foncée, qu'elle est restée plus long-temps en contact avec ces tonneaux. Les propriétés chimiques de l'eau-de-vie ne diffèrent guère de celles de l'alcohol faible.(*Voyez* ALCOHOL.) Toutefois nous sommes loin de penser que l'on

obtienne, avec de l'alcohol et de l'eau, un liquide entièrement
semblable à l'eau-de-vie de vin : non-seulement les élémens sont
mieux combinés dans celle-ci, mais elle rougit le tournesol, ce
que ne fait point le mélange d'eau et d'alcohol. L'eau-de-vie a
des usages nombreux dans l'économie domestique et en pharmacie; on l'emploie comme dissolvant pour préparer les teintures, les ratafias, les élixirs; elle doit être préférée, dans
beaucoup de circonstances, à l'alcohol, parce qu'elle peut dissoudre, outre les substances résineuses, des principes insolubles
dans l'alcohol concentré. Lorsqu'on veut juger la qualité d'une
eau-de-vie, on y plonge l'aréomètre; elle est forte si elle marque
de 18 à 22 degrés: On peut encore déterminer à peu près
la quantité d'alcohol qu'elle renferme, en l'enflammant après
l'avoir chauffée; on apprécie la quantité de l'alcohol par l'eau
qui reste lorsque le liquide a cessé de brûler. On distingue aisément si l'eau-de-vie est altérée par du poivre, du piment,
du stramoine, de l'ivraie, etc., à sa saveur, et surtout en la faisant
évaporer jusqu'à siccité, car alors le résidu est excessivement
âcre ou amer. Si l'eau-de-vie est frelatée par du laurier-cerise,
elle a l'odeur d'amandes amères, et laisse déposer du bleu de
Prusse, lorsqu'on la mêle avec de la potasse, du sulfate de fer
et de l'acide sulfurique. Si elle tient en dissolution des oxydes
de cuivre, de plomb, de fer, etc., on en démontre la présence à l'aide des réactifs dont nous faisons mention en parlant
des sels de ces métaux. (*Voyez* CUIVRE, PLOMB, FER.) Les eaux-
de-vie les plus estimées sont sont celles d'Aix, de Cognac, de
Montpellier, d'Orléans et d'Andaye.

Il est quelques préparations pharmaceutiques qui sont désignées particulièrement par le nom d'*eau-de-vie* joint à une autre
dénomination; c'est ainsi qu'on dit :

EAU-DE-VIE ALLEMANDE : liqueur préparée en faisant infuser
dans trois pintes d'eau-de-vie huit onces de jalap, deux onces
de scammonée et une once de racine de turbith; on filtre au
bout de six jours. On l'administre, comme purgatif, à la dose
d'une à deux onces dans la goutte et le rhumatisme. On l'emploie
surtout en Allemagne.

EAU-DE-VIE CAMPHRÉE, *alcohol camphré :* dissolution d'une
partie de camphre dans six parties d'alcohol; elle est limpide,
d'une odeur à la fois alcoholique et camphrée. L'eau en sépare du
camphre et la blanchit, à moins que l'alcohol n'ait été très-rec-

tifié, ou qu'il n'ait pas été assez chargé de camphre. On l'emploie souvent en médecine. *Voyez* CAMPHRE.

EAU-DE-VIE DE GAÏAC : liqueur obtenue en faisant infuser, pendant dix à douze jours, deux onces de gaïac râpé dans deux livres d'eau-de-vie. On l'emploie pour se gargariser la bouche : unie à l'ammoniaque, et étendue dans une infusion de fleurs de sureau ou de camomille, elle constitue un médicament dont on fait usage dans les rhumatismes chroniques. *Voy.* GAÏAC.   (ORFILA.)

EAUX DISTILLÉES MÉDICINALES. Lorsqu'on distille de l'eau sur des plantes entières ou sur quelques-unes de leurs parties, cette eau se charge des parties volatiles de la substance végétale, et acquiert une odeur plus ou moins forte, suivant l'espèce de plante sur laquelle elle est distillée. C'est donc à tort qu'on a divisé les eaux distillées des plantes en eaux odorantes et en eaux inodores : presque toutes ces eaux sont plus ou moins odorantes, surtout lorsqu'elles sont récemment préparées. Il est cependant quelques-unes de ces eaux qui se distinguent par une odeur plus forte et plus fragrante ; on nomme celles-ci eaux aromatiques : elles paraissent devoir leur odeur à une certaine quantité d'huile volatile ; telles sont les eaux de roses, de fleurs d'oranger, de romarin, etc. Il est cependant, parmi les eaux odorantes, quelques-unes qui ne paraissent pas contenir d'huile essentielle, telles sont les eaux de muguet, de tubéreuse, etc. La nature du principe odorant de ces plantes, de ce que l'on nomme leur *arome*, est encore inconnue. Il est même certain que parmi ces eaux il en est dont le principe odorant s'éloigne beaucoup des huiles volatiles : telles sont les eaux de laitue, de morelle, etc.

Quoique la préparation des eaux distillées ne soit pas une opération difficile à exécuter, elle demande cependant quelques précautions. La distillation doit ordinairement être faite à feu nu, en raison de la difficulté qu'il y a d'élever l'eau en vapeur au moyen de la chaleur du bain-marie, sous la pression atmosphérique. Mais alors il faut empêcher les plantes de se tasser au fond de la cucurbite de l'alambic, parce qu'elles pourraient s'y attacher, brûler et communiquer à l'eau une odeur empyreumatique. On obvie à cet inconvénient en plaçant entre les plantes et le fond de la cucurbite un diaphragme percé d'une multitude de petits trous et placé sur un trépied ; dans d'autres circonstances la plante est placée dans un panier au-dessus de l'eau, et n'est en contact qu'avec la vapeur aqueuse. Lorsque la plante

est très-riche en huile volatile, on peut séparer la partie de
l'huile qui n'est pas dissoute dans l'eau, en faisant usage du récipient florentin. Lorsqu'on distille de l'eau sur une substance
végétale, il faut bien se garder de pousser la distillation jusqu'à
siccité, car alors l'odeur d'empyreume se développerait indubita-
blement; on retire ordinairement les deux tiers de la quantité
d'eau mise dans la cucurbite. Les quantités relatives d'eau et de
plante qu'on doit employer pour obtenir des eaux distillées
varient suivant les matières sur lesquelles on opère; ordinairement on prend 5,000 de la plante, 20,000 d'eau, et l'on distille
jusqu'à ce qu'il ait passé 10,000 de liquide. Ces proportions sont
indiquées dans le nouveau Codex de Paris pour les eaux de
roses, de mélisse, de tilleul, de romarin, de fleurs d'oranger, etc. Pour les eaux distillées des plantes peu odorantes, on
est dans l'usage d'augmenter la dose des plantes, et souvent
même de recohober l'eau sur de nouvelles quantités de plantes
fraîches : c'est ainsi qu'on prépare les eaux de laitue, de pariétaire et de pourpier. Il est enfin des cas où il faut faire précéder
la distillation de la macération ou de l'infusion prolongée pendant plusieurs heures. Ceci doit se pratiquer lorsque l'on agit
sur des substances dont le tissu dur et serré ne se laisse pas facilement pénétrer par l'eau : tels sont les bois de Rhodes, de sassafras, les écorces de canelle, de cascarille, les girofles, etc.

On doit conserver les eaux distillées dans des vases de verre,
à l'abri du contact de l'air et de la lumière; on doit cependant
éviter de boucher les vases trop hermétiquement : du linge
bien blanc ou du parchemin est ce qu'il convient le mieux d'employer à cet effet. Malgré ces précautions les eaux distillées des
plantes dites *inodores* s'altèrent souvent avant l'époque où elles
peuvent être renouvelées. Les eaux chargées d'huiles essentielles,
telles que l'eau de fleurs d'oranger, de roses, etc, se conservent
au contraire plusieurs années : elles sont même plus suaves après
un certain laps de temps.

Il nous serait impossible d'indiquer dans un article général les propriétés médicales des eaux distillées : ces propriétés varient nécessairement suivant les espèces de plantes qui
entrent dans leur composition. C'est donc en consultant les
articles particuliers de chacune de ces plantes, qu'on trouvera
ce qui ne peut être ici relaté. Il n'est pas plus facile d'indiquer positivement les doses auxquelles il convient d'employer

les eaux distillées, cependant nous ferons observer, en nous
bornant aux eaux distillées mentionnées dans le nouveau
Codex de Paris, qu'il n'est guère que les eaux de laurier cerise,
d'amande amère, de laitue, de morelle, de fleur d'oranger, de
menthe, de fenouil, d'hyssope, de canelle, qui puissent véritablement être considérées comme assez actives pour obliger le
médecin à porter une grande attention dans les doses auxquelles
il convient de les administrer. La plupart des autres eaux distillées du Codex peuvent être regardées comme des *excipiens* dont
les doses, dans les médicamens composés, dépendent plutôt des
substances qui doivent être tenues en dissolution ou en suspension, que de leur propre nature. Il n'en est pas de même des
eaux distillées que nous avons indiquées nominativement, elles
jouissent de propriétés actives, quoique dans des degrés bien
différens d'intensité. Il y aurait donc des inconvéniens à les administrer légèrement et à trop fortes doses. C'est surtout dans
l'emploi des eaux distillées de laurier cerise et d'amandes amères
qu'il faut mettre beaucoup de circonspection ; la première de ces
eaux, faite comme elle doit l'être, c'est-à-dire suivant le Codex
de Paris, a causé l'empoisonnement à la dose d'une once, chez
des sujets robustes : ce n'est donc qu'avec beaucoup de précautions et à dose bien moins forte qu'on en doit faire usage. L'eau
d'amande amère est presque aussi dangereuse. Quant aux eaux
de laitue, de fleurs d'oranger, de menthe, etc., sans les donner inconsidérément, on peut prendre plus de latitude : on les prescrit
ordinairement depuis deux gros jusqu'à quatre onces, suivant les
différens cas qui en réclament l'usage.   (J. PELLETIER.)

EAUX MINÉRALES, *aquæ minerales*. On désigne ainsi les
eaux qui tiennent en dissolution une assez grande quantité de matière étrangère, pour être sapides et pour exercer sur l'économie animale une action marquée. C'est en traversant les terrains qui leur servent de filtres que les eaux se chargent des
divers principes qu'elles fournissent à l'analyse. On a divisé les
eaux minérales en *froides, tempérées* et *chaudes* ou *thermales* :
à cette division, généralement abandonnée aujourd'hui, on en a
substitué une autre, basée sur la nature des principes qui do-
minent, et auxquels elles doivent leurs propriétés ; c'est ainsi
que l'on a distingué des *eaux acidules, sulfureuses, ferrugineuses* et *salines* (*Voyez* pag. 251). Cette classification, préférable sans doute à l'autre, est loin d'être suffisante, comme on

pourra s'en convaincre en jetant un coup d'œil sur les analyses
des diverses eaux minérales dont nous ferons mention dans cet
article; en effet, telle eau que l'on regarde comme *ferrugineuse*
ou *sulfureuse*, n'en contient pas moins un très-grand nombre
de *sels*, du gaz acide *carbonique*, etc.; d'une autre part, on
range, parmi les eaux *salines*, certaïnes eaux qui renferment
une petite quantité de fer. Ces considérations, et d'autres que
nous passons sous silence, nous engagent à n'adopter aucune
des classifications indiquées, et à réduire tout ce qui est du ressort de l'histoire des eaux minérales aux cinq chefs suivans :
1° moyens propres à faire connaître les substances contenues
dans les eaux minérales ; 2° procédés à l'aide desquels on sépare
ces substances pour en déterminer les quantités; 3° histoire
particulière des eaux minérales, rangées par ordre alphabé-
tique ; 4° eaux minérales artificielles ; 5° leurs propriétés médicinales. Il importe toutefois, avant d'entamer ce sujet, de faire
connaître les noms des substances qui ont été trouvées, jusqu'à
ce jour, dans les eaux minérales. On remarquera, dans l'énumération qui va suivre, que les matières écrites en caractères
italiques sont celles que l'on rencontre le plus souvent en dissolution dans l'eau.—Gaz oxygène; azote ; *acides carbonique, hydrosulfurique*, borique, sulfureux, sulfurique, hydrochlorique
et nitrique ; silice ; soude ; sulfates de *soude*, d'ammoniaque, de
chaux, de *magnésie*, de potasse, de fer, de cuivre et de manganèse, alun ; nitrates de potasse, de chaux et de magnésie ;
hydrochlorates de potasse, de *soude*, d'ammoniaque, de *chaux*,
de *magnésie*, d'alumine, de manganèse et de baryte; phosphate
d'alumine; fluate de chaux; sous-carbonates de potasse, de
soude, de *magnésie*, de *chaux*, d'ammoniaque, d'alumine, de
strontiane, de *fer* et de manganèse; sous-borate de soude;
hydrosulfates simples ou sulfurés de soude et de chaux; des
matières *végétales* et *animales*, et, suivant M. Angelini, de
l'hydriodate de potasse. — Ces substances ne se rencontrent
jamais toutes dans la même eau minérale; il en est même un
très-grand nombre qui ne peuvent pas se trouver ensemble sans
se décomposer : nous citerons pour exemple les sels de chaux et
les sous-carbonates de potasse, de soude et d'ammoniaque. Il est
rare qu'une eau minérale contienne plus de huit ou dix des matières que nous venons d'indiquer.

ARTICLE 1er. *Des moyens propres à faire connaître les subs-*

tances contenues dans les eaux minérales. — Quelle que soit l'eau minérale que l'on analyse, il faut, avant de la soumettre à l'action des réactifs, étudier avec soin la situation de la source, les lieux voisins, les couches des minéraux dont le sol est composé, les dépôts formés au fond des bassins, les substances qui flottent sur l'eau, les êtres organisés qui peuvent vivre dans son sein, etc. On s'attachera ensuite à décrire leurs principales propriétés physiques, telles que la saveur, l'odeur, la couleur, la transparence, la pesanteur et la température : il est aisé de sentir combien cette étude doit faciliter les recherches. La plupart des eaux sont *incolores;* il n'y a guère d'eaux colorées que celles qui contiennent une quantité notable de sulfate de fer ou de cuivre ; toutefois la couleur peut dépendre de certaines substances organiques ou de l'action qu'exerce l'acide gallique contenu dans les feuilles et dans les écorces, sur l'oxyde de fer, faisant partie du sol. La *saveur* des eaux est très-variable ; elle est acidule, sulfureuse, amère, salée, styptique, sucrée ou astringente, suivant que le principe dominant est de l'acide carbonique, du gaz acide hydrosulfurique, du sulfate de magnésie, du sel commun, du sulfate de fer ou de l'alun. L'*odeur* d'œufs pourris indique la présence de l'acide hydrosulfurique ; l'acide carbonique s'annonce par une odeur piquante. Il est rare qu'une eau minérale chargée de substances organiques ne devienne plus ou moins fétide lorsque ces matières se décomposent. Quoique la plupart des eaux soient *transparentes,* il en est de troubles, soit parce qu'elles tiennent de l'argile en suspension; soit parce qu'étant exposées au contact de l'air, elles se décomposent et laissent déposer du soufre ou des sous-carbonates de chaux et de fer, soit, enfin parce que les matières organiques qu'elles renferment se pourrissent. La *pesanteur* spécifique des eaux est loin d'être la même; elle est d'autant plus grande, que l'eau tient plus de substances salines en dissolution. On l'apprécie en pesant comparativement et à la même température un flacon plein d'eau minérale et d'eau distillée pure. On détermine la *température* des eaux qui sortent de terre à l'aide d'un thermomètre plongé jusqu'au sommet de la colonne de mercure; on fait ces observations à l'ombre, demi-heure avant le lever du soleil, à deux heures de l'après-midi et au soleil couchant : on doit les répéter dans différentes saisons de l'année.

I. Pour reconnaître si une eau minérale content de l'oxygène

ou de l'*azote*, on en remplit une fiole et un tube recourbé qui se
rend sous des cloches pleines de mercure; on chauffe jusqu'à
l'ébullition; au bout d'un quart d'heure, on laisse refroidir l'appareil; on lave les gaz contenus dans les cloches avec de la potasse dissoute dans l'eau, pour séparer les gaz acides qui auraient
pu se volatiliser; on les transvase dans un autre cloche, puis on
les met en contact avec un cylindre de phosphore qui absorbe peu
à peu l'*oxygène*, et laisse l'*azote*.

II. Si l'on veut déterminer la présence des acides *carbonique*,
sulfureux, *hydrochlorique* et *nitrique* et du *sous-carbonate*
d'ammoniaque dans l'eau. On distille celle-ci dans une cornue
à laquelle on adapte un récipient; on suspend l'opération lorsque la moitié du liquide environ a passé. Le produit de la distillation contient de l'acide *carbonique*, s'il rougit faiblement la teinture de tournesol, s'il précipite en blanc les eaux de baryte et de
chaux et le sous-acétate de plomb, et si les précipités formés sont
décomposés avec effervescence par l'acide nitrique. Il renferme
du *sous-carbonate d'ammoniaque*, s'il verdit le sirop de violettes, s'il a une odeur d'alcali volatil, et s'il se combine avec
effervescence avec l'acide hydrochlorique. Il tient en dissolution de l'acide *sulfureux*, s'il a une odeur de soufre qui brûle,
s'il ne trouble le nitrate de baryte dissous qu'autant que l'on y
ajoute du chlore, si, étant uni à la potasse, il précipite le sulfate de cuivre en jaune, et si ce précipité rougit lorsqu'on le
chauffe dans de l'eau bouillante. Il contient de l'acide *hydro-*
chlorique, s'il fournit avec le nitrate d'argent un précipité blanc,
caillebotté, insoluble dans l'eau et dans l'acide nitrique, soluble dans l'ammoniaque. Il renferme de l'acide *nitrique*, si, étant
neutralisé par la potasse et évaporé jusqu'à siccité, il fournit un
sel qui fuse sur les charbons ardens.

On déterminera la présence des acides *borique* et *sulfurique*
en distillant l'eau comme il vient d'être dit; en effet, ces deux
acides étant moins volatils que l'eau, resteront dans la cornue :
l'acide *borique* se déposera sous forme de paillettes brillantes,
solubles dans l'alcohol; cette dissolution brûlera avec une
flamme verte. L'acide *sulfurique* formera avec les sels de baryte
un précipité blanc, insoluble dans l'eau et dans l'acide nitrique
pur ; s'il a été assez concentré par l'évaporation, il charbonnera
le papier, surtout lorsqu'on chauffera légèrement celui-ci.

III. On reconnaîtra l'acide *hydrosulfurique* libre à l'odeur d'œufs pourris, à la propriété qu'a l'eau de noircir le mercure avec lequel on l'agite, et à ce qu'elle laisse précipiter du soufre par l'addition des acides nitreux et sulfureux; en outre l'eau perd toutes ces propriétés par l'ébullition. Si l'acide hydrosulfurique y est à l'état d'*hydrosulfate simple*, le mercure n'est point noirci; les acides sulfurique et hydrochlorique en dégagent du gaz acide hydrosulfurique, reconnaissable à son odeur; et ce n'est qu'au bout de quelques minutes, que la liqueur se trouble. Si l'*hydrosulfate* est *sulfuré*, le mercure est noirci, et les acides sulfurique et hydrochlorique en précipitent du soufre en même temps qu'ils dégagent de l'acide hydrosulfurique. Si l'eau contient à la fois de l'acide *hydrosulfurique* et un *hydrosulfate simple* ou *sulfuré*, on la reconnaîtra, 1° à ce que, par l'agitation avec du mercure, elle noircit ce métal; 2° parce que, lors-qu'elle n'agit plus sur le mercure, elle jouit encore des propriétés de l'eau qui tient un hydrosulfate simple en dissolution. Ce procédé doit être préféré à celui qui consiste à faire bouillir l'eau; en effet, que se propose-t-on par l'ébullition, si ce n'est de dégager tout l'acide hydrosulfurique libre pour voir ensuite si l'eau qui a bouilli pendant demi-heure ne contient pas encore un hydrosulfate : mais cette expérience peut induire en erreur, car de l'eau qui ne renferme qu'un hydrosulfate simple fournit, à une certaine époque de la distillation, de l'acide *hydrosulfurique*, probablement parce que l'hydrosulfate se tranforme en sous-hydrosulfate, comme l'a observé M. Anglada.

IV. On saura que l'eau contient des *sous-carbonates de chaux, de magnésie, de fer* et *de manganèse*; en la faisant bouillir : à peine le tiers du liquide sera-t-il évaporé, que l'eau se troublera, et il se sera dégagé de l'acide carbonique. En effet, ces quatre carbonates ne sont dissous dans l'eau qu'à la faveur de l'acide carbonique : d'où il suit qu'en chassant celui-ci par l'ébullition, ils doivent se précipiter. On lavera le dépôt, et on le fera dissoudre dans l'acide hydrochlorique; le *sous-carbonate de fer* formera un hydrochlorate qui précipitera en bleu par le prussiate de potasse; celui que fournira le *sous-carbonate de manganèse* donnera avec la potasse un précipité d'oxyde, qui, étant desséché et fondu avec un excès de potasse, passera au vert (caméléon minéral); le *sous-carbonate de chaux* produira avec l'acide hydrochlorique un sel avec lequel l'oxalate d'ammoniaque donnera de l'oxalate de chaux, blanc, insoluble, réductible en chaux vive par la calcination; l'hydrochlorate formé par le *sous-carbonate de magnésie* ne sera décomposé qu'en partie par l'ammoniaque; aussi, la liqueur traitée par un excès de cet alcali, et filtrée, précipitera-t-elle encore par la potasse. Dans le cas où l'eau contiendrait à la fois tous ces sous-carbonates, il faudrait, après les avoir dissous dans l'acide hydrochlorique, verser dans une partie de la dissolution, comme l'a indiqué Chevreul, du prussiate de potasse, qui séparerait le fer; puis on ajouterait à l'autre partie de la dissolution de l'hydrosulfate d'ammoniaque qui précipiterait à la fois le fer et le manganèse; on démontrerait la présence de celui-ci au moyen de la calcination avec la potasse, qui donnerait du caméléon vert. La liqueur précipitée par l'hydrosulfate serait filtrée et traitée par l'oxalate d'ammoniaque pour en séparer la chaux; enfin, il ne resterait en dissolution que l'hydrochlorate de magnésie, que l'on reconnaîtrait par l'ammoniaque, comme nous l'avons dit plus haut.

V. Si l'eau minérale contient du *sous-borate de soude*, des *sous-carbonates de potasse* et *de soude*, après l'avoir fait bouillir, comme nous l'avons indiqué dans le paragraphe précédent, elle verdira le sirop de violettes : traitée par l'acide hydrochlorique, elle laissera déposer des cristaux d'acide borique, si elle renferme du *sous-borate de soude*, tandis qu'elle fera effervescence sans dégager de vapeurs, si elle tient en dissolution du *sous-carbonate de soude* ou *de potasse*.

VI. Après avoir reconnu que l'eau renferme ou ne renferme point les substances dont nous venons de parler, on s'attachera à déterminer la présence des *hydrochlorates*, des *sulfates* et des *nitrates*. Pour cela, on versera dans de l'eau, réduite à la moitié de son volume par l'ébullition, du nitrate d'argent, qui y fera naître, si elle contient un ou plusieurs *hydrochlorates*, un dépôt caillebotté de chlorure d'argent insoluble dans l'eau et dans l'acide nitrique, soluble dans l'ammonique. On ajoutera à une autre portion du liquide évaporé, de l'hydrochlorate de baryte, qui fournira un précipité blanc de sulfate de baryte, insoluble dans l'eau et dans l'acide nitrique, si l'eau contient un ou plusieurs *sulfates*. Si, après avoir traité par la potasse une autre portion d'eau évaporée, on sépare par le filtre le précipité qui peut s'être formé, et qu'on évapore jusqu'à siccité le liquide filtré, on verra, si l'eau contient un ou plusieurs *nitrates*, que le produit de l'évaporation fuse sur les charbons ardens, ou en augmente la flamme.

VII. Pour reconnaître quelles sont les *bases* qui sont unies avec les acides hydrochlorique, sulfurique et nitrique, on versera dans des portions différentes d'eau évaporée, 1° du prussiate de potasse, qui donnera un précipité bleu s'il y a de l'*oxyde de fer*; 2° de l'ammoniaque, qui rendra la liqueur bleue si elle contient de l'*oxyde de cuivre*; 3° quelques gouttes d'acide sulfurique, qui précipitera du sulfate de baryte blanc, insoluble dans l'eau et dans l'acide nitrique, si elle renferme de la *baryte*; 4° de l'oxalate d'ammoniaque, qui fournira un précipité blanc d'oxalate de chaux, si la *chaux* fait partie de la liqueur : cet oxalate desséché, laisse pour résidu de la chaux caustique, si on le calcine à une chaleur rouge; 5° de la chaux vive, qui, étant triturée avec l'eau, laisse dégager de l'*ammoniaque* lorsque cette base existe dans l'eau; 6° de l'hydrochlorate de platine, qui fournira un précipité jaune-serin, sans dégager d'odeur ammoniacale avec la chaux, s'il y a de la *potasse*, tandis que le sel de platine ne précipitera point la liqueur s'il n'y a que de la *soude*; 7° de l'ammoniaque caustique en excès, qui ne précipitera que l'alumine et une partie de la magnésie (en supposant que l'eau ne contienne point d'oxyde de fer) : si c'est de l'*alumine*, le précipité se dissoudra dans de l'eau de potasse, tandis qu'il y sera insoluble si c'est de la *magnésie*. Ces essais, qui ne peuvent être regardés que comme préparatoires, indiquent tout au plus la nature des bases renfermées dans l'eau; mais ils sont insuffisans pour faire connaître, du moins dans beaucoup de cas, avec quels acides ces bases sont combinées : on n'acquiert cette connaissance qu'en procédant à la séparation des divers principes de l'eau, comme nous le dirons dans l'article suivant.

VIII. On démontrera la présence d'une matière *azotée* dans l'eau, par le chlore et par l'infusion de noix de galle, qui y feront naître un précipité floconneux; par l'odeur de corne qui brûle que répandra le résidu de l'évaporation de l'eau lorsqu'on le mettra sur des charbons ardens, et par l'odeur fétide que les eaux exhaleront, lorsqu'elles seront abandonnées à elles-mêmes à la température ordinaire.

IX. On reconnaît la *silice* dans l'eau, en évaporant celle-ci jusqu'à siccité, et en traitant le résidu par l'acide hydrochlorique bouillant, qui ne dissout point la silice ; d'ailleurs cette terre, fondue avec trois fois son poids de potasse, et dissoute dans l'eau, donne un liquide (liqueur de cailloux) dont les acides séparent la silice à l'état gélatineux.

X. Pour déterminer la présence de la *soude* caustique, il faut évaporer l'eau jusqu'à siccité à l'abri du contact de l'air; traiter le résidu par l'alcohol à 0,792, qui dissout la soude : alors on la reconnaît à sa saveur caustique, et à ce qu'elle forme avec l'acide sulfurique un sulfate cristallisable en beaux prismes, efflorescens à l'air sec. Du reste, la *soude* caustique n'existe que rarement dans les eaux, et seulement lorsque celles-ci ne contiennent aucun acide libre, ni aucun sel à base terreuse, si ce n'est le sous-carbonate de chaux.

ARTICLE II. *Des procédés à l'aide desquels on sépare les substances contenues dans les eaux minérales, pour en déterminer les quantités.* — On peut, pour faciliter les recherches, établir quatre grandes divisions, ainsi que l'a fait M. Chevreul dans un très-beau travail qui va nous servir de guide : 1° les eaux ne sont ni alcalines ni ferrugineuses; elles ne contiennent ni de l'acide sulfureux ni de l'acide hydrosulfurique; 2° elles sont alcalines sans renfermer ni fer, ni acide sulfureux, ni acide hydrosulfurique ; 3° elles sont ferrugineuses ; 4° elles contiennent de l'acide sulfureux et de l'acide hydrosulfurique. Avant de nous occuper de chacune de ces sections, voyons comment on peut déterminer les proportions de *sous-carbonate d'ammoniaque*, *d'acide carbonique*, *d'oxygène* et *d'azote*, qui peuvent se trouver dans les eaux qui ne sont ni ferrugineuses ni sulfureuses.

XI. On obtient le *sous-carbonate d'ammoniaque* en distillant de l'eau dans une cornue à laquelle on a adapté un récipient contenant un peu d'acide hydrochlorique : ce sous-carbonate passe dans le récipient, et se transforme en hydrochlorate, dont on apprécie le poids après l'avoir fait évaporer. La distillation doit être poussée jusqu'à ce qu'il ne reste qu'un sixième de la liqueur dans la cornue. — On dégage l'*acide carbonique* par la chaleur, comme il a été dit, et on en détermine le poids en le recevant dans une éprouvette contenant une dissolution d'hydrochlorate de baryte et de l'ammoniaque caustique; en effet, à mesure que le gaz arrivera, il se précipitera du sous-carbonate de baryte, tandis qu'il se formera de l'hydrochlorate d'ammoniaque soluble : on pèsera le sous-carbonate lavé et desséché, et son poids indiquera celui de l'acide qu'il renferme. Mais comment savoir si l'acide carbonique était libre, combiné à un sous-carbonate insoluble, ou à l'état de sous-carbonate d'ammoniaque ? Nous supposons que l'on ait déterminé d'abord la proportion de sous-carbonate d'ammoniaque contenu dans l'eau ; si la quantité d'acide carbonique, représentée par le sous-carbonate de baryte, est exactement la même que celle de sous-carbonate d'ammoniaque, il est évident que l'acide était entièrement uni à l'ammoniaque. Si elle est plus forte, tout ce qui excédera devra être considéré comme de l'acide carbonique libre ou combiné avec un sous-carbonate insoluble : dans ce dernier cas, le sous-carbonate se sera précipité par l'ébullition ; on appréciera le poids de ce sous-carbonate, et le gaz acide carbonique recueilli sera égal à celui qui fait partie du sous-sel, puisque les sous-carbonates contiennent la moitié de l'acide qui se trouve dans les carbonates saturés.—On sépare l'*oxygène* et l'*azote*, comme nous l'avons dit (I.), et on en détermine les quantités au moyen de l'hydrogène dans l'eudiomètre, ou au moyen du phosphore. (*Voyez* EUDIOMÈTRE.) Si l'eau renfermait de l'*oxygène*, de l'*azote* et de l'*acide carbonique*, on dégagerait ces trois gaz par la chaleur, et on les recevrait dans une cloche graduée, renversée sur la cuve à mercure : on absorberait l'acide carbonique au moyen de la potasse ; et le résidu, traité par l'hydrogène dans l'eudiomètre, donnerait les proportions d'oxygène et d'azote.

§ 1. *Les eaux ne sont ni alcalines ni ferrugineuses ; elles ne contiennent ni de l'acide sulfureux ni de l'acide hydrosulfurique.* — On fait évaporer une quantité connue d'eau dans une capsule de platine, d'argent ou de porcelaine, pour savoir combien elle laisse de résidu fixe : on dessèche celui-ci à la température de 100° seulement, s'il contient des matières organiques, des sels ammoniacaux, des hydrochlorates, des nitrates et des sous-carbonates de chaux et de magnésie. On agite 10 grammes de ce résidu, placés dans un flacon à l'émeri, avec 50 grammes d'alcohol à 0,792 ; on décante au bout de deux heures ; on agite encore avec 25 grammes d'alcohol à 0,830, et on recommence ce traitement jusqu'à ce que l'action de l'alcohol soit épuisée. On réunit les liqueurs, ce qui constitue une *dissolu-*

tion alcoholique. La matière non dissoute par l'alcohol est traitée par environ cinquante fois son poids d'eau distillée bouillante (*dissolution aqueuse*); il ne reste plus que la portion *insoluble* dans l'eau et dans l'alcohol.

XII. *Examen de la dissolution alcoholique*. — Cette dissolution peut contenir des hydrochlorates de chaux, de magnésie, d'ammoniaque, de potasse et de soude, des nitrates de chaux et de magnésie. On l'évaporera pour en chasser l'alcohol, et on dissoudra le produit dans l'eau distillée; on partagera ce *solutum* en trois parties égales. (A.) Une partie sera employée à reconnaître les proportions d'acide hydrochlorique, de chaux et de magnésie : pour cela on y versera un excès de nitrate d'argent, qui y fera naître un précipité de chlorure d'argent; celui-ci, desséché, fondu et pesé, donnera la quantité de chlore, et par conséquent celle de l'acide *hydrochlorique*. La liqueur surnageant le chlorure d'argent et contenant du nitrate d'argent, sera traitée par une dissolution d'hydrochlorate de soude, pour en précipiter l'argent; puis on neutralisera exactement l'excès d'acide qu'elle contient, par de l'ammoniaque. Alors on s'occupera de la recherche de la *chaux* et de la *magnésie ;* on versera de l'oxalate d'ammoniaque dans la dissolution ; il se précipitera de l'oxalate de chaux, qui, étant lavé, séché et calciné, donnera de la *chaux vive*. La liqueur d'où l'on a séparé la chaux, réunie aux eaux de lavage, sera mise en contact avec du sous-carbonate de soude, qui en précipitera la magnésie à l'état de sous-carbonate; on évaporera jusqu'à siccité pour chasser toute l'ammoniaque, et l'on traitera par l'eau distillée, qui ne dissoudra point le sous-carbonate de magnésie ; celui-ci, lavé, desséché et calciné, laissera la *magnésie*. (B.) Une autre partie de la dissolution sera employée à déterminer la quantité d'acide *nitrique :* pour cela on s'emparera de tout l'acide hydrochlorique qu'elle contient, en la faisant bouillir avec du phosphate d'argent, qui donnera du chlorure d'argent insoluble; on filtrera et on fera évaporer jusqu'à siccité; les nitrates desséchés seront traités à une douce chaleur dans une cornue, par de l'acide sulfurique; l'acide nitrique passera dans le récipient; on le combinera avec la potasse, et on évaporera pour avoir du nitrate de potasse, dont la quantité indiquera celle de l'acide *nitrique*. (C.) La troisième partie de la dissolution servira à faire connaître les proportions d'*ammoniaque ,* de *potasse* et

de *soude*, combinées avec les acides hydrochlorique et nitrique.
Pour cela on la distillera dans une cornue avec de l'hydrate de
de baryte, qui s'emparera des acides, précipitera la chaux et la
magnésie, tandis que le gaz *ammoniac* passera dans le récipient,
dans lequel on aura préalablement disposé de l'acide hydrochlorique pour le neutraliser; l'hydrochlorate d'ammoniaque
évaporé jusqu'à siccité indiquera le poids de l'*ammoniaque*. La
liqueur contenue dans la cornue renferme l'excès de baryte, les
hydrochlorates de potasse, de soude, de baryte, et du nitrate
de baryte. On précipite toute la baryte par le sulfate d'ammoniaque, en sorte que la liqueur renferme alors des hydrochlorates de potasse, de soude et d'ammoniaque, du nitrate d'ammoniaque et l'excès de sulfate d'ammonique. On décompose ce
dernier par l'acétate de plomb, et la dissolution se trouve alors
contenir des hydrochlorates de potasse, de soude et d'ammoniaque, du nitrate et de l'acétate d'ammoniaque. Il suffit de
faire bouillir cette liqueur jusqu'à siccité avec de l'acide hydrochlorique, pour volatiliser les acides acétique et nitrique, en
sorte que le produit de l'évaporation ne contient que des hydrochlorates de potasse, de soude et d'ammoniaque. Si on le
chauffe fortement, on en dégage l'hydrochlorate d'ammoniaque,
et il ne reste que de l'hydrochlorate de potasse et de soude. On
sépare ces deux sels en versant, dans leur dissolution aqueuse,
de l'hydrochlorate de platine; on évapore à siccité, et on traite
par l'alcohol à 0,875, qui ne dissout que l'hydrochlorate de
soude et de platine. On sépare le platine de l'un et de l'autre
de ces hydrochlorates à double base, au moyen de l'eau hydrosulfurée, qui produit du sulfure de platine insoluble : ainsi
privés de platine, on fait évaporer séparément ces hydrochlorates jusqu'à siccité, on les fond et on les pèse. Ce procédé,
que nous avons emprunté à M. Chevreul, quelque compliqué
qu'il paraisse, mérite la préférence sur tous les autres.

XIII. *Examen de la dissolution aqueuse.* (*Voyez* § I.) —
L'eau que l'on a fait agir sur la portion de résidu, épuisée par
l'alcohol, peut avoir dissous les *sulfates de soude, de potasse,
de chaux, de magnésie, d'ammoniaque, d'alumine,* le *nitrate
de potasse,* le *sous-borate de soude,* le *sulfate de protoxyde
de manganèse,* le *sulfate de peroxyde de cuivre* et une *matière azotée;* mais ces cinq dernières substances sont assez rares
pour que nous puissions nous dispenser de nous en occuper. On

fait évaporer la dissolution aqueuse jusqu'à siccité ; on traite le produit par vingt fois son poids d'eau distillée froide, qui dissout tout, excepté la majeure partie du sulfate de chaux, que l'on sépare et que l'on pèse. La dissolution est précipitée par l'hydrochlorate de baryte ; la quantité de sulfate de baryte obtenu indique celle d'*acide sulfurique*. La liqueur, débarrassée de cet acide, contient des hydrochlorates de baryte, de soude, de potasse, de chaux, de magnésie, d'ammoniaque et d'alumine. On l'évapore jusqu'à siccité, et on la divise en trois parties. — *Première partie*. On la chauffe jusqu'au rouge dans un petit tube de verre, pour volatiliser tout l'hydrochlorate d'ammoniaque, que l'on pèse, et dont le poids peut aisément servir à calculer la quantité de *sulfate d'ammoniaque.*—*Seconde partie*. On la fait dissoudre ; on y verse de l'acide sulfurique pour en séparer la baryte ; on filtre, puis on précipite l'*alumine*, au moyen de l'hydrosulfate d'ammoniaque ; on chasse l'excès de cet hydrosulfate par l'ébullition ; on filtre ; on verse de l'oxalate d'ammoniaque pour précipiter la chaux à l'état d'oxalate, qui, étant calciné, fournit la *chaux.* La liqueur précipitée par l'oxalate d'ammoniaque, et filtrée, donne du sous-carbonate de *magnésie*, lorsqu'on la traite par du sous-carbonate de soude. On peut donc, en suivant cette marche, parvenir facilement à connaître les quantités de *sulfate d'alumine*, de *sulfate de chaux* et de *sulfate de magnésie*. — *Troisième partie*. Elle sert à déterminer les proportions de *sulfates de potasse* et *de soude*. Pour cela on la traite par l'acide sulfurique, qui forme des sulfates acides de potasse, de soude, d'alumine, de magnésie, de chaux, de baryte et d'ammoniaque. On chauffe assez fortement pour en chasser tout le sulfate d'ammoniaque ; on traite le résidu par l'eau qui dissout tous les sulfates, excepté celui de baryte ; on filtre ; on fait digérer la dissolution sur du sous-carbonate de baryte, et l'on obtient des sulfates neutres ou légèrement alcalins de potasse et de soude, et un précipité composé d'alumine, de sulfate de baryte et de sous-carbonates de chaux et de magnésie. On transforme les sulfates solubles de potasse et de soude en hydrochlorates de potasse et de soude, au moyen de l'hydrochlorate de baryte ; on sépare ces hydrochlorates, comme il a été dit (XII.), au moyen du sel de platine. Connaissant le poids de ces hydrochlorates, on aura facilement celui des sulfates.

XIV. *Examen de la portion insoluble dans l'eau et dans l'alco-*

kol (*Voyez* § 1.). — Cette portion peut être formée de *sulfate de chaux*, de *sous-carbonates de chaux*, de *magnésie* et de *manganèse*, de *silice* et d'un peu de *peroxyde de fer*. On la traite par l'acide hydrochlorique, qui dissout tout, excepté la *silice*. La dissolution, filtrée et évaporée pour la débarrasser de l'excès d'acide, est mise en contact avec l'alcohol faible, qui en précipite le *sulfate de chaux*. On filtre, on évapore jusqu'a siccité pour chasser l'alcohol; on dissout le produit dans l'eau distillée, et on verse dans la dissolution un excès d'hydrosulfate d'ammoniaque qui précipite le manganèse et le fer, que l'on obtient à l'état d'oxydes, après les avoir calcinés. On filtre de nouveau, et on traite la dissolution, qui ne contient plus que des hydrochlorates de chaux et de magnésie, par l'oxalate d'ammoniaque qui en sépare la chaux; puis, après avoir filtré, on y verse du sous-carbonate de soude qui précipite la magnésie.

§ 2. *Les eaux sont alcalines sans contenir de fer ni d'acide sulfureux, ni de l'acide hydrosulfurique.* — Ainsi que nous l'avons déjà dit, dans le plus grand nombre de cas, ces eaux doivent leurs propriétés alcalines au sous-carbonate de soude, rarement au sous-carbonate de potasse. Nous avons indiqué (V.), comment on pourrait les reconnaître, après les avoir fait bouillir pour volatiliser certaines substances, et pour précipiter les sous-carbonates insolubles. Or, lorsque l'un ou l'autre des sous-carbonates de soude ou de potasse existe dans une eau minérale, il est impossible qu'elle renferme des sels solubles de chaux, de magnésie, d'alumine, de fer et de cuivre; elle ne peut contenir que des *sous-carbonates de chaux* et de *magnésie*, dissous à la faveur d'un excès d'acide carbonique, des *hydrochlorates* et des *sulfates de potasse* et de *soude*, de la *silice*, une *matière organique*, du *nitrate de potasse* et du *sous-borate de soude*. Supposons qu'elle renferme ces différentes substances, excepté les deux dernières, qui sont excessivement rares.

XV. Après avoir évaporé l'eau jusqu'à siccité, on traite le produit par l'alcohol à 0,85o, qui ne dissout que les *hydrochlorates de potasse* et *de soude*. (*Voyez* XII, comment on les sépare.) On filtre, on sèche la partie indissoute, et on l'épuise par l'eau distillée, qui ne dissout que les *sous-carbonates* et les *sulfates de potasse* et *de soude*. On concentre la dissolution, et on y verse de l'acide acétique, qui transforme les sous-carbonates en acétates ; on évapore jusqu'à siccité , et on traite par l'alcohol à o,820, qui ne dissout que les acétates de potasse et de soude ; on chasse l'alcohol par la distillation , et on évapore jusqu'à siccité. On dissout ces acétates dans l'eau, puis on les transforme en hydrochlorates au moyen de l'acide hydrochlorique : on décompose ces hydrochlorates par l'hydrochlorate de platine, comme nous l'avons établi. (XII.) Nous ne reviendrons point sur les moyens de séparer les *sulfates de potasse* et *de soude*, les *sous-carbonates de chaux* et *de magnésie*, et *la silice.* (*Voyez* XIII et XIV.) Quant à la matière *organique*, on la sépare en grande partie lorsqu'on verse dans l'eau l'acide acétique qui doit décomposer et saturer les sous-carbonates de potasse et de soude.

XVI. Si; comme il arrive le plus ordinairement, la dissolution aqueuse, au lieu de renfermer des sous-carbonates et des sulfates de soude et de potasse, ne contenait que du *sous-carbonate* et du *sulfate de soude*, on la précipiterait par de l'hydrochlorate de baryte qui fournirait un précipité de sous-carbonate et de sulfate de baryte. Après l'avoir calciné et pesé, on le traiterait par de l'acide nitrique pur, qui ne dissoudrait que le sous-carbonate de baryte ; en pesant le sulfate de baryte indissous, on connaîtrait le poids du sous-carbonate de baryte : par conséquent on aurait les poids des acides sulfurique et carbonique , puisqu'on a des analyses bien faites de ces sels ; il ne s'agirait plus alors que de calculer combien ces acides neutralisent de soude, pour avoir les proportions de sous-carbonate et de sulfate de soude.

§ 3. *Les eaux sont ferrugineuses.* — Les eaux ferrugineuses renferment le fer à l'état de carbonate de protoxyde ou de sulfate ; quelquefois ces deux sels y existent à la fois : dans tous les cas, l'eau minérale peut contenir plusieurs des autres sels dont nous avons parlé.

Pour apprécier la proportion de *carbonate de fer*, on fera bouillir une quantité donnée d'eau, comme il a été dit (II.) ; on agira sur le précipité, qui, outre le carbonate de fer, contient ordinairement des *sous-carbonates de chaux, de magnésie* et quelquefois *de manganèse* ; on le dissoudra dans l'acide hydrochlorique ; l'hydrosulfate d'ammoniaque, versé dans cette dissolution, précipitera le fer et le manganèse ; on calcinera le précipité, puis on le dissoudra dans l'acide hydrochlorique mêlé d'un peu d'acide nitrique ; par ce moyen , le fer sera porté au *maximum* d'oxydation ; on chassera l'excès d'acide en concentrant un peu la liqueur , puis on y versera du succinate d'ammoniaque qui ne précipitera que le fer à l'état de succinate : on calcinera ce précipité , et l'on obtiendra du *peroxyde de fer.* Le succinate de manganèse , qui était resté en dissolution , sera décomposé par le sous - carbonate de soude ; le précipité de sous-carbonate de manganèse calciné donnera du *peroxyde de manganèse.* Connaissant les quantités d'oxyde de fer et de manganèse, on aura celles des *métaux* qui entrent dans leur composition. Si le précipité obtenu en faisant bouillir l'eau minérale n'était formé que de *sous-carbonate de fer*, de *sous-carbonates de chaux* et *de magnésie*, on le dissoudrait dans un excès d'acide hydrochlorique, puis on ajouterait de l'ammoniaque, qui ne précipiterait que le *peroxyde de fer.* Dans tous les cas, on déterminerait les proportions des sous-carbonates de chaux et de magnésie et des autres sels, par les procédés déjà indiqués dans les paragraphes précédens.

Si, au lieu de carbonate de fer, l'eau renfermait du *sulfate* de ce métal uni à d'autres sels, il faudrait la faire évaporer jusqu'à siccité , et traiter le produit par de l'alcohol à 0,826, qui dissoudrait le sulfate de *peroxyde de fer*, les hydrochlorates de soude et de magnésie. On précipiterait le fer par l'hydrosulfate d'ammoniaque , et il suffirait de calciner le précipité pour avoir l'*oxyde de fer.* On séparerait l'acide sulfurique par le nitrate de baryte. Quant aux hydrochlorates de soude et de magnésie, on les traiterait par le nitrate d'argent pour transformer le chlore en chlorure insoluble, que l'on pèserait. On séparerait la magnésie par la potasse, et, connaissant ainsi le poids de la magnésie, et par conséquent celui de l'acide hydrochlorique qui devait la saturer, on aurait le poids de l'hydrochlorate de soude ; en effet, le chlore du chlorure d'argent représente l'acide hydrochlorique uni à la soude et à la magnésie : si on connaît la proportion de celui qui est combiné avec ce dernier oxyde, on doit avoir la quantité d'acide combiné avec la soude.

XVIII. La portion du produit évaporé, non dissoute par l'alcohol, peut contenir du *protosulfate de fer* et d'autres sulfates : on la dissoudra dans l'eau distillée; on versera dans la dissolution de l'acide *hydrosulfurique*, qui ne précipitera que le *cuivre* ; on filtrera : le liquide filtré sera traité par l'hydrosulfate d'ammoniaque, qui précipitera le *fer*, l'*alumine* et le *manganèse* : ce précipité, dissous dans l'acide nitrique pour porter le fer au maximum, sera traité par la potasse en excès, qui ne précipitera que les *oxydes de fer* et *de manganèse* : on appréciera les proportions de ces oxydes par le succinate d'ammoniaque. (*Voyez* § 3.) L'*alumine* tenue en dissolution par la potasse sera précipitée au moyen de l'hydrochlorate d'ammoniaque. Quant aux autres sulfates dissous dans l'eau, et non précipités par l'acide hydrosulfurique ou par l'hydrosulfate d'ammoniaque, on les séparera comme il a été dit (XIII.) : ces sulfates peuvent être ceux de potasse, de soude de chaux et de magnésie.

§ 4. *Les eaux contiennent de l'acide sulfureux et de l'acide hydrosulfurique.* — Après avoir reconnu par les moyens indiqués (I.) que l'eau contient de l'acide *sulfureux*, on en déterminera la proportion par le procédé suivant : on fera bouillir un litre d'eau avec un excès d'acide hydrochlorique, en évitant le contact de l'air; on précipitera, au moyen de l'hydrochlorate de baryte, l'acide sulfurique libre et combiné qui pourrait se trouver dans l'eau; on pèsera le sulfate de baryte obtenu. On versera dans un autre litre d'eau assez de chlore pour transformer tout l'acide sulfureux en acide sulfurique, puis on ajoutera un excès d'hydrochlorate de baryte; il est évident que le sulfate de baryte que l'on obtiendra sera formé aux dépens de l'acide sulfureux transformé en acide sulfurique, et de l'acide sulfurique qui faisait partie de l'eau : or la quantité fournie par ce dernier est appréciée dans le premier traitement par l'hydrochlorate de baryte; donc l'autre doit l'être également, puisqu'il s'agit de soustraire du poids total du sulfate de baryte, celui qui est formé aux dépens de l'acide sulfurique qui existait dans l'eau. On sait combien le sulfate de baryte contient d'acide sulfurique, et il suffit de retrancher un tiers de l'oxygène que cet acide renferme, pour avoir le poids de l'acide *sulfureux*.

XIX. Si l'eau contient à la fois de l'acide *hydrosulfurique* libre et un *hydrosulfate simple*, on en met une quantité déterminée dans une cloche contenant du mercure, et renversée sur la cuve du même métal; on agite : le soufre de l'acide hydrosulfurique libre se combine avec le mercure, l'hydrogène est mis à nu; lorsqu'il n'y a plus d'action on détermine le poids de l'hydrogène, en ayant égard à son volume, à la température et à la pression atmosphérique; le poids de l'hydrogène fait connaître celui du soufre avec lequel il était uni, et par conséquent celui de l'acide *hydrosulfurique libre*. L'eau, ainsi privée de cette portion d'acide, est traitée par l'acétate acide de cuivre, qui fait connaître la proportion d'acide hydrosulfurique qui était à l'état d'*hydrosulfate simple*.

Si l'on a reconnu que l'eau ne contient d'autre préparation hydrosulfurée que de l'acide hydrosulfurique ou un hydrosulfate simple (*Voyez* III.), on en prendra un litre que l'on précipitera par l'acétate acide de cuivre, en évitant le contact de l'air ; le précipité de *bisulfure* de cuivre obtenu, desséché et pesé, donnera le poids du soufre, et par conséquent celui de l'acide *hydrosulfurique*. Si, au contraire, l'eau ne renferme d'autre composé hydrosulfureux qu'un *hydrosulfate sulfuré*, on déterminera sur un litre d'eau, au moyen de l'acétate de cuivre, la quantité absolue de soufre; d'une autre part, on précipitera l'excès de soufre d'un autre litre d'eau, au moyen de l'acide acétique faible et de la chaleur : on pèsera cette portion de soufre, on la retranchera du poids total du soufre fourni par le sulfure de cuivre, et l'on aura celui qui existait à l'état d'hydrosulfate.

XX. L'eau minérale, qui tient en dissolution des préparations hydrosulfurées ou de l'acide sulfureux, renferme encore le plus souvent de l'acide carbonique, de l'azote, des sulfates de chaux et de magnésie, de l'hydrochlorate et du sous-carbonate de soude. On séparera ces subtances, comme nous l'avons dit plus haut.

· XXI. M. Murray pense que la méthode d'analyse adoptée par les chimistes, et que nous venons de faire connaître, est défectueuse. « Les sels que l'on se procure par ce procédé, dit-il, ne sont pas nécessairement les élémens réels de l'eau minérale, mais ils sont en partie au moins des produits de l'opération. On peut donc les obtenir ou ne pas les obtenir du tout, ou bien les obtenir en proportions différentes. » Suivant lui, il faudrait déterminer directement et par les réactifs, 1° la quantité des acides et des bases, considérés d'une manière isolée; 2° l'état de combinaison dans lequel ils peuvent exister, en adoptant ce principe, que les composés les plus solubles sont ceux qui font partie de l'eau minérale. Cette méthode, dont nous sommes loin de contester l'exactitude, ne nous paraît pas offrir des avantages marqués sur l'autre, comme nous pourrions le

prouver, s'il nous était permis d'entrer dans les détails nécessaires.

ART. III. *Des eaux minérales en particulier.* — AIX, ville du
département des Bouches-du-Rhône, à cinq lieues N. de Marseille, où l'on trouve plusieurs sources d'eau minérale. La principale, appelée *fontaine de Sextius*, ne tarit point; sa température est de 28° Réaum. Suivant M. Laurens, le produit de
l'évaporation de vingt-cinq livres est composé de dix-huit
grains de carbonate de magnésie, de douze grains de carbonate
de chaux, de sept de sulfate de chaux, et d'une petite quantité de
matière gélatineuse et d'oxygène. On l'administre à l'intérieur,
à la dose de cinq à quinze verres par jour, depuis le mois de mai
jusqu'au mois d'octobre. L'établissement thermal offre quatorze
baignoires en marbre, et des cabinets pour les douches.

AIX-LA-CHAPELLE, ville considérable de Prusse, à neuf lieues
N. E. de Liége, et à quatre-vingts lieues de Paris, où l'on trouve
trois sources principales qui se réunissent dans des réservoirs
d'où l'eau coule jusque dans les maisons où il y a des bains :
ces bains, au nombre de quatre dans la vieille ville, et de six
dans la ville neuve, portent différens noms. Le bain de l'*Em-
pereur*, situé dans la vieille ville, offre de l'eau limpide, d'une
odeur sulfureuse, d'une saveur alcaline salée, et d'une température de 46° Réaum. Elle renferme, d'après M. Monheim, des
gaz et des matières solides. Les gaz sont formés, sur cent pouces
cubes, de 51,25 de gaz azote, de 28,26 d'acide carbonique, et
de 20,49 d'acide hydrosulfurique. Un kilogramme de cette eau
contient 0,5444 grammes de carbonate de soude, 2,9697 d'hydrochlorate de soude, 0,2637 de sulfate de soude, 0,1304 de
carbonate de chaux, 0,0440 de carbonate de magnésie, et
0,0705 de silice. On l'emploie sous forme de bain, de douches,
de lavement, d'injection. On administre à l'intérieur l'eau de
la source appelée *Grande*, depuis la dose de deux verres jusqu'à une pinte par jour. Il pourrait y avoir des inconvéniens
à en prendre sans discernement. On peut en faire usage dans
toutes les saisons.

AIX EN SAVOIE, petite ville du Mont-Blanc, à douze lieues
de Genève et de Grenoble, et à deux lieues et demie de Cham-
béry, où l'on trouve deux sources principales, celle dite de
soufre et celle d'*alun* ou de *Saint-Paul*. La première, renfermée
dans l'édifice principal, connu sous le nom de *Bâtiment royal*,

est transparente, un peu onctueuse au toucher, d'une odeur hydrosulfurée, d'une saveur douceâtre; sa température est de 36° Réaum. dans les piscines appelées *bouillons*. Cent douze livres de cette eau contiennent, d'après M. Socquet, 8,4 grains de soufre dissous dans l'hydrogène, 22 d'acide carbonique libre, 2 d'extractif animalisé, 33 de sulfate de soude, 29 de sulfate de magnésie, 72 de sulfate de chaux, 9 d'hydrochlorate de soude, 31 d'hydrochlorate de magnésie, 108 de carbonate de chaux, 59 de carbonate de magnésie. Les eaux de la source d'*alun*, dont la température est d'un demi-degré supérieure à l'autre, contiennent moins d'acide hydrosulfurique et plus d'acide carbonique libre. On les administre depuis une livre jusqu'à quatre; on les prend à la source, parce qu'elles se décomposent promptement. Les bains sont ordinairement composés avec deux tiers des eaux d'*alun* et un tiers d'eau dite de *soufre*; toutefois on doit les refroidir, soit en y ajoutant de l'eau froide, soit en les laissant à l'air pendant quelque temps, autrement ils pourraient occasioner des vertiges, le sommeil, etc. On prend ces bains dans les maisons particulières. Les douches s'administrent dans le *Bâtiment royal*. On fait usage des eaux d'Aix en Savoie depuis les mois de mai jusqu'au 15 septembre; c'est en juillet et en août qu'elles sont plus efficaces.

ALAIS, ville du département du Gard, au pied des Cévennes, à cent soixante lieues de Paris, où l'on trouve deux sources d'eau froide, que l'on assure contenir du sulfate de fer, et que l'on désigne sous les noms de *comtesse* et de *marquise*. On prend ces eaux, depuis juillet jusqu'à la fin de septembre, à la dose de de cinq verres à trois livres par jour.

ALFTER, ancienne seigneurie du comté de Salm, à une lieue de Bonn et à quatre de Cologne. A l'entrée du village de Roesdorf, on voit une source d'eau acidule, froide, contenant, d'après M. Vauquelin, un volume d'acide carbonique égal à celui de l'eau examinée, du carbonate, de l'hydrochlorate et du sulfate de soude, des carbonates de chaux et de magnésie, et un atome de carbonate de fer.

AMAND (SAINT-), ville du département du Nord, sur la Scarpe, à trois lieues N. de Valenciennes, à cinquante de Paris. A une demi-lieue de la ville, on trouve quatre sources. L'eau de la fontaine dite *Bouillon* est limpide, incolore, sans odeur, d'une saveur fade; sa température est de 28° (therm. centigr.). Elle contient, suivant M. Pallas, sur quatre litres : gaz acide carbonique, 2,224 ; sulfate de chaux, 2,465 ; sulfate de magnésie, 1,748 ; hydrochlorate de magnésie, 0,200 ; hydrochlorate de soude, 0,152 ; carbonate de chaux, 0,774 ; carbonate de magnésie, 0,236 ; fer, 0,100 ; silice, 0,040 ; matière résineuse 0,000 ; perte, 0,085. On les administre depuis trois jusqu'à douze verres par jour. On connaît la célébrité des *boues* de Saint-Amand ; ces boues sont renfermées dans un bassin situé entre les fontaines *Bouillon* et *Arras*, qui est disposé de manière à laisser échapper l'eau dont l'excès rendrait la boue trop liquide. Leur odeur est sulfureuse et marécageuse ; elles paraissent n'être autre chose qu'un terrain gras, fin, abreuvé continuellement par l'eau sulfureuse. On y trouve, d'après M. Pallas, du gaz acide carbonique, du gaz acide hydrosulfurique, de l'eau, de la matière extractive, de la matière végéto-animale, du carbonate de chaux, du carbonate de magnésie, du soufre et de la silice. On les emploie sous forme de bains, et seulement pendant les grandes chaleurs, parce qu'elles sont froides ; pour cela, on plonge les malades dans le bassin.

Aumale, petite ville de la Seine-Inférieure, à huit lieues d'Abbeville et d'Amiens, où l'on trouve trois sources d'eau ferrugineuse froide, désignées sous les noms de *Bourbonne*, *Savari* et *Malou*. Cette eau contient par pinte sept grains d'acide carbonique, un grain d'acide hydrosulfurique, trois de carbonate de fer, un de carbonate de chaux, et six d'hydrochlorate de chaux. On en prend une ou deux pintes par jour pendant un mois, depuis la fin de mai jusqu'au 15 septembre.

Ax, petite ville du département de l'Arriège, à trois lieues E. S. E. de Tarascon. On y voit un très-grand nombre de sources, que l'on rapporte à trois divisions, savoir : celles du *Teix*, de l'*Hôpital* et du *Couloubret*. La température de l'eau varie de 17° à 61° Réaum. Suivant M. Chaptal, elle doit ses propriétés à l'acide hydrosulfurique qu'elle renferme en assez grande quantité. L'eau des fontaines appelées *Canons*, *Étuve* et *Bain fort*, contient en outre des sulfates de chaux et de magnésie, et de l'hydrochlorate de soude. Les fontaines, dites *Douce* et de la *Canalette*, renferment en outre du carbonate de magnésie. On administre ordinairement d'une à quatre livres par jour d'eau d'Ax ; on en fait usage aussi sous forme de bains et de douches. La saison dure depuis le mois de mai jusqu'au mois d'octobre

BADE EN SUISSE, ville située à quatre lieues de Zurich, où l'on trouve cinq sources d'eau thermale, dont la principale porte le nom de *Sainte-Vérenne*. L'eau est limpide, d'une odeur d'œufs pourris, savonneuse au toucher ; sa température égale presque celle de l'eau bouillante. Elle contient beaucoup de gaz acide hydrosulfurique et carbonique, des sulfates de soude, de magnésie et de chaux, de l'hydrochlorate de soude, des sous-carbonates de magnésie, de chaux, de fer et de manganèse. On l'emploie surtout sous forme de bains, que l'on est obligé de préparer huit ou dix heures d'avance, afin de les laisser refroidir.

BADE EN SOUABE, petite ville à deux lieues de Rastadt et à huit de Strasbourg, où l'on trouve plusieurs sources d'eau salée, limpide, d'une odeur d'œufs pourris, et dont la température est de 45° à 65° (therm. centigr.) Elle contient de l'acide hydrosulfurique, des hydrochlorates de magnésie et de chaux, et quatre grains et ½ par livre d'acide sulfurique, uni probablement à la soude. On en fait usage fréquemment à l'intérieur, et sous forme de bains ordinaires, de bains de vapeur et de douches.

BADEN EN AUTRICHE, à six lieues de Vienne. On voit douze sources d'eau laiteuse, d'une odeur fétide, d'une saveur aigre, salée, amère, et dont la température est de 27°—29° Réaum. Sept livres de cette eau ont fourni vingt-neuf grains ½ de carbonate de chaux, douze ½ de carbonate de magnésie, quinze ¼ de sulfate de chaux, huit ¾ de sulfate de magnésie, sept ½ de sulfate de soude, cinq ¼ d'hydrochlorate d'alumine, et sept ½ d'hydrochlorate de soude.

BAGNÈRES DE LUCHON, petite ville du département de la Haute-Garonne, à deux lieues des frontières d'Espagne, où l'on trouve douze sources d'eau dont la température varie, et que l'on a divisées en chaudes, tièdes et froides. Les premières, au nombre de huit, sont : les sources de la *Grotte*, de la *Salle*, des *Romains*, du *Rocher*, de la *Reine*, la *Douce*, la *Chaude à droite* et la *Chaude à gauche* ; on nomme sources *blanches* celles qui sont tièdes ; enfin, les deux dernières portent le nom de sources *froides*. L'eau de Bagnères est limpide, et paraît noire, à cause des petits fragmens d'ardoise que l'on voit au fond des réservoirs ; elle a l'odeur d'œufs couvés ; sa saveur est fade, et sa température varie de 30° à 62° (th. cent.). Suivant M. Poumier, médecin

distingué de Fontainebleau, à qui nous devons un travail intéressant sur les eaux des hautes et des Basses-Pyrénées, deux
myriagrammes d'eau de la source de la Reine contiennent : gaz
acide hydrosulfurique dix-huit pouces cubes, neuf d'acide carbonique ; onze grains d'hydrochlorate de magnésie, huit grains
d'hydrochlorate de soude, dix de sulfate de magnésie, vingt-trois
de sulfate de chaux, onze de carbonate de chaux, six de soufre,
quatre de silice, et cinq de matière végéto-animale. On administre tous les jours, depuis le mois de mai jusqu'à celui d'octobre, de deux à cinq ou six verres d'eau de Bagnères pure ou
coupée avec du lait ; on l'emploie aussi sous forme de bains;
quelquefois on fait usage des boues que ces eaux déposent.

BAGNÈRES - ADOUR, petite ville du département des Hautes-
Pyrénées, à quatre lieues N. E. de Barèges, et à deux cent douze
S. O. de Paris, où l'on trouve seize établissemens particuliers,
quoique le nombre des sources soit plus considérable. Ces établissemens sont : la *Reine*, le *Dauphin*, la *Fontaine nouvelle*,
les *deux Bains de Toulon*, le *petit Bain*, *Salies*, le *petit
Prieur*, le *Bain des pauvres*, *Pinac*, ceux de *Santé*, de *Salut*,
du *Théas*, du *Pré*, de la *Guttière* et des *Cazeaux* ; les six
derniers sont les plus fréquentés. L'eau de Bagnères-Adour est
limpide, inodore, d'une saveur styptique, austère; sa température varie de 29° à 47° Réaum. Suivant M. Poumier, deux myriagrammes d'eau de la Reine, qui est la plus renommée, contiennent quinze grains d'hydrochlorate de magnésie, dix-sept
d'hydrochlorate de soude, un gros vingt-cinq grains de sulfate
de magnésie, quatre gros de sulfate de chaux, soixante-cinq
grains de carbonate de chaux, quatre grains de silice, perte
six grains. On administre tous les jours, depuis une livre jusqu'à quatre livres de cette eau; on l'emploie aussi sous forme
de bains. La saison des eaux est depuis le mois d'avril jusqu'au
mois d'octobre. Les sources dites *Pinac* ou d'*Artigue longue*
sont sulfureuses ou ferrugineuses ; les premières offrent tous les
caractères des eaux hydrosulfurées ; les autres, quoiqu'ayant
l'odeur d'œufs pourris, paraissent devoir leurs principales propriétés à du carbonate de fer; on les emploie particulièrement
sous forme de bains; leur température varie de 25° à 31°, R.

BAGNOLES, village du département de l'Orne, à trois lieues
E. S. E. de Domfront, où l'on trouve une source d'eau gazeuse,
limpide, exhalant l'odeur d'œufs pourris, quoiqu'elle ne con-

tienne point d'acide hydrosulfurique; sa température est de 22°, Réaum. dans la fontaine et de 2ó ½ dans les baignoires. Elle renferme, d'après Vauquelin, de l'acide carbonique, de l'hydrochlorate de soude, et des atomes de sulfate de chaux et d'hydrochlorate de chaux et de magnésie. On en prend de deux à trois verres jusqu'à une pinte par jour. On l'emploie aussi sous forme de bains et de douches.

Bagnols, village du département de la Lozère, à deux lieues de Mende, offrant de l'eau minérale à 36° R.; limpide, onctueuse au toucher, d'une odeur d'œufs pourris, et contenant beaucoup d'acide hydrosulfurique, du sulfate de chaux, de l'hydrochlorate de magnésie, du fer, et surtout une matière végéto-animale unie à du sous-carbonate de soude avec laquelle elle forme une sorte de savon. On en prend depuis une livre jusqu'à quatre par jour; on l'emploie aussi sous forme de bains et de douches. La saison des eaux est depuis le 1er juillet jusqu'au 1er septembre.

Bains, bourg à trois lieues de Plombières, où l'on trouve sept sources principales, dont trois constituent le *Bain vieux*, trois autres le *Bain neuf*, la septième est nommée *Fontaine des vaches*. L'eau est incolore, inodore lorsqu'elle est froide, d'une odeur d'œufs pourris si elle est chaude, et d'une température qui varie de 23° à 42° R. L'analyse d'un litre d'eau du *Bain vieux* a fourni à Vauquelin vingt-huit centigr. de sulfate de soude, huit d'hydrochlorate de soude, huit de sulfate de chaux, et des traces de silice et de magnésie. On en administre depuis trois jusqu'à douze verres par jour, en ayant soin de choisir la source qui convient le mieux; on les emploie aussi sous forme de bains, de douches et d'étuves; elles paraissent devoir leurs propriétés médicales à la chaleur.

Balaruc, bourg du département de l'Hérault, à trois quarts de lieue de Frontignan, où l'on trouve de l'eau limpide, onctueuse, salée, ayant l'odeur d'œufs pourris; sa température est de 38° R. D'après Figuier, six kilogrammes ont fourni trente-six pouces cubes de gaz acide carbonique, 45,05 grammes d'hydrochlorate de soude; 8,25 d'hydrochlorate de magnésie; 5,45 d'hydrochlorate de chaux; 7 de carbonate de chaux; 0,55 de carbonate de magnésie, 4,20 de sulfate de chaux et un atome de fer. M. Pierre a reconnu depuis qu'il se dégage à la source une grande quantité d'azote. On prend ces eaux à la dose d'une pinte par jour, à moins qu'on ne veuille purger les malades, car alors on en administre trois pintes. On les emploie aussi sous forme de bains et de douches : la température de l'eau étant très-élevée, les bains doivent être de peu de durée.

Bar, village du département du Puy-de-Dôme, à neuf lieues de Clermont : il n'offre guère que trois sources abondantes d'eau froide contenant de l'acide carbonique, des carbonates de soude et de magnésie, et du sulfate de chaux. On en boit d'une à deux pintes par jour.

Barèges, village du département des Hautes-Pyrenées, à six lieues et demie S. E. de Tarbes, et à deux cent dix lieues de Paris, où l'on trouve plusieurs sources et plusieurs bains d'eau minérale ; on y voit en outre trois douches, distinguées en première, en deuxième et troisième, et deux piscines dont chacune peut contenir de quinze à vingt malades. Les principaux bains sont le bain de l'*Entrée* ou le bain *Royal*, le bain du *Fond*, le bain du *Polard* et le bain de la *Chapelle* ou de la *Grotte*. Ces diverses sources sourdent du marbre et se perdent entre des marbres et des granits roulés. La température de l'eau est de 36° R. à la première douche, de 35° $\frac{1}{2}$ à la deuxième et à la troisième, de 29° $\frac{1}{2}$ au *Polard*, de 30 au *Fond*, de 26 à la *Chapelle*, de 25° au bain *Royal*, de 29 à la première piscine et de 28 à la deuxième piscine. L'eau du bain Royal, qui est la plus renommée, est limpide, d'une odeur d'œufs pourris, d'une saveur douce, fade, nauséabonde ; elle charie une matière glaireuse qui se dépose sur le bord des bassins, enduit les cuves et les pavés des bains, sur lesquels on voit un dépôt sulfureux calcaire, uni à une substance végéto-animale. Elle est formée, d'après M. Poumier, de gaz acide *hydrosulfurique*, d'acide carbonique et d'*azote*, d'hydrochlorates de magnésie et de soude, de sulfates de magnésie et de chaux, de carbonate de chaux, de silice et de matière *végéto-animale*. Cette analyse se trouve singulièrement modifiée par les travaux récens de MM. Anglada et Longchamp ; je dois à la bienveillance de ce dernier savant, qui est chargé par le gouvernement des analyses des eaux minérales du royaume, des renseignemens sur les eaux sulfureuses de Barèges, de Cauterets et de Saint-Sauveur ; il me paraît d'autant plus important de les faire connaître, que plusieurs d'entre eux sont encore inédits. Ces eaux ne contiennent que $\frac{1}{3400}$ de leur poids de principes fixes. Elles verdissent le sirop de violettes ; elles ne se *troublent point par l'eau de chaux;* elles donnent un nuage à peine sensible par l'hydrochlorate de baryte. Au moment où elles sortent du sein de la terre, elles contiennent de la *soude caustique,* de l'*hydrosulfate* de soude, probablement sulfuré, du sulfate et des traces d'hydrochlorate de soude; un peu de sous-carbonate de chaux et de magnésie, une petite quantité de silice, une très-petite quantité d'une matière animale *particulière,* distincte de la gélatine, à laquelle M. Longchamp donne le nom de *Barégine,* et du gaz *azote.* Elles ne contiennent point d'*oxigène* libre ni d'acide *hydrosulfurique.* Expose-t-on ces eaux à l'air, elles se décomposent promptement, en absorbant l'oxygène et l'acide carbonique; la soude passe à l'état de *sous-carbonate* et l'hydrosulfate de soude se transforme en *hyposulfite,* sels très-différens et dont l'action sur l'économie animale n'est pas la même. Il suffit qu'il y ait un pouce cube d'air entre le bouchon de la bouteille et le liquide pour changer tout l'hydrosulfate de soude en hyposulfite; d'où il suit que ces eaux sulfureuses ne doivent être bues qu'à la source. L'eau de la *grande douche,* qui est la plus sulfureuse de Barèges, ne contient que 0,0000282 d'acide hydrosulfurique à l'état d'hydrosulfate; si on la fait bouillir pendant une heure, elle perd un quart de son poids environ de cet acide, c'est ce qui a fait croire jusqu'à présent que l'acide hydrosulfurique y était libre; le dégagement de cet acide paraîtra d'autant plus extraordinaire que l'eau renferme de la soude libre. M. Longchamp rapporte en grande partie à cet alcali, les bons effets de ces eaux sulfureuses, ainsi que la propriété qu'elles ont d'adoucir la peau. M. Anglada, dans un Mémoire inséré dans le tome XX des Annales de physique et de chimie, établit, de son côté que les eaux sulfureuses des Pyrénées orientales ne doivent point leurs vertus à l'acide hydrosulfurique libre, mais bien à un hydrosulfate alcalin, qui est constamment associé à un *sous-carbonate* également alcalin, qu'elles dégagent de l'azote à leur source, azote qui provient d'une portion d'air que les eaux contiendraient, et dont l'oxigène se serait combiné avec le soufre : ce fait, comme nous l'avons déjà dit, n'est pas admis par M. Longchamp. — On fait usage des eaux de Barèges en boisson, sous forme de bains, de douches, d'injections et de lavemens. On boit de trois à quatre verres d'eau par jour; la boisson est presque toujours associée aux bains : ceux-ci sont tempérés par leur mére avec une source froide, jusqu'à ce que le malade puisse supporter l'eau naturelle. Les sources destinées aux bains servent rarement à la boisson; il en **est** de même des douches que l'on n'emploie qu'à cet usage. Les eaux se prennent depuis le 20 mai jusqu'au 1er octobre.

BONNES, petit village de la vallée d'Ossan, à sept lieues de Pau (Basses-Pyrénées), où l'on voit trois sources appelées la *Vielle*, la *Neuve* et l'*Ortech*. L'eau sort du pied d'une montagne calcaire ; quoique limpide elle charrie des flocons blanchâtres qui se déposent par le repos; elle est onctueuse au toucher, d'une odeur d'œufs pourris et d'une saveur douceâtre ; sa température varie de 24° à 26° R. M. Poumier l'a trouvée formée d'acide hydrosulfurique, d'acide carbonique et d'azote, d'hydrochlorates de magnésie et de soude, de sulfates de magnésie et de chaux, de carbonate de chaux, et de silice. Le dépôt qui se forme dans la vieille source est composé de carbonate de chaux et de silice. On emploie ces eaux sous forme de bains, de douches et en boisson; dans ce dernier cas, on en prend depuis une jusqu'à six livres par jour. La saison la plus favorable est depuis le mois de mai jusqu'au mois d'octobre.

BOURBON L'ARCHAMBAULT , petite ville à six lieues de Moulins (Allier), où l'on trouve une source d'eau gazeuse incolore, d'une odeur d'œufs pourris, d'une saveur variable suivant la température qui est de 48° à 50° R. à la source. Elle contient, d'après M. Faye, 2 grains $\frac{2}{3}$ d'hydrochlorate de chaux par pinte, $1\frac{1}{3}$ d'hydrochlorate de magnésie, $6\frac{1}{6}$ d'hydrochlorate de soude, $2\frac{1}{6}$ de sulfate de soude, $3\frac{1}{3}$ de sulfate de magnésie, $2\frac{1}{3}$ de sulfate de chaux, $3\frac{1}{13}$ de deuto-carbonate de fer, $1\frac{1}{12}$ de silice, $16\frac{1}{4}$ d'acide carbonique, quelques atômes d'acide hydrosulfurique et d'un savonnule végétal. On boit cette eau depuis un jusqu'à deux litres; on commence avant d'entrer dans le bain, et on continue pendant qu'on y est; le plus souvent on fait prendre les bains tempérés par l'eau douce, et on y associe les douches ascendantes ou descendantes. Les boues des bassins , que le docteur Faye compare à celles de Saint-Amand, sont encore peu employées; elles contiennent de la soude, du savonnule végétal, de la silice et un peu de carbone. On prend les eaux de Bourbon depuis le mois de mai jusqu'au 20 octobre ; la durée du séjour doit être au moins de six semaines.

BOURBON LANCY, petite ville du département de Saone et Loire à sept lieues E. de Moulins, où l'on trouve sept sources d'eau

dont six thermales et l'autre froide. La principale, connue sous
le nom de *Lymbe* ou de *Grand puits*, dont la température est
constamment de 50° th. centigr., a été analysée, en 1817, par
M. Victor Jacquemont, qui l'a trouvée contenir du gaz acide carbonique, de l'oxygène et de l'azote; beaucoup d'hydrochlorate
de soude, un atôme d'hydrochlorate de magnésie, des sulfates de
soude et de chaux, des carbonates de chaux et de fer, et de la
silice. On l'administre en boisson à la dose de trois ou quatre
verres le matin à jeun; le bain se prend à la température de 30°
à 32° R., la douche à 38° R.; on se sert aussi quelquefois de
l'étuve. On fait usage de ces eaux au printemps et en automne,
pendant vingt à vingt-cinq jours.

BOURBONNE-LES-BAINS, petite ville du département de la
Haute-Marne, à sept lieues de Langres, et à soixante-dix de
Paris, où l'on trouve plusieurs sources d'eau incolore, limpide,
inodore à moins qu'elle ne soit agitée, car alors elle dégage une
légère odeur d'acide hydrosulfurique; sa saveur est fortement
salée et amère, sa température varie depuis 32° à 46° ½ R. dans
les différens réservoirs connus sous le nom de *Fontaine de la
place*, *Grand puits* de madame Chartraire-Davaux, *Premier* et
Second puits de l'hôpital militaire, source de *Marant*, etc. Elle
contient par livre, d'après MM. Bosq et Bezu, 8,76 d'hydrochlorate de chaux, 50,80 d'hydrochlorate de soude, 8,88 de sulfate chaux; 1,00 de sous-carbonate de chaux; 0,50 de substance extractive mêlée avec un peu de sulfate de chaux. On
l'administre en boisson depuis trois verres jusqu'à un litre et
demi par jour. Si l'on croit devoir faire usage des bains, ce n'est
qu'après avoir pris les eaux pendant huit jours; alors on diminue la boisson de moitié; on laisse refroidir un peu l'eau du
bain avant que de s'y plonger. Les boues que l'on voit au fond
des sources sont très-astringentes. L'époque des eaux est depuis
le mois de mai jusqu'au mois d'octobre; la saison dure vingt à
vingt-quatre jours.

CAMBO, village à trois lieues de Bayonne (Basses-Pyrénées),
où l'on trouve deux sources d'eau, l'une sulfureuse, l'autre ferrugineuse : la première contient, d'après M. Salaignac, du gaz
acide hydrosulfurique, du sulfate et de l'hydrochlorate de magnésie, du sulfate et du carbonate de chaux, de l'acide carbonique et de l'extractif; sa température est de 18° R. L'*eau ferrugineuse* est à 13° ½ R., et renferme, d'après le docteur Poumier,

de l'acide carbonique, des carbonates de chaux et de fer, des hydrochlorates de soude, de chaux, de magnésie et de fer, du sulfate de chaux, de la silice, et une matière végéto-animale. On prend ces eaux à la dose de quatre à cinq verres; on les emploie aussi sous forme de bains, depuis le mois de mai, jusqu'à la fin de juin, et depuis le 1er septembre, jusqu'à la mi-octobre.

CAPBERN ou CAPVERN, village situé entre les villes de Tournay et de Lannèmez (Hautes-Pyrénées); la source est située à un quart de lieu du village : la température de l'eau est de 25°. Elle contient, d'après M. Save, du sulfate de chaux et de magnésie, de l'hydrochlorate et du carbonate de magnésie, et du carbonate de chaux; elle n'exerce aucune action sur le tournesol, ni sur le sirop de violettes.

CARLSBAD, petite ville de la Bohême, sur la Toppel, où l'on trouve des eaux qui jaillissent dans une vallée granitique, très-étroite et très-profonde, environnée de grands amas volcaniques. L'eau de la source principale, nommée le *Sprudsl*, contient sur cent parties, d'après l'analyse récente de M. Berzélius : sulfate de soude 2,58714; carbonate de soude, 1,25200; muriate de soude, 1,04893; carbonate de chaux, 0,31219; *fluate de chaux*,0031; phosphate de chaux, 0,00019; *carbonate de strontiane*, 0,00097; carbonate de magnésie, 0,18221; *phosphate d'alumine*, 0,00034; carbonate de fer, 0,00424; carbonate de manganèse, des traces; silice, 0,07504.

CAUTERETS, bourg à sept lieues de Barèges (Hautes-Pyrénées.). On y trouve dix sources d'eau désignées sous les noms de *Canarie, Pause, Lepré, Raillière; Bois, Mahourat, Bayard, des OEufs, César* et *des Espagnols*. Les propriétés physiques de l'eau de Cauterets diffèrent un peu dans chaque source; toutefois, si l'on excepte les bains de Canarie et la source des OEufs, l'eau de toutes les autres sources exhale une odeur plus ou moins forte d'œufs pourris; sa température varie de 24° à 41° Réaum. Suivant M. Poumier, l'eau de la Raillière contient de l'acide hydrosulfurique, des hydrochlorates de soude et de magnésie, des sulfates de magnésie et de chaux; du carbonate de chaux, de la silice et une très-grande quantité de matière gélatineuse ; sa température est de 32°, Réaum. Les sources des Espagnols, de Pause et de César renferment les mêmes substances en différentes proportions, et en outre de l'acide

carbonique. La fontaine de César contient de l'acide hydrosulfurique, de l'hydrosulfate de soude, un peu de gélatine et
beaucoup de carbonate, d'hydrochlorate et de sulfate de soude.
La fontaine de Mahourat, dont on boit le plus souvent,
renferme de l'acide hydrosulfurique, quelques sels à base de
soude, et un peu de substance gélatineuse. (*Voyez* à l'article
BARÈGES, les travaux récens de MM. Lonchamp et Anglada.).
On prend les eaux de Cauterets, depuis deux ou trois verres
jusqu'à une pinte, seules ou coupées avec du lait ou avec une
décoction mucilagineuse. On en fait usage aussi sous forme de
bains chauds ou tempérés, de douches, d'injections et de lotions. L'époque des eaux est depuis le mois de juin jusqu'en
septembre.

CHATELDON, bourg du département du Puy-de-Dôme, à trois
lieues de Vichy, où l'on voit deux sources, l'une appelée des
Vignes, et l'autre de la *Montagne*. L'eau de cette dernière est
froide, d'une saveur aigrelette piquante ; elle se trouble, et laisse
précipiter du sous-carbonate de fer jaunâtre lorsqu'elle est exposée à l'air. Elle contient, suivant M. Desbret, de l'acide carbonique, des sous-carbonates de magnésie, de chaux et de fer,
et de l'hydrochlorate de soude. On en boit depuis une pinte
jusqu'à trois, tous les jours, pendant les mois de mai, de juin, de
juillet, d'août et de septembre.

CHATEL-GUYON, village du département du Puy-de-Dôme, à
une lieue N. E. de Riom, où l'on trouve cinq sources, dont une
porte le nom de *Fontaine d'Asan*. L'eau est à 30° Réaum., d'une
saveur aigrelette, et paraît contenir de l'acide carbonique, des
sous-carbonates de chaux, de magnésie et de fer, de l'hydrochlorate de soude et du sulfate de magnésie. On l'emploie
en boisson, à la dose de deux ou trois verres chaque matin.

CHAUDES-AIGUES, petite ville du département du Cantal, à
deux lieues S. E. de Roubelet, où l'on trouve douze sources
principales d'eau inodore, insipide, et dont la température est
de 88° (therm. centigr.) au sortir de la terre. Elle contient,
d'après M. Berthier, 0,000134 d'hydrochlorate de soude,
0,000400 de sous-carbonate de soude, 0,000048 de sous-carbonate de chaux, et 0,000002 de sous-carbonate de fer : on suppose
ces sels calcinés. Elle ne renferme aucun gaz. On ne fait point
usage de cette eau comme médicament : tout porte à croire
cependant qu'elle doit agir avec énergie sur l'économie animale, à raison de sa température

Cheltenham, en Angleterre. On y trouve trois sources d'eau minérale froide; l'une, sulfureuse, contient d'après MM. Parkes et Brande, sur seize onces, 24,57 centimètres cubes de gaz acide carbonique, 40,96 de gaz acide hydrosulfurique, 1521,62 milligrammes de sulfate de soude, 345,75 de sulfate de magnésie, 77,90 de sulfate de chaux, 2266,25 d'hydrochlorate de soude, et 19,42 d'oxyde de fer. L'autre source est saline, et renferme 971,20 milligrammes de sulfate de soude, 712,25 de sulfate de magnésie, 291,25 de sulfate de de chaux, 3237,50 d'hydrochlorate de soude. La dernière source est ferrugineuse : on y trouve 40,96 centimètres cubes de gaz acide carbonique, 32,37 milligrammes de carbonate de soude, 1469,82 de sulfate de soude, 388,50 de sulfate de magnésie, 161,87 de sulfate de chaux, 2674,58 d'hydrochlorate de soude, et 51,76 d'oxyde de fer.

Contrexeville, village du département des Vosges, à quatre lieues de Mirecourt, où l'on voit une source d'eau froide, limpide au moment où elle jaillit, d'une odeur fade et d'une saveur ferrugineuse. Le fond et les parois du bassin sont couverts d'une matière ocracée. L'eau paraît contenir huit grains par pinte des matières suivantes : carbonates de fer et de chaux, et hydrochlorate de chaux. Thouvenel y admet encore une matière bitumineuse, dont M. Nicolas nie l'existence. On boit deux à trois verres d'eau tous les matins.

Cranssac, village du département de l'Aveyron, à six lieues N. O. de Rhodez. Il y a plusieurs sources d'eau froide, limpide, inodore, d'une saveur amère et styptique. Suivant Vauquelin, l'eau des deux principales sources contient, savoir : la source *Richard*, des sulfates de chaux, de magnésie et d'alumine, un peu d'hydrochlorate de magnésie; et la source *Bezelgues*, des sulfates de chaux, de *manganèse* et de fer, et de l'hydrochlorate de magnésie. On en boit depuis une livre jusqu'à trois par jour.

Dax, ville du département des Landes, à dix lieues N. E. de Bayonne, où l'on trouve plusieurs sources, parmi lesquelles on distingue la *Fontaine chaude*, les *Fossés de la ville*, les *Baignots* et les *Adouriennes*. L'eau de la fontaine *chaude* est limpide, insipide, et d'une odeur faible; elle contient, sur cinquante litres, trente grains d'hydrochlorate de soude, un gros dix-huit grains d'hydrochlorate de magnésie, un gros soixante-dix grains de sulfate de soude, vingt-six grains de carbonate de magnésie, et deux gros seize grains de sulfate de chaux. On emploie rarement les eaux de Dax à l'intérieur à cause de leur haute température; on en fait usage sous forme de bains.

DIGNE, petite ville du département des Basses Alpes, à sept lieues S. E. de Sisteron, où l'on trouve cinq sources et quatre bains d'eau limpide d'une saveur douceâtre, légèrement saline, d'une odeur d'œufs pourris : la chaleur de la source destinée à la boisson est de 32° R. Les eaux de Digne renferment de l'acide hydrosulfurique, de l'acide carbonique, des sous-carbonates de chaux, de magnésie et de fer, des sulfates de magnésie, de chaux et d'alumine, et de l'hydrochlorate de soude. On en boit cinq ou six verres tous les matins, auxquels on ajoute du sel d'Epsom ou de Glauber : on en fait usage aussi sous forme de bains, de douches et d'étuves.

ENCAUSSE, village de la Haute-Garonne, à une lieue S. de Saint-Gaudens, où l'on voit trois sources dont la *grande* fournit de l'eau limpide, inodore, d'une saveur faible mais désagréable, et dont la température est de 19° R. Suivant M. Save, une livre de cette eau contient quinze grains de sulfate de chaux, cinq $\frac{1}{3}$ de sulfates de magnésie et de soude, trois $\frac{3}{10}$ d'hydrochlorate de magnésie, $\frac{4}{10}$ de carbonate de magnésie, deux grains de carbonate de chaux. Il y a en outre deux grains d'acide carbonique sur 489, 146 gram. d'eau. On la prend en boisson, en bains et en douches.

ENGHIEN, petite ville du département de Seine-et-Oise, à une lieue et quart de Saint-Denis, et à quatre lieues de Paris, où l'on trouve deux sources désignées sous les noms de *Ruisseau puant* et de *Fontaine de la Pêcherie* : celle-ci, découverte dans ces derniers temps, contient de l'eau froide, incolore, limpide, ayant l'odeur et la saveur de l'acide hydrosulfurique, et légèrement onctueuse. Quinze kilogrammes ont fourni deux cent soixante-dix pouces cubes de gaz acide hydrosulfurique, cinquante-quatre grains d'acide carbonique libre, trente-un de sulfate de chaux, trente-cinq de sulfate de magnésie, quarante-sept de carbonate de chaux, quatorze d'hydrochlorate de magnésie, cinq de silice, et une quantité inappréciable de matière colorante extractive. L'eau du *Ruisseau puant* renferme, outre ces principes, qui y sont dans des proportions différentes, de l'hydrochlorate de soude; toutefois elle contient deux pouces cubes de gaz acide hydrosulfurique de moins par livre que celle de la Fontaine de la

pêcherie. On vient d'établir à Enghien un très-bel établissement
où l'on peut prendre les eaux sous toutes les formes.

Epsom, village du comté de Surry, à sept lieues de Londres,
où l'on trouve une source d'eau limpide, amère, salée, contenant 0,03 de sulfate de magnésie que l'on en retire par l'évaporation, pour le débiter dans le commerce sous le nom de *sel
d'Epsom*. Il ne renferme point d'hydrochlorate de magnésie,
suivant Hoffmann.

Évaux, petite ville du département de la Creuse, à neuf
lieues E. de Guéret. A un quart de lieue de là on trouve plusieurs sources d'eau limpide, légèrement salée, d'une odeur
d'œufs pourris quand elle est chaude : sa température varie, dans
les différentes sources, de 33° à 47° R. L'eau du *Puits supérieur*
contient par deux livres, suivant le docteur Gougnon, trois
grains $\frac{4}{10}$ d'acide carbonique libre, douze $\frac{75}{100}$ de carbonate de
soude, treize $\frac{2}{10}$ de sulfate de soude, trente-neuf $\frac{45}{100}$ d'hydrochlorate de soude, $\frac{7}{10}$ de carbonate de chaux, $\frac{6}{10}$ de carbonate
de magnésie, un grain de silice, et une quantité indéterminée
d'acide hydrosulfurique. On en prend depuis deux verres jusqu'à deux pintes ; on l'emploie aussi sous formes de bains et de
douches, mais elle ne paraît agir qu'en raison de sa température.
L'époque des eaux est au printemps et à la fin de l'été.

Fontenelles, abbaye du département de la Vendée, à dix
lieues de Nantes, où l'on trouve une source d'eau froide contenant du gaz acide carbonique, du carbonate de fer et de l'hydrochlorate de soude. Les habitans du pays la prennent assez
souvent.

Forges, village du département de la Seine inférieure, à
quatre lieues de Gournay, où l'on trouve trois sources d'eau
froide : la *Reinette*, la *Royale* et la *Cardinale*. L'eau est limpide,
d'une saveur ferrugineuse dans les deux dernières sources, inodore ; elle laisse déposer un sédiment ocreux et perd sa saveur
atramentaire. Une pinte de ce liquide, pris à la source *Cardinale*, a fourni à M. Robert deux pintes d'acide carbonique,
$\frac{3}{4}$ de grain de carbonate de chaux, $\frac{5}{6}$ de carbonate de fer, $\frac{2}{10}$ de
sel commun, $\frac{1}{2}$ de sulfate de chaux, $\frac{1}{5}$ d'hydrochlorate de magnésie, $\frac{1}{6}$ de silice, et $\frac{2}{10}$ de sulfate de magnésie. L'eau de la Reinette diffère de celle-ci en ce qu'elle contient moins de ces prin-
cipes, et surtout de fer, et en ce qu'elle ne renferme point de
sulfate de magnésie. L'eau *Royale* offre les mêmes substances

que l'eau Cardinale, mais dans une proportion un peu moins forte. On prend ces eaux en boisson à la dose de plusieurs verres; on commence par l'eau de la Reinette, qui est la plus légère. L'époque des eaux est depuis le mois de juillet jusqu'au 15 septembre. — MM. Prével et Lesant ont publié dernièrement l'analyse d'une eau de *Forges* située dans la commune de la *Chapelle-sur-Erdrè* (Loire inférieure). Elle est froide et contient des hydrochlorates, des sous-carbonates de chaux et de magnésie, du sulfate de chaux, une matière grasse, une matière extractive, de la silice, et près d'un demi-grain d'oxyde de fer par pinte.

GERVAIS (SAINT), village de Savoie, à onze lieues S. E. de Genève, où l'on trouve plusieurs sources d'eau gazeuse, d'une odeur sulfureuse, d'une saveur salée, légèrement amère et dont la température est de 33° à 35° R. Elle a fourni, sur deux livres, 1 grain $\frac{6}{10}$ d'acide carbonique, 22 $\frac{64}{100}$ de sulfate de chaux, mêlé de $\frac{1}{7}$ de carbonate de chaux, 40 $\frac{32}{100}$ de sulfate de soude, 19 $\frac{76}{100}$ d'hydrochlorate de soude, 6 $\frac{56}{100}$ d'hydrochlorate de magnésie, $\frac{1}{13}$ de pétrole. On en prend depuis deux verres jusqu'à deux pintes. On emploie sous forme de bains la source qui marque 35° R. Il y a aussi des douches descendantes et ascendantes.

GONDON (SAINT-), petite ville du département du Loiret, à une lieue et demie de Gien, aux environs de laquelle se voit une source d'eau froide, transparente, d'une saveur ferrugineuse qui paraît contenir du gaz acide carbonique et des carbonates de chaux, de fer et de magnésie. On en boit depuis une livre jusqu'à trois tous les matins.

GRÉOULX, village du département des Basses-Alpes, à sept lieues et demi N. E. d'Aix, aux environs duquel on trouve une source abondante d'eau limpide, onctueuse au toucher, d'une odeur très-pénétrante, d'une saveur légèrement salée et styptique; sa température est de 30° à 36° R. Elle contient, suivant M. Laurens, sur douze livres, dix-neuf pouces cubes de gaz acide carbonique, cinq gros trois grains d'hydrochlorate de soude, vingt-un grains d'hydrochlorate de magnésie, vingt de sulfate de chaux, trente six de carbonate de chaux, huit de matière floconneuse, et une quantité inappréciable d'acide hydrosulfurique. On l'administre à l'intérieur depuis une pinte jusqu'à cinq. On l'emploie aussi sous forme de bains que l'on tempère.

JOUHE, village du département du Jura, à une lieue N. de

Dôle, où l'on voit une source désignée autrefois sous le nom de *Puits de la Muyre ;* l'eau en est limpide, incolore, d'une saveur fade, légèrement salée et stiptique, ayant une faible odeur de marécage ; sa température est de 9° ½ R. Elle est formée d'acide carbonique, d'hydrochlorates de soude et de magnésie, de soude, de carbonates de chaux et de magnésie, de sulfate de chaux et d'un peu d'extractif végétal. On en boit depuis une jusqu'à quatre pintes par jour. L'époque des eaux est depuis le mois de juin jusqu'à la fin de septembre.

Lamotte, bourg à cinq lieues S. de Grenoble (département de l'Isère), où l'on trouve une source d'eau limpide, salée à 45° Réaum., contenant du carbonate et du sulfate de chaux, de l'hydrochlorate de soude, du sulfate de magnésie, et de la matière extractive. On la prend en boisson et sous forme de bains.

Langeac, petite ville de la Haute-Loire, à quatre lieues S. de Brioude, à demi-lieue de laquelle on trouve une source dite *Brugeiron,* d'où jaillit de l'eau froide, limpide, acidule, légèrement ferrugineuse, contenant du gaz acide carbonique, des sous-carbonates de magnésie, de fer et de soude. On en boit de deux à quatre livres chaque matin, pure ou coupée avec du lait.

Leuk ou Loèche en Suisse, petite ville du Valais, à six lieues de Sion, où l'on voit de onze à douze sources d'eau thermale, parmi lesquelles on distingue celle de *Saint - Laurent* ou la *Grande Source,* le *Goldbrünlein,* celles du bain des *Lépreux,* et du bain de *Guérison.* A deux cents pas de là, on trouve une source d'eau très-froide. L'eau thermale de Leuk est limpide, d'une odeur sulfureuse, et d'une température qui varie de 37° à 41°5' Réaum. Elle paraît contenir beaucoup de gaz acide hydrosulfurique. On en fait usage en boisson, sous forme de douches et de bains.

Lucques, ville d'Italie, à trois lieues de Florence, où l'on trouve dix sources principales d'eau limpide, inodore, d'une saveur salée ; la température varie dans les différentes sources de 35° à 55°. therm. centigr. Elle est formée d'une assez grande quantité d'acide carbonique, de sulfates de chaux et de magnésie, d'alun, d'hydrochlorates de soude et de magnésie, de carbonates de chaux et de magnésie, de silice, d'alumine et d'oxyde de fer. On en fait usage à l'intérieur, et sous forme de bains et de douches.

Luxeuil, ville du département des Vosges, à six lieues N. E. de Vesoul, où l'on rencontre deux sources froides, l'une savonneuse, l'autre ferrugineuse, et cinq bains d'eau thermale, connus sous les noms de *bain des Femmes, des Hommes, Neuf, Grand* et *Petit* ou *des pauvres*. L'eau thermale est limpide, onctueuse, d'une saveur astringente; sa température varie dans les différens bains de 29° à 35° (R.) Elle a fourni à Raulin et à Monnet de l'acide carbonique, des sous-carbonates de fer et de chaux, de l'hydrochlorate de soude, et une terre calcaire. On l'administre à l'intérieur et sous forme de bains et de douches.

Manche (eau de la). (Eau de mer). L'eau de la Manche contient, suivant MM. Vogel et Bouillon-Lagrange, 0,23 d'acide carbonique, 25,10 d'hydrochlorate de soude, 3,50 d'hydrochlorate de magnésie, 5,78 de sulfate de magnésie, 0,20 de sous-carbonates de chaux et de magnésie, 0,15 de sulfate de chaux et de débris de matières végétales et animales. Ces chimistes assurent qu'elle ne contient ni du sulfate de soude, ni de l'hydrochlorate de chaux, sels que Lavoisier et Lichtenberg ont retirés, le premier de l'eau de mer prise à l'ouest de Dieppe, et l'autre de l'eau de la mer Baltique. Les proportions des sels, et en particulier de l'hydrochlorate de soude qui entrent dans la composition de cette eau, varient suivant les climats et les saisons; cependant la différence n'est pas très-considérable. Elle paraît contenir plus de sel sous les tropiques qu'au voisinage de l'équateur; du moins sa pesanteur spécifique, qui varie aux diverses latitudes, est plus grande, suivant Bladh, dans la première que dans celle-ci. L'*eau de la mer* a une odeur nauséabonde, une saveur désagréable, amère et plus ou moins salée, suivant le lieu où elle a été puisée: Lorsqu'on la refroidit elle se divise en deux parties, l'une se congèle et fournit des glaçons qui ne sont point salés, et qui, étant liquéfiés et battus avec l'air, donnent de l'eau potable; l'autre partie conserve son état liquide, et se trouve contenir tous les sels abandonnés par la partie qui s'est congelée. Si on chauffe l'eau de mer dans des vaisseaux analogues aux alambics, l'eau passe dans le récipient avec une certaine quantité d'huile empyreumatique et de sous-carbonate d'ammoniaque qui lui communiquent une odeur et une saveur désagréables; mais si on la laisse pendant quelques jours à l'air et qu'on l'agite, elle perd ces mauvaises qualités et devient potable. Il serait à désirer pour les marins que les machines propres à rendre ainsi l'eau de mer bonne à boire, eussent atteint le dernier degré de perfectionnement.

MART (SAINT-), chapelle à une lieue de Clermont (Puy-de-Dôme), où l'on voit deux sources d'eau acidule, astringente, dont la température varie de 24° à 28° therm. centigr. Elle renferme de l'acide carbonique, du sous-carbonate de fer, et des sels semblables à ceux que l'on trouve dans les sources de Clermont. On l'emploie particulièrement sous forme de bains.

MEDAGUE (Puy-de-Dôme). Les deux sources d'eau de Medague sont près de Josse, bourg à trois lieues de Clermont. L'eau est froide, acidule, d'une saveur piquante, et contient de l'acide carbonique, des sous-carbonates de chaux et de fer, de l'hydrochlorate de soude. On en prend environ deux livres par jour.

MER (eau de.) *Voyez* MANCHE (eau de la.)

MONT-BRISON, ville du département de la Loire, à quinze lieues S. O. de Lyon, où l'on voit trois sources, la *Romaine*, la *Rivière* et l'*Hôpital*. L'eau est limpide, acidule, froide et différemment composée. On trouve des sous-carbonates de soude et de magnésie dans la source de l'Hôpital. Celle de la Rivière contient en outre un peu de sous-carbonate de fer.

MONT-D'OR, village du département du Puy-de-Dôme, à huit lieues de Clermont et à cent trois de Paris, où il y a au moins six sources d'eau qui sortent de la base de la montagne de l'Angle, et parmi lesquelles on distingue *Sainte-Marguerite* ou le *Tambour*, le *bain de César*, le *Grand-Bain* ou *bain de Saint-Jean*, et la *Fontaine de la Madeleine*. Les propriétés physiques de ces eaux diffèrent dans chaque source, la température est de 42° therm. centigr. à la Madeleine, de 45° au bain de César, de 42° à 43° au Grand-Bain, et de 10° à 11° seulement à Sainte-Marguerite. L'eau du Puits de César, analysée dans ces derniers temps par M. Berthier, lui a fourni sur mille grammes 0,000633o de carbonate de soude neutre; 0,0003804 d'hydrochlorate de soude; 0,0000655 de sulfate de soude; 0,0001600 de carbonate de chaux; 0,0000600 de carbonate de magnésie; 0,0002100 de silice, et 0,0000100 d'oxyde de fer. On suppose ces sels privés d'eau. M. Bertrand, médecin fort habile, inspecteur de ces eaux, avait déjà reconnu les mêmes élémens, si ce n'est qu'il avait désigné l'alumine au lieu de la silice; il avait indiqué en outre que vingt-six

litres d'eau contenaient cent trente grains d'acide carbonique
libre. Quoi qu'il en soit, l'eau du Puits de César est remarquable par la grande quantité de silice qu'elle renferme. Elle
est limpide, d'une saveur acidule, inodore; elle laisse déposer
une petite quantité de matière visqueuse de couleur d'ocre;
elle bouillonne continuellement. L'eau du Grand-Bain est inodore, d'une saveur fade, molle et onctueuse au toucher; elle
contient, d'après M. Bertrand, sur vingt-six litres, soixante-
cinq grains d'acide carbonique libre, deux cents de carbonate
de soude, cent quarante-sept d'hydrochlorate de soude, cinquante de sulfate de soude, cent trente-huit de carbonate de
chaux, quarante-sept de carbonate de magnésie, quatre d'oxyde
de fer, trente-neuf d'alumine, et trente de silice. On administre
chaque matin de deux à cinq verres d'eau pure ou coupée avec
du lait, de l'eau de tilleul, etc. On l'emploie aussi sous forme
de bain, dans lequel on reste de quinze à dix-huit minutes. Il
faut se hâter d'en faire sortir le malade, lorsque la sueur coule
sur la face, et qu'il éprouve un calme général. Enfin on fait
usage de ces eaux sous formes de douches et de lotions.

MYON (SAINT-), village du département du Puy-de-Dôme,
à deux lieues de Riom, où l'on trouve plusieurs sources d'eau
limpide, froide, d'une saveur acidule, piquante, contenant
beaucoup d'acide carbonique, du sous-carbonate de soude, du
sous-carbonate et du sulfate de chaux. On la prend seulement
en boisson depuis deux jusqu'à six livres par jour, pendant la
belle saison.

NECTAIRE (SAINT-), village du Puy-de-Dôme, à trois lieues
de Clermont, où l'on voit plusieurs sources d'eau, parmi
lesquelles on distingue la *Grande-Source* ou le *Gros-Bouillon*,
la *Vieille-Source*, la *source de la Voûte*, la *source du Chemin, de
la Côte* et *du Village*. L'eau est limpide, d'une saveur salée,
mêlée d'un petit goût alcalin qui n'a rien de désagréable; elle est
fortement acidulée par l'acide carbonique, et pétille comme le
vin de Champagne lorsqu'on la chauffe. Sa température varie
dans les différentes sources, de 19° à 32° Réaum. Suivant
M. Berthier, deux mille cinq cents grammes d'eau de la Grande-
Source, de la Vieille-Source, de la Source du Chemin et de
la Côte, ont fourni 0,001545 d'acide carbonique libre, 0,002024
de sous-carbonate de soude, 0,002420 d'hydrochlorate de
soude, 0,000156 de sulfate de soude, 0,000440 de carbonate

de chaux, 0,000240 de carbonate de magnésie, 0,000100 de silice, 0,000014 d'oxyde de fer. On suppose ces sels sans eau. D'après une analyse faite antérieurement par M. Boullay, un litre d'eau de Saint-Nectaire contient le quart de son volume d'acide carbonique, trente six grains de *carbonate de soude sec*, trente-trois d'hydrochlorate de soude, trois de sulfate de soude, six de carbonate de chaux, six de carbonate de magnésie, quatre de silice et quatre de *matière animale*, comme gélatineuse; et des traces de muriates terreux et de fer. M. Boullay pense que l'eau dont il s'agit est la plus *alcaline* qui ait encore été trouvée en France, et qu'elle est par conséquent très-énergique. On prend ces eaux à l'intérieur et sous forme de bains.

Néris, bourg du département de l'Allier, à une lieue S. E. de Montluçon, où l'on trouve quatre sources ou puits se rendant dans un vaste bassin de forme ovale, divisé en trois portions. Ces puits sont : celui de la *Croix*, celui de *César* ou le *Grand-Puits*, le *Puits Carré* ou *Tempéré*; l'autre n'a point reçu de nom. L'eau de Néris pétille comme les eaux gazeuses. Quoique limpide et incolore, elle paraît verdâtre dans le réservoir des sources, parce que la lumière se réfléchit sur un limon gélatineux qui tapisse le fond de la plus grande division du bassin, et qui paraît formé par des conserves, ou par l'*ulva thermalis* de Linnœus. La saveur de cette eau est un peu nauséabonde lorsqu'elle est froide; son odeur, peu sensible, ressemble à celle de certaines matières animales. Sa température est de 42° R. à 43° dans la source qui n'a point reçu de nom; de 40° à 41° dans le puits de César; de 40° à 39 dans le puits de la Croix, et de 16° à 17° dans le puits Carré. L'eau de Néris contient, sur deux litres, d'après M. Boirot Desserviers, vingt grains de gaz acide carbonique, six de gaz azote, quatorze de gaz oxygène, et une petite quantité d'acide hydrosulfurique. Cent parties de résidu des principes fixes fournissent vingt-trois parties de sous-carbonate de soude, dix-sept de sulfate de soude, douze d'hydrochlorate de soude, une de carbonate de chaux, sept de silice, huit d'eau, et trente-deux de matière animale. M. Longchamp, dans un travail qu'il n'a pas encore publié, établit que l'eau de Néris ne contient pas un atome d'acide carbonique, mais qu'elle renferme beaucoup d'azote.

On fait boire l'eau du puits de la Croix depuis deux jusqu'à douze verres par jour. On prend les bains dans les maisons des particuliers. Leur température varie de 18° à 40°. On reste couché pendant quelques heures après le bain. On emploie aussi quelquefois les bains du limon dont nous avons parlé. On fait également usage des douches. L'époque des eaux est depuis le 20 mai jusqu'à la fin d'octobre.

NOYERS, bourg à cinq lieues de Montargis, département du Loiret, d'où jaillit une source d'eau limpide, froide, contenant beaucoup de gaz acide carbonique, du sous-carbonate de fer, et du sous-carbonate de soude. On l'administre à l'intérieur.

PARDOUX (SAINT-), hameau à trois lieues S. E. de Bourbon-l'Archambault, département de l'Allier, où l'on trouve une source d'eau froide, limpide, d'une saveur piquante, que plusieurs personnes boivent à Bourbon-l'Archambault, parce qu'il n'y a point de logement commode au hameau. Un litre de cette eau contient, d'après M. Faye, dix-neuf grains $\frac{1}{2}$ de gaz acide carbonique, et un grain $\frac{2}{3}$ de carbonate de fer. On en boit ordinairement une pinte tous les matins ; on l'emploie aussi en gargarismes et en lotions.

PASSY, village près de Paris, où l'on voit cinq sources, deux *anciennes* et trois *nouvelles*. L'eau est froide, limpide et d'une saveur astringente, ferrugineuse; elle offre à sa surface une pellicule roussâtre, et laisse déposer un sédiment orangé. Une pinte d'eau de Passy contient, d'après M. Deyeux, 43 grains 002 milligram. de sulfate de chaux, 17,245 de proto-sulfate de fer, 22,6 de sulfate de magnésie, 6,60 de sel commun, 7,5 d'alun, 0,80 de carbonate de fer, 0,20 d'acide carbonique et une quantité inappréciable de matière bitumineuse. En laissant cette eau au soleil dans des jarres, elle laisse déposer beaucoup de fer, et les sels subissent une altération : on lui donne alors le nom d'*eau épurée;* elle renferme, dans ce cas, d'après M. Planche, vingt-cinq grains $\frac{1}{4}$ de sulfate de chaux, six $\frac{1}{2}$ de sulfate de magnésie, trois $\frac{1}{4}$ d'hydrochlorate de magnésie, $\frac{3}{4}$ de grain de carbonate de chaux et de magnésie, $\frac{1}{2}$ gr. d'hydrochlorate de soude, un gr. $\frac{3}{4}$ de matière végéto-animale, et une quantité inappréciable d'oxyde de fer. Il ne faut pas que la dépuration soit portée assez loin pour en précipiter tout le fer. On administre cette eau à la dose de trois ou quatre verres jusqu'à deux pintes par jour. L'eau épurée peut être prise à plus forte dose que l'eau natu-

relle. L'époque des eaux est depuis le mois de mai jusqu'au mois
d'octobre.

PLOMBIÈRES, village à deux lieues de Remiremont, (département des Vosges), à quatre-vingt-dix lieues de Paris, où l'on trouve
plusieurs sources qui alimentent quatre bains, savoir : le *Grand-
Bain*, le *Bain-Neuf* ou *Tempéré*, le *Bain des Capucins* et le
Bain des Dames. Outre ces sources, il y a celle du *Crucifix* ou
le *Bain du Chêne*, plusieurs sources savonneuses, dont deux
principales et une ferrugineuse, dite la *Bourdeille*. On voit encore plusieurs étuves au Grand-Bain, et deux autres connues
sous les noms d'*Étuve d'Enfer* et de *Bassompierre*. L'eau de ces
différentes sources est limpide, incolore, presque sans saveur, onctueuse au toucher, d'une odeur légèrement fétide et un peu sulfureuse; leur température est de 50° R. à la première source du
Grand-Bain, de 44° à la seconde source du Grand-Bain, de 30°
au bain des Pauvres, de 26° au bain Tempéré, de 32 et 28° au
bain des Capucins, de 30 et 28° au bain des Dames, de 40° à la
source du Crucifix, de 11 et de 13° aux deux sources savonneuses principales. La source dite la Bourdeille contient de l'eau
froide jouissant de toutes les propriétés physiques des eaux ferrugineuses. Les eaux de Plombières, excepté toutefois cette
dernière, renferment par pinte, d'après M. Vauquelin, deux
grains $\frac{1}{6}$ de carbonate de soude, deux $\frac{1}{3}$ de sulfate de soude,
un $\frac{1}{4}$ d'hydrochlorate de soude, un $\frac{1}{3}$ de silice, $\frac{1}{2}$ de carbonate
de chaux, un $\frac{1}{12}$ de matière animale. On suppose les sels cristal-
lisés et non desséchés. On boit tous les jours depuis quatre ou
cinq verres jusqu'à vingt d'eau de la fontaine du Crucifix, pure
ou coupée avec de l'eau savonneuse ou avec du lait. On doit
boire les eaux savonneuses chaudes; sans cela, elles passeraient
difficilement. On fait également usage de ces eaux sous forme
de bains et de douches. La saison la plus favorable est depuis le
mois de mai jusqu'à la fin de septembre.

POUGUES, bourg du département de la Nièvre, à trois lieues
de Nevers, aux environs duquel on voit une source d'eau limpide, froide, inodore, d'une saveur piquante, contenant par
livre 16,7 grains d'acide carbonique libre, 12,2 de sous-carbonate de chaux, 10,4 de sous-carbonate de soude, 2,2 de sel
commun 1,2 de sous-carbonate de magnésie, 0,35 d'alumine,
3,20 de silice mêlée d'oxyde de fer. On l'administre depuis trois
verres jusqu'à une pinte et demie par jour.

Pouillon, bourg du département des Landes, à deux lieues S. E. de Dax, où l'on trouve une source d'eau limpide, inodore, salée, amère, pétillante, à la température de 16° R. Elle contient, sur six livres, d'après M. Meyrac, dix gros trente-deux grains de sel commun desséché, vingt-quatre grains d'hydrochlorate de magnésie, trois gros cinquante-six grains de sulfate de chaux, trente-deux grains de carbonate de chaux. On en prend trois verres chaque matin; elle est laxative à la dose d'une pinte.

Provins, ville du département de Seine-et-Marne, à douze lieues S. E. de Méaux, où l'on voit une source connue sous le nom de *fontaine de Sainte-Croix*. L'eau est louche, et présente à sa surface une pellicule irisée; elle se trouble lorsque le temps se dispose à la pluie ou à l'orage; son odeur est ferrugineuse, sa saveur est douceâtre, styptique. Huit litres de ce liquide ont fourni à MM. Vauquelin et Thénard, 4,420 gram. de carbonate de chaux, 0,608 de fer oxydé, 0,180 de magnésie, 0,136 de manganèse, 0,200 de silice, une quantité inappréciable d'hydrochlorate de chaux et de matières grasses, 27 pouces $\frac{8}{10}$ d'acide carbonique. On en prend depuis une demi-bouteille jusqu'à deux ou trois par jour. L'époque des eaux est pendant les mois de juin, de juillet et de septembre; on les continue pendant quinze ou vingt jours.

Pyrmont est à quatre lieues de Hamelet, dans le royaume de Westphalie. On y trouve plusieurs sources, parmi lesquelles on distingue *la Fontaine sacrée*, *la Fontaine bouillante*, *l'Aigrelette*, *la nouvelle Source*, *la Source des Yeux*, et *la Source aérienne*. Les propriétés physiques de l'eau varient dans ces différentes sources. Sa température est de 13° therm. centigr. . Cent livres renferment, suivant Westrumb, cent vingt-deux grains de sel commun cristallisé, cent trent-quatre d'hydrochlorate de magnésie, deux cent quatre-vingt-neuf de sulfate de soude cristallisé, cinq cent quarante-sept de sulfate de magnésie cristallisé, cent cinq $\frac{1}{2}$ de carbonate de fer, trois cent quarante-huit $\frac{3}{4}$ de carbonate de chaux, trois cent trente-neuf de carbonate de magnésie, neuf de principes résineux, et quinze cents d'acide carbonique, ou, ce qui revient au même, cent quatre-vingt-sept $\frac{1}{2}$ pouces cubes sur cent pouces cubes d'eau. On doit boire les eaux de Pyrmont froides.

Rennes, bains attenans à un village du département de l'Aude, connu sous le nom de *Bains*, et qui est à sept lieues

S. de Carcassonne. On y voit cinq sources, trois chaudes et deux froides. Les trois premières fournissent au *bain de la Reine*, au *Bain doux* et au *Bain fort;* les deux autres sont *le Cercle* et *l'Eau du Pont.* La température de l'eau est à 41° Réaum., au Bain fort, à 32° au Bain de la Reine, et à 32° ½ au Bain doux. L'eau des cinq sources et limpide et incolore : celle du Cercle a une odeur ferrugineuse ; celle du Bain doux sent les œufs pourris ; les autres sont inodores. La saveur varie dans chaque source. L'eau du Bain de la Reine, du Bain doux et du Bain fort contient, en diverses proportions, des hydrochlorates de chaux, de magnésie et de soude, du sulfate de chaux, des carbonates de chaux, de magnésie et de fer. Celle du Bain fort renferme en outre deux décimètres cubes de gaz acide carboniques sur quarante kilogrammes d'eau ; et celle du Bain doux offre encore de la silice et un peu d'acide hydrosulfurique. L'eau du Cercle contient, outre les sels déjà mentionnés, des sulfates de magnésie et de fer. On la boit, ainsi que l'eau du Pont, à la dose de deux ou trois verres, pure ou coupée avec du lait. On fait usage des autres sources sous forme de bains ou de douches.

Roche-Pouzay, petite ville du département de la Vienne, à quatre lieues de Châtellerault, aux environs de laquelle on trouve trois sources d'où l'eau jaillit dans des bassins. Elle est froide, d'une odeur sulfureuse, et renferme, sur une livre, dix grains de sulfate de chaux, sept de carbonate de chaux, un de carbonate de magnésie, un ½ de sel commun, et huit pouces cubes de gaz acide hydrosulfurique. On en boit depuis deux verres jusqu'à une pinte et demie par jour. On en fait usage aussi en bains, en douches et en lotions.

Rouen, chef-lieu du département de la Seine-Inférieure, où l'on voit plusieurs sources d'eau, dont les plus renommées sont celles de la Maréquerie. L'eau est limpide, froide, inodore, d'une saveur d'encre ; elle contient par pinte, d'après M. Dubuc, un grain de carbonate de fer, trois grains d'hydrochlorate de chaux, ¾ de grain de carbonate de chaux, de un à deux grains d'extractif végétal, et un trentième de son volume d'acide carbonique. On en prend quatre ou cinq verres chaque matin.

Sauveur (Saint-), bourg à une lieu de Barèges (Hautes-Pyrénées), où l'on trouve plusieurs sources, dont la principale est située sur une haute montagne. L'eau ressemble beaucoup à celle de Barèges; sa température est de 28° R. Suivant M. Poumier,

un kilogramme contient sept pouces cubes d'acide hydrosulfurique, et quatre ½ d'acide carbonique. Les matières solides fournies par deux myriagrammes d'eau sont : huit grains d'hydrochlorate de magnésie desséché, neuf d'hydrochlorate de soude,
vingt-deux de sulfate de magnésie, trente-huit de sulfate
de chaux, neuf ½ de carbonate de chaux, trois ½ de soufre,
deux de silice, cinq de perte (*Voyez* à l'article BARÈGES, les
travaux récens de MM. Longchamp et Anglada). On en fait
usage en boisson et sous forme de douches et de bains ; on peut
considérer ces derniers comme préparatoires de ceux de Barèges.
L'époque des eaux est depuis le mois de mai jusqu'au mois d'octobre.

SEDLITZ, village de Bohême, dans le cercle d'Élubogen, à
trois lieues de Prague, où l'on trouve de l'eau froide, limpide,
pétillante, salée, amère, contenant sur cinq livres trois grains
¼ de matière résineuse, six ¼ de carbonate de magnésie, quatorze
cent dix de sulfate de magnésie, trente-quatre $\frac{4}{9}$ de sulfate de
soude, vingt-cinq $\frac{15}{16}$ de sulfate de chaux, neuf $\frac{11}{16}$ de carbonate
de chaux, et six d'acide carbonique. On en prend deux à quatre
verres à jeun, comme laxatif.

SEGRAY, village près de Pithivier (département du Loiret), où
l'on voit une source d'eau limpide, froide, d'une saveur ferrugineuse, d'une odeur d'œufs pourris, contenant du sulfate de fer
et des sulfates de chaux et de magnésie. On la prend depuis une
pinte jusqu'à trois par jour ; on l'unit au vin.

SELTZ, SELTERS ou BAS-SELTERS, petite ville du Bas-Rhin, à
neuf lieues S.-E. de Strasbourg, où l'on trouve une source d'eau
froide, d'une saveur vive, piquante, salée, contenant sur deux
pintes ¾, d'après Bergmann, soixante pouces cubes de gaz presque entièrement formé d'acide carbonique, dix-sept grains de
carbonate de chaux, vingt-neuf ½ de carbonate de magnésie,
vingt-quatre de carbonate de soude et cent-neuf ½ de sel commun. On la boit pure ou mêlée avec du vin, à la dose d'une ou
de deux pintes par jour.

SEYDSCHUTZ, bourg de Bohême, peu éloigné de Sedlitz, où
l'on voit de l'eau froide, limpide, salée et amère, contenant,
d'après Bergmann, des carbonates de chaux et de soude, du
sulfate de chaux, de l'hydrochlorate et beaucoup de sulfate de
magnésie ; elle renferme moins d'acide carbonique que les eaux
de Sedlitz, avec laquelle on a tort de les confondre.

Spa, petite ville des Pays-Bas, à six lieues de Liége et à soixante-quinze de Paris, aux environs de laquelle on remarque, entre autres sources, celles du *Pouhon*, de la *Geronstère*, de la *Sauvenière*, du *Groesbeck*, des deux *Tonnelets* et du *Watroz*. L'eau du Pouhon, qui est la plus fréquentée, est transparente, gazeuse, acidule, un peu ferrugineuse, et marque 8° au thermomètre de R. Les parois du puits sont revêtues d'une légère couche d'ocre. Elle contient avant les pluies, sur deux cent trente-un pouces cubes, d'après M. Edwin Godden Jones, deux cent soixante-deux pouces cubes de gaz acide carbonique, 6,99 de grain de sulfate de soude, 1,16 grain de sel commun, 2,25 de carbonate de soude, 9,87 de carbonate de chaux, 1,80 de carbonate de magnésie, 5,24 d'oxyde de fer, 2,26 de silice, 0,29 d'alumine. On trouve dans l'eau des autres sources les mêmes principes dans d'autres proportions ; toutefois l'eau du Watroz ne renferme point d'acide carbonique libre ni du sulfate de soude ; la deuxième source, du Tonnelet, ne contient ni sulfate ni hydrochlorate de soude, ni alumine. On administre l'eau des différentes sources en boisson ; on commence par trois ou quatre verres, et on augmente jusqu'à douze ou quinze. On fait un fréquent usage à table des eaux du Tonnelet, pures ou coupées avec du vin. On fait également usage des eaux de Spa en bains, en injections et en lavemens. Le temps le plus favorable est depuis la fin du mois de mai jusqu'au milieu d'octobre. On y reste au moins de six semaines à deux mois. On ne transporte guère chez l'étranger que l'eau du *Pouhon*.

Sultzmatt, bourg du département du Haut-Rhin, à une lieue N. O. de Ruffac, aux environs duquel on voit six sources d'eau limpide, douce au toucher, froide, pétillante, aigrelette ; on les désigne sous les noms de *fontaine acide, purgative, de cuivre, d'or, d'argent,* et *sulfureuse ;* celle-ci a l'odeur et la saveur des œufs pouris ; elle contient du gaz acide hydrosulfurique outre les principes dont nous allons parler, et qui font partie des autres sources : gaz acide carbonique, carbonate de soude, carbonate de chaux et un peu de bitume. (Analyse du D. Méglin). On administre depuis quatre verres jusqu'à une pinte ou deux de cette eau : on en fait usage aussi sous forme de bains, mais alors on la fait chauffer.

Sylvanès, vallon fertile du département de l'Aveyron, à six lieues de Rhodez et de Mende, près de Camarez, où l'on trouve deux sources d'eau limpide, d'une odeur sulfureuse, d'une saveur ferrugineuse, salée, et dont la température est à 30° et à 32° R. Ce liquide a fourni à M. Virenque de l'acide hydrosulfurique, du sulfate, de l'hydrochlorate de soude et de magnésie, du carbonate de fer et de l'acide carbonique. On prend trois à quatre verres d'eau de la petite source mêlée avec un tiers de lait ; on l'emploie aussi sous forme de bains, de douches et d'injections. On fait également usage, à l'extérieur, de la boue grasse, onctueuse, qu'elle dépose. On s'y rend depuis le mois de mai jusqu'à la fin de septembre.

TONGRES, ville située à une lieue de Maëstricht, aux environs de laquelle on voit deux sources d'eau froide, limpide, contenant des carbonates de fer et de magnésie. On en fait rarement usage.

USSAT, village du département de l'Arriége, à une demi-lieue de Tarascon, où l'on trouve plusieurs sources et bains d'eau limpide, inodore presque sans saveur, onctueuse, gazeuse. La température varie, dans les différentes sources, de 27° à 30° $\frac{1}{2}$ R. Douze kilogrammes deux cent trente grammes d'eau des bains d'Ussat ont fourni à Figuier quatre pouces $\frac{1}{6}$ d'acide carbonique libre, quarante – deux centigrammes d'hydrochlorate de magnésie, trois grammes, trente-huit de sulfate de magnésie, 0,12 de carbonate de magnésie, 3,28 de carbonate de chaux, 3,75 de sulfate de chaux. Il y a en outre, d'après M. Vauquelin, une grande quantité de matière animale ayant de l'analogie avec le frai de grenouilles. On ne prend ces eaux qu'en bains et en douches ; on fait également usage, à l'extérieur, du limon qui se dépose, et qui est en grande partie formé par la matière animale dont nous venons de parler. L'époque des eaux est depuis le mois de juin jusqu'au mois d'octobre.

VALS, bourg du département de l'Ardèche, à six lieues de Privas, où l'on voit six sources, la *Madeleine*, la *Marie*, la *Marquise*, la *Dominique*, la *Saint-Jean* et la *Camuse*. L'eau est froide, limpide et acidule. Elle contient, en diverses proportions suivant les sources, de l'acide carbonique libre, des carbonates de soude et de fer, de l'hydrochlorate de soude, de l'alun et du sulfate de fer. On en fait prendre quatre ou cinq verres d'abord, puis on augmente jusqu'à douze ou quinze. La saison la plus favorable est depuis le mois de juin jusqu'à la fin de septembre.

VIC-LE-COMTE, petite ville du département du Puy-de-Dôme,

à trois lieues d'Issoire, où l'on trouve deux sources, *Sainte-Marguerite* et le *Tambour*. L'eau est froide, limpide, d'une saveur aigrelette, astringente. Elle renferme, d'après M. Richard de la Prade, du carbonate de fer, du carbonate de chaux, de l'hydrochlorate de soude, et de l'acide carbonique; celle du *Tambour* contient en outre du sulfate de soude. On en boit depuis une livre jusqu'à quatre. La saison commence au mois de juin et finit en septembre.

Vichy, petite ville du département de l'Allier, à trois lieues de Gannat, à quinze de Moulins et à quatre-vingt-sept de Paris, où il existe sept sources d'eau minérale, savoir : la *Grande-Grille*, le *Petits-Puits carré*, ou la source *Chomel*, le *Bassin des Bains*, l'*Hôpital*, les *Acacias*, la source *Lucas* et celle des *Célestins*. Les plus renommées de ces sources sont les quatre premières et la dernière. La température de l'eau est à 38° 5 therm. centigr., à la Grande-Grille, 40° au Petit-Puits carré, 45° au Bassin des Bains, 33° à l'Hôpital, 23° R. aux Acacias, 17° R. aux Célestins. L'eau de cette dernière est limpide, d'une saveur acidule, piquante, agréable, presque inodore : sa surface est couverte de petites bulles. L'eau des quatre premières sources est un peu moins transparente; sa saveur est d'abord acidule, puis alcaline; son odeur légèrement sulfureuse, quoiqu'elle ne contienne point d'acide hydrosulfurique; on voit à sa surface de grosses bulles de gaz acide carbonique qui, en se dégageant, imitent l'ébullition. Toutes les fontaines de Vichy déposent un sédiment de couleur verdâtre ou rougeâtre, composé de carbonates de chaux, de magnésie, de fer et de matière végéto-animale. Les eaux de Vichy ont été rangées par quelques auteurs dans la classe des eaux ferrugineuses, quoiqu'elles ne renferment qu'une très-petite proportion de fer. Il résulte d'expériences faites avec beaucoup de soin sur les lieux par M. Longchamp, que mille grammes d'eau de la Grande-Grille contiennent 992,5721 d'eau, 0,9338 d'acide carbonique libre, 4,9714 de *carbonate de soude saturé*, 0,3498 de carbonate de chaux, 0,0844 de carbonate de magnésie, 0,0126 de carbonate de fer, 0,5701 de sel commun, 0,4725 de sulfate de soude, 0,0733 de silice, et une matière végétale, suivant M. Longchamp, mais qui est évidemment végéto-animale. La même quantité d'eau de l'Hôpital a fourni 992,3642 d'eau, 0,9740 d'acide carbonique libre, 5,5014 de *carbonate de soude saturé*, 0,5223 de carbonate de chaux, 0,0952 de carbonate de magnésie, 0,0058 de carbonate de fer, 0,5426 de sel commun, 0,4202 de sulfate de soude, 0,0500 de silice, et une *grande* proportion de matière végéto-animale. On trouve les mêmes principes, à peu près dans le même rapport, dans l'eau des autres sources; toutefois celles du Bassin des Bains, des Acacias, de Lucas et des Célestins contiennent plus d'acide carbonique libre; la source des Acacias en renferme 1,2750. La quantité de soude qui entre dans la composition des eaux de Vichy est assez considérable pour qu'on ait proposé de l'extraire. On boit tous les matins de trois à six verres d'eau de l'Hôpital, du Petit-Puits et des Célestins pure; on administre aussi très-fréquemment de deux à cinq verres d'eau de la Grande-Grille pure, ou coupée avec du petit lait, de l'eau de chiendent, etc. : cette eau étant sans contredit la plus active, on est quelquefois obligé de renoncer à son usage. On prend des bains entiers d'eau de l'Hôpital, dans un établissement fort commode qui tient à l'Hôpital même; mais le plus souvent on fait usage des bains composés avec un tiers ou avec moitié d'eau de la Grande-Grille, et avec moitié ou avec deux tiers d'eau douce; ces bains agissent avec énergie sur l'économie animale, et il serait dangereux de les prolonger au delà de trois quarts d'heure. On administre aussi des douches à l'Hôpital et à la Grande-Grille. L'époque des eaux est depuis le commencement de juin jusqu'au quinze septembre. La saison dure de vingt-deux à vingt-six jours. Les malades sont dirigés par le docteur Lucas, dont l'habileté est connue.

WISBAD ou WISBADEN, ville d'Allemagne, à deux lieues de Mayence et à sept de Francfort, où l'on trouve plusieurs sources d'eau froide et chaude; la température de celle-ci s'élève à 68° therm. centigr.; elle a l'odeur d'acide hydrosulfurique, et renferme sur quatre livres, d'après M. Regnard, trente-trois pouces cubes de gaz acide hydrosulfurique, cinq grains de soufre et cinq grains de carbonate de chaux. On l'emploie comme les autres eaux sulfureuses.

Après avoir étudié les principales eaux minérales, nous allons les rapporter aux diverses classes dans lesquelles elles ont été rangées par les auteurs qui ont admis des eaux *gazeuses* ou *acidules*, des eaux *sulfureuses*, des eaux *ferrugineuses* et des eaux *salines*.(*Voy.* p. 205). Il suffit que plusieurs médecins attachent de l'importance à cette classification, pour que nous la rapportions, quoique nous en ayons déjà fait sentir les principaux vices.

Eaux gazeuses ou *acidules thermales.* Elles sont caractérisées par la prédominance du gaz acide carbonique libre, et par leur température plus ou moins élevée. Ce sont les eaux du Mont-d'Or, de Vichy, d'Ussat, d'Audinac, d'Encausse, de Bagnolles, de la Malou, de la source de Capus, de Chatel-Guyon, de Clermont-Ferrand, de Foncaude, de Saint-Mart, de Saint-Alban. — *Eaux gazeuses froides.* Pougues, Sultzmatt, Chateldon, Seltz, Saint-Myon, Langeac, Besse, Médague, Saint-Galmier, Montbrison, Sail sous Cousan, Vic-le-Comte, Bar, Gabian, Saint-Martin de Fenouilla, Premeaux, Sainte-Reine, source de la Madeleine, source de la Verhière, source de Cours de Saint-Gervais, Saint-Parize, Vergèze, Alfter.

Eaux ferrugineuses. Elles ont une saveur styptique et précipitent en violet foncé par la noix de galle. Les auteurs des diverses analyses des eaux ferrugineuses y ont presque toujours indiqué une trop forte proportion de fer ; en effet, il n'existe aucune de ces eaux dont la saveur d'encre soit assez marquée pour qu'elle soit très-désagréable au goût, et surtout pour qu'il soit impossible de la boire : or, l'expérience prouve qu'en dissolvant seulement *un grain* de carbonate de fer dans vingt onces d'eau qui tient déjà d'autres sels en dissolution, la saveur d'encre est tellement prononcée, que l'eau ne pourrait être bue qu'avec répugnance. Que penser maintenant des analyses où l'on voit une pinte d'eau renfermer plusieurs grains d'un sel de fer ! — *Eaux ferrugineuses thermales.* Ce sont les eaux de Bourbon-l'Archambault, Rennes, Campagne, et suivant quelques auteurs Vichy. — *Ferrugineuses acidules froides.* Spa, Forges, Aumale, Bussang, Provins, Contrexeville, Vals, Rouen, Cransac, Montlignon, Passy, Charbonnières, Dinan, Cambo, Saint-Pardoux, Ferrières, Segray, Saint-Gondon, Bléville, Boulogne, Noyers, Camarez, Laifour, Gournay, Tongres, Alais, la Chapelle-Godefroy, Féron, source de l'Ébeaupin, Pornic, La Plaine, Fontaine de Jonas, Nancy, Saint-Santin, Fontenelles, Sermaize, Seneuil, Attancourt, Beauvais, Roye, Briquebec, Abbecourt, Dieulefilt, Pont-de-Vesle, Reims, Brucourt, Trye-le-Château, Ruillé, Watweiler, Verberie, Saint-Amand, Plombières, Castera-Vivent, Bagnères-Adour.

Eaux hydrosulfureuses. — Elles noircissent lorsqu'on les met en contact avec de l'acétate acide de cuivre. — *Thermales.* Ce sont les eaux de Barèges, de Saint-Sauveur, de Cauterets, d'Aigues-Chaudes, d'Aigues-Bonnes ou Bonnes, de Bagnères-Adour, de

Bagnères-de-Luchon, d'Ax, de Saint-Amand, de Bagnols, de Digne, de Gréoulx, d'Aix en Savoie, d'Aix-la-Chapelle, de Leuk, de Saint-Honoré, de Cambo, de Castera-Vivent, de Barbotau, de la Presle, de Bilazai, d'Evaux, d'Olette, de Molitx, de Vinca, de Bains Prez-Arles, de Bade en Suisse, de Bade en Souabe, de Wisbaden, d'Acqui, d'Arles.— *Froides.* Enghien ou Montmorency, Labassère, Laroche, Pouzay ou Posay.

Eaux salines. — Elles tiennent assez de sels neutres en dissolution pour agir comme purgatives. Les eaux salines *thermales* sont celles de Plombières, de Luxeuil, de Bains, de Bourbonne les Bains, de Balaruc, de Bagnères-Adour, de Neris, de Sylvanés, d'Aix près Marseille, de Saint-Gervais, de Chaudes-Aigues, de Bourbon-Lancy, de Lamotte, de Dax, de Tercis, de Saubuse, de Préchac, de Sainte-Marie, d'Avennes, de Capvern, de Lucques.— *Froides.* Pouillon, Jouhe, Niederbroun, Merlange, Gamarde, Eau de mer, Pyrmont, Sedlitz, Seydchutz, Epsom.

Art. iv. *Des eaux minérales artificielles.* — On désigne sous le nom d'*eaux minérales artificielles,* celles que l'on obtient en faisant dissoudre dans l'eau différentes substances acides, salines, alcalines ou animales, dans l'intention d'imiter certaines eaux minérales naturelles, ou d'en former d'autres qui n'existent point dans la nature. Il y a à Paris deux principaux établissemens d'eaux minérales artificielles, celui de MM. Triayré et Jurine, près Tivoli, et celui qui a été créé dans ces derniers temps par MM. Planche, Boullay, Boudet, Cadet et Pelletier, pharmaciens et chimistes très-distingués de la capitale. Le dernier de ces établissemens, situé rue de l'Université, n° 21, au Gros-Caillou, m'a paru avoir atteint le plus haut degré de perfection; les propriétaires rivalisant de zèle n'ont rien négligé pour le rendre utile; il n'est aucun sacrifice qu'ils n'aient fait; on dirait qu'ils ont plutôt songé au bien de l'humanité qu'à leurs propres intérêts. Je regrette beaucoup que le défaut d'espace m'empêche d'entrer, sur cet établissement, dans des détails qui pourraient intéresser le lecteur; je dois me borner, dans cet article, à traiter les trois questions suivantes : 1° Comment procède-t-on à la fabrication des eaux minérales artificielles? 2° Peut-on imiter exactement les eaux minérales naturelles? 3° Quels sont les avantages que l'on peut retirer des eaux minérales artificielles?

§ 1er. *Comment procède-t-on à la fabrication des eaux mi-*

nérales artificielles ? — La préparation des eaux minérales artificielles consiste à dissoudre dans l'eau épurée, et quelquefois
dans l'eau distillée, les substances gazeuses et solides que l'on
veut y faire entrer. Il est des cas où l'opération est de la plus
grande simplicité; tels sont, par exemple, ceux où l'on ne veut
dissoudre dans l'eau que des sels solubles par eux-mêmes, car il
suffit alors d'agiter ces sels avec l'eau; mais si, comme il arrive
plus souvent, l'eau doit être gazeuse et tenir en dissolution, outre les sels solubles par eux-mêmes, d'autres qui ne le sont qu'à
la faveur de l'acide carbonique; la difficulté est plus grande.
Voici comment on procède, pour former une eau minérale contenant de l'acide carbonique libre, des carbonates de chaux, de
magnésie et de fer, du sous-carbonate, du sulfate et de l'hydrochlorate de soude, et une matière animale. Cette eau étant déjà
très-compliquée, on pourra facilement imaginer les procédés
qu'il faudrait suivre pour en obtenir une autre plus simple. On
commence par dissoudre le gaz acide carbonique dans l'eau; ce
gaz dégagé de la craie (carbonate de chaux) au moyen de l'acide
hydrochlorique, lavé successivement dans une solution de potasse et dans l'eau, afin de lui enlever l'acide hydrochlorique,
arrive dans l'eau avec laquelle il doit être uni. « La machine qui
sert à le combiner avec ce liquide tire ses avantages de l'application de la presse hydraulique. Elle est construite de manière
que l'eau et le gaz arrivent ensemble dans le vase de condensation, après avoir éprouvé un contact forcé de molécule à molécule, sous une pression très-considérable. C'est à cette réunion
de moyens que l'on peut attribuer l'état plus intime de combinaison du gaz avec l'eau que par les autres procédés mis en
usage jusqu'à ce jour » (Rapport de la Société de la Faculté de
médecine). Une fois l'eau gazeuse obtenue, on y fait dissoudre
les sels de soude et la quantité de gélatine qui doit remplacer la
matière animale, puis on y introduit les sous-carbonates de
chaux, de magnésie et de fer, récemment précipités de l'hydrochlorate de chaux, du sulfate de magnésie et du sulfate de fer,
par le sous-carbonate de potasse; ces sous-carbonates, insolubles
dans l'eau, se dissolvent en grande partie dans l'eau acidulée,
mais on en achève facilement la dissolution en faisant arriver dans
l'eau, au moyen de la machine dont nous avons parlé, une nouvelle quantité de gaz acide carbonique; l'eau doit être renfermée dans des bouteilles que l'on bouche sur-le-champ. Au Gros-

Caillou, on obtient avec plus d'avantage le carbonate de fer, en mettant de la limaille de ce métal dans de l'eau acido-carbonique.

La préparation des eaux hydrosulfureuses se fait avec de l'eau distillée ; on dégage l'acide hydrosulfurique au moyen du sulfure de fer et de l'acide sulfurique ; et on emploie le sulfure de soude et non ceux de potasse et de chaux, lorsque les eaux que l'on veut imiter contiennent un hydrosulfate de soude ; enfin, on fait usage de l'acide hydrochlorique au lieu d'acide sulfurique, pour augmenter le dégagement du gaz hydrosulfurique dans les bains sulfureux ; par ce moyen, on transforme l'hydrosulfate de soude en hydrochlorate, et l'on n'introduit dans les bains aucune substance étrangère à leur composition, puisque cet hydrochlorate fait partie de l'eau naturelle.

§ II. *Peut-on imiter exactement les eaux minérales naturelles?* — Quelque grands que soient les avantages que l'on peut retirer des eaux minérales artificielles, je pense qu'il est impossible, dans certains cas, d'imiter les eaux naturelles. Voici les raisons qui me font adopter cette opinion : 1° l'analyse d'une eau minérale est un des problèmes de la chimie, dont la solution est la plus difficile ; en sorte qu'à moins d'être très-versé dans cette science, on s'expose à obtenir des résultats inexacts. Comment espérer, dès lors, que l'eau artificielle, préparée d'après ces résultats, ressemble à l'eau naturelle ? Je citerai pour exemple l'eau de Barèges. Les auteurs indiquent dans les formules d'eau artificielle un tiers de volume d'acide hydrosulfurique libre : or, d'après les expériences de M. Anglada, l'eau naturelle ne contient pas un atome de cet acide libre : tout celui qu'elle renferme y est à l'état d'hydrosulfate. *Voyez* Barèges (eau de). 2° Il est probable que, dans beaucoup de circonstances, plusieurs des sels que l'on obtient en faisant évaporer une eau naturelle, n'existaient point dans cette eau, et qu'ils se sont produits pendant l'évaporation et la concentration de la liqueur, parce qu'il y a eu des échanges entre les acides et les bases. S'il en est ainsi, l'eau artificielle doit différer de celle qui est naturelle. 3° On trouve dans certaines eaux minérales naturelles une matière organique végéto-animale, quelquefois très-abondante, que l'art ne peut jamais imiter, et dont l'action sur l'économie animale est loin d'être indifférente, comme on peut s'en assurer par l'exemple suivant : On boit impunément à Vichy l'eau de l'Hôpital ; il faut au contraire employer avec ménagement l'eau de la *Grande*

grille : or les proportions d'acide carbonique et de sels sont à
peu près les mêmes dans l'eau de ces deux fontaines ; la matière
végéto-animale, au contraire, est beaucoup plus abondante dans
l'eau de l'Hopital (*Voyez* page 250). N'est-il pas permis de conclure que c'est à cette matière qu'il faut rapporter en partie la
différence d'action de l'eau de ces deux fontaines dont la température, il est vrai, n'est pas la même ?

§ III. *Quels sont les avantages que l'on peut retirer des eaux
minérales artificielles ?* — Il serait difficile d'énumérer tous les
avantages que l'on peut retirer des eaux minérales artificielles;
en effet, elles enrichissent la matière médicale d'une foule de
médicamens nouveaux, doués, pour la plupart, de propriétés
énergiques : c'est assez dire combien leurs applications peuvent
être multipliées. L'*eau de Seltz* factice, que l'on prépare au Gros-
Caillou, renferme une quantité d'acide carbonique tellement
supérieure à celle que contient l'eau de Seltz naturelle, que,
même après l'avoir tenue débouchée pour laisser dégager la portion de gaz qui n'était que comprimée, elle est encore aussi acidule que l'eau naturelle transportée à Paris.—L'*eau magnésienne
artificielle*, c'est-à-dire l'eau tenant du carbonate de magnésie en
dissolution à la faveur de l'acide carbonique, est tellement
saturée à l'établissement dont nous parlons, qu'une pinte d'eau
contient demi-once de magnésie, ce qui fait au moins *huit grains*
par once, résultat précieux pour la médecine, puisque avec une
cuillerée de cette eau, légèrement sucrée, on peut donner à un
enfant quatre grains de magnésie, soit comme absorbant, soit
comme laxatif. — L'*eau ferrugineuse* du Gros-Caillou peut renfermer jusqu'à vingt grains de carbonate de fer par pinte, c'est-
à-dire au moins vingt fois autant que l'eau naturelle la plus
chargée de fer ; à la vérité ce liquide ne serait pas potable, mais
il pourrait être fort utile sous forme de bains, d'injections ou
de douches. — L'*eau de Sedlitz* artificielle présente la ressource
d'un purgatif que déjà l'on préfère à l'eau naturelle, parce qu'il
contient plus de sel et une plus grande quantité d'acide carbonique, ce qui le rend moins désagréable au goût et d'un effet
plus sûr. Faut-il encore parler des avantages que l'on peut retirer
en médecine d'une eau contenant une plus grande quantité
d'acide *hydrosulfurique* qu'aucune de celles que l'on trouve dans
la nature ? Les exemples que nous venons de rapporter, et que
nous aurions pu multiplier, doivent suffire pour assigner aux

eaux artificielles une des places les plus importantes parmi les médicamens composés. D'ailleurs, ne sait-on pas qu'on peut les administrer dans toutes les saisons, parce qu'elles sont invariables dans leur composition ; tandis que certaines sources naturelles changent de proportions à différentes époques de l'année? La possibilité que l'on a de les préparer au moment où on en a besoin, ne leur donne-t-elle pas des avantages sur certaines eaux naturelles qui viennent de fort loin, qui sont anciennes dans les bureaux, et qui par cela même ont subi des altérations? Enfin, combien n'y a-t il pas de malades qui ne peuvent supporter la fatigue et les frais du voyage pour se rendre aux eaux naturelles?

(ORFILA.)

EAUX MINÉRALES (thérapeutique.). Les eaux minérales forment une classe nombreuse de moyens thérapeutiques actifs, importans et très-variés dans leurs effets et leurs usages. Nous examinerons, dans une première section, les propriétés médicinales des eaux minérales en général; dans une seconde section, la manière de les employer, et les précautions à prendre dans leur emploi; dans la troisième section, leurs propriétés particulières et leur application dans les maladies; nous nous occuperons, dans une quatrième section, des propriétés thérapeutiques des eaux minérales factices.

PREMIÈRE SECTION. *Des propriétés des eaux minérales en général.* — On peut déjà se faire une idée des propriétés très-différentes des eaux minérales, en jetant un simple coup d'œil sur la série nombreuse des substances terreuses, alcalines, métalliques, salines, gazeuses, qui entrent dans leur composition, et que l'analyse chimique a successivement découvertes. Ces substances se rencontrent en si grande proportion dans la plupart des eaux minérales naturelles, qu'elles changent complétement les propriétés de l'eau qui leur sert de véhicule. Nous ne reviendrons pas sur cet objet, qui a été exposé avec beaucoup de détails dans l'article précédent; mais, indépendamment des principes chimiques dont on peut déterminer d'une manière exacte les quantités et la nature, des fluides incompressibles, quelquefois variables dans leurs proportions, se combinent avec les eaux minérales naturelles, et en modifient beaucoup les propriétés. Elles s'électrisent évidemment plus ou moins, suivant l'état particulier de l'atmosphère et du globe, en filtrant à travers des terrains de densité et de nature différentes. Les médecins des eaux minérales ont très-bien remarqué que celles qui sont chaudes semblent bouillonner au moment des orages, que leur température s'élève alors quelquefois, et que les malades sont désagréablement affectés de ces changemens électriques.

Le calorique, qui pénètre les eaux thermales de la même manière que l'électricité, se combine et s'enchaîne aussi intimement avec leurs autres principes constituans. On trouve des eaux minérales à presque toutes les températures depuis 12° à 15° de Réaumur, jusqu'au degré de l'eau bouillante. Les proportions relatives du calorique sont presque constantes dans chaque espèce de source, et beaucoup moins sujettes à varier que celles de l'électricité ; mais ce qui n'est pas moins remarquable, c'est que le calorique qui échauffe ces eaux s'y trouve toujours dans un état de combinaison tout particulier qui leur imprime, par rapport à nos organes, des propriétés très-différentes de celles que nous pouvons communiquer à l'eau, à l'aide de nos moyens artificiels de chauffage. On supporte les eaux minérales naturelles en boissons et en bains à un degré de chaleur bien supérieur à celui de l'eau chauffée artificiellement. L'eau minérale naturelle à 30 ou 34° ne cause aucune sensation désagréable sur nos organes, qui seraient douloureusement affectés par un liquide quelconque échauffé à la même température. Dans les sources qui donnent jusqu'à 70° de chaleur au thermomètre de Réaumur, non-seulement les substances végétales ne cuisent pas, mais elles paraissent reprendre plus de verdure et de fraîcheur. On remarque en outre que les eaux thermales se refroidissent en général plus lentement, et s'échauffent plus difficilement que l'eau pure portée au même degré de température. Quelle que soit donc la cause du développement du calorique dans les sources minérales, il est toutefois constant qu'il est d'une toute autre nature, ou au moins dans un état de combinaison différent. Aussi les eaux thermales qui ne contiennent aucune substance active sont-elles néanmoins beaucoup plus efficaces par elles-mêmes que les bains d'eau chauffée au même degré.

C'est sans doute à la combinaison particulière du calorique et de l'électricité, et peut-être aussi à l'existence cachée de quelques principes que l'analyse chimique n'a pas encore pu saisir, que sont dues les différences remarquables entre les propriétés de telles ou telles sources qui offrent chimiquement les mêmes principes, et presque dans la même proportion. Ainsi les eaux des différentes sources de Plombières sont loin d'être comparables sous le rapport de leurs effets médicinaux, quoiqu'elles n'offrent pas de très-grandes différences quant à leur composition chimique. Les eaux de la Grande-Grille, à Vichy, ne peuvent être que très-difficilement supportées par la plupart des malades, qu'elles irritent ordinairement, tandis que celles de la source de l'Hôpital sont beaucoup plus douces, et calment quelquefois même les douleurs d'estomac produites par les premières, quoique l'analyse la plus exacte, faite par M. Delonchamp, ait à peine présenté quelques différences dans la proportion des principes constituans de ces deux sources. Peut-être doit-on attribuer aussi à la combinaison variable de l'électricité et du calorique les différences que l'on observe entre les propriétés médicinales des mêmes sources, suivant les années, quoique les élémens chimiques restent les mêmes. M. Lucas a observé que, pendant l'année dernière, à Vichy, où la chaleur atmosphérique a été très-élevée et l'état électrique de l'atmosphère peu variable, les eaux minérales ont présenté des propriétés excitantes bien plus marquées, et déterminé des symptômes d'irritation sur la plupart des individus qui, l'année précédente, n'avaient rien éprouvé de semblable. Les observations pratiques sont donc bien plus certaines, pour apprécier les propriétés des eaux minérales, que toutes les inductions qu'on peut tirer de leur composition chimique : malheureusement nous manquons encore d'observations cliniques précises et exactes, sur l'emploi thérapeutique de la plupart des eaux minérales. Leurs effets sont, à la vérité, très-composés, et très-difficiles à apprécier; car, indépendamment des propriétés mixtes et très-variables inhérentes aux eaux minérales en elles-mêmes, et relatives à leur composition chimique ou à leurs propriétés physiques, d'autres causes en modifient essentiellement les propriétés médicinales.

Les eaux minérales naturelles, ou prises à la source et sur les lieux, ou transportées loin de la source, offrent des résultats très-différens, à cause de l'influence hygiénique qui agit alors sur le malade. La médication qu'on obtient à l'aide des eaux minérales, prises sur les lieux, est nécessairement le produit de plusieurs médcations réunies, dépendantes de l'influence de l'air, du climat, de la température, et des changemens dans la manière de vivre et dans les habitudes et les idées des individus qui se transportent à la source. Plusieurs médications hygiéniques se joignent donc ici à l'action médicamenteuse, et en masquent les effets. Les anciens observateurs avaient déjà reconnu les résultats prodigieux de cette influence hygiénique.

C'est surtout pour l'habitant des grandes villes, élevé mollement, et livré à des occupations sédentaires, que l'influence hygiénique des eaux minérales est très-remarquable. Ne voyonsnous pas chaque jour, dans la pratique de la médecine, des effets étonnans d'un air pur et salubre, d'un climat doux, sec ou chaud, sur les êtres faibles, convalescens ou valétudinaires! combien d'affections chroniques diminuent et guérissent même complétement par l'effet seul d'un changement de climat! que d'individus, destinés à périr promptement dans nos grandes cités, retrouvent la santé et une nouvelle vie au milieu d'une température bienfaisante et d'un climat favorable! Qui ne connaît aussi tout ce que peuvent le repos de l'esprit et du cœur, et la cessation complète de tous les travaux du cabinet pour des hommes sans cesse tourmentés par de grands intérêts, qui peuvent compromettre à chaque instant leur fortune ou leur honneur! Que de bien-être le charme d'une vie douce et tranquille, au milieu d'un site champêtre, ne peut-il pas produire sur un homme ambitieux, tourmenté par la crainte de quelques revers ou l'espérance d'un succès, ou pour cet autre qui est fatigué des plaisirs et exténué par les veilles et les excès de tous les genres! Que ne peut aussi l'espoir de la santé et du bonheur qu'elle ramène chez un malheureux mélancolique, dégoûté des médecins et de la médecine! Enfin, si l'on considère les effets réels de l'influence de toutes ces causes hygiéniques, ne serait-on pas porté à croire, comme l'ont pensé quelques médecins, que c'est à elles qu'il faut attribuer le plus souvent la guérison des maladies qui cèdent à l'usage des eaux minérales; je pourrais citer plusieurs observations qui donneraient beaucoup de poids à cette opinion.

Toutefois, malgré l'influence incontestable des causes hygiéniques qui coïncident avec l'action médicamenteuse des eaux minérales prises sur les lieux, et qui ajoutent beaucoup à leurs propriétés, on ne peut cependant révoquer en doute les propriétés thérapeutiques de ces eaux en elles-mêmes. Il suffit, pour s'en convaincre, d'observer les effets des eaux naturelles transportées loin de la source. Quoique les eaux transportées loin de la source perdent nécessairement leur chaleur naturelle et une partie des gaz qu'elles renferment, quoique quelquefois l'air extérieur pénètre dans les vases qui les contiennent et facilite la décomposition des substances végétales ou animales qui entrent dans leur composition, et que par conséquent elles perdent beaucoup de leurs propriétés, on ne peut néanmoins disconvenir qu'elles ne fournissent encore des moyens thérapeutiques très-puissans et recommandables dans une foule de maladies.

Quelles que soient les différences des propriétés physiques ou chimiques des eaux minérales, qu'elles soient salines, acidules, sulfureuses ou ferrugineuses, elles se rapprochent cependant sous le rapport de leurs propriétés générales immédiates et secondaires. Les premières sont le résultat de l'action directe des eaux minérales sur les organes vivans, et des modifications qu'elles leur impriment; les autres, qui ne dépendent que secondairement des premières, sont plus variables, peuvent être influencées par beaucoup de causes accessoires, et donner lieu à des résultats très-différens. Les propriétés immédiates des eaux minérales se réduisent presque toutes à une excitation générale plus ou moins profonde, ou à une médication tonique plus ou moins prononcée. Le plus souvent ces deux effets se combinent et déterminent une médication mixte, qui tend à réveiller l'action des solides, à accélérer la circulation des fluides, et à imprimer un mouvement général de réaction ou une sorte d'état fébrile dont les effets sont d'autant plus utiles, qu'ils se manifestent d'une manière plus lente et insensible. Les propriétés secondaires des eaux minérales sont tantôt diurétiques ou diaphorétiques, tantôt laxatives et même purgatives, suivant la composition chimique de l'eau minérale en elle-même, ou l'état particulier de l'individu qui est soumis à son action, et la manière dont l'eau minérale est administrée en bains, en boissons, en douches, en vapeurs, etc. En faisant abstraction des effets secondaires des eaux minérales, on peut donc les considérer comme déterminant trois sortes de médications, ou toniques, ou excitantes, ou mixtes; elles ont par conséquent tous les avantages et les inconvéniens de ces moyens thérapeutiques.

Les eaux minérales ne peuvent convenir dans les maladies aiguës, surtout dans celles qui sont accompagnées de beaucoup de fièvre ou qui dépendent de quelques phlegmasies. Les eaux minérales acidules les moins salines et les plus gazeuses, peuvent

être seulement quelquefois mises en usage dans la dernière période des embarras gastriques, et les eaux salines purgatives
peuvent aussi remplacer les autres purgatifs dans les cas où ceux-
ci sont indiqués ; mais, excepté dans ces deux circonstances seulement, les eaux minérales doivent être proscrites dans toutes
les maladies aiguës.

Elles ne conviennent pas davantage dans les maladies chroniques, lorsqu'il survient de la fièvre ou un travail de dégénérescence tuberculeuse ou cancéreuse : les propriétés excitantes et
toniques des eaux minérales ne feraient alors qu'augmenter la
fièvre hectique, et précipiter plus rapidement les malades vers une
mort certaine. Les médecins ne font pas toujours assez d'attention
à ce précepte thérapeutique, parce qu'ils n'attachent pas assez
d'importance à l'action médicamenteuse des eaux en elle-même
et ne voient trop souvent que l'influence hygiénique du climat
et du voyage, dans des cas désespérés et sans ressource ; il en résulte qu'ils compromettent ainsi à la fois leur jugement et le
moyen thérapeutique qu'ils conseillent, et mettent leurs con-
frères, les médecins inspecteurs des eaux, dans la nécessité de
les blâmer et de renvoyer des mourans, pour n'avoir pas le
reproche à se faire d'accélérer leur terme fatal.

Les eaux minérales sont nuisibles dans les anévrysmes du cœur,
dans les congestions sanguines du poumon et du cerveau ; leur
usage peut, dans ces cas, provoquer des accès d'hémoptysie ou
l'apoplexie. Elles sont également dangereuses dans la plupart
des maladies chroniques, même sans fièvre ; elles raniment trop
souvent alors l'excitation des organes, déterminent un mouvement fébrile et un développement aigu de la phlegmasie latente.
Quoique Bordeu et plusieurs praticiens, qui se sont occupés
avec succès de l'emploi thérapeutique des eaux minérales, aient
beaucoup préconisé cette fièvre, produit de l'art, et qui, dans
quelques cas, en effet, peut être utile, elle ne doit être cependant provoquée qu'avec de grands ménagemens, et dans les cas
seulement où les organes ne sont pas altérés dans leur tissu, ou
affectés de phlegmasie. J'ai vu souvent les eaux minérales déterminer de véritables gastrites chez des individus qui n'avaient en
apparence qu'une légère dyspepsie, ou même qui n'étaient pas
malades du tout, et qui ne prenaient les eaux que par curiosité,
et seulement pour tenir compagnie à des malades qu'ils avaient
accompagnés à la source. J'ai vu plus souvent encore des mala-

dies du poumon, du canal intestinal et du foie, aggravées par l'usage des eaux minérales prises à la source ou loin de la source ; il faut donc bien se garder d'user indifféremment des eaux minérales. Ces moyens thérapeutiques peuvent, comme tous les autres, lorsqu'ils sont mal appliqués, causer les plus fâcheux désordres.

DEUXIÈME SECTION. *De la manière d'employer les eaux minérales, et des précautions à prendre dans leur usage.* — On peut faire usage en tout temps des eaux minérales naturelles, transportées loin de la source ; on peut les employer même en bain en hiver comme en été, pourvu que le malade soit dans une température convenable, mais ce n'est que dans la belle saison que les malades peuvent se transporter sur les lieux. C'est ordinairement du mois de mai au mois d'octobre qu'on prend les eaux minérales, tantôt un peu plus tôt ou un peu plus tard, suivant la nature du climat où elles sourdent. On interrompt souvent leur usage pendant les plus grandes chaleurs afin d'éviter l'inconvénient des sueurs trop abondantes. On partage presque toujours le temps des eaux en plusieurs époques de quinze à vingt-cinq jours, auxquelles on donne le nom de saison. Cet espace de temps suffit ordinairement pour produire le degré suffisant d'excitation générale qu'on veut obtenir, mais néanmoins cette manière banale de mesurer la durée de l'emploi des eaux n'est pas sans inconvénient. Il serait souvent plus convenable de les administrer à plus petite dose et d'en prolonger la durée. Il est rare qu'il soit utile de précipiter les effets de ces moyens thérapeutiques ; au reste, il en est des eaux minérales comme de tous les autres moyens médicamenteux, qui ne peuvent jamais être administrés de la même manière à tous les malades et dans toutes les maladies. Dans tous les cas, il est essentiel d'observer que les effets des eaux minérales se prolongent long-temps après qu'on en a cessé l'usage, et le plus souvent même on ne commence à en ressentir les grands avantages qu'un mois après qu'on les a suspendues : c'est peut-être même aux effets lents et insensibles de cette médication qu'il faut attribuer la plus grande partie de ses succès. Les médications d'un effet très-prompt ne réussistent presque jamais dans les maladies chroniques ; plus elles sont douces et tardives plus elles sont certaines ; il faut que la thérapeutique s'accommode à la chronicité même des maladies. On emploie les eaux minérales naturelles en boissons, en bains, en

lotions, en douches, en vapeur. On se sert aussi de la vase ou
de la boue qui se dépose naturellement au fond des sources ou
dans des espèces de marais abreuvés par des eaux minérales. La
quantité d'eaux minérales qu'on peut prendre en boisson varie
suivant les propriétés de chaque source et l'état particulier dans
lequel se trouve le malade et les effets généraux qu'il en éprouve.
On en donne depuis la dose de quelques onces jusqu'à deux ou
trois livres par jour. Mais, comme en général les eaux ne peuvent
agir qu'autant qu'elles sont prises sous un assez grand volume
et pendant un certain temps, il est indispensable, pour que les
organes gastro-intestinaux puissent les supporter, qu'ils soient
parfaitement sains et dans un état complet de vacuité, aussi
donne-t-on toujours les eaux minérales à jeun. Si le malade avait
un embarras gastrique ou intestinal, il faudrait remédier à cet
état avant de commencer l'usage des eaux. Il arrive, au reste,
quelquefois que ces affections morbides surviennent pendant
l'emploi des eaux, et sont même déterminées par leur usage : c'est
ce qu'on observe, par exemple, assez fréquemment de l'effet des
eaux du Mont-d'Or; mais cet état gastrique cesse ordinairement
au bout de quelques jours sans qu'il soit nécessaire de suspendre
l'usage des eaux; dans quelques cas, cependant, cette précaution
est indispensable : il est même nécessaire de mettre le malade
à l'usage des boissons délayantes et à la diète.

On fait ordinairement concourir l'usage des bains et des
douches avec les boissons; quelquefois on fait usage des bains
d'eaux minérales froides comme des bains d'eau de mer, le plus
souvent on n'emploie en bains que les eaux thermales : il est rare
qu'on chauffe artificiellement les eaux minérales naturelles comme
on le fait à Enghien. Les propriétés des bains des eaux thermales sont le résultat de leur composition chimique, mais principalement aussi de l'élévation de leur température et de la
combinaison particulière du calorique avec les autres principes
constituans. Les effets des douches d'eaux minérales thermales
dépendent aussi de leurs propriétés chimiques et physiques; mais
en outre le volume et l'étendue du réservoir, la hauteur de la
chute d'eau, la direction et le diamètre des tuyaux conducteurs et
des tuyaux d'ajutage, influent beaucoup, toutes choses égales d'ailleurs, sur la manière d'agir de ce puissant moyen thérapeutique.
Les douches les plus actives en France sont celles des eaux de
Barréges et de Bourbonne; celle des eaux d'Enghien, près Paris,

est une des plus élevées. Les bains de vapeur d'eaux minérales
naturelles ne jouissent pas de propriétés différentes de celles des
vapeurs purement aqueuses des étuves ordinaires, à moins qu'elles
ne contiennent des gaz hydrosulfureux, acide carbonique ou
autre, parce que tous les autres principes salins, terreux ou métalliques ne peuvent se vaporiser. Quant aux boues, elles ont une
action analogue à celles des eaux qui les déposent, mais elles ont
en général plus de propriétés que les bains, probablement parce
que les substances actives se trouvent plus concentrées et amalgamées avec des matières terreuses qui leur donnent la consistance
d'une espèce de cataplasme; on obtient, par cette raison, des effets
souvent plus marqués des boues de Saint-Amand et de Bourbonne
que des eaux minérales de ces deux sources; on transporte aussi
quelquefois les boues des eaux minérales, soit pour les appliquer
sous forme topique après les avoir chauffées, soit pour les dissoudre dans l'eau chaude et les administrer en bain. C'est ainsi
qu'on emploie les boues des marais salés pour imiter les bains
de mer chauds.

Il est quelquefois utile de combiner avec les eaux minérales
d'autres moyens thérapeutiques, soit pour en adoucir les effets,
soit au contraire pour ajouter à leurs propriétés et les rendre
plus actives; ainsi tantôt on mitige l'usage des bains en y ajoutant de l'eau pure ou des décoctions émollientes, et on coupe
l'eau minérale en boisson avec des décoctions relâchantes, mucilagineuses ou avec le lait, d'autres fois on fait concourir avec les
eaux minérales naturelles l'usage des sucs d'herbes ou des amers.
On obtient, comme l'avait observé Bordeu, de très-bons effets
de ces combinaisons dans les scrofules.

TROISIÈME SECTION. *Des propriétés des eaux minérales en
particulier.* — Les médications qu'on obtient à l'aide des eaux
minérales naturelles sont si variées et si composées, qu'il est
presque impossible de pouvoir les classer méthodiquement; nous
essayerons néanmoins de les grouper comme les autres substances médicamenteuses, et de les rapprocher d'après les effets
immédiats de leurs principes prédominans. Cette manière de les
considérer, quoique ne remédiant pas à tous les inconvéniens,
me paraît cependant préférable, quant à la thérapeutique, aux
divisions purement chimiques; car, non-seulement les distinc-
tions chimiques des eaux minérales sont inexactes, comme l'a très-
bien observé M. Orfila, mais en outre elles ne sont point d'accord

avec la plupart de leurs propriétés médicinales. Ainsi nous trouvons, dans la classe des eaux salines des eaux minérales, purgatives, excitantes et toniques, qui ne peuvent être employées
dans les mêmes circonstances. Il est sans doute impossible d'entrer ici dans tous les détails des eaux minérales en particulier,
dont les propriétés se nuancent, se modifient et se combinent
jusqu'à l'infini dans chaque sorte de source, et ne peuvent être
réellement bien appréciées que par les médecins qui en ont fait
une étude particulière. Nous nous bornerons donc à des généralités qui puissent mettre le jeune praticien à même de juger l'espèce d'eau minérale qui convient le mieux à telle ou telle espèce
de maladie. Indépendamment des différences plus ou moins
grandes que présentent entre elles les eaux minérales d'une même
espèce, il est à remarquer que toutes celles qui sourdent dans
les mêmes lieux ne sont point du même genre : ainsi, on trouvera à Bagnères-Adour des eaux ferrugineuses et hydrosulfureuses, à Spa et à Pyrmont des eaux acidules, des eaux ferrugineuses, et des eaux salines.

Nous diviserons les eaux minérales en particulier, par rapport
à leurs propriétés, en *eaux minérales excitantes acidules, eaux
minérales excitantes hydrosulfureuses, eaux minérales toniques,
eaux minérales toniques et excitantes,* et *eaux minérales purgatives, toniques et excitantes.*

Eaux minérales excitantes acidules. — Nous rangeons seulement dans cette section les eaux acidules froides, dans lesquelles
le gaz acide carbonique est en très-grande quantité, et les substances salines peu abondantes, tels que dans les eaux de Bussang,
de Chateldon, de Pougues, de Saint-Myon, de Seltz, sur les
bords du Rhin, et les eaux de Spa, dites du Tonnelet. Plusieurs
des sources très-connues de Bath, de Bristol, de Cheltenham,
de Tumbridge en Angleterre, de Pyrmont et de Schol en Allemagne, appartiennent également à la même division. Toutes
ces eaux ont une saveur fraîche, agréable, piquante, et quelquefois ensuite un peu salée : elles moussent et pétillent comme du
vin de Champagne. Cet effet est dû à la quantité d'acide carbonique libre qui se dissipe complétement de ces eaux, surtout
lorsqu'on les fait chauffer, de sorte qu'elles perdent par la chaleur la plus grande partie de leurs propriétés. Outre la grande
proportion d'acide carbonique libre qu'elles contiennent, on y
retrouve aussi, mais en petite quantité, des hydrochlorates, des

carbonates et des sulfates de soude, de chaux et de magnésie, et quelquefois une très-petite proportion de fer.

Ces eaux minérales déterminent chez tous les individus un refroidissement plus remarquable que toutes les autres eaux minérales froides, et qui se propage de la bouche jusque dans l'estomac; elles se rapprochent un peu sous ce rapport des effets des acidules, mais ensuite elles provoquent une légère irritation sur l'estomac, qui a quelque analogie avec celle que déterminent certaines liqueurs alcoholiques gazeuses, ce qui avait fait considérer ces eaux minérales comme enivrantes. Le fait est qu'en même temps qu'elles excitent l'estomac et facilitent la digestion, elles réagissent promptement sur le système nerveux cérébral, d'une manière toute particulière, et qui est assez comparable à celle des vins mousseux. Certains individus éprouvent, après l'usage des eaux gazeuses, une sorte d'étourdissement, d'embarras, de vague dans les idées, qui s'accompagne de quelque hilarité, comme dans une légère ivresse; d'autres, au contraire, plus irritables, reconnaissent leurs effets à une céphalalgie incommode et une agitation qui les prive de sommeil. Une propriété secondaire de ces eaux minérales est en général d'augmenter l'excrétion de l'urine, comme plusieurs solutions salines.

Les eaux excitantes acidules conviennent surtout dans les débilités de l'estomac et des organes gastro-intestinaux, lorsque les digestions sont lentes et pénibles. Elles sont utiles aux hypocondriaques, parce qu'elles stimulent à la fois leurs organes digestifs et leur système nerveux; elles sont aussi employées avec succès dans plusieurs embarras gastriques aigus avec ou sans fièvre. Elles facilitent quelquefois l'expectoration dans les catarrhes chroniques, mais leurs propriétés excitantes ne sont pas d'ailleurs assez prononcées pour pouvoir modifier le rhythme inflammatoire qui entretient ces sortes de phlegmasies. Les eaux excitantes acidules seraient nuisibles dans toutes les phlegmasies, même légères, de l'estomac et des intestins, et développeraient promptement les inflammations latentes de ces organes. On ne les administre ordinairement qu'en boisson seule, ou avec quelques décoctions légèrement excitantes; on les coupe souvent avec du sérum ou du lait, dont elles facilitent en général la digestion; on les donne plus souvent à boire avec du vin pendant les repas.

Des eaux excitantes hydrosulfureuses. — Elles sont très-répandues dans la nature, et surtout très-abondantes dans le midi de la France, au pied des Pyrénées. Elles ont en général une saveur un peu amère et salée; elles sont douces et onctueuses au toucher : on les reconnaît facilement à l'odeur d'œufs pouris qu'elles dégagent, et à la propriété qu'elles ont de noircir l'argent, le mercure, le bismuth; aussi précipitent-elles en noir toutes les dissolutions salines qui ont pour base ces substances métalliques. L'acide hydrosulfurique, auquel est dû cet effet, est tantôt libre, tantôt combiné avec un alcali. On trouve en outre d'autres gaz dans les eaux minérales sulfureuses. Quelques-unes contiennent du gaz acide carbonique, comme les eaux de Bagnères de Luchon, d'Évaux, de Saint-Sauveur; plus rarement du gaz azote, comme celles d'Aix-la-Chapelle. Les substances salines qu'on trouve dans les eaux minérales hydrosulfureuses sont des sulfates, des hydrochlorates et des carbonates de soude, de magnésie et de chaux. Ces sels sont dans des proportions différentes, suivant chaque source, et presque toujours réunis à une substance végéto-animale, désignée sous le nom de *bitume*. Ces eaux minérales sont presque toutes chaudes; on en trouve peu de froides. Les eaux thermales hydrosulfureuses les plus estimées en France sont celles de Dax, de Bagnères de Luchon, de Barrèges, Bonnes, Cauterets, Chaudes-Aigues, Enghien, Évaux, Olette, Saint-Amand et Saint-Sauveur. Les plus recommandables dans les pays étrangers sont celles d'Aix en Savoie et Aix-la-Chapelle, dans les Pays-Bas; Loeche en Vallais; Burtcheim, Carlsbad, Northeim et Weilbach, en Allemagne; de Harrowgate et Kilburn, en Angleterre. Les plus chaudes sont celles d'Olette, dont la température s'élève à 71° de Réaumur; celles d'Enghien, près Paris, ne donnent que 12°. On trouve aux pieds des Pyrénées des sources à presque toutes les températures, depuis 24° jusqu'à 51° therm. de Réaumur.

Les eaux hydrosulfureuses jouissent de toutes les propriétés excitantes à un degré plus ou moins prononcé; les unes sont très-faibles par elles-mêmes, telles que celles de Saint-Sauveur; les autres, au contraire, comme celles de Barèges, sont beaucoup plus actives : toutes sont plus ou moins recommandables, suivant les nuances de leurs propriétés, dans les rhumatismes chroniques, les débilités du système articulaire et musculaire, les fausses ankyloses, les affections catarrhales pulmonaires très-invétérées, et particulièrement dans les maladies du système lymphatique et de la peau. Les plus douces sont souvent employées avec succès dans les affections tuberculeuses commençantes du poumon et des autres organes, comme dans les tumeurs strumeuses plus apparentes; mais l'administration des eaux minérales, comme moyen résolutif des tubercules du poumon, de même que toutes les autres médications excitantes, doit être réglée avec beaucoup de modération, et dirigée par un homme d'un tact sûr et exercé. On les emploie en boisson seulement, où le plus souvent on fait concourir avec elles les bains et les douches. Plus elles sont chaudes, en général plus leur effet est prononcé. En même temps qu'elles portent une impression vive sur les solides et réagissent sur les fluides, elles sont absorbées par la peau d'une manière remarquable. Un seul bain d'eau minérale sulfureuse suffit pour imprimer une odeur très-prononcée à la transpiration pendant plusieurs jours; c'est sans doute à cause de cette action particulière sur la peau, qu'elles sont généralement utiles dans la plupart des affections cutanées.

Eaux minérales toniques. — Toutes celles qui appartiennent à cette division sont principalement ferrugineuses; elles contiennent des carbonates et des hydrochlorates de soude, de magnésie et de chaux, et quelquefois du manganèse, mais surtout du fer à l'état de protoxyde de carbonate ou de sulfate. Elles sont peu gazeuses, et contiennent seulement une très-petite quantité d'acide carbonique libre, qui se dégage par l'agitation ou même par le repos: toutes ces eaux ont une saveur métallique ou styptique. Exposées à l'air, elles se couvrent d'une pellicule irisée, et déposent à la longue des flocons muqueux colorés en jaune par l'oxyde de fer. Traitées par l'infusion de noix de galle, elles donnent un précipité purpurin, qui passe bientôt au bleu noir, et par les prussiates alcalins un précipité bleuâtre. Elles sont toutes froides, et sourdent même pour la plupart dans des pays tempérés, froids, humides et marécageux. Aussi les influences hygiéniques du climat sont-elles beaucoup plus faibles pour les eaux minérales ferrugineuses que pour la plupart des autres. J'ai vu même des malades se trouver mieux, par cette raison, de l'usage des eaux minérales, prises loin de la source et dans un climat sec et chaud, qu'à la source même. Il ne faut placer dans cette section que les eaux qui ont la saveur ferrugineuse, telles que celles de Ferrières, de Forges, de Gournai, de Passy, de Rouen. Les eaux ferrugineuses chaudes

agissent à la manière des eaux salines, et contiennent trop peu de
fer pour appartenir à cette division. Les eaux de Passy s'éloignent
même des eaux ferrugineuses proprement dites, par le peu de
fer qu'elles contiennent, et par la quantité assez grande de sulfate
de potasse et d'alumine qui les rend légèrement astringentes.

Les eaux minérales ferrugineuses offrent toutes les propriétés
immédiates des substances ferrugineuses en elles-mêmes ; elles
augmentent en général l'action de l'estomac et des organes
digestifs ; elles donnent surtout du ton au système vasculaire, et
conviennent particulièrement, par cette raison, chez les filles
chlorotiques ou mal réglées, dans les leuchorrhées et gonorrhées
anciennes, chez tous les individus d'un tempérament phlegmati-
que et muqueux, qui ont des engorgemens de la rate ou du foie
à la suite des fièvres intermittentes, et chez les enfans affectés de mésentérite tuberculeuse indolente et sans fièvre. Elles
sont particulièrement nuisibles aux personnes nerveuses et très-
irritables, à celles qui sont affectées de phlegmasies latentes des
organes de la digestion et de la respiration. On ne donne ordinairement les eaux minérales toniques qu'en boisson.

Eaux minérales toniques et excitantes. — Nous rangeons dans
cette division toutes les eaux salines froides ou chaudes, qui ne
ne sont pas purgatives, et qui ne contiennent pas assez de fer
pour avoir la saveur ferrugineuse. Parmi les premières on distingue celles de Contrexeville, de Cransac, la plupart de celles
de Spa. Les plus remarquables parmi les eaux thermales sont
celles de Bagnères - Adour, de Bourbon l'Archambault, de
Luxeuil, du Mont-d'Or, de Néris, de Plombières, de Vichy; on
peut citer, chez l'étranger, celles de Neustad, plusieurs sources
de Pyrmont et celles de Selter et Tœplitz : ces eaux minérales
contiennent beaucoup de substances salines, plus ou moins de
gaz et très-peu de fer, quelques-unes même n'en contiennent
pas du tout.

Les eaux toniques et excitantes froides, telles que celles de
Contrexeville, Cransac et Spa, sont les moins actives et ne sont
employées qu'en boisson ; leurs propriétés apéritives et diurétiques les rendent surtout utiles dans plusieurs maladies du foie
et des reins et dans les catarrhes de la vessie. Les eaux thermales
de Bourbon-l'Archambault, de Néris, de Plombières, de Vichy,
qui offrent des degrés différens de température depuis 17° jusqu'à 50° sont beaucoup plus efficaces que les eaux minérales

froides, et sont en même temps employées en bains, en douches
et en boisson. Toutes ces eaux thermales offrent beaucoup de
nuances entre leurs propriétés et l'intensité de leur action ; mais
néanmoins elles sont très-comparables par rapport à l'ensemble
de leurs effets généraux toniques et excitans. Elles sont toutes
plus ou moins recommandables dans les engorgemens chroniques
des viscères abdominaux, dans plusieurs inflammations chroniques et atoniques des membranes des voies aériennes, du canal
intestinal ou des organes génitaux, surtout dans les leucorrhées
avec relâchement du vagin; enfin, dans toutes les espèces de
cachexie, et dans la chlorose en particulier. Les eaux les plus
chaudes, qui appartiennent à cette division, sont très-utiles dans
les répercussions des affections cutanées chroniques, les rhumatismes anciens, les contractures articulaires ; celles de Bourbon-
l'Archambault sont même employées dans quelques espèces de
paralysie. Ces eaux ne conviennent point en général dans les
scrofules et dans tous les cas de dégénérescence organique, même
peu avancée.

, *Eaux minérales purgatives toniques et excitantes.* — Cette division, moins nombreuse que les autres, renferme les eaux de
Balaruc, Bourbonne-les-Bains en France; d'Epson, en Angleterre; de Pyrmont, de Sceydschutz, de Sedlitz, en Allemagne :
les deux premières sont chaudes, les autres froides. Toutes ces
eaux sont amères et salées; elles ne contiennent, pour la plupart,
que très-peu de gaz acide carbonique ou quelques atomes d'acide
hydrosulfureux; mais on y retrouve une très-grande quantité
de sels, principalement des hydrochlorates de soude, de magnésie et de chaux, des sulfates et des carbonates calcaires et ma-
gnésiens, et des matières végéto-animales. L'hydrochlorate de
soude entre souvent dans ces eaux minérales, dans la proportion
d'un cinquième du poids total de toutes les matières salines :
c'est à ce sel et aux sulfates et hydrochlorates de magnésie que
sont dues les propriétés éminemment purgatives de ces eaux minérales lorsqu'on les donne à la dose de plusieurs verres en boisson. On les administre ainsi, comme les autres purgatifs, dans
beaucoup d'embarras gastriques et intestinaux; mais ces purgatifs sont irritans, excitent la soif, et ne conviennent par conséquent pas chez les individus très-irritables et nerveux; prises en
petite quantité, ces eaux sont simplement excitantes et toniques :
elles augmentent la chaleur intestinale et la constipation, comme

toutes les eaux salines ; mais lorsqu'elles sont administrées en bain chaud ou froid et en douche, leurs propriétés toniques et excitantes sont beaucoup plus prononcées. Ces eaux sont particulièrement recommandables sous cette forme lorsqu'on veut produire une sorte de réaction générale sur l'économie animale, comme dans les paralysies, les débilités et les atonies musculaires.

L'eau de mer appartient également à cette division ; elle agit comme purgative lorsqu'elle est prise à l'intérieur à la dose d'une livre environ ; mais on l'emploie rarement sous cette forme, à cause de sa saveur âcre, amère et nauséabonde, qui provoque souvent le vomissement, et parce qu'elle fatigue beaucoup l'estomac, même à petite dose. On l'a cependant conseillée à l'intérieur comme vermifuge ; Lind en donnait dans le scorbut, mais sans succès remarquable. Treille, dans ces derniers temps, l'a administrée avec avantage depuis la dose de trois onces jusqu'à quinze par jour, dans les cas de tumeur qu'il regardait comme cancéreuse ; mais on ne peut encore tirer aucune conclusion de ces essais, car il est souvent facile de prendre pour des cancers des engorgemens douloureux de la glande mammaire ou de quelques ganglions qui se résolvent tous les jours par des moyens très-simples.

C'est principalement en bains qu'on emploie l'eau de mer. Les bains de mer froids se prennent depuis le mois de juillet jusqu'au mois de septembre. L'eau de mer est alors à la température de 12° à 15° de Réaumur, et agit comme un bain froid salé, tonique et excitant. Les vagues auxquelles on expose les malades en les conduisant sur les bords de la mer dans de petites charrettes, sont des espèces de douches naturelles en nappe, dont la percussion est en raison de l'agitation de la mer, et contribue beaucoup à l'action fortifiante du bain : aussi le bain d'eau de mer chaude a-t-il beaucoup moins d'influence que le bain froid pris dans la mer même. Cependant quelques individus très-faibles et très-irritables ne peuvent supporter l'eau de mer que de cette manière, et en éprouvent encore de très-bons effets. Les bains de mer ont été mis en usage depuis long-temps ; Russel, un des premiers, a fait connaître leur utilité pour les engorgemens lymphatiques tuberculeux ; il a fait concourir, il est vrai, avec les bains de mer, plusieurs autres moyens médicamenteux, de sorte qu'on ne peut pas tirer de ses observations des conclusions extrêmement rigoureuses en faveur de l'eau de mer, dans les scrofules. Mais les expériences ont été assez multipliées, depuis ce premier observateur anglais, et il est impossible de douter, maintenant de l'efficacité des bains de mer dans les inflammations ganglionaires tuberculeuses et dans la plupart des maladies scrofuleuses; j'ai vu ce moyen produire des effets étonnans, et dans des cas où tous les autres avaient été mis en usage sans succès. On a employé les bains de mer dans plusieurs affections chroniques, telles que l'éléphantiasis; ils guérissent même très-bien les gales invétérées; mais ils ne réussissent pas dans les gales récentes, comme l'a observé M. Kéraudren. Les bains de mer ne sont pas moins utiles dans les débilités générales indépendantes de lésions organiques, comme dans les convalescences longues, les atonies musculaires, la chorée, et même dans certaines phlegmasies avec débilité locale. Il faut observer cependant qu'ils ne peuvent convenir dans tous ces cas, de même que les autres bains froids, que lorsque l'affaiblissement n'est pas extrême, et que l'individu est encore susceptible d'un certain degré de réaction; dans le cas contraire, ce moyen ne ferait qu'accélérer la perte du malade. Les bains d'eau de mer par surprise ont été très-vantés dans l'hydrophobie, mais leurs effets ne sont pas encore constatés par un assez grand nombre d'expériences positives, pour qu'on puisse en tirer quelque conséquence. C'est un moyen thérapeutique qu'il faut expérimenter de nouveau, quand il n'est plus temps de recourir à la cautérisation, mais avant cependant que les premiers symptômes hydrophobiques se manifestent.

QUATRIÈME SECTION. *Des propriétés médicales des eaux minérales artificielles.* — Les détails dans lesquels M. Orfila est entré dans l'article précédent sur la fabrication des eaux minérales artificielles suffisent pour prouver que les propriétés physiques et chimiques des eaux minérales factices sont très-différentes de celles des eaux naturelles, et que, par conséquent leurs propriétés médicales ne peuvent pas être semblables; il faut donc bien se garder de croire qu'on puisse remplacer les unes par les autres. Les eaux minérales naturelles et factices sont des moyens thérapeutiques analogues, mais très-distincts dans leurs effets généraux et particuliers. Quoique l'art ne puisse pas imiter parfaitement la nature, les eaux minérales factices n'en sont pas moins des agens médicamenteux très-utiles dans beaucoup de cas, et d'autant plus précieux, qu'on peut se les procurer facilement, les fabriquer presque à l'instant, et les modifier à l'infini, suivant l'intention du médecin.

Il est impossible de passer ici en revue toutes les propriétés des eaux minérales factices. Ce sujet thérapeutique, très-étendu, mériterait un traité particulier, je m'arrêterai seulement à comparer les propriétés de quelques-unes d'entre elles avec celles des eaux minérales naturelles, afin d'en faire sentir les rapports et les différences.

Eaux minérales acidules excitantes artificielles. — Ce sont celles que l'art peut imiter plus facilement; on est même arrivé, à l'aide d'une machine hydraulique, à exercer une assez forte pression pour charger l'eau d'une beaucoup plus grande quantité d'acide carbonique que les eaux minérales naturelles n'en contiennent ordinairement. Celles qui sont simplement chargées de gaz acide carbonique, et qui ne contiennent point de substances salines, sont très-peu excitantes, et paraissent préférables aux eaux acidules naturelles, vers la fin des gastrites chroniques et dans les vomissemens sans signes de phlegmasies, ordinairement appelés nerveux; elles sont alors plus convenables que la potion de rivière qu'on emploie dans les mêmes circonstances.

L'eau alcaline gazeuse magnésienne est aussi très-recommandable dans la formation des acides dans l'estomac et dans le soda, à cause de la quantité de carbonate de magnésie qu'elle tient en suspension. L'eau artificielle gazeuse de Seltz a aussi des propriétés différentes de celles des eaux de Seltz naturelles; elle est beaucoup plus gazeuse, moins saline, et par conséquent moins irritante. D'après des observations que M. Desportes (Eugène) a communiquées récemment à l'Académie royale de Médecine, il paraît que ces eaux factices produisent quelquefois, chez des sujets nerveux et très-susceptibles, des effets très-différens de ceux qu'on observe dans l'administration des eaux naturelles; il a vu survenir sur quatre individus, immédiatement après l'usage de l'eau de Seltz, des anxiétés précordiales, des syncopes avec congestion cérébrale et lividité des lèvres, très-analogues aux symptômes que présente l'asphyxie par le gaz acide carbonique. Quand bien même ces effets ne dépendraient pas de la cause que leur assigne M. Desportes, ils ne méritent pas moins de fixer l'attention des médecins praticiens, puisqu'ils reposent sur des observations positives.

Eaux excitantes hydrosulfureuses artificielles. — Toutes ces eaux artificielles n'imitent que très-imparfaitement les eaux naturelles; elles sont pour la plupart troubles, laiteuses ou verdâtres, suivant la manière dont on les prépare, parce que le sulfure alcalin ou les hydrosulfates y sont suspendus, ainsi que le soufre, tandis que ces substances sont parfaitement dissoutes dans les eaux naturelles, qui sont en général limpides et claires. Les solutions gélatineuses qu'on ajoute aux eaux artificielles pour remplacer la substance onctueuse et douce des eaux naturelles, ne corrigent que très-imparfaitement l'action irritante des alcalis, qui crispent la peau au lieu de lui donner plus de souplesse. Ces eaux hydrosulfureuses, prises à l'intérieur ou en bains, sont donc en général beaucoup plus irritantes que les eaux naturelles, et produisent souvent des effets entièrement opposés dans beaucoup de maladies cutanées et dans plusieurs maladies chroniques des membranes muqueuses, où on guérit d'autant plus sûrement qu'on agit d'une manière plus douce et plus lente. Les eaux artificielles sont préférables dans le petit nombre de cas où il est nécessaire d'agir vivement et de produire une impression forte et prompte. Ainsi, les bains hydrosulfureux alcalins non gélatineux réussissent beaucoup mieux dans la gale que les bains naturels.

Eaux minérales toniques artificielles. — Ces eaux artificielles sont en général, dans la plupart des cas, préférables aux eaux naturelles, parce que, d'après la distinction que nous avons établie, les eaux toniques ne doivent leur propriété principale qu'aux oxydes ou aux sels ferrugineux, et que l'art peut, à son gré, en augmenter la proportion en les combinant avec l'eau gazeuse ou non gazeuse. Le pharmacien peut donc, pour ainsi dire, approprier ces eaux, au gré du médecin, à la maladie et au malade. On emploie, en effet, avec beaucoup de succès toutes ces eaux minérales ferrugineuses factices, dans beaucoup de cas où les eaux naturelles mêmes ne pourraient pas convenir.

Eaux toniques et excitantes artificielles. — C'est ici que l'art est forcé d'avouer son impuissance : les propriétés principales de ces eaux naturelles consistent surtout dans la combinaison de beaucoup de substances salines et gazeuses avec des substances végéto-animales que nous ne pouvons imiter, et surtout dans la quantité d'un calorique particulier que nous ne pouvons remplacer par nos moyens artificiels. Aussi les eaux minérales toniques ou excitantes artificielles ne peuvent être parfaitement imitées ni en boisson, ni en bains; elles sont toutes plus ou moins salines et excitantes, mais n'approchent point des propriétés des eaux naturelles qui appartiennent à cette division.

Eaux purgatives, toniques et excitantes artificielles. — Les eaux purgatives artificielles sont préférables, comme purgatifs, aux eaux minérales naturelles, parce que l'art peut modifier les proportions des différens sels purgatifs à son gré, et que ces solutions artificielles peuvent être moins pesantes, moins nauséabondes, sans perdre de leurs propriétés. Mais il ne peut atteindre à les rendre aussi toniques et excitantes en boisson et en bains surtout, que les eaux naturelles, par les même raisons que nous avons déjà exposées. Ainsi, nous pouvons faire d'excellentes eaux de Sedlitz et d'Epzom; nous ne pouvons réellement imiter ni les eaux de Balaruc, ni celles de Bourbonne-les-Bains.

(GUERSENT.)

EAUX DISTILLÉES SPIRITUEUSES. On nomme assez généralement, quoique très-improprement, *eaux distillées spiritueuses* des médicamens qui résultent de la distillation de l'alcohol sur des substances végétales susceptibles de fournir à l'alcohol quelques principes volatils. Les auteurs du nouveau Formulaire de Paris ont avec raison nommé ces préparations *alcoholats*. Ayant adopté cette expression, et en ayant fait un article auquel nous renvoyons, nous nous trouvons avoir déjà parlé des *eaux spiritueuses*. Les eaux spiritueuses ont été divisées en eaux spiritueuses simples et en eaux spiritueuses composées. Les premières résultent de la distillation de l'alcohol sur une seule espèce végétale : un nombre plus ou moins considérable de plantes entrent dans la composition de chacune des dernières, ce qui leur donne une odeur mixte, dans laquelle il est souvent difficile de distinguer l'arome particulier à chacune des plantes qui entrent dans leur composition. C'est ce mélange indéfinissable de diverses odeurs, d'où résulte une odeur nouvelle et particulière, qui souvent fait le mérite de celles de ces eaux qui sont employées comme cosmétiques. Parmi les eaux spiritueuses composées, nous signalerons les suivantes, comme plus particulièrement utiles en médecine.

EAU DES CARMES. *Voyez* EAU DE MÉLISSE COMPOSÉE.

EAU DE COLOGNE. De l'alcohol chargé par la distillation des parties aromatiques d'un grand nombre de plantes, constitue l'alcohol vulgairement appelé eau de Cologne, parce que l'inventeur résidait dans cette ville. Ses descendans prétendent qu'eux seuls possèdent la vraie recette de cette liqueur aromatique. La recette qu'en a donné Beaumé et qu'ont adoptée les auteurs du nouveau Codex de Paris, fournit toutefois une eau de Cologne qui ne paraît pas inférieure à celle des *Féminis* et des *Farina*. En voici la composition : ♃ essence de bergamote, de cédrat, de lavande, de fleurs d'oranger, de chaque une partie; essence de canelle $\frac{1}{4}$ de partie; alcohol à 36°, 120 parties; esprit de romarin, 15 parties; eau de mélisse spiritueuse, 15 parties. On laisse en repos le mélange pendant quinze jours, ensuite on le distille au bain-marie, pour retirer les quatre cinquièmes de la liqueur. L'eau de Cologne est plutôt employée comme eau de senteur que comme médicament, cependant on l'emploie fréquemment pour frotter les tempes, le front et les mains des malades, ou leur en faire respirer la vapeur dans les momens de faiblesse ou de syncopes. On fait aussi entrer l'eau de Cologne dans certains linimens spiritueux; enfin, on peut l'ajouter comme stimulante et diffusible, à la dose de quelques gouttes, dans une potion appropriée.

EAU DE MÉLISSE COMPOSÉE OU EAU DES CARMES. L'eau de mélisse composée est encore un alcoholat aromatique dont la mélisse fait la base; son odeur est modifiée par quelques autres substances fortement aromatiques, telles que la canelle, le girofle, le citron. Il existe plusieurs recettes de cette eau. Ici, comme pour l'eau de Cologne, chaque fabricant vante la sienne et assure qu'elle est exactement semblable à celle des anciens carmes. La supériorité de l'eau de mélisse préparée par ces religieux paraissait cependant plutôt provenir du soin avec lequel ils la préparaient, des précautions qu'ils prenaient pour éviter toute odeur *de feu*, de l'attention qu'ils avaient de ne livrer au public qu'une liqueur anciennement préparée et devenue plus suave par l'effet d'un certain laps de temps. L'eau de mélisse composée est employée aux mêmes usages que l'eau de Cologne, dont elle partage les propriétés; elle entre cependant beaucoup plus fréquemment dans la composition des médicamens internes, tels que potions, juleps. On l'administre à la dose d'un scrupule jusqu'à deux gros.

EAU GÉNÉRALE. L'eau générale est un alcohol composé, résultant de la distillation de l'esprit de vin sur une foule de plantes aromatiques et de substances balsamiques et résineuses. D'après la recette de l'ancien Codex, il n'entrait pas moins de cent vingt-cinq substances dans cette *eau*. On pensait alors qu'en multipliant le nombre des substances qu'on faisait entrer dans une composition, on en augmentait proportionément les vertus. Beaumé a beaucoup simplifié cette recette, en supprimant toutes les substances qui ne sont point ou ne sont que peu aromatiques, telles que l'orpin, le gui de chêne, la sanicle, etc. L'eau générale n'est presque plus employée en médecine : on la remplace par l'eau de mélisse composée.

EAU IMPÉRIALE. Alcohol aromatique moins composé que l'eau générale, et d'une odeur plus suave, ce qui dépend des espèces aromatiques qui entrent dans sa composition. On la remplace par l'eau de mélisse composée.

EAU DE LA REINE D'HONGRIE est simplement de l'alcoholat de romarin. C'est la plus commune des préparations de ce genre. On la remplace avec avantage par l'eau de mélisse composée.

EAU THÉRIACALE. Résultat de la distillation de l'alcohol sur la thériaque, en ajoutant en sus quelques plantes odorantes qui déjà entrent dans la composition de la thériaque.

L'eau thériacale est tonique et excitante. C'est peut-être à tort qu'on néglige son emploi.

EAU VULNÉRAIRE SPIRITUEUSE. Produit de la distillation de l'alcohol sur plusieurs plantes dites vulnéraires et aromatiques. Le nouveau Codex de Paris a conservé cette préparation, en retranchant un assez grand nombre de substances. La sauge, l'angélique, la tanaisie, l'absinthe, le fenouil, la menthe, l'hyssope, le thym, la camomille, l'origan, la marjolaine, le calament et la lavande, sont les seules plantes conservées ; on pourrait encore en réduire le nombre en augmentant la dose de celles que l'on conserverait, et particulièrement de la sauge, du thym et de la lavande, qui en font la base. Le nom de cette eau spiritueuse indique ses propriétés. On l'emploie principalement dans les contusions légères ; après le coup ou la chute, on en fait boire une ou deux cuillerées dans un verre d'eau, et on l'applique avec des compresses sur l'endroit contus, pour faciliter la résolution de l'épanchement sanguin.   (J. PELLETIER.)

ÉBLOUISSEMENT, s. m., *caligatio* ; trouble momentané de la vue, dans lequel l'organe de la vision éprouve une sensation plus ou moins douloureuse, et ne transmet plus, ou qu'avec

confusion, l'impression des objets. Ce phénomène est ordinairement produit par l'action d'une lumière très-vive qui frappe
subitement et momentanément la rétine, ou même par l'action
d'une lumière peu intense, lorsque cette membrane nerveuse est
devenue plus sensible, soit par un état morbide, comme dans
l'ophthalmie, soit qu'elle ait été soustraite pendant un certain
temps à l'influence de son excitant naturel, et qu'on passe de
l'obscurité dans un endroit éclairé. Quelquefois l'éblouissement
a lieu sans être produit par l'une des causes indiquées précédemment, c'est ce qu'on observe quelquefois dans les congestions
et affections cérébrales. L'éblouissement n'est alors que symptomatique.   (R. D.)

ÉBULLITION, s. f., *ebullitio*. Si l'on veut apporter quelque exactitude dans le langage, cette expression, d'après son
sens étymologique, devra être uniquement réservée pour désigner le développement ou l'apparition de *bulles*, à la surface de
la peau enflammée; phénomène qu'on observe dans l'érysipèle,
le pemphigus et le pompholix. Employé jusqu'à ce jour dans les
acceptions les plus variées, le mot *ébullition* n'offre plus aujour-
d'hui qu'un sens vague et indéterminé. Quelques pathologistes
français donnent ce nom, ou celui d'*ébullition de sang*, à une
éruption réellement vésiculeuse, et caractérisée, suivant eux, par
de petits boutons rouges, prurigineux qui apparaissent au printemps, au bas du visage, au cou, à la poitrine, au dos, aux
épaules, aux bras, et quelquefois sur tout le corps. D'autres,
au contraire, appellent ébullition, tantôt des phlegmasies exan-
thématiques, tantôt des inflammations vésiculeuses des tégumens. *Voyez* ECZÉMA, ROSÉOLA, URTICAIRE, etc.   (P. RAYER.)

ÉCAILLE, s. f., mot emprunté de l'allemand *schale*, en
latin *squama* : nom donné, par métaphore, à des lamelles
épidermiques, qui par leur forme et leur aspect se rapprochent
plus ou moins des écailles de poisson. La forme des écailles épidermiques, leurs dimensions en largeur et en épaisseur, leur
couleur variable, leur opacité et leur semi-transparence, leur
inégale densité, leur composition chimique, l'étendue de leur
adhérence au corps réticulaire de la peau, leur mode de production, leur chute, leur reproduction plus ou moins rapide, etc.,
sont autant de circonstances qui, étudiées avec soin, ont fourni
plusieurs caractères importans dans la distinction de différentes espèces de maladies cutanées. *Voyez* les articles DAR-
TRE, ICHTHYOSE, LÈPRE, PITYRIASIS, PSORIASE, TEIGNE, etc.

Parmi les maladies des tégumens, il en est plusieurs dont les caractères principaux se tirent de la présence des écailles épidermiques et de quelques attributs particuliers qu'elles présentent. Un des meilleurs groupes de la classification de Willan, adoptée par Bateman, est le deuxième ordre, intitulé *squamæ* ou *maladies écailleuses* : il comprend la lèpre, le psoriasis et l'ichthyose. Antérieurement Plenck avait déjà pris l'existence des *écailles* pour caractère distinctif du septième ordre de sa classification des maladies de la peau; mais ce groupe offre un bizare assemblage de maladies papuleuses, squammeuses et pustuleuses, et de symptômes considérés comme des entités morbides. (P. RAYER.)

ÉCAILLEUX, adj, *squamosus* ; qui a de l'analogie avec une écaille de poisson. Les anatomistes ont appelé *écailleuse* la portion supérieure de l'os temporal, parce qu'elle forme comme une large écaille; par la même raison ils ont nommé *suture écailleuse* celle qui unit cet os au pariétal. Plenck, Willan et Bateman ont appelé *maladies écailleuses* un groupe d'altérations de la peau, principalement caractérisées par la production et la chute d'écailles épidermiques offrant quelques particularités remarquables. Cet adjectif a été employé par M. Alibert pour désigner deux espéces de maladies appartenant à deux genres différens : la dartre *squammeuse* ou *écailleuse*, et la lèpre *squammeuse*, etc. (P. RAYER.)

ECCHYMOSE, s. f., ἐ[χύμωσις, *ecchymosis*, est une extravasion de sang dans le tissu des organes, produite par la rupture de leurs vaisseaux sanguins ou par une exhalation morbide. Lorsqu'elle se fait sous la peau il en résulte à la surface de cette membrane une tache noire ou d'un rouge livide. Beaucoup d'auteurs, en traitant de l'ecchymose, n'ont eu en vue que ce phénomène extérieur, et n'ont décrit que celle qui suit l'action des causes externes. C'est ce qu'on peut inférer de la définition et de la description qu'en ont donné Paul d'Égine et Van-Swiéten. Hippocrate en a laissé une idée bien plus juste et s'appliquant à tous les cas, en la définissant, « un épanchement de sang des vaisseaux, dont la cause est le plus ordinairement de nature violente. » En effet, l'ecchymose existera partout où le sang pourra s'infiltrer ; on en rencontre dans les muscles, à la surface des diverses membranes, dans les organes parenchymateux. Le plus souvent, comme l'a dit Hippocrate, les ecchymoses sont occasionées par une violence extérieure ; mais des causes internes peuvent aussi leur donner naissance.

Au premier ordre de causes se rapportent les ecchymoses qui

suivent les contusions, la compression exercée par des liens étroits, comme dans la strangulation, la compression inégale d'un bandage, les contractions très-fortes des muscles, leur rupture, celle des tendons et des divers tissus membraneux, les plaies faites aux artères ou aux veines, les piqûres faites par les sangsues, l'application des ventouses, des frictions très-fortes, surtout chez les personnes dont la peau est très-délicate. Au second ordre de causes appartiennent les ecchymoses qui se manifestent dans le cours des fièvres adynamiques pétéchiales, du scorbut, celles observées par M. Orfila sur la membrane interne du cœur dans l'empoisonnement par le sublimé corrosif, celles que présentent les poumons par l'effet des poisons irritans, narcotiques et narcotico-âcres. Dans tous ces cas l'ecchymose est le produit d'une exhalation. Dans un ordre intermédiaire doivent être rangées les ecchymoses qui surviennent sans violence extérieure, mais qui cependant ont été occasionées par la rupture des vaisseaux sanguins; telles sont celles qui succèdent à une congestion sanguine très-violente sur quelque organe, celles qu'on voit au tissu cellulaire cranien, aux membranes du cerveau dans les cas d'apoplexie.

Nous devons maintenant fixer particulièrement notre attention sur les ecchymoses extérieures et qui sont l'effet d'une violence externe, parce qu'elles sont les plus communes et qu'on peut en suivre par degré tous les phénomènes. Lorsqu'après une des causes que nous avons signalées, quelques vaisseaux ont été rompus, il se forme bientôt une tache d'un rouge violacé, livide ou même noire, d'une couleur plus foncée à son centre, dont l'étendue est relative à la quantité de sang qui peut s'échapper, et à la perméabilité plus ou moins grande du tissu cellulaire; car les ecchymoses surviennent avec la plus grande facilité dans les parties où la peau est très-fine, pourvue d'un grand nombre de vaisseaux et unie par un tissu cellulaire lâche, comme aux paupières. Dans l'ecchymose le sang n'est qu'infiltré; toutes les fois qu'il se rassemble en foyer, il donne lieu à ce qu'on appelle trombus ou tumeur sanguine, quand le foyer est considérable.

Le sang extravasé dans le tissu cellulaire ne tarde pas à être repris par les vaisseaux absorbans, et on voit la tache disparaître insensiblement. Sa résolution est annoncée par les changemens dans la couleur de la peau: la teinte noire ou bleuâtre s'éclaircit de jour en jour, passe au rouge, au jaune foncé, qui devient ensuite plus clair, et, par des nuances de plus en plus faibles, elle s'éteint complétement. A mesure que l'ecchymose se résout, elle s'étend en largeur, ce qui tient à ce que le sang mélangé aux fluides exhalés devient plus ténu, et se porte de cette manière plus facilement dans le réseau cellulaire jusque dans des points fort éloignés de ceux où il s'était d'abord extravasé. C'est pour cette raison que dans les entorses, les luxations, les fractures, et dans tous les cas enfin où le sang s'est épanché profondément, on ne voit paraître l'ecchymose que plusieurs jours après l'accident, ou s'étendre beaucoup lorsqu'elle était peu considérable d'abord. Ainsi elle ne se manifeste quelquefois qu'au bout de quelques jours lors des épanchemens sanguins dans la poitrine. C'est sur cette considération que s'appuyait Desgranges pour rejeter ce signe des épanchemens, regardé comme infaillible par Leblanc, David et Valentin, comme d'une assez grande valeur par MM. Sabatier et Lamy. La résolution du sang extravasé n'a pas toujours lieu, et alors ce liquide devient une espèce de corps étranger, et détermine des inflammations suivies souvent d'abcès, de gangrène, accidens qui furent souvent observés au scrotum après l'opération de la taille par le grand appareil.

Les ecchymoses extérieures produites par des causes internes, mais dans lesquelles il y a une rupture de vaisseaux, offrent les mêmes phénomènes que celles qui sont le résultat d'une violence extérieure. Les ecchymoses scorbutiques persistent tant que le vice scorbutique n'est pas détruit; elles peuvent dégénérer en ulcérations.

Mais devrait-on donner le nom d'ecchymoses à ces taches livides qui se manifestent dans les fièvres dites putrides, pétéchiales, etc. Leur aspect, l'état où se trouve le sang qu'elles contiennent, n'offrent rien de semblable à ce qu'on rencontre dans l'ecchymose. Stoll a rapporté qu'en faisant l'ouverture des cadavres d'une fille et d'une femme mortes de la fièvre pétéchiale, il avait trouvé les parties externes et internes couvertes de taches noires, et qu'après les avoir incisées il en sortait un sang noir et fluide comme si c'eût été, ajoute-t-il, de véritables meurtrissures. Tous les auteurs de médecine légale se sont appuyés de ces faits et leur en ont ajouté de semblables, pour montrer combien il était difficile de distinguer les ecchymoses spontanées ou de cause interne, de celles qu'une violence aurait déterminées; mais l'exactitude avec laquelle Stoll a décrit l'état de ces taches ne suffit-elle pas pour établir une différence assez tranchée ? Le sang n'était pas infiltré, mais rassemblé en petits foyers. Il était liquide et s'écoulait par l'incision. Ils ont sans doute été induits en erreur par le mot de meurtrissures, qui était probablement pour eux, comme pour beaucoup de médecins, synonyme d'ecchymoses.

Les ecchymoses n'exigent qu'un traitement assez simple ; elles disparaissent par le temps seul, lorsque leurs causes ont cessé. Cependant on favorise ordinairement la résorption du sang extravasé par l'usage des sédatifs et des répercussifs, tels que l'eau froide, l'eau végéto-minérale ou l'eau vinaigrée, dans laquelle on fait dissoudre des sels astringens ou styptiques. Mais, de tous les moyens, le plus efficace est certainement la compression ; par elle on s'oppose à l'afflux de nouveaux liquides, on divise ceux qui sont extravasés, et on les met ainsi dans des conditions plus favorables à l'absorption. Quant aux ecchymoses de cause interne, elles n'exigent l'emploi d'aucun traitement topique, elles disparaissent par l'usage des moyens généraux que nécessite l'affection qui les a produites. D'après ce qui précède, on voit que toujours effet d'une autre maladie, toujours phénomène accessoire, l'ecchymose n'offre à la pathologie qu'un intérêt bien secondaire, et aucune indication essentielle à remplir. Pour la médecine légale, elles ne peuvent être l'objet que de questions fort simples tant qu'elles s'appliquent à des individus vivans. La forme, l'étendue de l'ecchymose, ses divers degrés de coloration, la tuméfaction des parties environnantes, feront juger approximativement de la nature des corps qui l'ont produite, de la plus ou moins grande énergie de leur action, et du temps qui s'est écoulé depuis l'accident qui l'a déterminée. On déjouerait facilement la ruse grossière de ces imposteurs qu'un intérêt criminel porte à simuler les effets d'une violence en se frottant la peau avec des substances colorantes : il suffirait de laver les parties ainsi colorées, pour découvrir l'artifice. Mais si avec la vie se sont anéanties plusieurs circonstances intimement liées à son existence, le médecin légiste pourra-t-il, en interrogeant le cadavre, tirer des inductions positives de la présence des ecchymoses ? 1° Aura-t-il des signes suffisans pour distinguer si elles sont le résultat d'une violence extérieure, ou le produit d'une maladie ? 2° En les supposant dues à la première de ces causes, pourra-t-il prononcer si son

action s'est exercée pendant la vie ou après la mort? 3° Enfin,
ne pourra-t-il pas confondre les ecchymoses avec quelques phénomènes semblables en apparence ?

1° Les ecchymoses ont-elles été causées par une violence extérieure ou par une maladie? Zacchias a établi que dans les
ecchymoses de cause interne le sang était fluide et noir, tandis
qu'il était concret dans les autres. M. Fodéré insiste beaucoup
sur cette distinction. Mais des ecchymoses qui sont dues à une
congestion violente vers un organe, comme celles qui ont lieu
dans quelques apoplexies, offriront les mêmes caractères que les
ecchymoses externes. Alors on ne pourra être éclairé que par
la considération du siége de la maladie, la connaissance des accidens éprouvés avant la mort, ou la coïncidence d'autres lésions
dans le cerveau ou dans ses membranes. On devra, d'ailleurs,
dans tous ces cas, faire attention que les ecchymoses de causes
internes sont ordinairement très nombreuses et peu étendues.
Malgré l'autorité de Zacchias, Mahon a regardé comme impossible la solution de cette question.

2° Les ecchymoses sont-elles un signe certain d'une violence
éprouvée pendant la vie. C'est encore par la différence dans la
consistance du sang, que cette question a été jugée par Zacchias.
En frappant un cadavre dont le sang est encore assez fluide
pour s'échapper des vaisseaux meurtris, il n'en résulte que des
taches livides, flasques et mollasses; en les incisant, le liquide qui
les forme, n'ayant pu se concréter, s'en écoule. Mahon a encore
combattu, mais bien faiblement, cette opinion de Zacchias, et regarde les ecchymoses comme un signe incertain de mort violente.

3° Existe-t-il quelque phénomène, quelque maladie qu'on
puisse confondre avec les ecchymoses ? Les vergetures, les lividités cadavériques pourraient, au premier abord, offrir quelque
ressemblance avec les ecchymoses; mais les lividités cadavériques
existent seulement dans les endroits qui ont servi d'appui au
corps pendant les derniers momens de la vie et après la mort.
Leur couleur est en général moins foncée: en incisant la peau qui
en est marquée, on doit trouver les tissus sous-jacens parfaitement sains. Enfin, comme elles ne sont pas formées par le sang
extravasé, mais que ce liquide, abandonné à sa pesanteur, s'est
porté vers les parties les plus déclives en distendant seulement
les vaisseaux, on peut faire disparaître les taches auxquelles il
a donné lieu, en donnant au corps une position inverse à celle

dans laquelle elles ont été produites. Ce serait une erreur bien grossière que de prendre pour des ecchymoses des varices sous-cutanées, ou les taches de naissance désignées sous le nom d'envies. Quant à la gangrène, elle présente des caractères trop différens pour qu'on puisse s'y méprendre.

M. Fodéré, en déterminant la valeur qu'on doit attacher aux ecchymoses comme signes d'une violence extérieure, termine par les remarques suivantes, extraites du Manuel d'autopsie cadavérique de M. Marc : « Du reste, dans l'importance qu'on devra attacher à ce signe, il faudra nécessairement avoir égard au temps qui s'est écoulé depuis la mort, aux maladies régnantes, à la maladie dont le sujet est mort, ou aux infirmités dont on le connaissait atteint. Il sera d'ailleurs impossible de ne pas ajouter foi aux empreintes ecchymosées qui représentent très-distinctement l'impression de l'instrument meurtrier. Ainsi, sur un pendu, l'ecchymose bien tracée par la corde, ainsi des tracés ecchymosées de liens appliquées aux extrémités, indiqueront d'une manière certaine que ces violences ne sont pas des productions cadavériques, et n'ont pas été exercées sur un cadavre. »   (MARJOLIN).

ECCOPÉ, ἐκκοπή, de κόπτειν, couper ; mot grec que l'on a conservé en français pour désigner une division perpendiculaire du crâne, par un instrument tranchant qui a agi dans cette direction. Peu usité. *Voyez* PLAIE DE TÊTE.

ÉCHANCRURE, s. f., *incisura*. Ce nom s'applique figurément, en anatomie, aux cavités superficielles du bord des os et des autres parties solides, quand leur forme approche plus ou moins de celle d'un demi-cercle. Les échancrures des os sont pratiquées sur un seul, ou formées par la réunion de plusieurs ; la plupart sont converties en trous par des ligamens, ou par leur jonction réciproque dans les articulations des os. Il en est, comme celle de l'os frontal, que remplit un os voisin ; d'autres, comme deux de celles que présente le bord de la cavité cotyloïde, sont bouchées par des fibres ligamenteuses. Plusieurs échancrures sont désignées par des noms propres : telles sont les échancrures *ethmoïdale*, *ischiatiques*, *parotidienne*. *Voyez* ces mots et *os*.   (A. B.)

ÉCHARPE, s. f., *mitella*. On donne ce nom à une espèce de bandage destiné à soutenir la main et l'avant-bras. L'écharpe devient nécessaire dans presque toutes les maladies des membres thorachiques, spécialement dans les plaies, les ulcères, les luxations et les fractures de la clavicule, du bras, de l'avant-bras et de la main. En effet, ce bandage contribue à maintenir les organes lésés dans une assez grande immobilité, et les protége, jusqu'à un certain point, contre les corps extérieurs.

La forme, les dimensions et la manière de se servir de l'écharpe varient suivant diverses circonstances. Celle qu'on emploie le plus ordinairement se fait avec une serviette ou un grand mouchoir carré qu'on plie en triangle. Lorsqu'on veut l'appliquer, on passe l'un des angles sous l'aisselle du côté malade, et on le dirige, le long de la partie postérieure et supérieure du cou, jusque sur l'épaule opposée ; après l'avoir confié à un aide, on plie l'avant-bras sur le bras, et on le porte sur la partie inférieure de la poitrine ; on relève ensuite l'autre angle de l'écharpe, on le fait passer au-devant de la poitrine, et on fixe les deux extrémités de ce bandage sur l'épaule opposée à la maladie, soit avec des épingles, soit par quelques points d'aiguille ; enfin, on termine par replier en dedans l'angle de l'écharpe qui correspond au coude.

Si on avait besoin d'un bandage plus solide, propre à maintenir très-exactement l'avant-bras et le coude et à envelopper la totalité du membre thorachique malade, on pourrait avoir recours à l'écharpe de J. L. Petit. On se sert, pour faire cette écharpe, d'une serviette fine ; elle doit avoir deux tiers d'aune en carré : on la plie d'un angle à l'autre pour lui donner un figure triangulaire. On passe ce bandage ainsi plié entre le bras et la poitrine du malade, de manière que l'angle droit se trouve sous le coude, et le grand côté du triangle sous la main. Des deux angles aigus, l'un est dirigé vers l'épaule saine ; et l'autre, en remontant et en recouvrant l'avant-bras et l'épaule du côté malade, passe derrière le cou pour aller rejoindre le précédent, avec lequel on le fixe vers la partie moyenne de l'omoplate du côté opposé à l'affection. On prend ensuite les deux angles droits qui correspondent au coude ; on les sépare en tenant l'angle externe en devant sous la main, et l'angle interne en arrière, au delà du coude. L'avant-bras doit occuper alors le centre de cette serviette ainsi dédoublée. On termine l'application de l'écharpe de Petit en rapprochant et en attachant les angles ensemble, ainsi qu'avec le corps de l'écharpe ; on fait passer un de ces angles derrière la main, et l'autre derrière le bras.

Si la main seule est affectée, on se sert d'une petite écharpe qu'on fait avec une pièce de linge d'une demi-aune de long sur un quart de large, ou mieux avec un morceau de taffetas noir qui présente les mêmes dimensions. Plié dans le sens de sa longueur, on en plisse les deux extrémités et on coud deux cordons que l'on engage dans une des boutonnières de l'habit, pour les nouer ensuite ensemble.

Dans l'application de l'écharpe, il ne faut jamais perdre de vue que le grand côté du triangle doit se trouver près les doigts, et l'angle droit sous le coude. La main doit être dans un état moyen entre la pronation et la supination. Il est nécessaire que le coude et la main tout entière soient soutenus par ce bandage ; il faut enfin que l'avant-bras soit fléchi presque à angle droit sur le bras.   (MURAT.)

ÉCHAUBOULURES, s. f. pl., ou ÉCHAUBOUILLURE ; nom vulgaire par lequel on désigne assez généralement de très - petites vésicules qui se développent sur la peau pendant les chaleurs de l'été. C'est là variété d'Eczéma, appelée par Bateman *eczema solare*. Elle a été quelquefois confondue avec la gale par des observateurs superficiels. (*Voyez* ECZÉMA.) Le mot *échauboulures* a été employé dans d'autres acceptions, et en particulier comme synonyme d'ébullition, d'hydroa, de sudamina, par Sauvages et plusieurs autres auteurs.   (P. RAYER.)

ÉCHAUFFANT, adj. pris subst., *calefaciens*. On donnait jadis ce nom aux alimens et aux médicamens qui ont la propriété d'augmenter l'action, la force des organes, d'accélérer particulièrement la circulation, et par conséquent d'accroître la chaleur animale. Telles sont les substances qu'on désigne plus particulièrement sous le nom de stimulans, d'excitans. Le vulgaire s'est emparé de ce terme d'échauffant, abandonné maintenant par les médecins, et l'a employé, selon sa coutume, souvent à contresens. Comme la constipation est un des signes caractéristiques auquel il reconnaît l'échauffement, les médicamens et les alimens qui la déterminent sont des échauffans ; et, d'après la même manière de raisonner, telle substance stimulante, après l'emploi de laquelle une légère inflammation s'est dissipée, est regardée comme rafraîchissante.

ÉCHAUFFEMENT, s. m.; l'un des termes les plus favoris de la théorie médicale du vulgaire. Il est par conséquent assez difficile d'indiquer l'état morbide auquel il est appliqué. On peut

dire cependant que le mot échauffement est employé pour désigner les divers cas de pléthore générale ou locale, les inflammations qui se manifestent chez un sujet pléthorique. Il est aussi
regardé comme synonyme de constipation et de blennorrhagie. (R. DEL.)

ÉCHINE, s. f.; nom donné vulgairement à l'épine du dos, et
que l'on fait dériver de ἐχῖνος, hérisson, ou du mot italien
schiena, dos, qui a peut-être la même origine. (A. B.)

ÉCLAMPSIE, s. f., *eclampsia, eclampsis*. Le mot ἔκλαμψις,
qui signifie proprement un éclat de lumière, la lueur des éclairs,
a été employé métaphoriquement par Hippocrate et les médecins anciens pour exprimer l'exaltation des propriétés vitales,
la scintillation du feu de la vie, selon l'expression des commentateurs, qui a lieu à l'époque de la puberté. Ils s'en sont aussi
servis pour désigner l'épilepsie, celle surtout qui se guérit naturellement vers la puberté. Quelques modernes ont appelé *éclampsie* les convulsions épileptiformes qui se développent passagère-
ment et par l'effet d'une cause appréciable chez quelques individus, et principalement celles qui attaquent les enfans pendant
la dentition et les femmes pendant la grossesse ou le travail de
l'accouchement. C'est de cette dernière affection, *eclampsia
parturientium* de Sauvages, que je vais traiter; mais dès l'abord
je me trouve arrêté par la confusion qui règne dans l'histoire
des maladies convulsives dont les femmes sont susceptibles à
ces époques. En effet, outre que les convulsions sont le symptôme d'un grand nombre d'affections dont les femmes ne sont
pas exemptes alors, les phénomènes de la grossesse et du travail sont singulièrement propres à augmenter la susceptibilité
nerveuse, à porter le sang avec force vers le cerveau, et par
cela même à mettre en action des causes de convulsions qui,
bien que préexistantes et permanentes, seraient restées assou-
pies pendant long-temps. L'effort du sang vers le cerveau, et la
congestion qui en résulte, sont quelquefois portés assez loin
pour déterminer, même sans prédispositions, des mouvemens
convulsifs, la perte de sentiment, le coma et d'autres symptômes graves, ce qui constitue l'*éclampsie*. On voit, d'après ce qui
vient d'être dit, que pour répandre sur cette matière toute la
clarté dont elle est susceptible, il faut distinguer les différens cas,
non d'après la forme variable des convulsions, qui peuvent être
indifféremment toniques ou cloniques, et qui revêtent quelque-

fois successivement ces caractères pendant le même accès, mais bien d'après la nature des affections dont elles sont le symptôme. Dans l'éclampsie même, on ne doit les regarder que comme symptomatiques de la congestion cérébrale, du coup de sang, qui, dans certains cas, devient une véritable apoplexie; et on ne devrait pas en traiter à part, si cette congestion n'offrait une cause spéciale dont la considération doit singulièrement influer sur le traitement.

Pour éclaircir ceci par quelques développemens, je citerai d'abord l'hystérie, qui, existant avant la grossesse, peut se prolonger, s'exaspérer même pendant le cours de celle-ci, quoique souvent aussi ses accès se trouvent alors suspendus, et qui, dans quelques cas, se développe seulement par l'effet de la grossesse, et paraît due à l'irritation que l'utérus éprouve de sa distension. Tel est le cas rapporté par Levret, dans son Essai sur l'abus des règles générales; tels sont ceux que l'on trouve dans l'ouvrage du professeur Baudelocque, et dans une dissertation de M. Mancel (*Diss. de gravid. et part. convulsionibus; Argentorati,* 1810). On peut aussi regarder comme étant de même nature, la maladie dont Delamotte donne l'histoire (obs. 218). Il est fort remarquable que, dans la plupart des cas, les convulsions se sont apaisées dès que le travail de l'enfantement a commencé. De même que l'hystérie, on voit l'épilepsie se continuer quelquefois pendant la grossesse, quelquefois être suspendue; et quelques observations que j'ai eu occasion de faire me portent à croire que le travail de l'accouchement, loin d'exciter le renouvellement des accès, semble s'y opposer. Quelque violens que soient les accès de ces maladies, le plus ordinairement ils ne portent pas une atteinte funeste à la vie du fœtus, souvent même ils paraissent n'avoir aucune influence sur sa santé et son développement. Parmi les observations de convulsions pendant la grossesse, on trouve encore des attaques d'épilepsie, de catalepsie, de tétanos, produites par la frayeur, par l'impression vive du froid, ou d'autres circonstances étrangères à la grossesse. La mort du fœtus est presque toujours la suite ou de ces attaques ou de la cause même qui les produit. On a aussi rangé sous ce chef des convulsions qui sont survenues à la suite d'indigestions graves, d'hémorrhagies ou d'autres évacuations excessives, de la rupture de l'utérus, de la rétroversion, du renversement, de l'inflammation de cet organe, de violences exercées sur lui pendant l'accouchement, de la plénitude extrême de la vessie. Portal, Delamotte et d'autres rapportent des exemples de cette dernière cause; l'évacuation de l'urine fit cesser les convulsions. La première observation de Portal est surtout remarquable. « La malade, dit-il, accoucha trois heures après, sans que les convulsions la reprissent; mais elle ne laissa pas de mourir, cinq jours après avoir accouché sans aucune connaissance; et elle mourut d'un abcès au cerveau, dont l'os pétreux était altéré. » Il paraîtrait aussi, d'après une observation de Plesmann, que la distension du rectum peut produire le même effet, mais je n'ai pas grande confiance aux récits de cet auteur. On ne manque pas d'exemples de convulsions qui se sont manifestées dans la dernière période de l'hydrothorax ou d'affections organiques du cœur, ou chez des femmes affectées de tubercules, d'abcès enkystés, de ramollissement du cerveau. Il est évident que dans ces derniers cas on ne peut regarder la grossesse comme la cause essentielle des convulsions, mais seulement comme une circonstance qui a aggravé l'affection première, et hâté le développement des convulsions. Sous ce point de vue elles méritent une grande attention, car il est souvent urgent d'enlever cette circonstance aggravante, ce que l'on fait en rompant les membranes et en procurant l'écoulement de l'eau de l'amnios, ou, si ce moyen ne suffit pas, en terminant l'accouchement soit par la version du fœtus, soit au moyen du forceps ou du levier. J'ai cru ces préliminaires indispensables, mais je m'écarterais de mon but, si j'entrais dans d'autres détails sur les affections que je viens de citer, soit sous le rapport du diagnostic, soit sous celui du traitement qu'elles réclament. J'espère que ce que je vais dire des symptômes et des signes de l'éclampsie suffira pour la distinguer complétement des autres maladies convulsives.

L'éclampsie attaque des femmes de toutes constitutions, mais elle est plus fréquente chez celles qui sont pléthoriques, dont la menstruation est abondante, chez celles dont le visage est fortement coloré, la tête grosse et le cou court. On l'observe aussi plus souvent chez les femmes enceintes de leur premier enfant, chez celles dont l'utérus est fortement distendu soit par la présence de plusieurs enfans, soit par une grande quantité de liquide, chez celles qui sont affectées de leucophlegmatie portée à un haut degré. On a encore admis beaucoup d'autres causes prédisposantes : les unes, en effet, en agissant sur le cerveau, sont propres à le disposer à devenir un centre de fluxion; d'autres, en influant sur la circulation, portent le sang avec plus d'impétuosité vers la tête; mais d'autres appartiennent évidemment à des maladies convulsives autres que l'éclampsie. Je transcris l'énumération de ces causes d'un paragraphe d'une très-bonne dissertation sur les convulsions qui surviennent pendant la grossesse, présentée, en 1822, à la Faculté de Médecine de Paris par M. A. - C. Baudelocque; ce sont : l'habitation dans les villes, des vêtemens étroits, une nourriture trop succulente, l'usage des spiritueux, la constipation, la rétention des urines, le coït, la suppression d'un flux habituel, le sommeil trop prolongé, le défaut d'exercice, la fréquentation des bals, des spectacles; la colère, la jalousie, la contrariété, les chagrins. Cette affection règne quelquefois épidémiquement, et semble tenir à l'influence de la constitution atmosphérique. Cette assertion de quelques observateurs n'aura rien d'étonnant pour les médecins qui savent qu'il en est de même pour les hémorrhagies et d'autres affections des femmes enceintes, et que l'apoplexie, avec laquelle l'éclampsie a beaucoup d'affinité, est aussi quelquefois épidémique. L'éclampsie survient souvent sans causes occasionnelles connues; d'autres fois elle est due à des causes évidentes, telles que des affections morales tristes, la frayeur, la colère, la joie immodérée, l'impression des odeurs, l'abus des liqueurs alcoholiques. La cause occasionelle la plus fréquente est la difficulté du travail de l'enfantement, de quelque cause que dépende cette difficulté. Après l'accouchement, elle reconnaît souvent pour cause la rétention du placenta ou d'un caillot, et la suppression des lochies, suppression qui souvent aussi est l'effet plutôt que la cause de la maladie.

L'éclampsie a lieu surtout vers la fin de la grossesse, pendant le travail de l'accouchement et après la délivrance. Elle a souvent pour symptômes précurseurs, de la céphalalgie, des vertiges, des hallucinations, quelque chose de hagard dans le regard, l'éclat vif des yeux, la coloration et une légère tuméfaction de la face, l'injection de la conjonctive, de légers mouvemens convulsifs dans les muscles du visage; souvent elle survient inopinément, et débute brusquement par la perte de connaissance et des convulsions violentes du tronc et des membres. Pendant l'accès tous les muscles pleins sont agités de mouvemens convulsifs;

les muscles creux en sont ordinairement exempts, mais quelquefois ils y participent, et alors on voit souvent l'accouchement se terminer avec une rapidité étonnante ; la face est ordinairement livide et gonflée, quelquefois pâle, la respiration est souvent stertoreuse, la bouche laisse échapper une salive écumeuse, la chaleur de la tête est augmentée, les carotides et les temporales battent avec force, les membres inférieurs sont pâles, froids, et comme insensibles à l'action des stimulans. Chez une femme affectée d'éclampsie avant la délivrance, je fis appliquer de larges sinapismes sur les jambes : la peau resta pâle pendant deux jours, quoique la maladie fût dissipée; mais le troisième jour, le lieu qui avait été occupé par les sinapismes s'enflamma, et se couvrit de vésicules. Il y a perte absolue de sentiment et de connaissance. La durée des accès est fort variable, de même que les intervalles qui les séparent. Tantôt la connaissance revient pendant ces intervalles, tantôt la malade reste plongée dans le coma et privée de connaissance. M. A.-C. Baudelocque, dont j'ai déjà cité avantageusement le travail, admet deux variétés de cette maladie, qu'il base sur cette circonstance. Il appelle *épilepsie* proprement dite, celle qui a lieu avec retour de la connaissance entre les accès ; il réserve le nom d'*éclampsie* pour la seconde. Je ne puis voir dans ces deux variétés que deux degrés de la même affection; mais je pense que beaucoup de cas de la première appartiennent à d'autres maladies convulsives, telles que l'hystérie, etc. La maladie a une durée plus ou moins longue; quelquefois elle n'a qu'un ou deux accès, quelquefois aussi elle dure plusieurs jours et se compose d'une nombreuse série d'accès. Elle se termine ou par le retour à la santé, ce qui a très-rarement lieu avant que la matrice soit débarrassée du fardeau qu'elle contient, ou par une autre maladie, ou par la mort. Dans le premier cas, les accès cessent tout à coup, ou s'éloignent et s'affaiblissent peu à peu. S'il y avait coma et perte de connaissance, ces symptômes persévèrent plus ou moins long-temps après que les convulsions ont cessé; et la femme, revenant à elle-même, semble se réveiller d'un long et pénible sommeil, ignorant tout ce qui s'est passé, étonnée de n'être plus enceinte, et souvent ne voulant pas se croire accouchée. Souvent l'éclampsie laisse des suites fâcheuses, et la femme reste dans un état de paralysie, de manie, de démence plus ou moins complet. La mort, effet trop fréquent de cette maladie, est déterminée par la compression du cerveau qui résulte soit de la turgescence des vaisseaux, soit d'un épanchement de sang ou de sérosité. Les ouvertures de cadavres ont presque constamment montré ces désordres ; cependant quelquefois aussi on ne découvre aucune lésion qui puisse expliquer la gravité des symptômes et la promptitude de la mort. Les autres lésions que l'on a quelquefois observées, tenaient à des maladies antérieures ou concomitantes, quelquefois étrangères à l'éclampsie, mais qui quelquefois avaient exercé une grande influence sur son développement.

Ce tableau des symptômes établit d'une manière bien distincte le *diagnostic* de l'éclampsie. Quoique l'on doive bien penser qu'ils ne se trouvent pas toujours réunis, il y en a toujours un nombre assez considérable, et ils sont assez frappans, pour signaler la maladie, et ne laisser aucune incertitude sur sa nature. Il est facile de juger aussi, d'après ce tableau, que la maladie est toujours très-grave pour la femme. Le plus souvent elle est mortelle pour le fœtus, qui meurt avant la terminaison de l'accouchement; et, quand il vient vivant au monde, souvent il succombe peu de jours après sa naissance. Rarement il survit, et ce n'est que dans les cas où les convulsions ont été de peu de durée, ou dans lesquels il a été promptement soustrait à leur action.

D'après tout ce qui vient d'être dit, soit sur les causes éloignées, soit sur les symptômes, soit sur le mode de terminaison, soit sur les résultats de l'examen des cadavres, la cause prochaine et la nature de l'éclampsie se montrent évidemment. Il est facile de concevoir que la disposition aux congestions cérébrales, que la gêne apportée dans la circulation par le développement de l'utérus pendant la grossesse et par les phénomènes du travail de l'enfantement, produit chez presque toutes les femmes, se trouve chez quelques-unes portée au point de produire l'éclampsie, soit seulement par l'exagération de ces conditions, soit par l'effet de la sensibilité particulière de la femme, ou de quelqu'une des causes qui ont été mentionnées. Les indications ressortent aussi évidemment de la connaissance acquise de la nature de la maladie; et les résultats de l'expérience qui, ici comme dans beaucoup de cas, ont précédé le raisonnement, sont parfaitement d'accord avec lui. Il faut, 1° faire cesser la pléthore sanguine générale et locale ; 2° établir une forte révulsion sur des points éloignés ; 3° si cela ne suffit pas, enlever l'obstacle mécanique qui s'oppose au libre cours du sang.

La première indication se remplit par le moyen des saignées, qui doivent être proportionnées aux forces du sujet et à l'intensité des accidens. Rarement on peut se passer d'une saignée générale. Souvent on doit y revenir à plusieurs reprises ; et dans chaque saignée on doit procurer, par une large ouverture de la veine, une déplétion abondante et rapide. La saignée du bras est celle à laquelle on a le plus souvent recours. La saignée du pied serait préférable, car elle aurait en même temps un effet déplétif et révulsif ; mais on ne trouve pas toujours à cet endroit des veines d'un calibre suffisant, et la perturbation qu'éprouve la circulation est souvent telle, qu'une veine d'un calibre considérable, et ouverte largement, donne peu de sang. Après avoir désempli les vaisseaux, si la saignée générale ne suffit pas, les saignées locales sont éminemment utiles, soit qu'on les fasse au moyen de sangsues appliquées autour du cou ou sur les apophyses mastoïdes, soit que l'on ouvre la veine jugulaire externe ; mais l'agitation extrême rend cette saignée très-difficile à exécuter, et le bandage qu'elle exige pendant son exécution ou après a de grands inconvéniens.

Pour remplir la seconde indication, on couvre les pieds et les jambes de cataplasmes sinapisés, de sinapismes. Les pédiluves irritans ne pourraient être mis en usage que dans l'intervalle des accès. Des vésicatoires appliqués aux jambes ou aux cuisses sont aussi fort utiles, quoique leur action soit moins prompte. On a aussi employé avec succès une vive stimulation du canal intestinal, au moyen de lavemens purgatifs auxquels on a encore attribué l'avantage d'exciter les contractions utérines. Mauriceau réprouve avec raison l'usage des vomitifs qu'il a vu administrer aux femmes en semblables occasions. Les bains tièdes sont employés avec succès comme révulsifs et comme antispasmodiques. Leur utilité est surtout marquée, si on a soin de couvrir la tête de glace ou d'applications très-froides, pendant que le corps est plongé dans le bain. Ces applications secondent aussi fort efficacement l'action des révulsifs appliqués sur les extrémités inférieures.

Enfin, si ces moyens ne suffisent pas pour faire cesser l'éclampsie, ou pour la diminuer au point que l'on puisse sans crainte attendre de la nature la terminaison de l'accouchement, ou si on juge d'avance qu'ils seraient d'une action trop lente ou trop peu puissante, il faut rompre les membranes. La diminution du volume de l'utérus qui suit l'écoulement du liquide amniotique calme quelfois ou modère les accidens, de sorte qu'on peut attendre l'expulsion naturelle du fœtus. Plus souvent l'avantage qui résulte de la sortie de l'eau est peu marqué, ou déjà les membranes étaient rompues quand les accidens se sont déclarés : on doit alors procéder à l'accouchement. Le défaut de dilatation de l'orifice de l'utérus ne doit pas même arrêter, car les inconvéniens de la violence que l'on fera subir à cette partie pour la dilater forcément, ne sont nullement comparables aux dangers qu'un plus long retard ferait courir à la mère et à l'enfant. Pour terminer l'accouchement, on aura recours à la version du fœtus ou à l'emploi du forceps, selon la nécessité ou les motifs de préférence exposés à l'article DYSTOCIE, à moins que quelque cause spéciale de la difficulté de l'accouchement, telle que la squirrhosité du col de l'utérus, l'occlusion de ce col ou du vagin, l'obliquité de l'utérus, etc., n'exige quelque procédé opératoire particulier.

Quand l'éclampsie survient après l'accouchement, par suite de la rétention du placenta ou d'un caillot, la première chose à faire est d'extraire ces corps. Si elle reconnaît pour cause la suppression des lochies, il faut employer les moyens de rappeler cette excrétion. *Voyez* LOCHIES.

Je n'ai pas parlé de l'emploi des antispasmodiques proprement dits, parce que l'expérience a prononcé sur leur inutilité, et que tous les bons praticiens sont d'accord que les seuls antispasmodiques efficaces sont les moyens dont j'ai reccommandé l'emploi. *Voyez* OPÉRATION CÉSARIENNE VAGINALE, CROCHET, DYSTOCIE, FORCEPS, OBLIQUITÉ DE L'UTÉRUS, VERSION DU FŒTUS, etc.

(DESORMEAUX.)

ÉCLECTIQUE (secte), s. f., *eclectica*, en grec ἐκλεκτικὴ du verbe ἐκλέγω, j'élis, je choisis. A l'époque où la philosophie grecque était livrée aux disputes des rhéteurs et des sophistes, où l'on se faisait un jeu de soutenir indistinctement le pour et le contre, où de puériles controverses retentissant dans les écoles avaient rendu toutes les opinions également douteuses, et par là même indifférentes, le philosophe Potamon, afin de tirer la philosophie du chaos où elle menaçait de s'engloutir, conçut le sage projet de choisir dans cette foule de systèmes, d'hypothèses et d'opinions diverses, ce qu'il y avait de plus vrai, ou du moins de plus vraisemblable. C'est dans cette vue qu'il fonda à Alexandrie, sous le règne des Ptolomées, la secte *choisissante* ou éclectique. Cette idée, comme tant d'autres, a passé de la philosophie dans la médecine; et quand Archigène, qui vivait à Rome au temps des empereurs Domitien, Nerva et Trajan, entreprit de réunir en un corps de doctrine ce qu'il trouva de meilleur dans les trois sectes qui se partageaient alors la médecine, celle des médecins dogmatiques, celle des empiriques et celle des pneumatistes, il est évident qu'il ne fit qu'imiter la philosophie éclectique d'Alexandrie. L'éclectisme médical devint lui-même une secte, mais il ne fut jamais un système. Cette œuvre de l'esprit humain suppose un ensemble de principes et de vues qui ne saurait résulter de la réunion forcée des principes puisés dans plusieurs systèmes opposés. Archigène était sans doute un esprit sage et modéré; il avait senti les inconvéniens des théories générales, telles surtout qu'elles étaient conçues à une époque de la science où un assez grand nombre de faits bien observés n'avaient pu servir d'appui; c'est-à-dire qu'il pensait que deux ou trois idées simples et fondamentales ne pouvaient s'appliquer avec un égal succès à tous les phénomènes de la vie de l'homme, considéré dans l'état de santé et dans l'état de maladie. Avec une semblable méthode de philosopher Archigène ne pouvait s'attacher exclusivement à une seule théorie ni en rejeter aucune; il se jetait au milieu des systèmes rivaux, comme un arbitre ou comme un conciliateur. Ce rôle, plus estimable que brillant, n'a jamais été propre à exciter l'enthousiasme; aussi Archigène n'eut-il qu'un petit nombre de disciples, et ne sut-il point leur inspirer cette ardeur qui porte à combattre à outrance pour ce qu'on croit la vérité. L'éclectisme paraissait toucher au scepticisme, et l'enthousiasme, en matière d'opinion, ne peut naître que d'une profonde conviction dans une chose hypothétique de sa nature. La vérité seule n'aurait pas le pouvoir d'échauffer à ce point les esprits et les cœurs. C'est pourquoi les médecins éclectiques ne brillèrent jamais d'un grand éclat à côté des autres sectes qui se sont disputé l'empire de la médecine : on en compte cependant un assez grand nombre qui furent personnellement estimés.

L'éclectisme médical des anciens a été reproduit dans les temps modernes. Boërhaave lui a dû une partie de sa gloire. On ne pourrait plus aujourd'hui, à l'exemple de ce grand homme, adopter alternativement les théories les plus opposées, appliquer en un point les principes des mécaniciens et ailleurs ceux des chimistes. Je ne crois pas néanmoins que nous puissions complétement bannir l'éclectisme des bonnes études médicales. Nous avons encore à nous défendre contre la disposition qu'ont les esprits ardens à trop généraliser leurs idées et à embrasser un trop grand nombre de faits sous un même point de vue. Un seul fait, un seul principe ne saurait éclairer tout l'horizon médical, et long-temps encore il nous faudra choisir dans les théories générales quand on en voudra faire l'application à l'étiologie de chaque maladie en particulier. Attachons-nous seulement à bien choisir; il n'est pas toujours facile de se tenir à une égale distance de l'empirisme aveugle et des écarts du dogmatisme. Il y a en ceci une juste mesure fort difficile à saisir; elle est rarement l'attribut du génie, il dédaigne ces modestes et utiles travaux; mais tel pourrait être le but des efforts d'une raison impartiale et éclairée.   (COUTANCEAU.)

ÉCLECTISME, s. m. *Voyez* ÉCLECTIQUE.   •

ÉCLEGME, s. m., *eclecma*, *linctus*; de ἐκλείχω, lécher. Médicament mou, que les anciens employaient dans les diverses affections des poumons et de la trachée-artère, et que l'on peut rapporter à ce qu'en pharmacie on appelle maintenant looch et électuaire.

ÉCLISSE, s. m.; synonyme d'ATTELLE.

ÉCONOMIE, s. f., *œconomia*. Ce mot, dont on connaît la signification ordinaire, a été transporté dans le langage médical, pour désigner l'ordre, la disposition organique du corps de l'homme et des animaux. C'est dans ce sens qu'on dit : l'économie animale, l'économie humaine.   (R. D.)

ÉCORCE, s. f., *cortex*; partie extérieure de la tige dans les végétaux dicotylédonés. C'est souvent le seul organe de la plante dont on fasse usage, ainsi qu'on l'observe pour les quinquina, la canelle, le garou, le maronnier d'Inde, le saule, etc. Quelques écorces qui servent en matière médicale sont particulièrement connues sous ce nom principal, joint à quelque autre dénomination; telles sont les suivantes : .

ÉCORCE ÉLEUTHÉRANNE, *cortex eleutheranus*; l'un des noms de la cascarille. *Voyez* ce mot.

ÉCORCE DU PÉROU. On désigne fréquemment sous ce nom les diverses espèces de quinquina. *Voyez* ce mot.

ÉCORCE DE SOGMIDA. On appelle ainsi l'écorce du *Swietenia sogmida*, L., grand arbre qui croît aux Indes orientales et fait partie de la famille des Méliacées. Elle est en morceaux plus ou moins longs, de deux à quatre lignes d'épaisseur. Son épiderme est mince, gris, et couvert de lichens de différens genres. Sa surface interne est blanchâtre, Sa cassure est compacte, rougeâtre; elle a une odeur agréable et aromatique, une saveur très-amère, astringente et balsamique. C'est un médicament tonique fort usité dans l'Inde, mais rarement en Europe.

ÉCORCE DE SURINAM. C'est ainsi qu'on nomme l'écorce du *Geoffroya Surinamensis*, L., grand arbre de la famille des Légumineuses, qui croît aux Antilles. Sa saveur est amère, désagréable, assez analogue, selon plusieurs auteurs, à celle de la coralline de Corse. On l'a employée comme vermifuge, mais il est bien rare qu'on y ait recours aujourd'hui.

ÉCORCE DE WINTER, *cortex Winteranus*. La plupart des auteurs de matière médicale et d'histoire naturelle des médicamens, ont confondu la véritable écorce de Winter, qui est produite par un arbre de la famille des Magnoliacées, originaire du détroit de Magellan, et nommé par Forster *Drymis Winteri*, par Murrai *Wintera aromatica*, avec la canelle blanche ou fausse écorce de Winter, fournie par un arbre de la famille des Méliacées qui porte les noms de *Winterania canella* ou de *canella alba*. Cette distinction n'a réellement d'importance que pour l'exactitude qu'il est nécessaire d'introduire dans toutes les sciences; car au fond ces deux écorces, bien que produites par des arbres de deux familles différentes, possèdent cependant un mode d'action entièrement analogue.

L'écorce de Winter a été ainsi nommée en l'honneur de Jean Winter, qui, en 1577, fit un voyage autour du monde avec le célèbre navigateur Drake. Il rapporta cette écorce du détroit de Magellan, et s'en étant servi pendant la traversée pour les scorbutiques qui étaient à bord, il eut occasion d'en remarquer les heureux effets, et ne manqua pas de les faire connaître et de les célébrer à son arrivée en Angleterre, en 1579.

L'écorce de Winter du commerce est en morceaux roulés, d'environ un pied de longueur, de deux à trois lignes d'épaisseur, d'un gris roussâtre à l'extérieur; elle est lisse et dépouillée de son épiderme, et présente de distance en distance des taches elliptiques d'un brun rougeâtre, parsemées d'une manière irrégulière. Sa cassure, nette et compacte, présente dans son épaisseur deux couches distinctes, l'une externe, plus mince et verdâtre, l'autre intérieure, d'un brun rougeâtre. Son odeur est aromatique et piquante; elle s'exalte considérablement par la pulvérisation; elle devient alors désagréable et comme térébenthacée. Sa saveur est âcre et presque brûlante. M. Henri, à qui nous devons une analyse comparative de l'écorce de Winter et de la canelle blanche, a trouvé que la première était composée : 1° d'une résine presque inodore et d'un goût âcre; 2° d'une huile volatile plus légère que l'eau; 3° d'une matière colorante; 4° de tannin, qui n'existe pas dans la canelle blanche; 5° d'acétate, de muriate et de sulfate de potasse; 6° de malate de chaux; 7° d'oxyde de fer. Sous le point de vue de sa composition chimique, l'écorce de canelle blanche diffère de l'écorce de Winter, en ce qu'elle ne contient ni tannin, ni sulfate de potasse, ni oxyde de fer.

L'écorce de Winter est rangée parmi les médicamens stimulans. Son mode d'action est entièrement semblable à celui de la canelle blanche; son emploi peut donc être utile dans les cas où il est utile d'augmenter l'excitabilité de nos organes. Cependant on en fait rarement usage aujourd'hui; on lui préfère la canelle ordinaire, qui est plus énergique. On peut employer ou la poudre, à la dose d'un scrupule à un demi-gros, ou la teinture alcoholique, que l'on étend dans du vin ou un autre liquide approprié. (A. RICHARD.)

ÉCORCHURE, s. f.; plaie légère et superficielle de la peau, produite par le frottement violent d'un corps rude ou aigu sur cette membrane. *Voyez* EXCORIATION. (MURAT.)

ÉCOULEMENT, s. m., *fluxus*; mot générique indiquant le mouvement d'un fluide qui s'écoule, quelles qu'en soient d'ailleurs l'origine et la nature. Appliqué à l'économie vivante, il est employé pour désigner les évacuations de sang, de pus, de mucus, de sérosité, de lait, d'urine, de larmes, etc., tant dans l'état physiologique que dans le cas de maladie.

Cette dénomination étant trop vague et ne pouvant convenir à des fonctions ni à des états pathologiques, qui seront d'ailleurs l'objet de descriptions particulières, il ne sera question ici que des écoulemens syphilitiques autres que ceux du canal de l'urètre ou du vagin, ces derniers ayant été traités autre part. *Voyez* FLUX.

ÉCOULEMENT VÉNÉRIEN ,*fluxus syphiliticus.* Indépendamment de la blennorrhagie et de la blennorrhée urétrales_ vénériennes, qui ont été traitées dans des articles spéciaux de ce Dictionnaire, il existe encore quelques autres écoulemens syphilitiques qui affectent indifféremment l'un et l'autre sexe. De ce nombre sont ceux des yeux, des fosses nasales, des oreilles, de l'ombilic, et surtout ceux de l'anus.

Je renverrai, pour les premiers, au mot OPHTHALMIE, où il en sera parlé avec tous les détails nécessaires. Un coup d'œil rapidement jeté sur les autres suffira pour faire connaître leurs particularités les plus remarquables, ainsi que les différences que doit présenter leur traitement.

De même que je l'ai fait observer pour le flux blennorrhagique, ces écoulemens sont primitifs, c'est-à-dire déterminés par l'application immédiate du virus sur la partie qui les fournit; ou bien, et c'est le plus ordinaire, ils figurent au nombre des symptômes qui annnoncent l'existence d'une infection constitutionnelle très-ancienne. Dans ce dernier cas, ils sont consécutifs. On distingue encore ces divers écoulemens syphilitiques en aigus et en chroniques, suivant le plus ou moins de temps qu'ils mettent à parcourir leurs périodes. Les uns sont indolens; d'autres marchent accompagnés d'un appareil inflammatoire assez prononcé, et sont, par conséquent, plus ou moins douloureux.

La matière éminemment contagieuse de ces blennorrhagies non urétrales est une sécrétion des membranes muqueuses qui tapissent les cavités dont on la voit sortir. La peau elle-même en fournit aussi quelquefois d'analogues, et c'est ce qui arrive dans certains écoulemens provenans de la petite cavité qui environne le nombril, et dans le suintement qu'on observe souvent sur plusieurs poïnts du derme, chez les sujets infectés, mais particulièrement dans la tendre enfance, derrière les oreilles et sous les aisselles.

Les mêmes règles de traitement doivent être suivies pour les écoulemens dont il est ici question que pour ceux de l'urètre et des glandes, s'il est une fois démontré qu'ils sont occasionés par le virus vénérien. Ainsi, en principe, tous exigent l'administration du mercure; la seule différence qui peut exister entre eux, sous ce rapport, consiste en ce que ce traitement spécial doit être très-léger, de douze ou quinze jours seulement, dans les cas où ils ne sont que des symptômes primitifs de la syphilis, tandis que dans beaucoup d'autres où l'infection est très ancienne, comme on le voit le plus souvent pour les écoulemens auriculaires, leur guérison ne peut être obtenue qu'après deux ou trois mois de l'usage de ce métal, secondé par les sudorifiques exotiques à larges doses.

Quelques soins de propreté, des bains de vapeurs émollientes, des lotions, des injections ou des lavemens de même nature, sont, dans ces affections, les seuls auxiliaires que demande pour l'ordinaire l'emploi des préparations mercurielles. Dans quelques-unes, pourtant, il est nécessaire, pour obtenir un prompt succès de cette médication, de la faire précéder, lorsqu'il existe des symptômes inflammatoires très-intenses, par l'application de quelques sangsues autour de l'endroit affecté. On est, par exemple, fréquemment obligé d'y avoir recours pour les écoulemens de l'oreille, surtout quand ils sont récens. C'est aussi dans ce même traitement qu'on retire de grands avantages de l'établissement d'un vésicatoire à la nuque ou au bras du côté malade, ainsi que de l'usage répété des purgatifs.

Quand ces sortes d'écoulemens persistent après l'administration méthodique des remèdes jugés nécessaires d'après leur degré de violence et leur ancienneté, ils réclament l'usage des lotions, fumigations ou injections faites avec une décoction amère, l'eau de chaux, celle de Goulard, une liqueur astringente ou une solution mercurielle plus ou moins chargée. Ceux qui proviennent de l'anus sont en général plus difficiles à tarir, et il devient souvent indispensable, lorsque les signes d'irritation sont entièrement dissipés, d'avoir recours à des injections très-astringentes, et d'introduire pendant plus ou moins de temps dans le rectum, des mèches enduites d'onguent napolitain. Un des grands obstacles qui se présentent à la guérison de cette dernière maladie lorsqu'elle est due à l'application immédiate du principe contagieux sur les parties affectées, est la propension qu'ont les malades à reprendre leurs habitudes dépravées ; car elles entretiennent, et peuvent même renouveler chaque jour, le mal qu'on s'efforce à détruire. Ils conservent alors cette honteuse et dégoûtante affection pendant plusieurs années et quelquefois toute leur vie.

On voit quelquefois chez les femmes des écoulemens purulens, d'une odeur très-fétide, provenans d'abcès syphilitiques qui se sont développés dans l'épaisseur des lèvres génitales ou aux environs du vagin, après la cicatrisation trop rapide de certains chancres, ou par la seule influence qu'exerce spontanément sur ces régions le virus répandu dans l'économie. Le foyer qui les fournit, ne communiquant au dehors que par une ouverture trop étroite pour qu'il puisse se vider complétement, il en résulte une fistule qui peut être de longue durée si l'on n'y remédie en l'ouvrant largement, afin d'en mettre le fond à découvert. Les hommes ont aussi parfois de semblables écoulemens; et, j'en ai vu d'occasionés par la rupture, dans un des points du canal, d'un petit phlegmon syphilitique formé dans le parenchyme du gland, au voisinage du filet, ou vers une région plus rapprochée du pubis. On doit ranger dans la même catégorie l'écoulement qui survient aux individus chez lesquels du pus, rassemblé dans l'épaisseur de la prostate, à la suite d'une vive inflammation syphilitique de cette glande, s'est frayé une issue dans le canal de l'urètre. Cette terminaison est, à bon droit, regardée comme la plus favorable qu'on puisse espérer dans une circonstance aussi grave. (*Voyez* BLENNORRHAGIE (accidens de la). Enfin, d'autres dépôts, situés dans le tissu cellulaire qui unit la peau de la verge à la face supérieure du corps caverneux, s'ouvrent quelquefois en arrière de la couronne du gland, et deviennent la source d'écoulemens qui sortent entre le prépuce et ce dernier organe. Un peu d'attention les fera aisément distinguer de la blennorrhagie bâtarde. (J. V. LAGNEAU.)

ÉCREVISSE, *cancer astacus*, Linnæus; *astacus fluviatilis*, Fab. On nomme ainsi un animal invertébré de l'ordre des crustacés décapodes, que tout le monde connait, et dont on peut d'ailleurs trouver la description détaillée dans les livres des zoologistes, ce qui nous empêchera de présenter ici l'énumération des particularités d'organisation et de conformation qui le distinguent. Nous dirons seulement que l'écrevisse, très-commune dans nos rivières et nos ruisseaux, où elle se nourrit de débris d'animaux et de corps organisés putréfiés, est fréquemment servie sur nos tables, et est employée quelquefois par les médecins pour la préparation de bouillons analeptiques, que l'on a recommandés surtout dans la phthisie pulmonaire, dans la lèpre et les affections du système cutané en général. Cet animal, en outre, à l'époque où, comme tous les malacostracés, il quitte son test pour en revêtir un nouveau, contient entre les parois de son estomac deux concrétions pierreuses, arrondies, lisses, blanches et dures, qui, sous le nom d'*yeux d'écrevisses*, entraient autrefois dans une foule de préparations pharmaceutiques, ainsi que nous le dirons dans l'article spécial que nous leur consacrons.

(HIPP. CLOQUET.)

ÉCROUELLES, s. f. pl., synonyme de SCROFULES.

ECTHYMA, s. m., dérivé du grec *ἐκθυμιάω*, *exhalo*; *evaporo*. Hippocrate paraît avoir employé, le premier, le mot *ἐκθυμάτα* (*Épid.* lib. 3.), pour désigner une phlegmasie pustuleuse des tégumens. Les traducteurs latins ont rendu cette expression par *pustulæ*. D'après cette acception primitive, Bateman a imposé le nom d'*ecthyma* à une maladie de la peau dont on ne trouve point une description exacte dans les ouvrages des pathologistes français, et qui est principalement caractérisée par l'apparition, sur diverses régions du corps, de pustules phlyzaciées.

Les apparences diverses que l'âge du malade, le degré d'intensité ou la marche plus ou moins rapide de l'inflammation peuvent imprimer à l'ecthyma, l'influence que quelques lésions concomitantes exercent sur la production et la durée des pustules, ont conduit Bateman à établir quatre variétés : (*ecthyma vulgare*, *ecthyma infantile*, *ecthyma luridum*, *ecthyma cachecticum*), qui pourraient, jusqu'à un certain point, être justifiées, puisque chacune d'elles offre quelques modifications particulières. Toutefois elles ne nous ont pas paru reposer sur des bases assez fixes pour les adopter dans la rédaction de cet article.

L'ecthyma se manifeste ordinairement sur les extrémités des membres, sur le cou ou entre les épaules. Le plus souvent borné à quelques parties du corps, il peut, dans quelques cas rares, se répandre sur toute sa surface.

Dans sa forme la plus simple, l'ecthyma s'annonce par des pustules ordinairement larges, élevées sur une base rude, circulaire, et d'un rouge très-animé. Ces pustules, dont l'éruption est complétement opérée dans l'espace de trois ou quatre jours, s'élèvent à une certaine distance les unes des autres; leur sommet, bientôt converti en suppuration, se rompt, un ou deux jours après leur apparition, et donne successivement issue à une matière purulente et à un fluide moins consistant, qui se transforment ensuite en une écaille brune. Dans cette forme bénigne, l'inflammation cesse après un ou deux septénaires. Les écailles tombent, et il ne reste sur la peau *aucune trace* de l'existence des pustules.

Quelquefois, au contraire, l'éruption est pour ainsi dire

confluente. De nouvelles pustules phlyzaciées apparaissent successivement sur diverses régions du corps, et le plus souvent sur les membres. La base de ces pustules offre d'abord une couleur bleuâtre, et prend ensuite une teinte pourprée à mesure que l'inflammation diminue. Sur leur sommet se forment bientôt de petites écailles, qui, après leur chute, laissent une *tache* de couleur pourprée empreinte sur la peau.

On remarque une troisième nuance dans les pustules : elles ont alors des dimensions considérables; leur base, d'abord rouge, devient ensuite livide, et leur sommet donne issue à une matière sanieuse ou sanguinolente fournie par le tissu réticulaire enflammé. Il devient le siége d'une ulcération superficielle, que recouvre bientôt une croûte noirâtre, après la chute de laquelle on observe sur la peau une légère *dépression blanchâtre*.

Enfin, dans quelques autres pustules, dont le pourtour livide et proéminent présente une induration profonde, l'inflammation se propage jusqu'au derme, et l'ulcération fournit une matière sanieuse ou purulente. Ce n'est que long-temps après qu'elle se couvre d'une croûte dense et noirâtre, dont la chute n'a lieu qu'après plusieurs semaines, et laisse à découvert une petite *cicatrice* à la peau.

Lorsqu'il n'existe qu'un petit nombre de pustules à la surface des tégumens, sans lésion d'autres organes, l'ecthyma n'est point accompagné des phénomènes morbides généraux que l'on désigne collectivement sous le nom de mouvement fébrile ; mais si, au contraire, l'éruption est abondante, si les pustules pré.entent ou acquièrent de grandes dimensions, ces symptômes se déclarent avec une intensité subordonnée à celle de l'inflammation de la peau. Presque toujours aussi les phénomènes morbides propres aux irritations gastriques et intestinales, tels que l'anorexie, les douleurs à l'épigastre, l'irrégularité des évacuations alvines, la céphalalgie, les douleurs dans les membres, les lassitudes, la diminution de la force musculaire, etc., apparaissent à des degrés variés, suivant que les causes productrices de la maladie ont agi primitivement, avec plus ou moins de force, sur la membrane muqueuse de l'estomac ou de l'intestin, et suivant que l'affection morbide de la peau a plus ou moins réagi sur ces viscères. On a aussi observé, quoique plus rarement, des inflammations concomitantes de la conjonctive et de la membrane muqueuse du pharynx.

La durée de l'ecthyma, dans les cas les moins graves, est

d'un ou deux septénaires. Lorsque l'éruption est nombreuse et successive, cette maladie se prolonge quelquefois pendant plusieurs mois. Les phénomènes morbides, produits par l'irritation gastrique ou intestinale, peuvent disparaître avant la guérison des pustules, ou persister lorsqu'il n'en existe plus.

L'ecthyma attaque tous les âges, mais principalement les adolescens et les adultes; ceux qui sont d'un tempérament sanguin semblent y être surtout prédisposés. Il se manifeste dans toutes les saisons, et plus souvent au printemps qu'à toute autre époque de l'année. Cette maladie n'est point contagieuse, et n'est presque jamais le résultat d'une irritation directe à la peau. Willan rapporte cependant que les ouvriers qui manient des produits métalliques ont quelquefois les mains attaquées par cette éruption; c'est peut-être de la même manière qu'agissent la petite-vérole, la rougeole et la scarlatine, phlegmasies cutanées, à la suite desquelles on a souvent observé l'ecthyma. Mais le plus ordinairement cette affection semble être liée à une irritation de l'estomac et de l'intestin. C'est du moins ce que tendent à prouver quelques-uns des phénomènes morbides observés dans son cours, et la connaissance d'un assez grand nombre de causes dont l'influence sur sa production est généralement admise. Tels sont, chez les enfans, une mauvaise alimentation, l'action du froid et de l'humidité, et, chez les adultes, l'abus des boissons spiritueuses, les écarts de régime, l'usage habituel d'alimens malsains ou d'une difficile digestion, etc. D'un autre côté, les rapports de cette éruption, chez les femmes, avec les fonctions de l'utérus, semblent être prouvés par sa fréquence pendant la grossesse, constatée par des faits exactement observés. Enfin, suivant quelques auteurs, l'ecthyma doit quelquefois son origine à des affections morales, à des veilles prolongées, etc.

Sous les diverses formes que nous avons décrites, l'ecthyma présente des caractères qui peuvent le faire distinguer des autres maladies pustuleuses, telles que l'impétigo, le porrigo, la variole et la gale; mais nous devons avouer qu'il n'est pas aussi facile d'assigner les différences qui le séparent de la maladie appelée par M. Alibert *syphilide pustuleuse lenticulaire*, sur la nature de laquelle plusieurs pathologistes ont élevé des doutes. Cette incertitude du diagnostic n'aura lieu toutefois que dans les cas où l'éruption se fera d'une manière successive et chronique.

Si le mal résiste alors aux moyens ordinairement prescrits dans le traitement de l'ecthyma, un judicieux emploi des préparations mercurielles pourra éclairer le diagnostic, que la connaissance des antécédens et quelques lésions concomitantes peuvent encore rendre moins obscur. *Voyez* SYPHILIDES.

Le pronostic de l'ecthyma varie suivant le nombre, la forme et les dimensions des pustules, leur éruption simultanée ou successive, leur marche plus ou moins rapide, leur durée, la nature et la gravité des lésions concomitantes.

Lorsque l'éruption est légère, que les pustules sont rares et isolées, le traitement interne doit, pour ainsi dire, se borner à l'emploi de quelques boissons délayantes. Dans ce cas, et surtout dans celui d'une éruption confluente, on a reconnu l'utilité des bains administrés à une température modérée. Ils seront plus ou moins répétés, suivant le degré d'inflammation de la peau. Dans les cas rares, où il n'existerait aucun symptôme d'irritation gastrique, on pourra recourir aux boissons laxatives, et même aux purgatifs. Bateman nous semble avoir recommandé d'une manière trop générale les préparations ferrugineuses, celles de quinquina, la serpentaire de Virginie, la salsepareille, les compositions antimoniales, qui toutes irritent plus ou moins le canal intestinal. Il est des circonstances dans lesquelles, au moins, leur utilité peut être contestée : lorsqu'en particulier la maladie a été produite par l'abus des liqueurs spiritueuses, une mauvaise alimentation, des écarts de régime, etc. Ces médicamens, administrés dans le but de donner du ton et de fortifier l'estomac et l'intestin fatigués par ces excès, aggravent constamment les souffrances de ces organes; et si, pendant leur emploi, l'éruption cutanée diminue ou disparaît rapidement, c'est souvent à la suite d'une funeste métastase qu'ils ont provoquée. Les règles générales du régime antiphlogistique seront facilement appliquées au traitement de l'ecthyma. Si un enfant à la mamelle est atteint de cette maladie, on s'assurera des qualités du lait de la nourrice; une alimentation saine, en rapport avec l'état des organes digestifs, étant une des conditions indispensables au succès du traitement. (P. RAYER.)

ECTROPION, s. m., *ectropium* de ἐκτρέπειν, détourner. On donne ce nom au renversement des paupières en dehors. Relativement à ses causes, l'ectropion, qu'on appelle aussi *éraillement des paupières,* offre deux espèces. Dans l'une, la maladie est produite par un gonflement considérable de la conjonctive qui éloigne les paupières du globe de l'œil, et force leur bord libre de se renverser en dehors; dans l'autre, les paupières sont entraînées et renversées par la traction qu'opère sur elles la peau qui revêt leur face externe.

Le gonflement de la conjonctive qui occasione la première espèce d'ectropion, est ordinairement dû au relâchement et à l'engorgement chronique de cette membrane; on l'observe chez beaucoup de vieillards cacochymes, dont les paupières sont molles et tellement relâchées, que la moindre tuméfaction de la conjonctive suffit pour produire leur renversement. D'autres fois le gonflement de la conjonctive est dû à un relâchement congénital de cette membrane, ou est la suite d'opthalmies scro-fuleuse, varioleuse, dartreuse, etc. Cet ectropion affecte plus souvent la paupière inférieure que la supérieure. Dans les commencemens de la maladie, on voit paraître entre l'œil et la paupière un bourrelet semi-lunaire, rougeâtre, mou, d'apparence granulée; peu à peu la paupière est éloignée de l'œil, et tend à se renverser. Quand l'ectropion affecte les deux paupières, la con-jonctive tuméfiée prend la forme d'un bourrelet circulaire, au centre duquel la cornée paraît enfoncée, à peu près comme on l'observe dans le chémosis. Les malades affectés d'ectropion sont défigurés; leurs yeux, n'étant plus recouverts par les paupières, ni lubrifiés par les larmes qui s'écoulent alors entièrement sur la joue, se dessèchent, restent exposés à l'action des corpuscules qui voltigent dans l'air, s'enflamment, deviennent douloureux, et ne supportent qu'avec peine le contact de la lumière. Souvent aussi il se forme sur la cornée des ulcères très-douloureux et opiniâtres, qui finissent par altérer sa transparence et occa-sioner une cécité plus ou moins complète; d'autres fois les acci-dens ne sont pas aussi graves, seulement la membrane conjonc-tive prend la forme d'une tumeur fongueuse inégale, indolente ou peu sensible au toucher, qui couvre et cache en partie le globe de l'œil, et dont la surface offre un aspect semblable à celui des plaies couvertes de granulations. Avec le temps, cette tumeur devient dure, coriace, et peut éprouver diverses espèces de dé-générescence.

La seconde espèce d'ectropion est produite par le tiraillement de la peau des paupières ou des parties environnantes; on l'observe ordinairement après la cicatrisation de profondes brûlures, de plaies avec perte de substance, de larges ulcères sur la joue; après la destruction de la peau par des tumeurs charbonneuses, l'excision de certaines tumeurs enkystées ou cancéreuses, qui a nécessité l'ablation d'une portion des tégumens de la joue et de la paupière. Dans ces différens cas, la cicatrice, en se formant, tire peu à peu les paupières vers le rebord de l'orbite, et finit par les renverser complétement, de sorte que leur surface interne devient externe. Quand la maladie est complète, le renversement est tel, que la face externe de la paupière fait partie de la cicatrice dans toute son étendue, et que les cils, qui en garnissent le bord, s'ils n'ont point été détruits, semblent naître de la joue ou du sourcil, suivant que le renversement porte sur la paupière inférieure ou sur la supérieure.

Nous avons vu à l'hôpital Saint-Louis un malheureux malade affecté d'ectropion double, produit par des cicatrices d'ulcères vénériens. Chez lui, le renversement de la paupière inférieure gauche était si considérable, que les cils se trouvaient retenus au niveau de la lèvre supérieure; la joue était entièrement recouverte par la conjonctive de la paupière, et, dans les endroits où cette membrane n'était point arrosée par les larmes, elle était blanchâtre et commençait bien évidemment à éprouver une transformation cutanée. J'ai vu plusieurs fois l'ectropion succéder aux érysipèles violens de la face, et dépendre de la rigidité que prennent les tégumens des paupières et le tissu cellulaire sous-jacent. M. Demours avait déjà fait plusieurs fois la même observation.

Dans l'ectropion qui est occasioné par des cicatrices des tégumens, la membrane conjonctive de la paupière, continuellement exposée au contact de l'air, s'enflamme, devient consécutivement le siége d'un engorgement chronique : on voit aussi, dans ce cas, survenir tous les accidens que j'ai signalés en parlant de la première espèce de la maladie.

Quand on observe pendant leur sommeil les malades affectés d'ectropion, on voit que, chez ceux qui n'ont que la paupière inférieure renversée, la paupière supérieure semble s'être allongée; elle descend plus bas que dans l'état ordinaire, et recouvre tout le globe de l'œil; quand les paupières sont presque entièrement détruites, comme chez les malades qui ont eu le visage brûlé, le muscle droit supérieur de l'œil retient cet organe, pendant le sommeil, fortement élevé, et caché, ainsi que la cornée, sous la paroi supérieure de l'orbite. Quand les deux paupières sont renversées par la tuméfaction de la conjonctive, ainsi qu'on le voit chez quelques vieillards, ordinairement les bourrelets, en se rapprochant, se touchent, et font ainsi office de paupières internes, tandis que les véritables paupières restent écartées.

Bien que, dans les deux espèces d'ectropion, la conjonctive tuméfiée fasse un bourrelet considérable entre la paupière et l'œil, on peut néanmoins reconnaître à laquelle de ces deux espèces la maladie appartient. Dans la première, il n'y a aucune apparence de cicatrice en dehors de la paupière, et, quand on appuie sur cette partie avec le bout du doigt, elle prête, s'allonge, et recouvrirait facilement l'œil, sans la tumeur de la conjonctive qui s'y oppose. Dans la seconde, on observe les marques d'une cicatrice sur la face externe de la paupière renversée ou sur les parties environnantes, et de plus, quand on veut la repousser avec le doigt vers le globe de l'œil, elle ne cède pas, ou bien elle ne se déplace qu'incomplétement, avec peine, et en entraînant la peau voisine.

Le pronostic de la maladie varie suivant sa nature, ses divers degrés et quelques autres circonstances. Le traitement réussit en général bien mieux dans la première espèce d'ectropion; dans la seconde souvent il échoue complétement, ou même ne doit pas être entrepris, parce qu'elle est au - dessus des ressources de l'art. On se rend raison de cette différence, si l'on fait attention que dans le premier cas on peut facilement remédier au renversement, en détruisant la tumeur que forme la conjonctive, tandis que dans le second, l'art ne peut par aucun moyen suppléer à la perte de substance qu'ont éprouvée les paupières ou les parties environnantes par le fait d'une maladie antérieure.

Les chances de succès dans le traitement de la seconde espèce d'ectropion dépendent entièrement de l'étendue plus ou moins grande de la perte de substance qui a occasioné le renversement des paupières. Scarpa regarde comme tout-à-fait incurables les cas dans lesquels la perte de substance est si considérable, que les paupières renversées ont contracté des adhérences avec le pourtour de l'orbite. Selon le même praticien, lorsqu'il s'agit de cette seconde espèce d'éraillement, le degré de probabilité pour la réussite du traitement sera déterminé par l'assurance qu'aura acquise le chirurgien, que la paupière peut être facilement reconduite, en la poussant doucement avec le bout du doigt vers le globe de l'œil, ou bien en employant les moyens par lesquels on peut obtenir un allongement quelconque de tégumens de la même partie; car l'art, au delà de ce degré, n'a plus le pouvoir de la replacer et de la maintenir d'une manière stable.

Dans la première espèce d'ectropion, lorsque la maladie est récente, la tuméfaction de la membrane interne des paupières peu considérable, et le renversement de la paupière médiocre, on détruit la tumeur fongueuse superficielle que forme la conjonctive, en la touchant avec le nitrate d'argent fondu. Cette opération s'exécute de la manière suivante. On renverse tout-à-fait, avec les doigts de la main gauche, la paupière affectée; on l'essuie au moyen d'un linge fin; ensuite on promène le nitrate d'argent sur la fongosité jusqu'à ce qu'on ait produit une escarre. Un aide passe rapidement, au moyen d'un pinceau ou d'une petite plume, une couche d'huile sur toute la surface cautérisée, immédiatement après qu'on a terminé l'opération, afin d'empêcher que des larmes ne dissolvent le caustique, et ne le répandent sur le globe de l'œil. On répète la cautérisation pendant plusieurs jours consécutifs, jusqu'à ce que le caustique ait suffisamment ulcéré l'intérieur de la paupière, et détruit le fongus de la conjonctive, surtout vers le cartilage tarse. Ensuite on cicatrise la plaie de la conjonctive, en faisant, pendant plusieurs jours, sur l'œil, des lotions composées d'une décoction d'orge avec addition de miel rosat. Par ce traitement, à mesure que la cicatrice se forme à l'intérieur de la paupière, elle tire cette membrane en dedans, et lui fait bientôt reprendre sa situation naturelle.

Cette méthode curative n'est en général applicable que dans les cas d'un éraillement petit et récent. Néanmoins elle peut aussi réussir quand la maladie est considérable et invétérée. En 1819, je suis parvenu à guérir complétement d'un double ectropion, un menuisier de l'hôpital Saint-Louis, jeune homme scrofuleux, qui portait cette maladie depuis plusieurs années. Les tumeurs, formées par la conjonctive des paupières renversées, étaient considérables, dures, fongueuses, et couvertes d'aspérités, comme la surface de certains choux-fleurs vénériens. Elles furent touchées pendant six semaines, tous les deux ou trois jours, avec le nitrate d'argent fondu, finirent par disparaître peu à peu; et les paupières furent ainsi ramenées à leur situation naturelle. Quand l'ectropion est complet et fort ancien, il faut ordinairement avoir recours à un autre procédé, et faire la rescision de la tumeur en rasant le muscle palpébral. Pour cela, on fait asseoir le malade sur une chaise basse, et fixer sa tête un peu renversée en arrière. Alors le chirurgien, tenant fortement la paupière abaissée avec les doigts index et médius de la main gauche, prend de la droite des ciseaux courbes sur leur plat; il saisit l'excroissance de la membrane conjonctive le plus près possible de sa base et en fait la rescision complète. Il fait la même opération sur l'autre paupière, si elles sont toutes deux affectées. Quand l'excroissance offre une forme telle, qu'on ne peut la comprendre qu'imparfaitement avec les ciseaux, on doit la soulever avec une petite pince ou une airigne, et l'enlever avec un bistouri à tranchant convexe. Le sang, qui coule abondamment après cette opération, ne tarde pas à s'arrêter de lui-même. L'opération achevée, Scarpa conseille d'appliquer sur l'œil deux petites compresses, placées l'une sur l'arc supérieur, et l'autre sur l'arc inférieur de l'orbite, et de les recouvrir ensuite avec un bandage unissant semblable au monocle, serré et dirigé de manière à ce qu'il presse le bord précédemment renversé de la paupière. Vingt-quatre ou trente heures après l'opération, on lève l'appareil, et on trouve la paupière entièrement ou presque entièrement remise dans sa position naturelle. Le reste du traitement consiste à cicatriser la plaie, en instillant deux ou trois fois par jour entre les paupières quelques gouttes d'un collyre émollient ou légèrement résolutif. Si, vers la fin du traitement, la plaie de la face interne de la paupière devient fongueuse, il faut la toucher plusieurs fois avec le nitrate d'argent fondu, afin d'obtenir qu'en se cicatrisant cette plaie se resserre davantage, et qu'elle attire de plus en plus le bord libre de la paupière vers le globe de l'œil.

L'ectropion congénital ou celui qui survient chez les jeunes sujets, se dissipe ordinairement de lui-même, à mesure que les enfans grandissent, lorsqu'il n'est pas très-considérable et que la tumeur formée par la conjonctive est peu volumineuse. M. De-

mours, dans ce cas, conseille de ne pas recourir à l'opération
jusqu'à ce que le malade ait acquis presque tout son accroissement, et de se borner pendant cette période à appliquer sur
l'œil les substances les plus plus propres à prévenir l'inflammation et le gonflement de la conjonctive. Cependant l'opération
peut réussir chez les enfans très-jeunes; je l'ai pratiquée cette année sur une petite fille de six semaines, affectée d'ectropion complet à la paupière supérieure, suite d'ophthalmie puriforme. La
malade, qui était confiée aux soins du docteur Gentlers, était
complétement guérie le huitième jour.

Dans l'ectropion de la première espèce, lorsque le renversement est complet, la paupière acquiert tant de laxité et des dimensions si considérables, surtout chez les vieillards, que la simple
incision ne suffit pas pour remédier à la maladie. Scarpa regarde ces cas d'ectropion comme au-dessus des ressources de la
chirurgie. Plusieurs fois j'ai vu, dans de semblables circonstances, l'opération, pratiquée par des chirurgiens fort experts,
n'avoir aucun succès, et la paupière rester renversée. Dans ces
cas désespérés, W. Adams imagina un nouveau procédé qui lui
réussit parfaitement. Il consiste à emporter avec des ciseaux évi-
dés un lambeau triangulaire qui a la forme d'un V, et qui comprend toute l'épaisseur de la paupière. Quand la légère hémorrhagie qui suit cette résection est arrêtée, on réunit, au moyen de
points de suture, les lèvres de la plaie, et on coupe les fils quand
leur cicatrisation est achevée. Par cet ingénieux procédé, on
remédie à l'excès de longueur des paupières; on enlève une portion de leurs cartilages devenus trop larges, on raccourcit leur
bord libre, et on les retient ainsi appliquées contre le globe de
l'œil. M. Béclard a suivi avec succès la méthode de W. Adams
sur un vieillard de l'hôpital de la Pitié, affecté d'ectropion;
seulement il a réuni les lèvres de la plaie avec de fines aiguilles,
comme après l'opération du bec-de-lièvre.

Dans l'ectropion produit par la traction que des cicatrices
vicieuses de la peau exercent sur les paupières, le traitement
ne doit pas différer essentiellement de celui que réclame la première espèce de la maladie. La rescision d'une portion de la
membrane interne des paupières et la cicatrice qui en résulte
pourront en effet ramener ces parties à leur direction naturelle;
mais comme la perte de substance des tégumens n'est point répa-
rable, le raccourcissement de la paupière reste tel qu'il était,

même après l'opération la mieux faite. Aussi la seconde espèce d'ectropion ne guérit pas aussi complétement que la première. La paupière redressée reste plus courte et ne reprend jamais la mobilité qu'elle avait dans l'état naturel, et cela en raison de la perte de substance qu'elle a éprouvée. Souvent l'éraillement paraît porté plus loin qu'il ne l'est réellement, eu égard à la petite étendue de la perte de substance des tégumens, car une fois que le renversement de la paupière a commencé, quelque peu considérable qu'il soit, le gonflement de la membrane muqueuse des paupières augmente de jour en jour, et finit par renverser tout-à-fait ces membranes. Dans ces cas, le traitement est suivi d'une entière réussite. Après que la tumeur fongueuse de la membrane muqueuse a été enlevée, et le bord de la paupière redressé, le raccourcissement de cette dernière partie après l'opération est si peu apparent, qu'on peut le regarder comme nul, en comparaison de la difformité que produisait l'ectropion. Aussi, toutes les fois que le raccourcissement de la paupière affectée d'éraillement n'est pas assez grand pour s'opposer à ce qu'elle puisse être redressée et allongée de manière à recouvrir plus ou moins complétement l'œil, on doit procéder à l'opération en enlevant la membrane interne de la paupière et en pratiquant une perte de substance à toute sa face interne. Quand l'ectropion est invétéré et que la membrane conjonctive est dure et calleuse, on peut couvrir l'œil, quelques jours avant l'opération, avec un cataplasme émollient, afin de rendre la paupière flexible et la séparer ensuite avec plus de facilité que dans son état précédent d'endurcissement.

La section des cicatrices et des brides des tégumens qui ont produit l'ectropion n'apporte aucun avantage dans le traitement de cette maladie. Fabrice d'Aquapendente, qui avait déjà reconnu l'inutilité de la section demi-circulaire des tégumens des paupières, dans l'intention de remédier à leur renversement, proposa de les étendre au moyen d'emplâtres agglutinatifs appliqués sur elles et les sourcils. Quel que soit l'avantage qu'on puisse retirer de cette méthode, l'expérience a prouvé au célèbre Scarpa, qu'on réussit aussi bien en appliquant pendant quelques jours sur les parties malades, des cataplasmes de mie de pain et de lait, et ensuite en employant le bandage unissant, pour étendre la paupière raccourcie dans un sens opposé à celui de la cicatrice.

Le malade ayant été ainsi préparé, on le fait asseoir ou bien on le couche sur une table, en élevant un peu sa tête, si c'est un enfant. Après l'avoir fait convenablement fixer par des aides intelligens, le chirurgien incise assez profondément, avec un petit bistouri à lame convexe, la membrane interne de la paupière, le long du cartilage tarse, en prenant garde d'intéresser les points lacrymaux; ensuite, avec une pince, il soulève le bord de la membrane muqueuse incisée, puis continue avec le bistouri à la séparer des parties voisines dans toute l'étendue de la face interne de la paupière; quand la section est arrivée à l'endroit où la membrane forme un cul-de-sac en se réfléchissant de la paupière sur le globe de l'œil, l'opérateur la sépare entièrement, d'un ou de deux coups de ciseaux, en rasant la partie la plus profonde de la paupière: quant au pansement à employer après l'opération, il ne diffère pas de celui indiqué pour l'autre espèce d'ectropion. Il est rare que l'opération soit suivie de symptômes inquiétans, comme de vives douleurs, de vomissemens, ou d'une inflammation considérable. Cependant, si les vomissemens avaient lieu, on y remédierait par un lavement opiacé. Pour calmer la douleur et l'inflammation, on emploie les moyens antiphlogistiques à l'intérieur, et appliqués en topiques sur les parties malades.   (JULES CLOQUET.)

ECZÉMA, s. m., nom dérivé du grec ἐκζέω, *effervesco*; expression adoptée par Willan et par Bateman pour désigner une maladie de la peau, principalement caractérisée par de petites vésicules très-rapprochées les unes des autres, et dont la base est peu ou point enflammée.

L'eczéma se développe souvent sur la face dorsale des mains, sur le visage, les oreilles, le cou, les avant-bras : quelquefois il se répand d'abord sur les aines, les aisselles, et chez l'homme sur la partie interne des cuisses et sur le scrotum.

Les vésicules apparaissent ordinairement d'une manière successive, et chacune d'elles parcourt ses périodes, indépendamment de celles qui l'avoisinent. Leur éruption est annoncée par un sentiment de fourmillement à la peau, et une chaleur portée quelquefois jusqu'à la cuisson. Dans leur forme la plus simple, les vésicules qui caractérisent l'eczéma sont petites, peu rapprochées, et à peine enflammées à leur base. Elles contiennent une sérosité d'abord limpide, puis opaque, laiteuse ou terne, qui est ultérieurement résorbée, ou se dessèche sur le sommet des vésicules après leur rupture. On remarque alors, sur les points qu'elles ont occupés, de petites croûtes brunes ou des écailles jaunâtres, du volume de la tête d'une petite épingle, qui se détachent bientôt de la surface de la peau ; et souvent, dans l'espace de deux septénaires, il ne reste plus de traces de l'éruption.

On observe aussi dans l'eczéma d'autres vésicules dont le développement est moins rapide, et qui, par leur forme et leur aspect, se rapprochent des pustules psydraciées. La peau sur laquelle elles sont apparues devient rouge, se tuméfie, et présente quelquefois des gerçures semblables à celles qu'on remarque dans l'impétigo. L'humeur que contiennent ces vésicules se transforme, par la dessiccation, en petites croûtes furfuracées et noirâtres, qui ne se détachent de la peau qu'après un laps de temps considérable.

Enfin, l'inflammation des tégumens peut être portée à un plus haut degré ; elle est alors précédée d'un sentiment de tension dans la partie malade, d'une chaleur brûlante et d'une démangeaison insupportable. La tuméfaction de la peau est comparable à celle qu'on observe dans la rougeole et la scarlatine. Les vésicules sont nombreuses, confluentes et, pour ainsi dire, agglomérées. D'abord transparentes, puis opaques, elles donnent abondamment issue à une humeur d'une odeur fade et désagréable, dont le contact paraît irriter la peau. Cette membrane devient très-douloureuse, se gerce et s'excorie. Au fur et à mesure que l'irritation diminue, elle se couvre de croûtes lamelleuses, jaunâtres, dont la chute s'opère lentement. Presque toujours l'épiderme se détache en écailles blanches et furfuracées, sur la peau qui entoure l'eczéma, ou qui se trouve placée entre deux groupes considérables de vésicules. Dans plusieurs points, les tégumens offrent une rudesse semblable à celle qu'on observe dans un léger psoriasis.

Les différentes formes de l'eczéma que nous venons de décrire doivent être considérées comme des degrés différens et successifs d'un même état morbide, que les espèces établies par Bateman (*eczema solare*, *eczema impetiginodes*, *eczema rubrum*) rappellent en partie, quoique la première ne soit fondée que sur la considération de la cause déterminante de l'éruption.

Les accidens produits par l'eczéma ne s'étendent pas au delà de la partie affectée, à moins que le nombre des pustules ne soit très-considérable. Dans ce cas, et lorsque la peau est restée excoriée à la suite de leur rupture, un mouvement fébrile a lieu : sa durée est subordonnée à celle de l'irritation locale.

On ne peut indiquer avec précision la durée de l'eczéma, le développement des vésicules ayant ordinairement lieu d'une manière successive. En général, cette maladie ne se prolonge pas au delà de quelques semaines, à moins qu'elle ne soit entretenue par une disposition organique particulière, ou par l'action permanente des causes qui l'ont produite. Dans de semblables circonstances, on a vu cette éruption persister pendant plusieurs mois.

L'eczéma n'est point contagieux; il attaque de préférence les individus doués d'un tempérament nerveux. L'exposition aux ardeurs du soleil pendant les chaleurs de l'été, le feu des fourneaux, le contact de certains oxydes métalliques, quelques topiques irritans, ont souvent donné lieu au développement de cette maladie, qui peut être aussi un des effets consécutifs de l'irritation mercurielle. On a vu également l'eczéma se manifester plusieurs fois chez le même individu, à des époques plus ou moins éloignées, sans qu'on pût assigner les causes probables de semblables récidives.

Si l'eczéma s'est développé uniquement sur les doigts, la main, et une portion de l'avant-bras ; si la peau sur laquelle il est apparu est peu enflammée, un observateur superficiel pourra le confondre avec la gale. Toutefois il diffère de cette dernière maladie par la forme et surtout par la propriété non contagieuse des vésicules, par la nature des causes qui le produisent, par la cuisson et le fourmillement qui l'accompagnent, enfin par les moyens qu'il réclame dans son traitement. Lors de leur apparition, les vésicules de l'eczéma ont des rapports frappans avec celles de la miliaire: malgré cette circonstance, il est facile d'établir des différences entre ces deux maladies. La miliaire est accompagnée de lésions plus ou moins graves de la membrane muqueuse de l'estomac et de l'intestin, et règne presque toujours d'une manière épidémique : l'éruption, née au milieu d'un trouble général des fonctions, n'est point constante, et n'a qu'une existence passagère. Lorsque l'eczéma est chronique, il ne diffère de l'impétigo que par l'absence des *pustules ;* et leur apparition, dans quelques cas particuliers, a prouvé l'analogie de ces deux maladies. (*eczema impetiginodes.*)

L'eczéma, quelle que soit l'étendue qu'il occupe, n'est jamais une maladie grave; l'ulcération de la peau est superficielle, et ne suscite aucun désordre sympathique dans les principaux organes de l'économie. Le degré d'étendue et d'intensité de l'inflammation, l'action permanente ou passagère des causes qui la produisent, rendent les chances d'une guérison rapide plus ou moins probables. Il est rare qu'on soit obligé de recourir à la saignée dans le traitement de l'eczéma. De simples lotions d'eau tiède diminuent la cuisson et le fourmillement que les malades éprouvent dans les parties affectées par les vésicules. Des bains locaux, préparés avec du lait tiède ou des décoctions de son ou de gruau, répétés plusieurs fois dans les vingt-quatre heures, produisent plus sûrement et plus rapidement le même résultat, et préviennent les progrès ultérieurs de l'inflammation. Si l'irritation est vive, on recouvrira, pendant la nuit, les parties affectées de cataplasmes émolliens et narcotiques. Une alimentation rafraîchissante, une boisson agréable, telle que la limonade sulfurique, contribueront à assurer le succès du traitement local. Après la rupture des vésicules, si un suintement considérable a lieu, et que l'irritation persiste, on appliquera sur la peau malade un linge fenêtré, enduit de cérat de Saturne, et les pansemens seront plus ou moins répétés, suivant l'intensité de la sécrétion morbide. Lorsque l'inflammation est bornée à la peau, et c'est le cas le plus ordinaire, l'utilité des purgatifs nous paraît incontestable; leur emploi est contamment suivi d'une diminution des accidens, et on doit y recourir de nouveau, à quelques jours d'intervalle, toutes les fois qu'ils n'ont suscité qu'un trouble passager dans les organes digestifs. La thérapeutique de Bateman rappelle trop souvent le système de Brown; aussi, quelles que soient les propriétés salutaires et réparatrices qu'on attribue aux préparations de serpentaire de Virginie et de quinquina, avant de les prescrire, ainsi que le recommande cet auteur, aux individus faibles et *cachectiques* atteints d'eczéma, on devra s'assurer d'abord que la cachexie est indépendante d'une phlegmasie chronique.

(P. RAYER.)

ÉDUCATION, s. f., *educatio*. Ce mot, dans la langue d'où il est tiré, désignait d'abord la nourriture que les enfans recevaient des nourrices, entre les mains desquelles ils passaient le premier période de la vie. On en étendit bientôt la signification, et on l'appliqua aux soins que réclame non-seulement le déve-

loppement des organes d'un enfant, pour leur faire acquérir
toutes les forces dont ils sont susceptibles, mais encore le développement et la direction régulière des facultés morales et intellectuelles. C'est même dans ce dernier sens que le mot *éducation*
est presque exclusivement employé par le vulgaire. C'est pourquoi les médecins ont distingué une éducation physique et une
éducation morale : l'une et l'autre sont du ressort de l'hygiène ;
et si les médecins n'entrent pas ordinairement dans tous les détails de la dernière, ils doivent en fournir les bases, puisqu'elles
ne peuvent être établies que d'après la connaissance de l'organisation ; ce sujet sera traité à l'article ENFANT.   (R. D.)

ÉDULCORATION, s. f. *edulcoratio*; action d'adoucir, de
rendre doux. On désigne ainsi l'opération par laquelle on diminue la saveur désagréable d'une substance, en la lavant pour
lui enlever les principes auxquels elle doit cette saveur. Mais
plus communément, on entend par édulcoration, l'action de
donner à certains médicamens une saveur sucrée, par l'addition
de sucre, de miel ou d'un sirop quelconque.

EFFERVESCENCE, s. f. *effervescentia*. On donne ce nom,
en chimie, au mouvement produit par un gaz qui s'échappe à
travers un liquide. Tantôt ce gaz est contenu dans le liquide, et
il se dégage ou par l'élévation de la température, c'est ce qu'on
a appelé ébullition, ou par la diminution de la pression atmosphérique ; tantôt le dégagement du gaz est dû à une décomposition chimique. Dans les temps où régnaient les théories humorales, on a pensé que ce phénomène pouvait avoir lieu dans les
humeurs animales, par la réaction des principes accidentels
qu'elles contenaient. On a expliqué ainsi, par l'effervescence,
certains états morbides. Cette hypothèse, toute gratuite, n'a plus
cours aujourd'hui ; et le mot effervescence n'est plus employé
que dans le langage figuré du vulgaire.   (R. D.)

EFFICIENT, adj., *efficiens*. On désigne par cette dénomination les causes qui déterminent les maladies, soit que leur
action ait été ou non précédée de l'influence de causes prédisposantes.

EFFLORESCENCE, s. f., *efflorescentia* ; phénomène offert
par quelques sels qui, exposés pendant quelque temps à l'air libre,
perdent une partie de leur eau de cristallisation, diminuent de
poids, se convertissent en poudre, ou se recouvrent d'une couche
pulvérulente. Le carbonate, le phosphate et le borate de soude,

le sulfate d'alumine et de potasse, le sulfate de magnésie, etc., sont des sels efflorescens.

En pathologie, le mot *efflorescence* a reçu plusieurs acceptions. Sauvages a imposé ce nom (*efflorescentiœ*) au deuxième ordre de la première classe de sa Nosologie. (*Voyez* ÉLEVURES.) Quelques auteurs l'ont employé comme synonyme d'élevures et d'ébullition, ou pour désigner une desquamation farineuse ou furfuracée.   (P. RAYER.)

EFFLUVE, s. m. *effluvium ;* on désigne ainsi les particules extrêmement ténues, qui se dégagent des corps organisés ou inorganiques. *Voyez* ÉMANATION, MIASME.

EFFLUXION, s. f., *effluxio ;* mot traduit du grec *ἔκρυσις*, employé par Hippocrate, pour désigner l'écoulement, la sortie de la semence ou plutôt du produit de la conception dans les premiers jours, et lorsqu'on n'y distingue pas encore les rudimens du fœtus. Aristote dit que l'on appelle *effluxion* l'avortement qui se fait dans les sept premiers jours. Ce mot n'a été adopté que par les médecins qui ont suivi aveuglément la doctrine des anciens. Il n'est plus en usage.   (DÉSORMEAUX.)

EFFORT, s. m., *nisus.* On appelle ainsi tout acte musculaire intense, destiné à faire triompher de quelque résistance extérieure, ou à faire accomplir quelques fonctions qui sont naturellement ou accidentellement laborieuses. Ainsi, d'une part, l'action de soulever un lourd fardeau, de le transporter d'un lieu dans un autre; l'action de comprimer fortement un corps, de le déchirer, de l'écraser; celle de l'attirer à soi, ou de l'éloigner ou de le projeter au loin, etc.; d'autre part, les actions de crier, courir, sauter; les actes musculaires par lesquels nous aidons nos diverses excrétions, comme la toux, la défécation, le vomissement, l'accouchement surtout, etc.; tels sont quelques-uns des actes qui sont compris sous le nom d'efforts. Sans doute il est une mesure dans laquelle ces actes n'exigent que l'emploi ordinaire et modéré des forces; mais il en est d'autres dans lesquelles ils en commandent le développement le plus énergique, soit parce que nous voulons obtenir des effets supérieurs à ceux que nous produisons dans l'exercice ordinaire de la vie, soit parce que l'âge ou une maladie nous ayant affaiblis, les actes les plus simples nous deviennent difficiles et pénibles; et c'est alors qu'ils constituent des efforts. Nous ne devons pas traiter ici avec détail de chacun de ces actes; nous ne devons les considérer que comme efforts, et nous allons exposer seulement le mécanisme des efforts et leurs effets.

Un premier trait que présentent tous les efforts, quels qu'ils soient, c'est la contraction plus énergique des muscles qui agissent pour les produire; mais cette plus grande puissance de contraction tient moins aux muscles eux-mêmes qu'à l'influx nerveux qu'ils reçoivent. A l'égard de celui-ci, les efforts peuvent se partager en volontaires, comme ceux qui tendent à faire ébranler une lourde masse; et en involontaires, comme ceux qui accompagnent le vomissement, l'accouchement. Le mécanisme des premiers rentre dans celui de la locomotion générale, sinon que par les inspirations de la volonté ou de la passion, l'influx cérébral qui fait contracter les muscles est plus puissant. Quant aux efforts involontaires, ils tiennent à la liaison sympathique qui existe entre la partie où éclate la sensation qui commande l'effort, et les systèmes nerveux qui régissent les muscles qui l'exécutent. Il s'agirait seulement de savoir si cette connexion sympathique est immédiate, ou s'il y a intervention du cerveau, recevant une stimulation d'un côté, et de l'autre l'irradiant irrésistiblement aux muscles : mais ceci se rattache à la question des sympathies.

Une seconde particularité des efforts, est que non-seulement ils exigent l'action de plusieurs muscles, mais encore l'emploi de plusieurs des brisures du corps. Il est rare en effet qu'un seul muscle et même une seule brisure du corps, suffise pour triompher de la résistance qui commande un effort; il faut presque toujours le concours de plusieurs, et cela nous conduit à signaler le trait le plus important du mécanisme des efforts : c'est qu'en tous le thorax est comprimé et devient le point d'appui des muscles qui agissent. Dans tout effort un peu intense, soit qu'on veuille par lui vaincre une résistance extérieure, soit qu'on tende à favoriser et hâter une excrétion, il y a d'abord contraction du diaphragme et grande inspiration pour faire pénétrer beaucoup d'air dans le poumon; ensuite occlusion partielle ou complète de la glotte par l'action de ses muscles propres, en même temps qu'il y a contraction des muscles abdominaux et des puissances expiratrices. L'action de ceux-ci tend à expulser du poumon la grande masse d'air que l'inspiration y avait introduite; mais l'occlusion partielle ou complète de la glotte s'y oppose en partie aussi, ou tout-à-fait; et de cette action des muscles expirateurs et de la glotte, il résulte, solidité extrême du thorax pour le premier genre d'efforts, et reflet de la compression sur le réservoir excrémentitiel qui a à se vider, pour le second.

Il est effectivement aisé de prouver que c'est là ce qui passe dans tout genre d'effort. S'agit-il, par exemple, de triompher d'une forte résistance extérieure, ou d'exécuter un grand saut, une course rapide ? c'est sur le thorax que doivent prendre appui les muscles des parties qui agissent; c'est-à-dire de la tête, des bras, du rachis, etc. Pour cela, il faut que le thorax lui-même soit fixé, rendu immobile, et il l'est par la contraction des muscles de la glotte et des muscles abdominaux et expirateurs. Pressé entre les muscles abdominaux, qui le compriment extérieurement, et entre l'air qui le remplit intérieurement, et que retient la glotte qui est fermée, il est momentanément tenu en complète immobilité. Est-il question, au contraire, de pousser un grand cri ? l'intensité du son vocal étant en raison de la force avec laquelle l'air expiré est poussé dans le larynx, et du degré de tension de l'anche vocale, c'est-à-dire de la contraction des muscles de la glotte, on conçoit qu'il faut encore ici contraction coïncidente des muscles de la glotte et des muscles expirateurs. Enfin, faut-il accomplir quelque excrétion laborieuse; expectoration, vomissement, défécation, accouchement, etc. ? comme le réservoir à vider est situé dans le thorax ou dans l'abdomen, c'est toujours l'une ou l'autre de ces cavités qui a besoin d'être comprimée; et c'est ce que fait le mécanisme que nous avons décrit. Dans la toux, par exemple, une expiration convulsive s'établit, afin que l'air, expulsé avec force du poumon, entraîne avec lui tout ce qui existe à la surface de la muqueuse pulmonaire. Dans la défécation, les muscles abdominaux contractés tendent à vider le poumon de tout l'air qu'il contient; mais la glotte contractée mettant obstacle à l'expulsion de cet air, toute la pression exercée par les premiers muscles se réfléchit sur les viscères abdominaux, et par conséquent sur le rectum.

De là il résulte que les muscles abdominaux et de la glotte, qui sont antagonistes pour l'accomplissement des expirations ordinaires, sont au contraire congénères lors de la production des efforts : il y a une merveilleuse synergie entre eux. Ce point de doctrine, récemment exposé par MM. J. Cloquet et Bourdon, ne peut être contesté. Quand on se livre à quelque effort, on a

le sentiment de la contraction qui se fait au larynx ; cet organe
est un peu porté de bas en haut ; un petit bruit marque chaque
instant auquel la glotte s'ouvre ; on y éprouve un sentiment de
lassitude. Si l'on fait vomir un chien chez lequel on a mis préalablement la glotte à nu, on voit la glotte se fermer au moment
où se contractent les muscles abdominaux. En portant son doigt
dans le fond de sa bouche, et l'appliquant sur le larynx, on
sent évidemment la glotte se fermer chaque fois qu'un effort
est produit ; M. Bourdon l'a expérimenté sur lui-même. S'il y a
une ouverture fistuleuse de la trachée-artère, tous les efforts et
les expulsions sont impossibles, au moins difficiles, tant que cette
ouverture n'est pas close. Si l'on introduit une canule de gomme
élastique dans le larynx, comme M. Bourdon dit l'avoir fait sur
lui-même, tant que la canule reste ouverte, il est impossible
d'exécuter le moindre effort ; mais, au contraire, on en recouvre
le pouvoir en la fermant. Qui ne sait que la puissance qu'on développe dans un effort est bien moindre quand on parle ou
qu'on crie, que quand on tient la glotte complétement fermée ?
Enfin, M. Bourdon a expérimenté que des chiens auxquels il
avait pratiqué la trachéotomie, et dans la trachée-artère desquels il avait placé à demeure une canule tenue ouverte, ne
pouvaient plus exécuter les sauts dont ils avaient été capables
auparavant.

Il est certain que c'est l'occlusion de la glotte qui empêche
l'expulsion de l'air que tend à effectuer d'autre part la contraction des muscles abdominaux ; car il est sûr que dans les efforts
l'expiration est sans résultat ; et, si ce qui y met obstacle n'est
pas la glotte, ce ne peut être que le voile du palais, ou
l'ouverture de la bouche. Or, d'abord ce n'est pas cette dernière ; car dans les efforts on peut tenir la bouche grandement
ouverte ; et ensuite ce n'est pas davantage le voile du palais, car
voici des expériences qui prouvent qu'une colonne d'air peut
alors passer facilement de la bouche dans les fosses nasales, et
vice versâ : elles sont dues à M. J. Cloquet. Si, pendant un effort,
on retient dans sa bouche une certaine quantité de fumée, on
peut, en resserrant les parois de cette cavité, faire sortir la fumée
par les fosses nasales. Si, pendant un violent effort, on embrasse
exactement avec les lèvres un gros tube de verre qui plonge
d'autre part dans l'eau, et qu'avec un soufflet, adapté à l'une
des narines, on porte de l'air dans le nez, on voit cet air sortir

sous forme de bulles par l'extrémité du tube plongé dans l'eau. Cependant M. Bourdon dit qu'il est parvenu, en certains cas, à transporter à l'ouverture de la bouche et à celle des narines, aux ailes du nez, l'obstacle à l'expulsion de l'air; les joues alors devenaient proéminentes; l'air pénétrait dans le conduit de stenon, la trompe d'Eustache et le canal nasal ; mais dans ces cas, la résistance étant moindre, on conçoit que l'effort devait produire de moindres résultats.

Tel est le mécanisme des efforts; ajoutons que dans tous, on prend instinctivement la situation qui est la plus convenable, de manière à ce que la partie employée à vaincre la résistance, quelle qu'elle soit, ait mécaniquement la plus grande puissance possible. Étudions-en maintenant les effets.

Les principaux portent sur la circulation : les gros vaisseaux sanguins, qui sont situés dans le thorax, sont comprimés entre les parois thorachiques en dehors, et l'air qui remplit en dedans le poumon; et comme ils sont les aboutissans des systèmes veineux et artériel, il en résulte des troubles dans toute la circulation. D'un côté, le sang veineux de l'artère pulmonaire, ne trouvant plus un accès libre dans le poumon, reflue et stagne dans les cavités droites du cœur, dans les veines; et de là le gonflement des veines frontales et du cou, le battement des veines jugulaires, la rougeur violacée de la face, les ecchymoses de la conjonctive, les épanchemens de sang dans le cerveau, etc. On a vu l'effet être porté au point d'amener la rupture des cavités droites du cœur, des veines caves. D'autre part, dans le premier temps de l'effort, le poumon comprimé exprime tout le sang artériel qu'il contient, et en envoie davantage aux cavités gauches du cœur; ainsi la circulation artérielle paraît d'abord plus active. Mais cela n'est pas de longue durée; si l'effort continue, bientôt le poumon n'a plus de sang artériel à envoyer au cœur, et le pouls devient petit et irrégulier. Toutefois, par ces deux causes, le reflux du sang veineux dans les veines, et l'envoi d'une plus grande quantité de sang artériel dans le commencement de l'effort, les systèmes capillaires de tous les organes doivent être gorgés de sang; et c'est ce qui explique leur plus grande coloration et la fréquence des épanchemens de sang dans leur tissu, des hémorrhagies.

De plus, les viscères thorachiques et abdominaux, par suite de la forte pression qu'ils subissent, sont susceptibles d'éprouver diverses altérations. D'abord, à raison de la grande inspiration dont on fait précéder tous les grands efforts, les bronches peuvent être dilatées au point de se rompre en quelques endroits, et de donner lieu à un emphysème du poumon ; elles peuvent au moins éprouver une dilatation passive telle, qu'on a vu leurs vésicules dernières grossies au point de pouvoir contenir un corps du volume d'un noyau de cerise. En second lieu, on a vu, à la suite d'efforts, le poumon écarter les muscles intercostaux, les soulever et faire hernie entre les côtes ; cela arrive surtout là où les espaces intercostaux sont les plus larges, au lieu où les côtes se continuent avec leurs cartilages de prolongement, parce que là les muscles intercostaux externes finissent, et qu'il n'y a plus que les intercostaux internes, qui encore sont amincis. La portion du poumon qui fait hernie ne s'est pas insinuée entre les fibres des muscles, mais les a seulement soulevés, et forme ainsi une tumeur qui n'est pas pédiculée. Enfin, les viscères abdominaux sont, de même, sujets, et plus fréquemment encore, à sortir par quelques-unes des ouvertures naturelles à l'abdomen ; et de là même le nom impropre d'*efforts* donné aux hernies abdominales qui surviennent par cette cause.

En troisième lieu, comme, dans les efforts, les muscles employés se contractent avec plus de force, souvent il en résulte rupture de quelques fibres musculaires, d'un muscle entier, et même de l'apophyse osseuse à laquelle est leur attache. Ainsi, on a observé fréquemment la rupture du tendon d'Achille, la fracture de la rotule, de l'olécrane, etc. ; souvent on a vu la déchirure du diaphragme. Jadis on attribuait celle-ci à la trop grande contraction de ce muscle ; sans doute cela peut arriver quelquefois ainsi : mais quand cet accident survient dans les efforts, le plus souvent ce muscle est alors relâché, et il ne se déchire que parce que les muscles abdominaux poussent avec force contre sa face inférieure les viscères de l'abdomen.

Enfin, on a vu quelquefois la mort survenir tout à coup dans un violent effort ; mais la cause en est diverse. Tantôt, c'est parce qu'à raison de l'interruption de la circulation veineuse, il s'est fait une rupture des cavités droites du cœur, ou un épanchement de sang dans le cerveau ; tantôt, c'est parce qu'au commencement de l'effort, beaucoup de sang artériel étant arrivé aux cavités gauches du cœur, celles-ci ou l'aorte se sont aussi brisées ; quelquefois enfin, c'est parce que l'effort se prolongeant trop, et la respiration étant trop long-temps interrompue, la sanguification artérielle ne s'est plus faite, et il y a eu asphyxie.

(ADELON.)

EFFUSION, s. f. *effusio*; écoulement d'un liquide hors des vaisseaux ou des réservoirs qui doivent le contenir; épanchement de ce liquide dans une des cavités splanchniques, ou dans le tissu cellulaire. *Voyez* ÉPANCHEMENT.

ÉGAGROPILE, s. m., *ægagropilus*, de αἴξ, génit. αἰγός, chèvre, de ἄγριος, sauvage, et de πίλος, balle, boule de laine, etc. Welzch parait avoir, le premier, imposé le nom d'égagropiles aux concrétions intestinales, désignées auparavant sous le titre de *bézoards d'Allemagne, lapides bezoardici*. Ce nom vient-il de ce qu'on a comparé ces corps étrangers aux bézoards les plus connus, qu'on retirait des intestins d'une espèce de chèvre qui habite les montagnes de l'Asie, animal que Linné nomme *capra ægagrus ?....* c'est propable. Fourcroy, Vauquelin, John, font des égagropiles la septième espèce des bézoards ou bézoards intestinaux pileux. M. John en distingue quatre variétés, et toutes proviennent de poils avalés par les animaux et feutrés. La première variété, formée de poils bruns, se trouve souvent chez le bœuf; dans la seconde variété, les poils sont jaunes et feutrés; dans la troisième, l'égagropile est brun, à couche extérieure luisante; et enfin, dans la quatrième, il est mêlé de débris de végétaux, tels que de foin, de paille, de racines, d'écorces et de mousses. On rencontre la seconde variété dans le veau et dans le *phoca pusilla*. Péron en a rapporté plusieurs de son voyage aux terres Australes. M. John (*Tableaux chimiques du Règne animal*) a reconnu que le poil qui constitue l'égagropile varie dans chaque animal comme son propre pelage. Ainsi, dans la chèvre, il est formé de poils de chèvre; dans le chamois, de poils de chamois, etc.

Les égagropiles n'ont été jusqu'à présent convenablement décrits par personne, ils sont même encore si peu connus, que l'on n'est pas d'accord sur les productions auxquelles il convient d'assigner ce nom; et tout reste à faire, tant sous le rapport de leur description et de leur composition, que sous celui des désordres auxquels leur présence donne lieu. Si j'ai été plus heureux dans l'histoire des égagropiles, que les auteurs qui m'ont précédé, je le dois en grande partie à l'obligeance de M. Girard fils, professeur d'anatomie à l'École royale vétérinaire d'Alfort, et à celle de M. Raymond, qui m'ont fourni des notes et donné des échantillons des différentes espèces d'égagropiles. Je dois aussi à M. Lassaigne, dont les talens m'ont souvent été très-utiles, de connaître la composition chimique des égagropiles dont je parle dans cet article.

Les uns sont exclusivement formés de poils; dans d'autres l'on trouve de la laine; il en est qui ne sont uniquement composés que de matières végétales; enfin, ils présentent autant de différences dans leur composition que dans leur forme, leur volume et les parties qui les renferment.

On peut les diviser en *égagropiles simples* et en *égagropiles composés.*

1° *Égagropiles simples (œgagropili simplices).* — Ils sont formés d'un amas de poils tantôt jaunes, tantôt bruns ou rouges, quelquefois, mais rarement, mêlés de poils blancs ou noirs. Ces poils, qui le plus ordinairement s'entrecroisent comme un feutre en mille différens sens, sont d'autres fois roulés en tourbillons les uns sur les autres; souvent ils sont recouverts d'une enveloppe noirâtre, luisante. Dans quelques égagropiles cette enveloppe n'existe pas, et ce dernier caractère est assez remarquable pour permettre de distinguer deux variétés dans cette première espèce : l'une est *nue,* et l'autre *encroûtée.*

Les premiers, que l'on rencontre plus particulièrement dans le veau, sont d'un volume peu considérable et d'une grande légèreté ; leur forme, cylindrique ou aplatie, est quelquefois sphérique ; ils sont composés de poils agglomérés, dont la direction est circulaire ou entrecroisée, réunis, appliqués les uns sur les autres, et mêlés d'une grande quantité de terre siliceuse ; leur masse, plus dure au centre qu'à la circonférence, renferme quelquefois dans son intérieur des parcelles de paille ou de bois, mais n'est jamais pourvue de noyau central, ne se trouve, dans aucun cas, disposée par couches régulières, et est, ainsi que celle de tous les autres égagropiles, constamment libre dans la cavité qui la renferme.

L'analyse chimique y démontre seulement la présence de beaucoup de silice sans aucune trace d'un sel quel qu'il soit. On doit donc regarder cette première variété comme formée simplement d'un amas de poils agglutinés par la terre qui se trouve mêlée à ceux que l'animal avale en se léchant.

Les *égagropiles encroûtés (œgagropili corticati),* beaucoup plus nombreux que les premiers, sont en même temps plus remarquables. Leur forme, souvent sphérique, ou plutôt sphéroïde, est quelquefois ovale et très-rarement aplatie; leur volume est généralement plus considérable que celui des premiers, et leur pesanteur à peu près la même. Leurs poils, toujours feutrés et plus serrés à la circonférence qu'au centre, ne sont jamais disposés en tourbillon; de même que les précédens, ils contiennent quelquefois, mais plus rarement encore, des parcelles de paille dans leur milieu; ils n'ont jamais ni noyau central ni couches concentriques. Enfin, ils sont enveloppés d'une espèce de vernis qui forme autour d'eux une croûte très-adhérente par sa face interne, lisse, polie, et libre à sa surface externe, et dont l'épaisseur varie de un à deux millimètres. On a prétendu que cette croûte n'était que la suite d'un séjour prolongé dans la cavité qui renferme l'égagropile; mais il est difficile d'admettre cette explication, puisqu'il est vrai que l'enveloppe existe souvent sur des amas de poils d'un très-petit volume, tandis qu'on ne la trouve pas sur de très-gros égagropiles.

La surface extérieure de la croûte est d'autant plus rugueuse que le corps étranger est moins volumineux. Il n'en est pas de même de son épaisseur: on ne voit pas qu'elle soit toujours proportionnée à ses dimensions; on ne remarque pas non plus que les poils soient plus rapprochés dans les forts égagropiles, et c'est sans doute à des circonstances individuelles, que l'on doit d'en rencontrer quelques-uns où les poils forment un feutre extrêmement serré, tandis que dans d'autres les poils sont peu rapprochés, entièrement distincts, et se séparent facilement. Une telle disposition indique évidemment que si ces corps doivent être extrêmement légers, cette légèreté est variable et n'est pas toujours relative à leur grosseur. Cette variété donne à l'analyse chimique les mêmes principes que l'autre, et son enveloppe présente seule quelque différence: elle est formée d'une assez grande proportion de mucus animal, de phosphate de chaux, et d'une quantité notable de fer. On n'y trouve de principes végétaux que ceux qui sont fournis par les parcelles de paille dont nous avons parlé.

La différence entre ces deux variétés d'égagropiles consiste donc dans la présence ou l'absence de cette croûte qui limite l'accroissement, tandis que cet accroissement est indéfini dans les égagropiles où elle n'existe pas.

L'espèce bovine est, parmi les animaux domestiques, la seule où l'on ait jusqu'à présent rencontré de pareils égagropiles. Cela tient sans doute à l'habitude que ces animaux ont de se lécher, et aux aspérités dont leur langue est garnie, aspérités qui sont assez dures pour former une espèce de peigne. On peut encore compter parmi ces causes la disposition de la gouttière œsophagienne, qui rassemble les poils, les moule, pour ainsi dire, et les transporte ainsi dans le quatrième estomac.

Il ne faut pas croire, comme l'ont dit plusieurs auteurs, que ces corps ne se trouvent jamais que dans les deux premiers estomacs des ruminans : la connaissance la plus superficielle de la disposition de ces organes doit suffire pour en démontrer l'impossibilité.

Quand il se pourrait d'abord que les poils tombassent dans le rumen et le réseau, l'immense quantité d'alimens que renferment ces deux réservoirs, en eût rendu l'agglomération impossible ; mais il n'en est pas ainsi, les poils avalés par l'animal sont en si petite quantité à la fois, qu'ils ne peuvent écarter les lèvres de la gouttière œsophagienne ; et cette gouttière, prolongée le long des petites courbures du réseau et du feuillet, les conduit directement dans la caillette, où se forment les égagropiles, et où on les trouve constamment lorsqu'il en existe.

2° *Égagropiles composés* (*œgagropili compositi*). D'un volume comparativement plus considérable que celui des précédens, les égagropiles composés en diffèrent encore, tant par leur aspect que par leurs propriétés et les animaux auxquels ils appartiennent. Leur surface extérieure est très-rugueuse ; leur forme ordinairement sphérique, quelquefois, mais rarement aplatie ; enfin, leur pesanteur est très-considérable : si on les partage en deux moitiés, on voit qu'ils sont souvent formés de couches concentriques, analogues à celles des calculs, mais beaucoup moins prononcées ; qu'ils ont quelquefois pour base un noyau central, et qu'ils sont, comme les simples, tantôt nus, tantôt encroûtés ; on peut s'assurer enfin qu'ils participent à la fois des caractères du calcul et de ceux de l'égagropile.

La couche extérieure est ordinairement formée d'une substance jaunâtre, feutrée, qui présente physiquement la plus grande ressemblance avec l'agaric. Mise sur des charbons ardens, cette matière répand une odeur de paille brûlée, et soumise à l'analyse chimique, elle fournit un peu de phosphate ammoniaco-magnésien, et une grande quantité de matières végétales. S'il n'y a que deux couches, la plus interne, qui forme comme la base des corps étrangers, est plus blanche, plus dure, et la proportion de phosphate, beaucoup plus considérable que celle de la couche extérieure, est à peu près en même quantité que dans les calculs intestinaux.

Dans un petit nombre, on ne rencontre pas de couches superposées; la masse, homogène dans toute son étendue, est formée du feutre végétal et d'une assez grande quantité de silice.

Enfin, les plus composés sont ceux qui présentent un noyau pour base.

Ce noyau, qui ne se trouve pas constamment dans le centre, est tantôt un caillou, un morceau de plomb, ou tout autre corps apporté du dehors; d'autres fois c'est un calcul même. Il s'accumule alors, autour de cette base, des substances végétales, qui par leur séjour acquièrent de la consistance et de l'homogénéité. A cette première couche s'en ajoutent bientôt de nouvelles, formées tantôt de phosphate ammoniaco-magnésien, tantôt de feutre végétal, et le corps étranger, tout-à-fait formé, est à la fois, et un calcul, et un *égagropile végétal*, si l'on peut se servir de cette expression, qui n'est pas rigoureusement exacte.

Il constitue en effet, quoique l'inspection anatomique et l'analyse chimique n'y démontrent la présence d'aucune matière animale, une transition des égagropiles aux calculs, et il est peutêtre convenable, sous ce rapport, de lui donner le nom d'*égagropiles lithoïdes*, *ægagropili lithoïdes*.

Tantôt, de la même nature dans toute son étendue, il forme, comme l'égagropile simple, une seule masse, contenant de la silice et de la matière végétale au lieu de matière animale, et n'en diffère qu'en ce qu'il donne ou plus ou moins de phosphate ammoniaco-magnésien.

Ou bien il est formé de deux couches : alors la silice et le feutre végétal sont en moindre quantité, tandis que le phosphate ammoniaco-magnésien augmente proportionnellement, surtout dans la couche interne.

Ou bien encore, il renferme un noyau central apporté du du dehors; les couches plus nombreuses, sont formées, tantôt d'un mélange de phosphate ammoniaco-magnésien et de feutre végétal, tantôt de phosphate pur.

Enfin, il a pour base, dans certains cas, un véritable calcul, et n'a plus de ressemblance avec les égagropiles composés, que par la petite quantité de matières végétales qu'il renferme encore.

C'est la seule espèce d'égagropile que l'on trouve dans le cheval, et parmi les animaux domestiques. Elle est exclusive aux solipèdes; on la rencontre ou dans le cœcum ou dans la portion cœco-gastrique du colon; et lorsque sa présence a déterminé la mort, elle est presque toujours arrêtée, soit à la courbure pelvienne, soit à l'origine de la portion flottante du colon, où cet intestin se rétrécit subitement.

Sa présence ne paraît déterminer de vives douleurs que lorsqu'elle vient à obstruer, en tout ou en partie, le tube intestinal. Aussi doit-on présumer que ces corps étrangers existent pendant long-temps avant d'acquérir le caractère d'homogénéité qui leur est propre.

Les amas de matières fécales durcies donnent lieu, lorsqu'ils se trouvent arrêtés dans des endroits où l'intestin est naturellement comme étranglé, à une constipation dont la mort est souvent la suite; mais lorsque ces accumulations ont lieu au milieu d'un intestin très-ample, comme le cœcum ou les grosses portions du colon, n'est-il pas possible qu'elles y revêtent, avec le temps, les caractères de dureté et d'homogénéité; et n'est-il pas probable que c'est la cause principale de la formation de la plupart des égagropiles calculeux.

L'analyse chimique démontre en effet que ces pelottes arrêtées dans le colon, et nouvellement formées, contiennent déjà un peu de phosphate ammoniaco-magnésien.

Cette quantité augmente à proportion du séjour de la pelotte, qui se convertit en égagropile calculeux, lorsqu'elle se trouve placée dans un endroit où sa présence n'est pas mortelle.

3º *Égagropile de mouton.* — Il est une autre espèce d'égagropile particulière aux moutons, et dont je ne parle ici que parce qu'elle tient le milieu, par sa composition, entre celle du bœuf et celle du cheval.

Ces égagropiles sont allongés, ont la forme d'un ovoïde aplati, varient du volume d'une noisette à celui d'une grosse noix, et sont couverts d'une couche luisante, analogue, pour l'aspect, à celle des égagropiles du bœuf ou du cheval, sans en avoir les propriétés. Ils sont généralement plus légers, toute proportion égale d'ailleurs, que ceux du bœuf, et renferment dans leur intérieur, tantôt de la paille, tantôt de la laine dont la couleur est altérée, et d'autres fois ensemble de la paille et de la laine.

Ils ont donc de l'analogie, 1.º avec ceux du bœuf, par la laine qui les forme; 2.º avec ceux du cheval, par la matière végétale dont quelques-uns sont entièrement composés. Ils se rapprochent cependant beaucoup plus de l'égagropile du bœuf, en ce qu'ils ne donnent à l'analyse chimique aucune trace de phosphate ammoniaco-magnésien.

Ces corps étrangers, auxquels les maréchaux donnaient le nom de *gobes,* ont fait le sujet d'un procès singulier, rapporté dans le tome III des *Instructions vétérinaires.*

Il suit de tout ce que nous venons de dire :

1.º Que l'on peut diviser les égagropiles en simples et en composés, ou plutôt lithoïdes ;

2.º Qu'ils sont composés principalement, ou des matières animales, comme dans le bœuf; ou de matières végétales, comme dans le cheval; ou du mélange des unes et des autres, comme dans le mouton;

3.º Qu'ils forment dans le cheval un genre mixte entre les égagropiles et les calculs ;

4.º Que dans le bœuf ils sont toujours renfermés dans la caillette, et jamais dans les autres estomacs ni dans l'intestin ;

5.º Que dans le cheval ils se trouvent toujours, au contraire, dans les gros intestins;

6.º Qu'ils n'entraînent aucun danger dans le bœuf ni dans le mouton;

7.º Enfin, qu'ils ne sont suivis d'accidens chez le cheval, que lorsqu'ils s'opposent au passage des matières alimentaires.

Les anciens faisaient un grand usage, soit comme amulettes, soit comme médicamens, des bézoards et des égagropiles. On doit aux lumières de la chimie et aux progrès de la médecine l'oubli dans lequel sont tombées toutes ces matières inertes, qui, d'après leur composition bien connue, pourraient être remplacées par des substances préparées dans nos laboratoires de chimie, si l'expérience eût obtenu quelque effet salutaire de leur administration en médecine.   (G. BRESCHET.)

ÉGLANTIER, s. m. On distingue généralement sous ce nom les diverses espèces de rosiers sauvages. *Voyez* ROSIER. (A. R.)

ÉGYPTIAC ou ÆGYPTIAC. Nom que l'on donne à une sorte d'onguent que l'on dit venir des Égyptiens, et que l'on com-

pose en faisant bouillir quatorze parties de miel et cinq de vert-
de-gris dans six parties de vinaigre fort, et en remuant le mélange sans discontinuer, avec une spatule de bois, jusqu'à ce
qu'il ne se gonfle plus et qu'il ait acquis une couleur rouge. On
s'en servait autrefois pour déterger les plaies de mauvaise
nature, pour ronger les chairs baveuses. Il n'est plus guère
employé maintenant que par les vétérinaires.

ÉJACULATEUR, s. m., *ejaculator;* et ÉJACULATOIRE, adj.,
ejaculatorius, de *ejaculare,* lancer avec force; qui sert à l'éja
culation

ÉJACULATEURS (conduits). Ils sont formés par la réunion
des conduits déférens avec ceux qui naissent des vésicules sémi
nales, et versent le sperme dans l'urètre. *Voyez* TESTICULE,
VÉSICULE SÉMINALE.

ÉJACULATEURS (muscles). *Voyez* BULBO-CAVERNEUX. (A. B.)
ÉJACULATION, s. f., *ejaculatio.* On désigne ainsi l'action
par laquelle le sperme contenu dans les vésicules séminales est
lancé au dehors par l'urètre : c'est l'un de actes organiques qui
composent la grande fonction de la *génération. Voyez* ce mot.

ÉJECTION, s. m., *ejectio;* action par laquelle l'urine et les
matières fécales sont expulsées de leur réservoir. Le mot *émission*
est plus usité quand on parle de la première excrétion, et le
mot *déjection* lorsqu'on veut désigner la seconde.

ÉLABORATION, s. f., *elaboratio.* On désigne ainsi l'action
par laquelle les organes vivans font subir aux différentes substances qui sont soumises à leur influence, des changemens particuliers dans la composition de ces substances, et nécessaires
pour qu'elles puissent remplir leurs divers usages. C'est ainsi
qu'on dit : l'élaboration des alimens, du chyme, du chyle, du
sang, de la lymphe, etc. Dans un temps où, pour expliquer les
maladies, on admettait l'existence d'une matière morbifique, on
pensait que les phénomènes morbides étaient dus aux efforts par
lesquels la nature cherchait à élaborer cette matière, et que la
solution de la maladie arrivait après une élaboration conve-
venable. C'est ce que les anciens désignaient par le mot de coction, conservé de nos jours, malgré son impropriété, pour indiquer le fait indépendamment de son explication.   (R. D.)

ELAINE, s. f., dérivée d'ἔλαιον, huile; principe immédiat de
la nature organique, partie constituante des huiles et des corps
gras, qui a été découvert, en 1813, par M. Chevreul. C'est à l'élaïne

que les huiles doivent leur liquidité, et les graisses leur mollesse plus ou moins grande, suivant les proportions d'élaïne qu'elles contiennent. L'élaïne est incolore, transparente et liquide, à la température ordinaire de l'atmosphère. Elle se fige à 3° au-dessous de o. Elle est sans saveur et presque inodore. L'eau n'en dissout point sensiblement; l'alcohol bouillant en prend les $\frac{3}{100}$ de son poids; la solution se trouble par refroidissement : l'élaïne est très-soluble dans l'éther. La propriété d'être *saponifiable* par les alcalis est caractéristique dans cette substance. En se saponifiant, elle se convertit en acides *oléïque* et *margarique*, et en *principe doux sirupeux*. (*Voyez* les articles GRAISSE, HUILE et SAVON.) L'élaïne présente quelques nuances dans ses propriétés, suivant l'espèce de corps gras dont elle est tirée; ces nuances, d'ailleurs légères, proviennent peut-être de la présence de quelques matières qui lui sont étrangères : celle que nous venons de décrire est obtenue de la graisse de porc.

L'élaïne est composée, selon M. Théodore de Saussure, de carbone 74,792; hydrogène 11,652; oxygène 13,556. On l'obtient en dissolvant les graisses dans l'alcohol bouillant. La *stéarine*, qui, ainsi que l'élaïne, est un principe constituant des graisses, cristallise par le refroidissement de sa liqueur, et l'élaïne reste en dissolution; on l'obtient en évaporant l'alcohol au bain-marie. L'élaïne obtenue retient encore une petite quantité de stéarine; mais, en l'exposant à une température voisine de son point de congélation, la stéarine s'en sépare, du moins en très-grande partie. M. Braconnot a indiqué un autre procédé pour obtenir l'élaïne; nous le rapporterons à l'article STÉARINE.

L'élaïne n'est encore d'aucun emploi en médecine; cependant, comme elle est une des parties constituantes des corps gras, et qu'elle prédomine dans les huiles, on peut la regarder comme la base de plusieurs médicamens. L'élaïne pure est maintenant employée par les horlogers, pour graisser les mouvemens de montres et de pendules; elle a l'avantage de moins s'épaissir que les huiles, par le froid et la vétusté.   (J. PELLETIER.)

ÉLAN, s. m., *cervus alces*, Linn. L'élan est un animal mammifère, du genre des cerfs et de la famille des ruminans, à jambes élevées, à museau cartilagineux et renflé, et d'une taille qui surpasse souvent celle du cheval. Il habite, en petites troupes, les forêts marécageuses du nord des deux continens, où il vit d'herbes, de feuilles, de bourgeons d'arbres, et se fait remar-

quer par l'énorme bois qui surmonte sa tête. Sans entrer ici à
son sujet dans des développemens plus étendus, qui, indispensables d'ailleurs dans un traité de zoologie, seraient déplacés dans
un ouvrage de médecine, nous signalerons seulement cet animal
comme l'origine d'une foule de sottises thérapeutiques qui ont
été débitées à son sujet par des compilateurs crédules, ou par
des voyageurs intéressés. Parmi ces sottises, nous n'en citerons
même qu'une seule ; c'est que le sabot qui est en dehors du pied
droit de l'élan, guérit infailliblement l'épilepsie s'il a été coupé
d'un seul coup de hache, sur un mâle vivant, encore en rut
pour la première fois, et le jour de la Saint-Gilles, soit qu'on
le porte en amulette, soit qu'on le prenne à l'intérieur. Les
progrès de la médecine font qu'il est inutile aujourd'hui de combattre des absurdités généralement désapprouvées, et dont on
ne trouve malheureusement que trop d'exemples dans les anciens ouvrages de zoologie médicale de Van-den-Bossche, de
Joseph Lanzoni, d'Emmanuel Kœnig, d'Arnault de Nobleville,
de Salerne, etc. Le bois d'élan a les mêmes propriétés d'ailleurs
que celui du cerf. *Voyez* corne de cerf.   (hyp. cloquet.)

ÉLANCEMENT, s. m., *lancinatio ;* sensation douloureuse
comparée, par les malades, à celle que produirait un instrument
aigu qui traverserait la partie souffrante. C'est ce qu'on appelle
aussi douleur lancinante. *Voyez* douleur.

ÉLATERIUM, s. m. *elaterium.* On donne ce nom à un extrait purgatif préparé avec les fruits du *momordica elaterium*
de Linné, ou à cette plante elle-même. Originaire des contrées
méridionales de l'Europe, l'élaterium, qui fait partie de la famille
des Cucurbitacées, est vivace, et se plaît dans les lieux incultes,
sur le bord des chemins et des fossés. Ses fruits, qui sont ovoïdes
allongés, de la grosseur du pouce, hérissés de pointes rudes,
présentent un phénomène assez remarquable. Au moment où on
les détache du pédoncule qui les supporte, ils lancent avec force
et rapidité, par un trou qui se forme à leur base, les graines
qu'ils contiennent. Telle serait, suivant plusieurs auteurs, l'étymologie du mot *elaterium*, dont quelques autres trouvent l'origine dans les propriétés purgatives dont jouit ce végétal.

Nous trouvons dans les écrits des médecins et des naturalistes de l'antiquité, des détails fort étendus sur la préparation
et les usages de l'élaterium. Hippocrate, Théophraste, Galien,
Dioscoride, Pline, ont tous parlé de ce médicament, qui jouis-

sait autrefois d'une fort grande réputation et était mis fréquemment en usage. Nous ne croyons pas nécessaire de rapporter ici les différens modes de préparation indiqués par les anciens pour l'élaterium. Ce médicament est à peu près abandonné aujourd'hui. On le prépare simplement en faisant évaporer à la chaleur du bain-marie le suc exprimé de ses fruits. L'extrait d'élaterium a une saveur excessivement amère et un peu âcre. Sa dose est d'un à six grains, suivant l'âge et le tempéramment du malade, et la gravité de l'affection que l'on veut combattre. C'est surtout contre les hydropisies dites passives, que ce médicament peut être employé avec le plus d'avantage. Cependant les médecins en font rarement usage aujourd'hui.   (A. RICHARD.)

ÉLECTION, s. f., *electio*, du verbe latin *eligere*, choisir. On nomme ainsi le choix qu'on fait d'une époque, d'un lieu, d'un procédé, pour administrer un médicament, ou pratiquer une opération de chirurgie; ainsi on nomme généralement *temps d'élection* celui que les chirurgiens choisissent de préférence pour opérer, tandis qu'on appelle *temps de nécessité* celui qu'ils sont obligés de suivre quand l'opération est urgente et ne peut être différée. C'est dans le même sens qu'on admet, dans la pratique des opérations, un *lieu d'élection* qu'il convient le plus souvent de préférer pour opérer, et un *lieu de nécessité* sur lequel on est forcé d'opérer lorsque des indications particulières s'opposent à ce qu'on puisse choisir un endroit plus convenable. *Voyez* OPÉRATION.   (J. CLOQUET.)

ÉLECTRICITÉ, s. f., de ἤλεκτρον, ambre, substance qui fit reconnaître les premiers phénomènes électriques. L'électricité est une propriété générale de la matière, dont les effets principaux sont d'attirer d'abord, de repousser ensuite les corps légers, de lancer des étincelles et des aigrettes lumineuses, de faire éprouver une impression vive aux organes de l'innervation, et de déterminer la décomposition d'un grand nombre de substances. Nous exposerons en détail ces phénomènes physiques et chimiques à l'article GALVANISME, le galvanisme étant aujourd'hui reconnu comme une simple modification de l'électricité. Plusieurs théories ont été proposées pour expliquer la propriété électrique des corps; elles seront exposées dans le même article, ainsi que le mode d'agir de l'électricité sur le corps humain, tant dans l'état de santé que dans l'état de maladie. L'électricité et le galvanisme ne sauraient faire, dans l'état actuel de la science, deux articles séparés.   (ROSTAN.)

ÉLECTUAIRE, s. m., *electuarium*, du verbe *eligere*, choisir. On donne ce nom à des médicamens mous ou demi-solides, composés de substances pulvérulentes, amalgamées avec des pulpes, des sucs épurés ou des extraits, ou humectées avec des sirops, du miel ou des solutions gommées. Ceux qui restent mous prennent le nom de confections, d'opiats, de thériaques ou d'électuaires proprement dits. Lorsqu'ils sont un peu plus solides, ils reçoivent, suivant la forme qu'on leur donne, les noms de tablettes, de bols ou de pilules.

De la composition des électuaires.—Une foule de substances minérales ou végétales entrent dans la composition des électuaires; quelques-uns en contiennent trente, quarante, cinquante et même davantage. La plupart s'emploient ordinairement en poudre. Le premier précepte à suivre dans leur préparation est de mélanger exactement les differentes poudres, et de les humecter par degrés. Elles absorbent des quantités différentes de sirop, de miel ou de vin. Les substances minérales peu solubles, comme la magnésie, les terres sigillées, absorbent moitié environ de leur poids de sirop ou de miel; les sels neutres en exigent un peu moins en général; mais, quand il y a réaction de certaines substances les unes sur les autres, comme entre le tartrate acidule de potasse et la limaille de fer, il faut ajouter successivement jusqu'à trois parties de sirop à un ou deux jours d'intervalle, pour que la combinaison s'opère mieux, et que le mélange n'acquière pas trop de densité. Les substances terreuses, qu'on rejette maintenant de la composition des électuaires, ne sont pas précisément insignifiantes; elles favorisent le mélange et la division des substances actives; mais les perles, l'hyacinthe et les autres pierres précieuses n'offrent pas, sous ce rapport, plus de propriétés que la craie ou la terre sigillée.

Les poudres végétales, tirées des écorces, des bois, des feuilles ou des fleurs, absorbent trois parties de sirop de miel ou de sucs dépurés pour arriver à la consistance d'électuaire. Les résines absorbent un peu moins que leur poids, et les gommes-résines leur poids entier. Lorsqu'on ajoute à l'électuaire des pulpes, des sels déliquescens ou des extraits, il faut alors diminuer nécessairement la quantité des liquides avec lesquels on humecte les poudres, afin que l'électuaire ne soit pas trop mou. On recommande avec raison de n'employer pour la confection des électuaires que des sirops de cassonade, ou du miel non grenu, a cause de l'inconvénient de la cristallisation des sucres plus purs.

Les électuaires, sous le rapport de leur composition, se divisent en officinaux et en magistraux; les premiers sont préparés avec des pulpes ou sans pulpes, comme les seconds; mais cette distinction, à peu près inutile pour ceux-ci, est importante pour les premiers. Les électuaires officinaux, préparés avec des pulpes de fruit ou des sucs dépurés, contenant beaucoup de mucoso-sucré ou d'extracto-muqueux, fermentent très-facilement, se moisissent, et sont ensuite attaqués par les mites. Il faut, par cette raison, les renouveler tous les ans après l'époque des grandes chaleurs, parce qu'ils sont alors complétement altérés. On trouve dans cette division l'électuaire de séné et de pulpes de fruits du Codex (*électuaire lénitif*); l'électuaire composé de rhubarbe (*catholicum double*); l'électuaire de scammonée et de turbith composé du Codex (*diaphœnix*); l'*électuaire diaprun simple*, et la *confection hamech*, etc.

Les électuaires officinaux sans pulpes, tels que la *confection de safran* du Codex, la *confection alkermès de Mesué*, les *thériaques*, le *diascordium*, l'*opiat stomachique d'Helvétius*, etc., ne sont pas entièrement exempts d'un certain degré de fermentation; mais elle ne va pas jusqu'à décomposer les substances entre elles. On peut par conséquent préparer ces électuaires pour plusieurs années, et les conserver long-temps sans beaucoup d'altération; néanmoins la fermentation sourde qui s'opère entre leurs principes les force de réagir les uns sur les autres, et change nécessairement un peu leurs propriétés chimiques et médicales. Ainsi dans la thériaque, par exemple, la fermentation qui s'établit entre le miel et les extraits boursoufle le mélange, dégage de l'acide carbonique, dissout le sulfate de fer de la terre sigillée, qui se porte sur le tannin et l'acide gallique de plusieurs substances végétales, de sorte que l'électuaire devient brun; enfin, il se développe un peu d'alcohol, et l'opium est en partie décomposé. C'est par cette raison que la thériaque qui a vieilli est un peu plus tonique et excitante, mais jouit de propriétés moins narcotiques.

Les électuaires magistraux peuvent être indifféremment préparés avec des poudres seulement et des sirops, ou avec des pulpes, des extraits ou des sucs dépurés. Les uns et les autres peuvent être conservés quelques jours au moins sans se décomposer.

Des propriétés médicales des électuaires en général. — Les médecins galéniques et polypharmaques croyaient que chaque substance médicamenteuse avait des propriétés spéciales pour la guérison de telle ou telle maladie, et que par conséquent, en réunissant dans la même préparation pharmaceutique le plus grand nombre possible de médicamens, on obtenait un remède qui jouissait de toutes les propriétés réunies des substances qui le composaient ; c'est par cette raison qu'ils surchargeaient toutes leurs formules, et qu'ils attachaient une grande importance aux remèdes très-composés, comme les électuaires, dans lesquels ils faisaient entrer des substances choisies et précieuses. Aussi les ont-ils souvent décorés de noms très-pompeux, tels que celui de *céleste*, de *saint* ou *hiera*, et d'*universel* ou *catholicum*, parce qu'ils regardaient ces médicamens comme propres à tout. Mais ces préparations, pour la plupart monstrueuses et bizarres, qui se ressentent de l'enfance de la thérapeutique et des préjugés qui ont présidé à leur composition avant l'époque de la connaissance immédiate des médicamens, sont maintenant appréciées à leur juste valeur, et en grande partie abandonnées par les praticiens éclairés. Plusieurs de ces remèdes, même les plus composés, semblent cependant avoir survécu à la proscription générale; la thériaque, le diascordium, la confection de safran ou d'hyacinthe, sont encore d'usage, soit parce que ces électuaires remplissent parfaitement le but que se propose le médecin en les employant, soit parce qu'il craint de ne pas l'atteindre aussi bien par des remèdes plus simples qui exigeraient d'ailleurs beaucoup d'essais et d'expériences avant de présenter la même garantie : c'est par ces raisons sans doute que l'empirisme a conservé la thériaque, qu'on a souvent cherché à imiter, mais qu'on n'a pas pu parvenir encore à remplacer.

Quel que soit, au reste, l'assemblage ridicule et indigeste des formules des électuaires, les résultats de leurs effets immédiats sont toujours les mêmes que s'ils étaient composés de cinq ou six substances seulement ; en élaguant, en effet, la plupart des substances inutiles ou peu actives ou en trop petite proportion pour que leurs effets soient sensibles, on peut facilement apprécier leurs propriétés immédiates, et ranger tous les électuaires suivant les médications auxquels ils appartiennent. Nous les diviserons donc en trois sections; les électuaires à médications simples, binaires et ternaires.

Des électuaires à médications simples. — On retrouve dans

cette division des médicamens toniques, comme l'*opiat fébrifuge*
du Codex, dont la base est le quinquina ; des électuaires excitans,
comme la *confection de rhue* de la pharmacopée de Londres,
l'*opiat stomachique d'Helvétius*. On rencontre d'autres électuaires
simplement laxatifs, comme l'*électuaire lénitif*, dont le séné,
les tamarins et la mercuriale sont les principaux agens; l'*électuaire catholicon*, qui contient, par demi-once environ, quatorze
grains de séné, de rhubarbe, et autant de plupe, de casse et de
tamarin. Enfin, on range aussi dans cette même section des
électuaires purgatifs, comme plusieurs opiats anthelmintiques,
dans lesquels on a associé la rhubarbe, le jalap et le mercure
doux.

Des électuaires à médications binaires. — On peut placer
dans cette division les électuaires toniques et excitans, et astringens et narcotiques. Parmi les premiers, on rencontre l'*électuaire anticachectique du docteur Ward*, composé de racine
d'aunée, de semences de fenouil et de poivre noir; l'*électuaire
antifebrile de Guérin*, qui se compose de quinquina, de racines
de gentiane, et de muriate de fer et d'ammoniac humectés avec
l'oxymel scillitique. Dans la seconde division se rangent le *diascordium* et l'*opiat* ou la *confection japonaise* de la pharmacopée
d'Édimbourg, qui offrent un assemblage d'astringens actifs,
combinés avec l'opium, dont l'usage est surtout recommandable
dans les diarrhées atoniques et les flux diarrhéiques sans phlegmasies intestinales.

Des électuaires à médications ternaires. — Cette division renferme les électuaires dont les formules sont les plus surchargées,
et les propriétés médicales les plus composées. Les plus remarquables sont les *thériaques*, l'*électuaire Mithridate*, l'*orviétan*
et l'*opiat de Salomon*. Ces électuaires, formés pour la plupart
de substances toniques, excitantes et narcotiques, produisent
une triple médication dépendante de l'action de ces agens
réunis, et qui incline tantôt plus ou moins vers l'un ou l'autre
effet, suivant la dose à laquelle on les emploie, l'idiosyncrasie
du sujet sur lequel on les applique, et les circonstances dans
lesquelles celui-ci se trouve placé. Tous ces agens thérapeutiques sont ensuite secondairement plus ou moins diaphorétiques.
On a beaucoup abusé des électuaires qui appartiennent à cette
division, principalement dans les maladies fébriles graves, qu'on
appelait *malignes*, dans la variole et plusieurs autres maladies

cutanées où on croyait utile de chasser au-dehors un prétendu venin. Beaucoup de patriciens éclairés, et en particulier Sydenham, se sont avec raison élevés contre cette théorie dangereuse qui a poussé les médecins à prodiguer des remèdes excitans et incendiaires, sous toutes les formes. Le temps a heureusement fait justice de ces systèmes, et le règne des électuaires a dû cesser avec eux. *Voyez* CONFECTION, OPIAT, THÉRIAQUE.

(GUERSENT.)

ÉLÉMENT, s. m., *elementum ;* en grec στοιχεῖον ; corps simple, indécomposable, ou plutôt indécomposé. Les élémens jouaient le premier rôle dans la philosophie spéculative des anciens; leur nature, leur nombre et la manière dont ils entraient dans le grand système du monde, étaient les objets favoris des hypothèses et des controverses qui occupèrent les loisirs des plus beaux génies de la Grèce. Mais le système des quatre élémens d'Empédocle, ayant été adopté par Hippocrate, et ensuite par Aristote, se trouva exclusivement introduit dans la médecine. Le feu, l'air, la terre et l'eau,et les quatre qualités qui leur appartiennent,le chaud, le froid, le sec et l'humide, devinrent ainsi le fondement des théories du dogmatisme, et plus tard du galénisme. Ajoutez à cela les quatre humeurs dont on pensait qu'était formé le corps de l'homme, le sang, la pituite, la bile et l'atrabile, auxquelles on attribuait des qualités correspondantes à celles des quatre élémens, et vous connaîtrez la source des principales hypothèses qui, retournées en mille façons, servaient à expliquer tous les phénomènes de la santé et des maladies. Les quatre âges de la vie, les quatre saisons de l'année, figuraient merveilleusement dans cette théorie, et les quatre tempéramens, conservés par tradition jusqu'à nos jours, en étaient la conséquence la plus naturelle. Enfin, l'art de combiner convenablement dans le corps humain les qualités élémentaires devint, suivant l'observation de M. Bérard, le *nec plus ultrà* de la médecine pratique.

Paralcelse, le premier, porta atteinte à la doctrine des quatre élémens, comme au reste du galénisme; mais tout prouve qu'il ne s'entendait pas lui-même à cet égard, puisqu'il se contredit sans cesse. Les véritables philosophes et les physiciens qui lui ont succédé, tels que Descartes, Gassendi, Leibnitz, Robert Boyle, Bécher et bien d'autres encore, professaient des principes différens entre eux sur le nombre réel des élémens et sur leur nature, mais ils s'accordèrent tous à rejeter l'hypothèse des anciens. Aujourd'hui, la question des élémens est entre les mains des chimistes, et sa solution varie chaque jour; une expérience heureuse peut à chaque instant en augmenter ou en diminuer le nombre. On en compte en ce moment cinquante-six, qui sont : le calorique, la lumière, le fluide électrique, le fluide magnétique, l'oxygène, le bore, le carbone, le phosphore, le soufre, l'iode, le phtore ou fluor, le chlore, l'azote, le silicium, le zirconium, l'aluminium, l'yttrium, le glucynium, le magnésium, le calcium, le strontium, le baryum, le sodium, le potassium, le lythium, le manganèse, le zinc, le fer, l'étain, l'arsenic, le molybdène, le chrôme, le tungstène, le columbium, le sélénium, l'antimoine, l'urane, le cérium, le cobalt, le titane, le bismuth, le cadmium, le cuivre, le tellure, le plomb, le mercure, le nickel, l'osmium, l'argent, l'or, le platine, le palladium, le rhodium et l'iridium.

Ces substances simples ou indécomposées, reconnues telles par l'analyse chimique, et auxquelles on donne provisoirement le nom d'élémens, ne pouvant en rien être comparées aux quatre élémens des anciens, quant au rôle qui leur était attribué dans les phénomènes de la vie, doivent rester dans le domaine de la chimie, et n'ont rien à démêler avec les doctrines médicales. Aujourd'hui on se borne avec raison, dans l'analyse des substances animales, à noter soigneusement la composition chimique de chaque fluide et de chaque tissu, sans chercher à appliquer ces données expérimentales aux théories générales de la physiologie. La théorie physique des élémens ayant ainsi perdu toute son importance médicale, nous n'aurons point à nous en occuper. Mais nous devons faire connaître la nouvelle doctrine des médecins de Montpellier sur ce qu'ils appellent les *élémens des maladies.*

Barthez a le premier transporté le mot *élément* du vocabulaire des chimistes dans celui de la médecine. Il entendait par-là toutes les modifications morbides du principe vital (*Voyez* ce mot), auquel, dans son système physiologique, il faut rapporter tous les phénomènes des corps vivans. Si, pour se conformer à l'usage, il consent quelquefois à dire qu'une maladie, que les scrofules, par exemple, sont une affection du système lymphatique, M. Lordat nous apprend que cette manière de parler signifiait, dans la bouche de son maître, que la modification dont la puissance vitale est atteinte dans cette maladie s'exerçait principalement sur ce système.

La plupart des disciples de Barthez, persuadés que le langage métaphysique dont il avait enveloppé sa doctrine s'opposait à ce qu'elle fût bien comprise, ont un peu reformé ce langage ; mais ils sont loin encore de cette précision et de cette clarté de style qui font le charme des belles productions de notre époque. Il faut cependant rendre justice à leurs efforts et convenir qu'ils sont à cet égard bien au-dessus de leur maître. Complétement in-différens à la théorie abstraite des maladies du principe vital, ils entendent, avec Dumas, par élément d'une maladie, *toutes les affections simples que la différence de ses phénomènes comparés y démontre, et qui sont assez dominans pour y produire divers ordres de symptômes constans et déterminés ;* définition qu'un esprit tant soit peu sévère pourra encore trouver passablement abstraite.

Il y a entre les élémens et les symptômes la même différence qu'entre l'effet et la cause ; les uns constituent le fonds, la nature de la maladie, les autres en déterminent la forme. Il n'y a point de maladie sans élément, il peut y en avoir sans symptômes. Le traitement des élémens est absolu et approprié à leur nature ; celui des symptômes doit être subordonné à la nature des élémens. Les symptômes peuvent changer, la maladie restant la même ; mais la nature d'un élément est invariable, quelle que soit la modification qui le constitue. L'invariabilité est ici la conséquence de la simplicité ; car une chose simple n'est susceptible que de plus ou de moins, et elle ne saurait changer sans se dénaturer, sans cesser d'être ce qu'elle était Il en est ainsi, en effet, de l'oxygène, de l'hydrogène et de tous les élémens admis en chimie ; mais les élémens pathologiques au lieu d'être des corps, ne sont que des modifications primitives dans l'état d'un corps. Lorsque ces modifications tombent sous nos sens, comme dans les fractures, les luxations et dans la plupart des lésions physiques il est sans doute facile de juger de leur simplicité ; tout le monde verra sans effort que la division de l'os est l'élément des fractures , et le déplacement des surfaces articulaires , l'élément des luxations. Mais les choses se passent autrement dans le domaine de la pathologie interne ; les maladies s'y dérobent à nos moyens d'investigation, et les élémens qui les constituent ne sont accessibles à nos sens que par l'effet qu'ils produisent au dehors, c'est-à-dire par les symptômes.

Les médecins de Montpellier estiment qu'il existe un, deux ou trois élémens dans une maladie , suivant qu'elle présente un, deux ou trois ordres de symptômes. Ils disent que les symptômes sont du même ordre ou analogues, lorsqu'ils dérivent de la même modification vitale ; et pour juger de cette communauté d'origine, ils n'ont recours ni à la théorie, ni au plus simple raisonnement, ils ne consultent que l'expérience. L'espèce d'opiniâtreté avec laquelle certains symptômes se montrent constamment ensemble, est à leurs yeux un motif suffisant pour les attribuer à la même cause, bien qu'ils ignorent le lien qui les unit. Ainsi le battement des temporales, la rougeur de la face, la douleur des tempes, le trouble de la vue, l'assoupissement, etc. , sont les symptômes de l'*élément fluxionnaire* ou de la fluxion dirigée vers la tête ; une sensibilité exquise, une mobilité extrême, des *vapeurs*, des sensations très-vives pour la plus légère cause, la manie de tout exagérer, etc., sont les symptômes dont la réunion forme ou représente l'élément connu sous le nom d'*éréthisme nerveux*. Ces deux exemples suffisent pour donner une idée de la manière dont les partisans de la méthode *élémentaire* procèdent à la détermination des élémens pathologiques.

Il y a des élémens généraux ou communs qu'on retrouve dans la plupart des maladies ; tels sont l'irritation, l'éréthisme nerveux, la faiblesse, le spasme, la fluxion, etc. Il en est d'autres qui sont propres à telle ou telle maladie en particulier, qui la spécifient et qui la distinguent de toutes les autres. On range parmi ces derniers les principes syphilitique, varioleux, psorique, cancéreux, scrofuleux, scorbutique, dartreux, goutteux, rhumatismal, bilieux, muqueux, putride, etc., non qu'on regarde la syphilis, la variole, les scrofules, etc, comme des affections élémentaires ; mais on croit que parmi les élémens dont ces maladies sont formées, il en est un qui leur est propre, qui n'appartient qu'à elles, et d'où elles tirent leur caractère et leur nom.

Jusqu'ici personne, que je sache, ne s'est avisé de vouloir faire l'énumération de tous les élémens pathologiques, encore bien moins de les décrire ; et cette lacune laisse dans la doctrine un vague qui doit prévenir contre elle les esprits exacts et accoutumés à l'étude des sciences physiques. M. Bérard a présenté, dans son article *Élément* du Dictionnaire des Sciences médicales, un essai sur cette matière ; mais, outre que ce travail est incomplet, ceux qui professent les mêmes principes que son auteur ne veulent pas reconnaître tous les élémens dont il parle. Dumas avait entrepris de traiter le même sujet dans un ouvrage auquel sa doctrine générale devait servir de fondement. Il y considérait, 1° chaque affection élémentaire, avec toutes ses modifications, dans les différentes maladies qu'elle contribue à former; 2° chacune des maladies simples ou composées qui résultent de ces affections élémentaires; 3° le traitement spécial des affections élémentaires, prises l'une après l'autre, et celui des genres et des espèces de maladies qui en dérivent. Il nous a même laissé un échantillon de la première partie de ce travail dans l'appendice qu'il a mis à la fin de sa *Doctrine générale des maladies chroniques;* mais il avoue lui-même que cette esquisse ne peut nous donner qu'une faible idée de ce qu'il se proposait de faire.

Quoiqu'ils n'aient pas encore déterminé le nombre des élémens pathologiques qu'il faut admettre, les disciples de Barthez prouvent par un raisonnement fort simple qu'il doit être assez borné. En effet, disent-ils, les symptômes eux-mêmes ne sont pas très-nombreux : or, il faut plusieurs symptômes pour caractériser un élément; donc le nombre des élémens est encore moindre que celui des symptômes. En supposant ainsi qu'il existât environ cent cinquante principaux symptômes, et qu'il en fallût environ trois pour caractériser chaque élément, il est clair que le nombre de ceux-ci ne dépasserait pas cinquante.

Il est rare que les élémens se montrent dans leur état d'isolement; ils s'associent presque toujours au nombre de deux, trois, quatre, rarement en plus grand nombre. Ces associations sont tantôt l'effet de leur analogie naturelle, et tantôt celui de leur dépendance mutuelle. Il est impossible, par exemple, que l'irritation se développe dans un point quelconque du corps sans appeler la fluxion, qui, à son tour, produira l'engorgement : d'autres fois les combinaisons résultent des dispositions individuelles, de la constitution régnante et des causes accidentelles; enfin, l'expérience a prouvé qu'il est des élémens qui s'unissent presque toujours entre eux, sans qu'on puisse assigner les causes de leur rapprochement. Les élémens, en se combinant, forment les maladies composées. Celles-ci sont incomparablement plus nombreuses que les affections élémentaires : toutefois il ne faut pas croire qu'il existe autant de maladies composées que l'imagination conçoit de combinaisons possibles de leurs principes constituans.

Pour bien connaître une maladie composée, il faut distinguer tous les élémens dont elle est formée. Pour distinguer ces élémens, dit M. Lordat, on groupe les symptômes en réunissant ceux qui ont la même signification, et on reconnaît autant d'élémens qu'on a fait de groupes. Cette opération mentale, ordinairement facile pour un esprit exercé à ces sortes d'abstractions, offre quelquefois de grandes difficultés, parce que les élémens, en se combinant, s'influencent, se modifient réciproquement, et revêtent des apparences trompeuses. C'est beaucoup sans doute de reconnaître tous les principes constitutifs d'une maladie, mais ce n'est point assez; il reste encore à déterminer leurs rapports, à suivre leur filiation, et à remonter ainsi jusqu'à celui qui a paru le premier. Il ne faut pour cela qu'observer exactement l'ordre de succession dans lequel les symptômes se sont montrés. Si la connaissance de l'élément primitif est quelquefois peu importante, parce qu'il n'a exercé aucune influence sur l'apparition des autres, elle est, dans les cas opposés, d'une indispensable nécessité pour diriger le traitement.

Chaque élément offre une indication spéciale : il y a donc autant d'indications à remplir dans le traitement d'une maladie qu'il entre d'élémens dans sa composition. Il est rare que les mêmes moyens curatifs conviennent à tous les élémens d'une même maladie; dans le plus grand nombre de cas, il faut donc les attaquer successivement : mais auparavant il est indispensable de calculer leurs rapports, d'apprécier leur marche, leur importance et leur terminaison probable, pour savoir quel est celui par lequel on doit commencer. On commencera en général par l'élément primitif ou générateur, s'il tient encore les autres sous sa dépendance ; cependant on est souvent obligé de déroger à cette règle pour combattre l'élément le plus dangereux. C'est ce qu'on fait dans les fièvres intermittentes pernicieuses, et dans toutes les maladies qui menacent prochainement la vie. Hors ces deux suppositions, c'est-à-dire lorsque le malade ne court aucun danger présent, et lorsque les élémens d'une même maladie sont indépendans les uns des autres, il faut toujours attaquer de prime abord celui qu'on peut espérer de vaincre sans courir le risque d'aggraver les autres.

Telles sont les notions les plus positives qu'il m'a été possible de recueillir sur la doctrine des élémens des maladies : on peut voir

qu'elle ne forme point, à proprement parler, un système de médecine, ni même une théorie spéciale, car elle n'explique rien, et par
sa nature elle se refuse à toute application des principes de la physiologie aux phénomènes pathologiques. Cette doctrine si vantée
à Montpellier, et dont on ne saurait en beaucoup de cas méconnaître l'utilité, n'est donc en réalité qu'une méthode de traitement; et Barthez, son inventeur, paraît n'avoir eu pour principal but que de fixer les bases de la thérapeutique, en ramenant à
des principes généraux tous les traitemens dont l'empirisme avait
prouvé l'efficacité, et en soumettant à l'analyse leur mode
d'action. Cet illustre médecin fit le premier essai de ces nouveaux
principes dans un cours de médecine pratique qui produisit quelque sensation dans la Faculté de Montpellier, vers l'année 1770.
Il les a depuis appliqués à la goutte et au rhumatisme dans l'ouvrage qu'il a publié sur ces maladies; mais il a fait cette application sans développer, sans exposer même les principes qui
le dirigeaient, en sorte que ce livre n'est encore bien compris que des élèves mêmes de l'auteur. Berthe n'a pas commis
une faute semblable dans son *Précis sur la maladie qui a
régné dans l'Andalousie en* 1800 : il a développé sa doctrine
en même temps qu'il en faisait l'application; et, malgré la pu-
blication de la Doctrine générale des maladies chroniques par
Dumas, dix ans après celle du modeste *Précis*, l'ouvrage de Berthe
passe encore, aux yeux des connaisseurs, pour le plus beau modèle d'analyse élémentaire.   (COUTANCEAU.)

ÉLÉMI ou ÉLEMNI (résine), s. m., *resina elemi*. Cette substance résineuse est produite, à ce que l'on croit généralement,
par un arbre de la famille des Térébenthacées nommé par Linné
amyris elemifera. Cependant il est important de remarquer que
cet arbrisseau ne croît que dans le nouveau monde, et qu'une
espèce de résine élémi nous est apportée d'Éthiopie ou de l'Inde.
Il est donc nécessaire d'en conclure que l'*amyris elemifera* n'est
pas le seul végétal dont le suc résineux et concret soit répandu
dans le commerce sous le nom de *résine* ou *gomme élémi*; mais
que plusieurs autres arbres de la famille des Térébenthacées, et
surtout d'autres espèces du genre *amyris*, produisent des sucs
résineux que l'on confond dans le commerce sous le même nom.

On trouve chez les droguistes deux sortes d'élémi. La plus
commune vient de l'Amérique méridionale, particulièrement du
Brésil et de la Nouvelle-Espagne. Elle est en masses plus ou

moins volumineuses, d'un blanc jaunâtre, avec quelques petites taches brunes ou vertes produites par des impuretés, onctueuse au toucher, mais cependant sèche et solide. Son odeur est fort agréable; on la compare généralement à celle du fenouil; sa saveur est âcre et amère. Elle contient une assez grande quantité d'huile volatile, et se dissout en totalité dans l'alcohol. La seconde sorte, qui est très-rare dans le commerce, est apportée, selon les uns, d'Éthiopie, et des grandes Indes suivant quelques autres. Elle forme des espèces de pains de deux à trois livres, enveloppés dans des feuilles d'arbres. On l'emploie fort rarement, parce que le commerce n'en fournit qu'une très-petite quantité.

La résine élémi n'est usitée qu'à l'extérieur. Cependant quelques auteurs ont proposé de l'employer dans le traitement de la blennorrhagie; mais on lui préfère généralement la résine ou baume de copahu. (*Voyez* ce mot.) Elle entre dans l'onguent d'*Arcœus* et de styrax, dans le baume de Fioraventi, etc.

(A. RICHARD.)

ÉLÉPHANTIASIS, s. m.; mot dérivé du grec ἐλέφας, éléphant. Cette expression a d'abord été employée par les médecins grecs, pour désigner une maladie de la peau, principalement caractérisée par la formation, dans diverses parties du corps, de tubercules durs et préominens, par la chute des poils, et la diminution de la sensibilité des tégumens. Plus tard, Rhazès et les Arabes ont décrit sous le nom d'*éléphantiasis* une inflammation des vaisseaux et des ganglions lymphatiques et du tissu cellulaire sous-cutané, annoncée par la douleur, la rougeur et la tuméfaction des vaisseaux absorbans et des ganglions, et caractérisée ensuite par un gonflement dur, difforme et permanent, dont les dimensions deviennent de plus en plus considérables. Nous décrirons la première de ces maladies sous le nom d'*éléphantiasis des Grecs*; la seconde, sous celui d'*éléphantiasis des Arabes*, sans nous dissimuler les inconvéniens attachés à de semblables dénominations.

ÉLÉPHANTIASIS DES GRECS; *éléphantiasis tuberculeux.*—Aretée désigna sous le nom d'éléphantiasis la maladie dont nous allons présenter le tableau, parce qu'il crut trouver quelque ressemblance entre les tégumens des individus qui en étaient affectés, et la peau rude et âpre de l'éléphant. Aetius interprète différemment cette dénomination. Suivant lui, elle était destinée à rappeler l'énormité des désordres organiques, et leur longue durée,

La plupart des individus qui en avaient été atteints, s'étant fait remarquer par une disposition excessive au libertinage, ces deux auteurs rapportent que l'on assigna également à cette maladie le nom de *satyriasis* ou de *satyriasmos*; ils ajoutent que l'état de relâchement et la disposition des rides de la peau du front, lui donnant quelque ressemblance avec le front mobile et proéminant du lion, quelques autres auteurs lui avaient imposé le nom de *leontiasis*. Les médecins arabes attribuent une autre origine à cette dénomination. La face, dit Haly-Abbas, est appelée *léontine*, parce que le blanc des yeux des malades devient livide, et que ces organes ont une forme arrondie. Enfin, suivant Avicenne, cette expression fait allusion à l'aspect hideux et terrible de la face, semblable à celle du lion. Je termine ces détails étymologiques en faisant remarquer que le *juzam*, décrit par les anciens auteurs arabes, me paraît être la même maladie que l'éléphantiasis des Grecs, qui est encore aujourd'hui désignée, dans la Perse et dans l'Arabie, par une expression à peu près semblable.

Symptômes.—L'éléphantiasis des Grecs s'établit d'une manière presque insensible dans l'économie animale : il est caractérisé par des tubercules rouges ou livides, souvent insensibles, dont les dimensions varient entre celles d'un pois ou d'une grosse aveline, situés principalement sur la face et les oreilles, quelquefois sur le coude, les genoux, les pieds et les mains, et dont le développement peut être précédé ou accompagné d'une démangeaison assez vive. La maladie a-t-elle son siége à la face, les ailes du nez s'enflent, les narines se dilatent, les lèvres se tuméfient, les oreilles et surtout leurs lobes, s'élargissent, s'épaississent et se couvrent de tubercules; des durillons se forment çà et là dans les tégumens ou dans le tissu cellulaire sous-cutané; la peau du front et des joues devient rugueuse et ridée autour des orbites ; la barbe, les poils des sourcils, des aisselles, du pubis, des membres, plus rarement ceux du cuir chevelu, tombent successivement. La sensibilité de la peau diminue et s'émousse, au point que le malade n'éprouve aucune sensation désagréable lorsqu'on le pince ou qu'on le pique. Au fur et à mesure que la maladie fait des progrès, la peau qui recouvre les tubercules se gerce et s'ulcère. L'inflammation se propage sur les membranes muqueuses voisines; une douleur forte et gravative se déclare vers les sinus frontaux; l'odorat diminue, un flux assez considérable a lieu par les fosses nasales, où se forment des ulcérations, qui quelquefois de la voûte palatine s'étendent jusqu'au voile du palais qu'elles détruisent; la membrane muqueuse du pharynx s'enflamme et s'ulcère; les glandes amygdales se gonflent; l'irritation gagne les membranes muqueuses du larynx, de la trachée et des bronches; la voix devient rauque et s'altère de plus en plus; des ulcérations s'établissent sur le sommet des tubercules développés sur les membres; et, à la suite de ces phlegmasies chroniques, les doigts et les orteils sont fréquemment frappés de gangrène. La lenteur avec laquelle apparaissent successivement ces altérations de plus en plus graves, peut seule expliquer le peu de trouble qu'elles apportent dans l'exercice des principales fonctions de l'économie; ce n'est, en effet, qu'après une durée dont il est difficile d'assigner le terme, que les malades succombent aux progrès d'un mal aussi hideux.

Dans le tableau des phénomènes morbides observés dans l'éléphantiasis tuberculeux, je n'ai point fait mention du *libido inexplebilis*, indiqué par quelques auteurs comme un de ses traits caractéristiques. Ce symptôme n'est point constant : quelques observateurs en nient même l'existence; d'autres prétendent qu'il se développe seulement au début de la maladie : toutefois il est certain que ce phénomène n'est pas rare dans les phlegmasies chroniques de la peau.

Recherches anatomiques. Il résulte, du petit nombre de recherches anatomiques qui ont été faites jusqu'à ce jour sur l'éléphantiasis des Grecs, quelques données sur l'état morbide des tégumens, qu'il sera indispensable de compléter par des observations ultérieures. Une portion de peau couverte de tubercules, ayant été mise dans un lieu humide, fut examinée par M. Ruette, lorsqu'elle commençait à éprouver le premier degré de putréfaction. La couche la plus superficielle, formée par l'épiderme extraordinairement épaissi, fut facilement détachée. A sa surface interne étaient implantés des tubercules arrondis à leur sommet, larges d'environ une ligne, longs de deux ou trois, ayant à leur base une espèce de radicule qui allait se perdre dans le corps réticulaire de Malpighi. D'autres auteurs assurent avoir reconnu que les tubercules sont formés par des kystes, qui contiennent une sérosité gluante et de couleur rougeâtre. Le derme et le réseau muqueux de la peau peuvent être sains ou enflammés, et présenter, dans ce dernier cas, de légères fissures, ou des ulcérations plus ou moins profondes. Le tissu cellulaire sous-cutané est souvent parsemé de petits tubercules graisseux, fort durs et assez semblables à ceux que l'on trouve dans les porcs attaqués de la ladrerie. Les muscles et les tendons sont quelquefois tellement adhérens les uns avec les autres, qu'il est difficile de les isoler. L'étude anatomique de ces tubercules dans leurs différens degrés de développement, celle des organes sécréteurs des poils, dont la chute est un des caractères de cette maladie, l'examen de chacune des parties constituantes de la peau et celui du tissu lamineux correspondant aux points affectés, doivent être faits de nouveau, avec cet esprit d'exactitude qu'on apporte aujourd'hui dans les recherches d'anatomie pathologique : jusqu'alors il restera une grande lacune dans l'histoire de l'éléphantiasis tuberculeux.

Les lésions concomitantes qui ont été le plus souvent observées, sont des phlegmasies chroniques de la membrane muqueuse des fosses nasales et du pharynx. Enfin, dans le plus grand nombre des cas, la mort des malades a été la suite d'inflammations chroniques des poumons, dont les fonctions ont des relations si intimes avec celles de la peau.

Causes. Arétée et plusieurs autres médecins ont pensé que l'éléphantiasis était contagieux. Vidal, T. Heberden, Adams, ont soutenu une opinion contraire, et nous ne connaissons point une seule expérience positive que l'on puisse citer en faveur de l'assertion du médecin grec. Il règne, en général, la plus grande obscurité sur l'étiologie de l'éléphantiasis tuberculeux. On a pensé, peut-être avec raison, que la malpropreté, l'usage d'alimens de mauvaise qualité, l'habitude de se nourrir de poissons, pouvaient avoir quelque influence sur la production de cette maladie ; mais, ici, le besoin de nouvelles observations se fait encore sentir.

Diagnostic. L'éléphantiasis des Grecs a été confondu avec la lèpre, dont il constitue une espèce, suivant quelques-uns, et avec l'éléphantiasis des Arabes, regardé lui-même comme une variété de l'une ou l'autre de ces maladies. Ces deux opinions nous paraissent également inexactes. En effet, l'éléphantiasis des Grecs est une affection chronique dont le siége primitif et principal est dans la peau, et qui ne présente d'abord qu'un développement de *tubercules*, sans dérangement général des fonctions. Dans l'éléphantiasis des Arabes, les vaisseaux et les ganglions lymphatiques des membres ou du tronc, et le tissu cellulaire sous-cutané, sont atteints d'une inflammation qui, pendant et après sa durée, offre des dispositions morbides qu'il est impossible de rapprocher de l'affection tuberculeuse qui constitue l'éléphantiasis des Grecs. Ces deux maladies ne sont pas moins distinctes de la lèpre, dont les principaux caractères extérieurs consistent dans des plaques écailleuses, de différentes dimensions, mais qui ont presque toujours une forme circulaire. Nous ne pourrions ici établir un parallèle entre les symptômes et les altérations organiques propres à l'éléphantiasis des Grecs, à l'éléphantiasis des Arabes et à la lèpre, sans dépasser les limites que comporte un article de dictionnaire : en consultant comparativement leur description, le lecteur pourra juger de l'exactitude et de l'utilité de la distinction qu'il nous a paru indispensable d'établir entre ces trois maladies, qui diffèrent entre elles sous le rapport anatomique et physiologique.

Pronostic. L'éléphantiasis des Grecs est presque toujours une maladie incurable, dont on doit s'attacher à prévenir les progrès ultérieurs. Lorsque les tubercules ne sont point enflammés, cet état morbide peut coïncider avec l'exercice libre et régulier des fonctions et toutes les apparences extérieures de la santé. Mais lorsque l'inflammation s'est emparée de ces tumeurs et qu'elle vient à se propager sur la membrane muqueuse des fosses nasales et des voies aériennes, la multiplicité des désordres et l'importance des organes souffrans rendent le pronostic de plus en plus fâcheux.

Traitement. Ce qu'on a publié sur le traitement de cette maladie est loin d'être satisfaisant. On s'accorde, en général, pour recommander le régime végétal, les bouillons faits avec les viandes les plus saines, la chair de tortue, le lait coupé avec les décoctions d'orge et de gruau, les infusions théiformes de véronique, de lierre terrestre, etc., etc. Lorsque les tubercules sont enflammés, l'emploi des bains préparés avec des décoctions de plantes émollientes et narcotiques a le précieux avantage de diminuer l'irritation de la peau. Les sudorifiques, conseillés d'une manière générale dans presque toutes les maladies des tégumens, ont été souvent administrés dans le traitement de l'éléphantiasis des Grecs ; mais leur usage, comme celui de la plupart des autres moyens thérapeutiques, a été trop souvent dirigé par un aveugle empirisme.

Dans le dessein d'obtenir la résolution des tubercules, on a eu recours à de légères frictions faites sur les parties malades, avec des onguens doués de propriétés peu actives, tels que ceux d'aunée et d'althéa, qu'on remplaçait ensuite par des linimens plus ou moins chargés d'ammoniaque.

Le traitement local des ulcérations qui, dans la dernière période de la maladie, se développent aux extrémités des membres, consiste à augmenter ou à diminuer l'inflammation, suivant son degré d'activité. Nous n'indiquerons pas les moyens d'y parvenir ; ils doivent être exposés avec détails à l'article ULCÈRE.

ÉLÉPHANTIASIS DES ARABES. Cette maladie n'a été bien étudiée que dans le siècle dernier. Long-temps avant, elle avait été décrite par Rhazès, qui l'avait observée en Asie et en Afrique ; mais la courte description tracée par cet auteur, défigurée par les interprètes, était restée dans l'oubli. Depuis le commencement jusqu'à la fin du dix-huitième siècle, Town, Hillary et Hendy en ont successivement présenté un tableau plus exact, sous le nom de *maladie glandulaire des Barbades*. Plus récemment encore M. Alard, par de précieuses et savantes recherches, a jeté un nouveau jour sur l'histoire de cette maladie.

L'éléphantiasis des Arabes est désigné très-diversement, suivant les lieux où il a été observé, et les opinions particulières des auteurs qui en ont donné des descriptions plus ou moins exactes. Il est démontré pour nous que les maladies appelées *andrum* (hydrocèle) et *périeal* (pied fébricitant) par les naturels de la côte du Malabar et de l'île de Ceylan, et désignées par Kempfer sous le nom d'*hydrocèle* et de *pedarthrocacé* ; que le *senky* ou *colique du Japon*, produisant des tumeurs aux grandes lèvres, à la marge de l'anus et au scrotum ; que les *hernies charnues* observées sur les habitans du Caire par Prosper Alpin ; que le *sarcocèle d'Égypte* décrit par M. Larrey ; que la *fièvre érysipélateuse* de Sennert et Hoffman ; que la *maladie glandulaire des Barbades* de Hendy ; que le *dal-fil* (maladie de l'éléphant) des Arabes modernes, sont absolument de la même nature que l'éléphantiasis de Rhazès. Toutes ces dénominations sont plus ou moins inexactes ; plusieurs même donnent une idée tout-à-fait fausse de la maladie qu'elles sont destinées à rappeler : nous avons adopté celle d'éléphantiasis des Arabes, comme la plus ancienne et la plus généralement usitée.

Symptômes. (Première période.)—L'invasion de cette maladie est brusque et inattendue. Au début, douleur plus ou moins vive sur le trajet des principaux troncs des vaisseaux lymphatiques, ou dans un ou plusieurs ganglions d'une région du corps, et le plus ordinairement d'un des membres abdominaux; Développement, suivant la direction des douleurs, d'une *corde* dure, noueuse et tendue, ressemblant à un chapelet de petits tubercules sous-cutanés. Le plus ordinairement, cette corde est surmontée, à la peau, d'une trace rouge de la largeur d'un ruban de fil. Quelquefois elle est seulement sensible au toucher. L'inflammation poursuivant ses progrès, la partie des tégumens qui recouvre les vaisseaux ou les ganglions lymphatiques enflammés offre bientôt une teinte érysipélateuse. L'irritation se propage au tissu cellulaire sous-cutané voisin du siége du mal, et elle est suivie d'une tuméfaction considérable.

De nombreux phénomènes sympathiques accompagnent ces désordres. Au début, frissons prolongés, soif très-vive, malaise, anxiété, efforts violens pour vomir, vomissement des matières contenues dans l'estomac, et quelquefois d'une petite quantité de sang. Dans quelques cas particuliers, le cerveau lui-même s'affecte, et il survient du délire. Une chaleur intense succède au frisson; elle est accompagnée de contractions plus fréquentes du cœur et suivie de sueurs abondantes, générales ou partielles, et d'une diminution des symptômes fébriles.

Après s'être ainsi calmés, les phénomènes morbides locaux et généraux reparaissent sous la forme d'*accès*, à des intervalles plus ou moins éloignés, toujours précédés de nouveaux progrès de l'irritation locale, et suivis d'une augmentation successive de la tuméfaction de la partie enflammée.

La durée de cette première période varie suivant les sujets. Bientôt les phénomènes morbides généraux diminuent en nombre et en intensité. A chaque attaque, la rougeur, la chaleur et la douleur de la partie enflammée se dissipent assez rapidement, tandis que le gonflement augmente de jour en jour et fait des progrès plus ou moins considérables, dans les deux ou trois mois qui suivent l'invasion de la maladie.

A peine le tissu cellulaire est-il affecté, qu'il paraît être le siége d'une hydropisie active; mais dans la suite la tumeur devient très-dure et ne cède plus à l'impression du doigt. Parfois les ganglions lymphatiques suppurent, s'ulcèrent, ou restent atteints d'une induration chronique.

VII.   23

Deuxième période.—La maladie, arrivée à cette seconde période, existe ordinairement sans trouble autre que celui des fonctions des organes qui en sont affectés. Après être resté stationnaire pendant plusieurs mois, le mal semble se ranimer, et il n'est pas rare de voir se développer de nouveaux accès inflammatoires, suivis d'une nouvelle augmentation de volume de la partie malade. Le nombre de ces attaques ne peut être prévu ni calculé.

Cette maladie des vaisseaux et des ganglions lymphatiques et du tissu lamineux sous - cutané offre quelques particularités remarquables, suivant les régions du corps où elle s'est développée. Aucune n'en est exempte ; elle attaque le plus ordinairement l'un des membres abdominaux : dans ce dernier cas, on la désigne vulgairement, en Angleterre, sous le nom de *jambe des Barbades ;* en France, M. Alibert a cru devoir faire de cet état morbide une espèce de lèpre qu'il a appelée *lèpre tuberculeuse éléphantine.* Au début, les articulations des membres voisines du point enflammé sont raides et contractées ; plus tard, ces membres acquièrent des formes si bizarres et des dimensions si disproportionnées avec celles des autres parties, qu'il est impossible de s'en faire une idée, sans en avoir vu, ou du moins sans avoir consulté les dessins qui en ont été recueillis. Tantôt la tumeur est pleine et unie comme un sac bien rempli, ou comme une outre ; tantôt elle est par étages, de sorte que chacun des accès paraît avoir fait sa grosseur particulière. La peau est ordinairement lisse et sans changement de couleur, dans les climats d'une température modérée : dans l'Égypte maritime, sur les rivages de Cochin, et souvent aux Asturies, des vaisseaux variqueux rampent sous cette membrane et lui donnent une couleur rembrunie ; peu à peu les tégumens acquièrent de la rudesse ; ils se couvrent de petites verrues, dans l'île de Barbade ; et de croûtes jaunes et dégoûtantes, en Égypte. Enfin, il se forme des fissures et des crevasses sur le membre, qui devient plus tard d'un volume énorme et d'une difformité inconcevablement variée.

Lorsque l'éléphantiasis se développe sur les parois de l'abdomen et qu'il occupe une large surface, il est souvent accompagné de tous les symptômes d'une très-violente irritation gastrique ; en outre, une exhalation séreuse très-abondante a lieu dans le tissu lamineux sous-cutané de la paroi antérieure du bas-ventre, et souvent aussi dans celui des grandes lèvres ou du scrotum et de la marge de l'anus.

Si le scrotum est le siége primitif de l'éléphantiasis, l'inflammation peut quelquefois se propager au testicule et au pénis, et la suite la plus ordinaire de ces désordres est une exhalation morbide qui donne à ces parties un volume monstrueux. Cette altération a été improprement désignée sous le nom de *sarcocèle d'Égypte*, et d'*hydrocèle endémique du Malabar*.

La poitrine, le cou et la tête ne sont point à l'abri des atteintes de cette inflammation : elle donne aux mamelles un volume tel, qu'il faut les soutenir avec des bandages passés derrière le cou. Outre l'induration chronique qui succède à cette maladie abandonnée à elle-même, on a vu survenir sur les régions mammaires des ulcères difficiles à guérir. Enfin, lorsque la face est le siége primitif et principal de l'éléphantiasis, dans la première période il survient fréquemment du délire, et dans la seconde on remarque une tuméfaction permanente des joues, du nez et des lèvres, n'atteignant quelquefois qu'un seul côté de la figure, qui offre un aspect hideux et difforme.

Le degré d'étendue et d'intensité de l'inflammation des vaisseaux lymphatiques, des ganglions et du tissu cellulaire sous-cutané; la région du corps où l'affection s'est développée; le nombre varié des attaques, leur rapprochement ou leur éloignement; les idiosyncrasies des malades; un traitement plus ou moins éclairé, etc., sont autant de circonstances qui peuvent influer sur la marche de l'inflammation locale et sur la production des lésions sympathiques et concomitantes. La lecture des observations particulières publiées sur la maladie des Barbades est seule propre à donner une idée exacte des différences et des nuances multipliées qu'offrent les phénomènes morbides dans des conditions aussi variables.

Recherches anatomiques. — Il est rare que les malades succombent dans la première période de la maladie; et lorsqu'une semblable terminaison a eu lieu, les médecins ont négligé de s'assurer de l'état des parties affectées. Les ouvertures de cadavres qui ont été publiées ont été faites sur des individus atteints de l'éléphantiasis depuis plusieurs mois, ou même depuis plusieurs années. Dans ce dernier cas, on a quelquefois trouvé les ganglions lymphatiques endurcis ou en suppuration, et plus volumineux que dans l'état normal; les absorbans étaient dilatés, et leurs parois affaiblies au point de ne pouvoir résister à la moindre injection. Le tissu cellulaire sous-cutané offrait une autre altération remarquable : une humeur épaisse, visqueuse, tenace, présentant quelquefois la consistance d'une gelée, souvent mélée d'une sorte de sérosité, remplissait et distendait ses aréoles. La quantité de cette humeur était proportionnée au volume général de la tumeur, ou à celui de ses différentes parties. La peau était saine ou présentait des altérations variées. Quelquefois augmentée d'épaisseur au point de ressembler assez bien à de la couenne, elle offrait dans quelques cas particuliers, des fissures, des ulcérations, surtout dans le voisinage des jointures. Les veines et les petites artères des parties affectées avaient des dimensions plus considérables que dans l'état sain; les muscles étaient mollasses et décolorés; les os et les nerfs n'avaient subi aucun changement dans leur conformation et leur structure.

L'état de l'estomac, toujours affecté sympathiquement dans cette maladie, n'a pas été étudié avec soin : des observations ultérieures démontreront si cet organe est enflammé, comme tendent à l'établir les phénomènes morbides observés dans le commencement de cette maladie.

L'étude comparative des symptômes et celle des altérations reconnues après la mort, prouvent évidemment que l'éléphantiasis des Arabes est une inflammation dont le siége primitif est dans les vaisseaux et les ganglions lymphatiques, se propageant rapidement au tissu cellulaire sous-cutané, souvent à la peau, quelquefois à d'autres organes voisins du siége du mal, et à plusieurs autres qui s'affectent sympathiquement au début, ou dans le cours de la maladie.

Causes. — Cette maladie n'est ni contagieuse ni héréditaire. Elle attaque tous les âges, les riches comme les pauvres, ceux qui font bonne chère et ceux qui vivent d'alimens malsains. Il paraît prouvé que l'impression soudaine du froid sur un corps échauffé par la température au milieu de laquelle il a coutume de vivre, que la fraîcheur pénétrante des nuits, aidée parfois des courans d'air qu'on établit dans les bâtimens, comme le docteur Hendy le reproche aux habitans de l'île de Barbade, sont les causes les plus générales de cette maladie. Elle devient endémique, si, comme dans la zone torride, ou dans quelques points de l'Europe méridionale, les causes agissent continuellement par le moyen de vents réguliers; elle est au contraire épidémique, si la rotation des saisons ramène une certaine succession de circonstances propres à lui donner naissance, ainsi que Hillary dit l'avoir observé.

Diagnostic. — Dans la première et la seconde périodes, l'éléphantiasis présente réellement deux physionomies différentes. C'est d'abord une phlegmasie aiguë des vaisseaux et des ganglions lymphatiques, avec des symptômes fébriles; c'est ensuite une affection chronique qui peut simuler un certain nombre de tumeurs, suivant le siége particulier qu'elle occupe. Dans sa première période, l'éléphantiasis des Arabes a pu être confondu avec l'inflammation des ganglions et des vaisseaux lymphatiques, symptomatique d'une autre phlegmasie, ou produite par l'absorption d'un virus, avec l'endurcissement du tissu cellulaire, même avec la lèpre, avec l'anasarque aiguë observée surtout chez les nouvelles accouchées, et plusieurs autres phlegmasies du tissu lamineux sous-cutané de diverses régions du corps. L'histoire de l'art prouve également que les tumeurs volumineuses, observées dans la seconde période de la maladie glandulaire des Barbades, ont été, suivant les régions où elles se sont développées, prises pour des tumeurs variqueuses, pour l'éléphantiasis des Grecs, pour des pédarthrocacés, des hydrocèles, des sarcocèles, des hernies ou des hydropisies enkystées; mais il serait difficile aujourd'hui à un homme instruit de commettre de semblables méprises.

Pronostic.— Cette inflammation se termine rarement par résolution; elle n'est presque jamais mortelle, à moins que l'estomac, l'intestin ou le cerveau ne deviennent le siége d'une lésion sympathique profonde, dont l'existence rend le pronostic des plus graves. Ces lésions sympathiques sont moins à redouter lorsque l'éléphantiasis attaque l'un des membres abdominaux, que lorsque les parois de l'abdomen ou du thorax, le cou ou la face sont le siége de cette phlegmasie.

Traitement. —Le docteur Hendy rapporte des observations qui prouvent que, dans quelques cas rares, cette maladie peut se terminer spontanément par la guérison, après un mois de durée. Il reconnaît l'utilité des saignées locales dans la première période de l'éléphantiasis. N'ayant point de sangsues dans l'île de Barbade, il conseillait de procurer une émission sanguine au moyen des scarifications. Quelques craintes que l'on ait suggérées contre l'emploi de la saignée, elle me paraît préférable; elle calme à la fois les accidens locaux, les vomissemens et les autres phénomènes morbides sympathiques. La partie affectée doit être garantie des impressions extérieures, ou mieux encore, enveloppée d'une flanelle imbibée de décoctions émollientes et narcotiques. On a beaucoup vanté les effets antispasmodiques de l'oxyde de zinc sublimé, à la dose de six à huit grains par jour. Hendy assure qu'il calme les vomissemens et les anxiétés qu'éprouvent les malades, lors des *accès* ou des exacerbations périodiques de l'inflammation. Plusieurs médecins de l'île de Barbade, frappés de la fréquence des vomissemens pendant la durée de l'irritation locale, ont cru nécessaire de les favoriser, et même de les provoquer. Le docteur Hendy s'est élevé sagement contre cette pratique, dont l'observation a démontré les inconvéniens. La douleur à l'épigastre, les nausées et les vomissemens ne sont, dans ce cas, que l'expression d'une violente irritation gastrique, et non le produit de la plénitude des humeurs ou de l'abondance des saburres, ainsi que le pensaient des médecins imbus des préjugés de l'humorisme.

Lorsque les premiers accidens inflammatoires ont été calmés, un bandage compressif a paru constamment favoriser la résorption de l'humeur contenue dans les aréoles du tissu lamineux. Quelques topiques sédatifs, de légers répercussifs, tels que l'acétate de plomb liquide, sont utiles pour seconder les effets salutaires de la compression. Si le gonflement s'est développé sur l'un des membres abdominaux, le malade soumis à ce traitement gardera le lit pendant quelques semaines, afin que l'extrémité affectée soit toujours placée horizontalement. S'il n'existe point de signes d'irritation intestinale, on profitera de cette circonstance pour administrer un ou plusieurs minoratifs; ils provoquent alors une heureuse dérivation qui concourt puissamment à la guérison.

Lorsque les *tumeurs* observées dans la seconde période existent depuis plusieurs années, il reste peu de chances de succès. Des malades, fatigués par le poids énorme des parties affectées, ont réclamé l'amputation comme une dernière ressource contre un mal incurable. Ceux d'entre eux qui ont survécu à cette opération ont été de nouveau bientôt atteints de l'éléphantiasis, qui s'est manifesté sur d'autres régions du corps, ou bien n'ont pas tardé à succomber aux désordres qu'entraînent une ou plusieurs phlegmasies des viscères, dont ils ont été frappés.

Je n'ajouterai plus qu'un mot, relativement à l'utilité de quelques moyens, sur laquelle il est permis d'élever des doutes. Plusieurs médecins ont recommandé l'application des vésicatoires et des cautères sur les parties atteintes de l'éléphantiasis, espérant que l'issue d'une certaine quantité de sérosité ou d'humeur purulente contribuerait à diminuer le volume des organes malades; les moucheturcs ont été conseillées dans le même but, et ce dernier moyen l'atteint au moins momentanément; mais il a, comme les exutoires, l'inconvénient d'augmenter l'irritation locale, et tend par conséquent à entretenir ou à favoriser les progrès de la maladie. Les frictions mercuriclles, les emplâtres de ciguë, de vigo, ont été conseillés pour *désobstruer* ou *dissoudre* les ganglions lymphatiques enflammés. Le premier moyen est dangereux; le second est souvent inutile.   (P. RAYER.)

ÉLÉVATEUR, s. m.., *elevator*, seu *levator*. On désigne collectivement sous ce nom tous les muscles qui rapprochent une partie quelconque de l'extrémité céphalique du tronc. Quelques-uns seulement sont dénommés d'après cette action.

ÉLÉVATEUR DE L'OEIL. *Voyez* DROIT SUPÉRIEUR DE L'ŒIL.

ÉLÉVATEUR DE LA PAUPIÈRE SUPÉRIEURE, *levator palpebræ superioris;* orbito-palpébral. (Chauss.) Placé à la partie supérieure de l'orbite et dans la paupière supérieure, très-grêle et aplati de haut en bas, ce muscle s'insère, en arrière, par de courtes fibres aponévrotiques, sur la partie supérieure de la gaine méningienne du nerf optique, près du trou du même nom, entre les muscles droit supérieur et droit interne de l'œil. Il se dirige ensuite un peu obliquement, d'arrière en avant et de dedans en dehors, dans le sens de l'axe de l'orbite; ses fibres, très-serrées à leur origine, s'écartent progressivement, perdent en même temps leur couleur rouge, et viennent se fixer le long du bord supérieur du cartilage tarse de la paupière supérieure, en passant derrière le ligament large.

Réfléchi sur le globe oculaire comme sur une poulie de renvoi, ce muscle relève d'abord la paupière supérieure, puis l'enfonce un peu dans l'intérieur de l'orbite.

ÉLÉVATEUR COMMUN DE LA LÈVRE SUPÉRIEURE ET DE L'AILE DU NEZ, *levator labii superioris alæque nasi;* grand sus-maxillo-labial. (Chauss.) Ce muscle, de forme triangulaire; placé sur les côtés du nez, s'insère, en haut, 1° à la face externe de l'apophyse montante de l'os maxillaire supérieur, par un petit tendon épanoui en aponévrose sur sa face profonde; 2° presque immédiatement au bord antérieur de la gouttière lacrymale, et à la partie inférieure de la base de l'orbite. De là ses fibres descendent en dehors : les plus internes viennent se terminer sur la membrane fibreuse, les cartilages membraneux, et même le derme de la peau de l'aile du nez ; les fibres externes se terminent toutes au derme de la lèvre supérieure, en passant au-devant de l'orbiculaire des lèvres.

Par sa contraction ce muscle élève l'aile du nez et la lèvre supérieure.

ÉLÉVATEUR PROPRE DE LA LÈVRE SUPÉRIEURE, *levator labii superioris* ; moyen sus-maxillo-labial. (Chauss.) De forme quadrilatère, placé dans l'épaisseur de la joue, il s'insère supérieurement, à la partie inférieure de la base de l'orbite, au-dessus du trou sous-orbitaire, par des aponévroses très-courtes ; de là ses fibres descendent parallèlement et un peu obliquement en dedans, et viennent se terminer au derme de la lèvre supérieure, de la même manière que le muscle précédent, avec lequel les plus internes sont souvent confondues. Très-souvent aussi le petit zygomatique se confond inférieurement avec l'élévateur de la lèvre supérieure.

Ce muscle élève un peu le côté de la lèvre supérieure sur lequel il s'insère, en même temps qu'il le porte en dehors.

(A. BÉCLARD.)

ÉLÉVATION, s. f., *elevatio*, état d'une chose qui est au-dessus d'une autre, ou action par laquelle on la met dans cette situation. On emploie souvent ce mot figurément pour indiquer un accroissement d'intensité dans quelque phénomène physique, ou l'augmentation d'action d'un organe. C'est ainsi qu'on dit l'élévation de la température ; l'élévation du pouls, lorsque l'artère frappe le doigt qui l'explore, plus fort et plus fréquemment qu'à l'ordinaire. (R. D.)

ÉLÉVATOIRE, s. m., *elevatorium*, *vectis elevatorius* ; instrument de chirurgie destiné à relever les os. Tantôt on emploie l'élévatoire pour faire cesser la compression que les os du crâne, brisés et enfoncés, déterminent sur les méninges et le cerveau ; tantôt il sert à soulever et à extraire la pièce osseuse que la couronne du trépan a isolé. (*Voyez* TRÉPAN.) La forme de cet instrument a singulièrement varié. Les bornes de cet article ne me permettent pas de faire connaître les changemens divers qu'on lui a fait subir : je dirai seulement que les anciens se servaient de *l'élévatoire ordinaire* et de cette espèce de levier qu'on appelle la *griffe* ou le pied de griffon ; bientôt ce second instrument a été abandonné, mais on a continué à employer le premier : plus tard on a proposé l'*élévatoire triploïde*. Tous les chirurgiens connaissent celui de J. L. Petit, et les modifications que Louis a crû nécessaire de lui faire subir. Je vais jeter un coup d'œil rapide sur ces trois derniers instrumens.

L'élévatoire ordinaire est un instrument très-simple et l'un des plus anciens : il se compose d'une tige de fer poli, qui a six ou huit pouces de longueur; relevé de pommettes dans le milieu, il se termine par deux extrémités ou branches; chaque branche est aplatie et recourbée en sens contraire l'une de l'autre; l'étendue de cette courbure n'est pas toujours la même. Les extrémités des branches de l'élévatoire ont beaucoup moins d'épaisseur que leur partie moyenne; l'une d'elles est ordinairement carrée, tandis que l'autre est tantôt arrondie, tantôt angulaire; elles présentent, sur leur concavité, des canelures transversales, séparées par des crêtes presque tranchantes : ces inégalités empêchent l'instrument de glisser sur les os qu'on se propose de relever. L'élévatoire ordinaire est quelquefois monté sur un manche. Cet instrument doit toujours être considéré comme un levier du premier genre. Lorsqu'on veut s'en servir, on en saisit le milieu avec la main droite, et on le fixe dans la paume de la main avec les quatre doigts qui suivent le pouce : celui-ci, placé à l'opposite, le maintient dans ce dernier sens, et l'applique plus particulièrement sur le doigt indicateur, qui est porté en avant : on engage ensuite la partie concave de la branche opposée de l'élévatoire sous la pièce d'os enfoncée. Les doigts de la main libre soutiennent extérieurement cette pièce, pendant qu'on s'efforce de la soulever en abaissant le poignet de la main droite. Ce mouvement de bascule doit s'exécuter avec lenteur et précaution. Le doigt indicateur de la main qui tient l'élévatoire sert de point d'appui dans les cas où il ne faut pas employer beaucoup de force. Si l'obstacle qu'on a à vaincre nécessite, au contraire, des efforts considérables, il faut chercher le point d'appui sur la portion du crâne voisine de celle qui est lésée : avant d'appuyer l'élévatoire sur elle, on a le soin de le garnir d'un linge épais. Lorsque cette surface osseuse ne présente pas assez de solidité, on recommande de faire porter l'instrument sur un corps solide, arrondi, garni de linge; mais il est nécessaire alors de placer ce corps à une certaine distance de la plaie. L'élévatoire ordinaire ne présente de grands avantages que lorsque l'accident pour lequel on l'emploie exige peu de force; mais lorsqu'il faut faire des efforts considérables pour relever les pièces osseuses, et que la main sert à la fois de point d'appui et d'agent moteur, cette main peut vaciller, l'instrument, qui a peu de force, peut échapper à l'os sur lequel il porte, et causer un grand ébranlement. Lorsqu'on donne à l'élévatoire un point d'appui sur les os du crâne, ne s'expose-t-on pas à enfoncer les parties sur lesquelles il pose, et à augmenter par-là l'étendue ou la gravité de la lésion?

Les inconvéniens attachés à l'usage de l'élévatoire ordinaire ont probablement fait imaginer celui qui est connu sous le nom de *triploïde.* Je ne le décrirai pas ici, parce qu'on est convenu, depuis long-temps, qu'il ne peut pas être employé utilement : aussi ne figure-t-il guère aujourd'hui que dans nos arsenaux de chirurgie.

On ne doit pas porter le même jugement sur l'élévatoire de J. L. Petit. Cet instrument se compose de deux parties principales, savoir : un levier et un chevalet qui lui sert d'appui. Le levier , monté sur un manche, a environ huit pouces de longueur et quatre à cinq lignes d'épaisseur; il est droit dans toute sa longueur, excepté à sa dernière extrémité, qui est légèrement coudée. En cet endroit, il est plus étroit, plus mince et plus aplati. Cette disposition donne la faculté de le conduire sous la portion d'os qu'on veut relever. De petites rainures transversales se font remarquer sur l'une des faces de cette extrémité; l'autre, ainsi que ses bords, est, au contraire, arrondie et polie avec soin. L'élévatoire de Petit est percé, à diverses distances de son extrémité coudée, de plusieurs trous : ces trous sont destinés à recevoir une tige disposée en vis, qui borne et fixe le point d'appui du levier. J'ai déjà dit que ce levier s'appuyait sur un chevalet. On donne ce nom à une pièce courbée en arc, dont les extrémités, qui s'appliquent sur le crâne, doivent être longues, larges et garnies de coussinets. Au milieu du chevalet se trouve la tige à vis dont je viens de parler : unie à cette pièce arquée, au moyen d'une charnière , elle ne permet au levier de se mouvoir qu'en deux sens. L'usage que Louis a fait de cet instrument lui en a fait connaître les inconvéniens : il y a remédié en substituant une jointure par genou à la charnière qui unit le levier au chevalet. Cette disposition nouvelle donne la facilité de mouvoir l'élévatoire en tous sens, et permet de le placer directement sous toutes les pièces osseuses qui ont besoin d'être relevées, sans qu'il soit nécessaire de changer la position du chevalet qui lui sert de point d'appui. Louis a aussi substitué à la vis un pivot dont le bouton doit être fixé au moyen d'une coulisse mobile, ce qui est beaucoup plus commode. Cet instrument de Petit, modifié par Louis, et l'élévatoire ordinaire, font partie de la boîte complète du trépan. Ce dernier surtout est indispensable, et suffit presque toujours : ne pourrait-on pas lui substituer, dans quelques cas, la petite extrémité d'une forte spatule?   (MURAT.)

ÉLEVURE, s. f.; expression vulgaire que plusieurs pathologistes ont appliquée indistinctement aux pustules, aux papules, aux vésicules et aux tubercules miliaires, qu'on observe dans les maladies de la peau. Les élevures (*efflorescentiæ*) forment le second ordre de la première classe de la Nosologie de Sauvages. Elles comprennent trois genres, les dartres, l'épinyctide, le psydracia et l'hydroa. Nous citons cette particularité, moins pour faire sentir les défauts trop évidens d'un pareil groupe, que pour démontrer que le mot *élevure*, n'offrant pas un sens rigoureux et déterminé, ne doit plus être employé dans les descriptions nosologiques.   (P. RAYER.)

ÉLIXIR, s. m., *elixirium*. On n'est pas d'accord sur l'étymologie de ce mot. Les uns prétendent qu'il vient des verbes grecs ἀλέξω, je porte secours, ou ἕλκω, j'extrais; d'autres, qu'il tire son origine des mots arabes *al-ecsir* ou *al-eksir*, qui signifient remède chimique; quelques-uns enfin le font dériver du verbe *eligere*, choisir. Quoi qu'il en soit, on donne ce nom, en pharmacologie, à des teintures alcoholiques ou éthérées, plus ou moins composées et chargées d'un ou plusieurs principes végétaux et même quelquefois minéraux, qui jouissent de propriétés immédiates très-différentes. Cependant, par suite d'un abus du vrai sens des mots, assez fréquent en médecine, on a aussi appliqué le nom d'élixir à des préparations pharmaceutiques qui ne contiennent ni alcohol, ni éther, ni même aucun liquide vineux. Le nom pompeux d'*élixir viscéral d'Hoffmann* appartient à un simple vin amer, préparé avec les extraits d'absinthe, de centaurée et de gentiane dans du vin d'Hongrie ou d'Espagne. L'*élixir parégorique* de la Pharmacopée de Londres n'est qu'une solution opiacée dans l'ammoniaque liquide, qu'on donne à la dose de cinquante ou cent gouttes. Mais l'*élixir parégorique* d'Édimbourg est une dissolution d'opium dans l'alcohol ammoniacal, et rentre par conséquent dans les préparations alcoholiques. Les *élixirs de Mynsicht* et *de propriété de Paracelse*, quoique acidulés avec l'acide sulfurique, n'en sont pas moins des teintures ou alcoholats. *Voyez* ces mots. (GUERSENT.)

ELLAGIQUE; nom donné à un acide qui se produit pendant la décomposition de l'infusion de noix de galle, abandonnée à elle-même : on le retire du dépôt cristallin qui se forme, et qui contient en outre de l'acide gallique, du gallate, du sulfate de chaux et une matière colorante brune. Il est solide, pulvérulent, insipide, d'un blanc un peu fauve, insoluble dans l'eau, dans l'alcohol et dans l'éther; formant des sels insolubles avec les bases insolubles ou peu solubles. Il a été signalé par M. Chevreul en 1815, et décrit en 1818 par M. Braconnot. Il est sans usages. (ORFILA.)

ELLÉBORE, s. m. On a donné ce nom à deux végétaux fort différens l'un de l'autre par leurs caractères extérieurs, mais qui tous deux agissent à peu près de la même manière sur l'économie animale, et doivent être rangés parmi les purgatifs drastiques. L'un est l'ellébore blanc (*veratrum album*), de la famille des Colchicacées : nous en traiterons au mot VARAIRE. L'autre est l'ellébore noir (*elleborus niger*), duquel seulement il sera question dans cet article.

Le genre ellébore fait partie de la famille des Renonculacées et de la polyandrie polygynie. Il est facile de le reconnaître à son calice formé de cinq sépales égaux, planes, étalés ou dressés; à sa corolle, dont les pétales sont de petits cornets pédicellés, dressés, creux, à deux lèvres et au nombre de dix à douze; à ses étamines fort nombreuses, et à ses capsules dressées au centre de la fleur, distinctes, très-allongées, et terminées en pointe au sommet, s'ouvrant toutes par une suture longitudinale et interne. Toutes les espèces d'ellébore sont des plantes herbacées, vivaces, dont les feuilles sont pétiolées et pédalées, c'est-à-dire divisées en lobes divergens.

L'ELLÉBORE NOIR, *elleborus niger*, L., croît en abondance dans les Alpes, les Cévennes, où il épanouit ses fleurs au milieu de l'hiver. Sa racine est composée d'un souche épaisse, charnue, noirâtre à l'extérieur, blanche intérieurement, donnant naissance à un grand nombre de fibres cylindriques, charnues et tomenteuses. Ses feuilles sont toutes radicales, très-grandes, pétiolées, divisées en sept ou neuf lobes lancéolés aigus, dentés, glabres. Ses fleurs sont solitaires au sommet de longs pédoncules radicaux cylindriques et rougeâtres. Elles sont très-grandes, formées de cinq sépales pétaloïdes étalés, blancs sur leur face interne, rouges extérieurement.

Pendant fort long-temps on a cru que cette plante était le fameux ellébore noir des anciens, célébré par les poëtes et les historiens de l'antiquité comme un remède infaillible contre l'aliénation mentale. Tout le monde sait comment le hasard fit connaître les propriétés merveilleuses de l'ellébore dans le traitement de la manie. Selon Pline, le berger Mélampe ayant fait boire aux filles de Prœsus, attaquées de folie, du lait de ses chèvres qui avaient mangé des feuilles et des racines d'ellébore, leur rendit la raison. Suivant Dioscorides, au contraire, il leur aurait administré directement la racine de ce végétal. Les modernes crurent reconnaître dans notre ellébore noir tous les caractères assignés à celui des anciens, d'autant plus que le nôtre jouit de propriétés purgatives qui distinguent spécialement la plante de Théophraste, d'Hippocrate et de Dioscorides. Il fut généralement reconnu que l'ellébore des anciens, qui croissait sur le mont Olympe et surtout dans l'île d'Anticyre, était véritablement une espèce du genre ellébore des modernes, et que de toutes celles que l'on connaissait, c'était l'*elleborus niger* qui seul en présentait tous les caractères. Cependant, lorsque l'illustre Tournefort fit son voyage dans le Levant, en parcourant les lieux où l'on avait dit que croissait l'ellébore noir, il y découvrit, il est vrai, une plante de ce genre, mais totalement différente de celle à laquelle nous avions donné ce nom, et en général de toutes les espèces connues jusqu'à cette époque. Il devint évident que l'on n'avait pas encore connu jusqu'alors l'ellébore noir mentionné par les anciens; et que l'espèce indigène, à laquelle on avait attribué cette racine, pouvait avoir des propriétés analogues, mais ne pouvait être confondue avec celle qui croît en Orient.

En publiant les plantes du Corollaire de Tournefort, M. Desfontaines a donné une description très-détaillée et une fort bonne figure de cette plante intéressante, qu'il a nommée *elleborus orientalis*. C'est donc à cette dernière espèce qui croît en Orient, et non à la nôtre, ainsi que le font encore quelques modernes, que l'on doit rapporter tout ce que les anciens ont écrit sur les propriétés médicales de l'ellébore noir. Or, tous s'accordent à considérer cette substance comme un violent drastique, faisant périr les bœufs et les pourceaux qui en mangaient, tandis qu'elle n'exerçait aucune action délétère sur les chèvres et les brebis. Notre ellébore noir présente le même caractère dans son mode

d'action. Sa racine, lorsqu'elle est fraîche, a une saveur extrêmement âcre et piquante; appliquée sur la peau pendant quelque
temps, elle l'enflamme et finit par l'ulcérer; administrée à l'intérieur, tantôt elle concentre son action sur l'estomac et agit
comme émétique; plus souvent, étendant ses effets sur tout le
canal alimentaire, elle occasione des évacuations alvines très-
abondantes, accompagnées de coliques ou de douleurs d'entrail-
les. Si la dose de l'ellébore a été forte, cette substance peut alors
faire naître des accidens extrèmement graves, en déterminant
une inflammation plus ou moins violente de l'estomac et des autres organes de la digestion. Aussi les auteurs de toxicologie
placent ils cette racine au nombre des poisons âcres. *Voy.* POISON.

Cependant plusieurs auteurs ont employé la racine d'ellébore
noir à l'intérieur, et en ont recommandé l'usage. Ses propriétés
éminemment purgatives peuvent la rendre utile, dans le cas où
le médecin a l'intention de faire naître une dérivation, puissante
vers les organes de l'abdomen. Ainsi l'on sait que dans certaines manies, l'usage des purgatifs violens est quelquefois avantageux, et que, dans ce cas, l'emploi de la racine d'ellébore peut
être suivi de succès. Il en est de même dans les hydropisies
passives et essentielles, lorsqu'elles ne sont pas dues à l'inflammation du péritoine ou d'un des organes revêtus par cette membrane. Les pilules de Bacher, qui ont joui d'une si grande réputation dans le traitement de ces sortes de maladies, devaient en
grande partie leur efficacité à la racine d'ellébore, qui entrait
dans leur composition. Les dartres chroniques, le rhumatisme,
la goutte, la paralysie, l'épilepsie, les fièvres intermittentes, ont
tour à tour été combattus avec ce médicament. Mais combien
de fois n'a-t-il point échoué contre ces maladies.

Dans l'emploi de l'ellébore, le praticien ne devra jamais perdre
de vue son action irritante. Il devra donc s'en abstenir chez les
sujets forts et pléthoriques, ou chez ceux qui sont en proie à l'inflammation vive de quelque organe essentiel, tandis qu'au contraire ce remède violent peut amener d'heureux résultats chez les
personnes d'une constitution molle et lymphatique, qui ont besoin d'être vigoureusement excitées. Il est nécessaire aussi, lorsqu'on se décide à faire usage de cette substance, de s'assurer de
son état et de ses qualités. En effet, comme toutes les autres
plantes de la famille des Renonculacées, elle possède un principe
actif qui est très-volatil et disparaît rapidement, en sorte qu'elle

doit être administrée fraîche, ou du moins assez récente, si l'on veut pouvoir compter sur son efficacité.

La racine d'ellébore noir peut être donnée en poudre, à la dose de douze à vingt-quatre grains, que l'on a soin de partager en plusieurs prises. On peut avec cette poudre préparer des pilules dont la dose est la même. Comme, d'après les expériences de M. Orfila, la partie active de cette racine est celle qui est soluble dans l'eau, on peut la prescrire à la dose d'un à d'eux gros en infusion dans six à huit onces d'eau. Enfin, on prépare un extrait d'ellébore, dont la dose varie de quatre à huit grains, mais elle peut être graduellement augmentée.

Le genre ellébore renferme plusieurs autres espèces, dont quelques-unes croissent en France, et qui toutes sont âcres et plus ou moins purgatives.   (A. RICHARD.)

ÉLODE, *elodes*, ἑλώδης de ἕλος. marais. Les anciens ont décrit sous le nom de *fièvre élode*, une fièvre continue accompagnée de sueurs excessives. D'après le lexicographe Blancard, ce nom vient de ce que les malades, à cause de l'humidité qui couvre leurs corps, semblent être au milieu de lieux marécageux. *Voyez* FIÈVRE et SUETTE.

ÉLYTROÏDE, adj., *elytroïdes*, de ἔλυτρον enveloppe, gaîne, et εἶδος, forme; on s'est servi de ce mot, qui a la même signification que VAGINAL, pour désigner la tunique de ce nom qui entoure le TESTICULE.   (A. B.)

ÉMACIATION, s. f., *emaciatio*; maigreur considérable. *Voyez* AMAIGRISSEMENT, ATROPHIE, PHTHISIE.

ÉMAIL DES DENTS, *substantia vitrea dentium*. La blancheur et la dureté de la substance extérieure des dents lui ont fait donner ce nom. *Voyez* DENT.   (A. B.)

ÉMANATION, s. f., *emanatio*, de *emanare*, provenir, tirer son origine. Ce mot a une signification assez étendue; il désigne l'action par laquelle certaines particules ou certains principes se dégagent des corps, et les corpuscules mêmes qui se sont dégagés et sont tenus en suspension dans l'atmosphère. Tous les corps de la nature, les minéraux, les végétaux et les animaux, peuvent donner lieu à des émanations. Mais les principes qui les constituent sont très-différens : tantôt ce sont des particules non décomposées, tantôt il y a eu décomposition; et un gaz particulier, une huile essentielle, etc., sont répandus dans l'air. Ces différentes émanations ont, en raison de leur

nature diverse, nécessairement une influence différente sur l'é-
conomie animale. C'est en traitant de chacun des corps qui sont
la source d'émanations remarquables, qu'on parlera de celles-ci.
Voyez aussi les articles AROME, ODEUR et MIASME, pour les émanations qui s'élèvent des végétaux, et des animaux malades ou
privés de la vie.   (R. DEL.)

EMBARRAS, s. m. D'après le Dictionnaire de l'Académie,
cette expression indique l'existence d'un obstacle dans un passage
ou dans un conduit. A la rigueur, les pathologistes auraient
donc pu désigner, sous le nom d'*embarras*, la présence d'un ou
de plusieurs corps étrangers dans les cavités, ou les conduits excréteurs des organes qui en sont pourvus. Mais la plupart d'entre
eux ont pensé avec raison qu'une dénomination nosologique qui
indiquerait la nature du corps étranger ou celle des désordres
qu'il suscite, serait préférable. Ainsi, par exemple, au lieu de
décrire des *embarras* des reins, de l'urètre, de la vessie, etc.,
ils ont traité des calculs rénaux ou vésicaux, de la néphrite ou
de la cystite calculeuse, etc. Cependant quelques auteurs de pathologie interne, qui n'étaient pas anatomistes, ont trouvé plus
facile de parler confusément des *embarras*, *des obstructions* du
foie, que de faire connaître la nature des corps étrangers qui
les déterminaient, et la disposition morbide des conduits dans
lesquels ils étaient renfermés.

Après avoir été employé d'une manière vague pour désigner
des maladies incomplétement étudiées, ou tout-à-fait inconnues,
le mot *embarras* était tombé dans l'oubli, lorsque M. Pinel, dans
un ouvrage classique, plaça en tête de sa description des fièvres
bilieuses deux maladies qu'il appela *embarras gastrique* et *embarras intestinal*. Au premier aperçu, de semblables dénominations porteraient à croire que ce célèbre nosologiste s'était proposé de renfermer dans un même cadre l'indication des principaux
corps étrangers qui peuvent *embarrasser* l'estomac et l'intestin ;
mais la lecture de son ouvrage prouve qu'il entendit désigner
uniquement par ces expressions la présence des saburres dans
ces viscères ; c'est-à-dire celle du seul corps étranger qu'on n'ait
pas encore trouvé dans leur cavité.

EMBARRAS GASTRIQUE. L'auteur de la Nosographie philoso-
phique assigne les caractères suivans à l'embarras gastrique :
goût amer, enduit blanc ou jaunâtre de la langue, perte d'appétit, nausées, efforts pour vomir et vomissemens de matières

jaunes, verdâtres et amères; sensibilité de l'épigastre à la pression. Cet état peut exister avec ou sans mouvement fébrile : il s'accompagne quelquefois de phénomènes sympathiques plus ou moins alarmans, comme céphalalgie sus-orbitaire, délire, surdité, apoplexie, paralysie, douleurs variées, convulsions, etc. Il peut durer pendant un temps plus ou moins long, sans empêcher le malade de vaquer à ses occupations ordinaires ; il cesse par un vomissement spontané ou provoqué, et quelquefois sans évacuations sensibles. Suivant le même auteur, une grande sensibilité, le séjour dans les prisons et dans les hôpitaux, une température chaude et humide, l'usage d'alimens difficiles à digérer, les excès de table, des affections morales tristes favorisent ou déterminent le développement de ces phénomènes morbides.

La dénomination nosologique adoptée par M. Pinel prouve déjà qu'il admet implicitement que le siége de la maladie est dans l'estomac, et que l'embarras gastrique est une *affection locale*. Cette vérité ressort encore mieux de la distinction qu'il établit entre les symptômes locaux et les phénomènes sympathiques de cette maladie. Le mot *embarras*, employé pour caractériser sa nature, signifie, dans le sens de l'auteur, accumulation de saburres, de mucosités ou de bile dans la cavité de l'estomac. En admettant comme un fait démontré l'existence de ces amas de matières saburrales; nous pensons qu'on ne pourrait encore les considérer que comme *cause* ou *effet* des souffrances de l'estomac, et il resterait toujours à déterminer quelle est la condition organique dans laquelle ce viscère se trouve placé, et de quelle nature est l'impression qu'elles produisent sur sa membrane interne. Or, les phénomènes locaux observés dans l'embarras gastrique, les douleurs à l'épigastre, les nausées, les vomissemens et les efforts pour vomir, sont absolument les mêmes symptômes que ceux qui se développent dans l'inflammation de l'estomac. Lisez la description de cette dernière maladie, et vous y trouverez également indiqués quelques phénomènes sympathiques attribués à la turgescence de la bile, tels que la coloration jaune de la langue, la céphalalgie, les douleurs variées, etc : et s'il n'y est pas fait mention de quelques autres états morbides, tels que le délire, les convulsions, l'apoplexie, la paralysie, etc., indiqués par M. Pinel comme des symptômes de l'embarras gastrique, il est probable qu'une telle série de lésions cérébrales ou de leurs phénomènes a paru peu propre à caractériser une inflammation du ventricule. En résumé, dans le tableau des symptômes de l'embarras stomacal, tracé par M. Pinel, on trouve l'indication des principaux phénomènes locaux de la gastrite et celle de plusieurs maladies cérébrales. (*Voyez* GASTRITE, GASTRO-ENTÉRITE.)

EMBARRAS INTESTINAL. Nous nous bornerons également à quelques remarques au sujet de l'embarras intestinal, dont M. Pinel expose ainsi les caractères :

« Coliques, borborygmes, flatuosités, tension de l'abdomen, constipation ou diarrhée de matières liquides, jaunes, verdâtres. Cet état peut exister avec ou sans mouvement fébrile; il s'accompagne souvent de phénomènes secondaires; par exemple, d'un sentiment de lassitude dans les membres abdominaux, et surtout dans les genoux et dans les lombes; il a une durée très-variée, et cesse ordinairement par une diarrhée spontanée ou provoquée; il reconnaît les mêmes causes que l'embarras gastrique. » Aucun de ces symptômes ne prouve un *embarras* dans l'intestin; tous annoncent, au contraire, une *irritation* de la membrane muqueuse de ce viscère; et, si l'observation clinique ne le démontrait pas tous les jours, nous pourrions nous étayer d'une autorité qui n'est point suspecte, de la description de l'entérite, tracée par le célèbre auteur qui l'a méconnue dans cette circonstance. Toutes les règles thérapeutiques applicables aux différens degrés et aux nuances multipliées des inflammations de l'estomac et de l'intestin, devant être présentées et discutées avec soin aux articles GASTRITE, ENTÉRITE, GASTRO-ENTÉRITE, celles relatives à l'embarras gastrique et à l'embarras intestinal s'y trouveront nécessairement exposées.

Dans un autre article, on cherchera à déterminer le degré d'influence que la bile, les mucosités, la pituite, les crudités, etc., peuvent exercer sur la production des irritations gastriques et intestinales. *Voyez* SABURRES. (P. RAYER.)

EMBARRURE, s. f., *testudinatio, seu impedimentum fragmentorum in osse fracto;* disposition des esquilles telle, qu'elles restent enfoncées et retenues par leurs extrémités ou par quelqu'autre point de leur contour sous l'os fracturé, dans les fractures des os plats; dans le canal médullaire si un os long est le siége de la fracture; et, dans quelques cas, l'embarrure n'a lieu qu'entre des fragmens qui ont glissé les uns sur les autres.

Cet accident est plus fréquent dans les fractures par armes à

feu que dans les fractures ordinaires. L'indication qu'il présente
est l'extraction des esquilles embarrées ; et en général on réussit d'autant plus facilement à remplir cette indication , qu'on
opère avant que les accidens inflammatoires aient eu le temps de
se développer. L'extraction des esquilles embarrées peut nécessiter de grands et profonds débridemens, l'emploi des tenailles incisives, des élévatoires, l'application du trépan, etc. Lorsqu'on
ne peut extraire ces esquilles, elles se réunissent quelquefois à l'os
dans une situation vicieuse, sans empêcher la guérison de la plaie ;
mais plus souvent elles occasionent des abcès, des fistules, la
nécrose, et on est alors forcé tôt ou tard de procéder à leur extraction. Cette opération tardive n'offre que peu de difficultés,
lorsque la suppuration a procuré le dégorgement du membre
et donné de la mobilité aux fragmens déplacés. (MARJOLIN.)

EMBAUMEMENT, s. m., *balsamatio, conditura cadaverum;*
préparation des cadavres, faite dans l'intention de les préserver
de la putréfaction, et de les mettre par conséquent en état d'être
conservés. Personne n'ignore que les substances animales se décomposent lorsqu'elles sont privées de la vie : on a cherché, dès
la plus haute antiquité, à les garantir de cette altération ; et le
nom d'embaumement vient sans doute de l'usage que l'on a fait
généralement des baumes pour obtenir cet effet.

Presque toutes les nations anciennes étaient dans l'usage d'embaumer leurs morts ; mais aucun peuple n'a porté cet art plus
loin que les Égyptiens : à la vérité l'embaumement était chez eux
une pratique attachée au système de la religion ; ils croyaient
que l'âme restait auprès du corps qu'elle avait quitté, tant qu'il
conservait sa première forme. Chez les Hébreux, où l'honneur de
l'embaumement était réservé aux personnes de la plus haute considération, l'on y mettait probablement moins de soins, parce
qu'on ne se proposait d'arrêter la putréfaction que pendant le
temps du deuil. Les Grecs, qui étaient dans l'usage de brûler les
corps de leurs morts, pratiquaient aussi une sorte d'embaumement pour les préserver de la corruption pendant le temps qui
précédait cette cérémonie. Les Romains ont embaumé pendant
des siècles ; mais ils ont été loin d'égaler les Égyptiens qui dési-
raient conserver les corps dans leur entier pendant une longue
suite de siècles. Les momies que l'on trouve encore en Égypte
attestent la perfection à laquelle les habitans de ce pays avaient
autrefois porté l'art de la conservation des cadavres. Auguste,

étant en Égypte, on lui montra les corps d'Alexandre et de Ptolémée, morts depuis plus de trois cents ans; il fut étonné de voir que les os et même la peau étaient dans une intégrité parfaite.

Les occasions de pratiquer l'embaumement sont assez rares de nos jours; cependant cette opération trouve encore son application dans quelques circonstances. Quelquefois on veut soustraire aux ravages des temps, et transmettre aux hommages et aux souvenirs de la postérité la dépouille d'un prince, d'un grand capitaine, d'un homme d'état-célèbre, etc., etc.; d'autrefois, on désire conserver l'enveloppe froide et inanimée d'une personne que l'on chérit tendrement; dans quelques cas, on se propose seulement d'arrêter la putréfaction du cadavre pendant l'intervalle que l'on est forcé de laisser entre le moment de la mort et celui de l'enterrement.

Nous n'avons pas une connaissance exacte de la manière d'embaumer des anciens; cette manière a dû nécessairement varier suivant les temps, les lieux et les circonstances. Hérodote, Porphyre et Diodore de Sicile rapportent la méthode que les Égyptiens employaient pour conserver leurs morts. Cette relation a été vivement critiquée par le comte de Caylus (*Histoire de l'Académie des Inscriptions et Belles - Lettres*); et par Rouelle (*Mémoires de l'Académie des Sciences*, 1750). M. Rouyer, membre de la commission d'Égypte, auquel nous devons des renseignemens exacts sur les immenses sépultures de ces contrées, et sur les momies qu'elles renferment, M. Rouyer, dis-je, pense que pour connaître la méthode qu'employaient les Égyptiens, il n'y a guère qu'à changer l'ordre des procédés exposés par Hérodote. Le récit de ces procédés serait ici sans utilité. Je me bornerai à dire que tout ce système de conservation peut se réduire à vider toutes les cavités, soit en dissolvant les viscères dans une liqueur caustique, soit en en faisant l'extraction, à enlever aux corps leur graisse et leurs parties muqueuses, par l'action long-temps prolongée du natrum (carbonate de soude). On faisait tremper les corps pendant soixante-dix jours dans cette solution saline; on les lavait ensuite avec soin, et on les faisait sécher à l'air ou dans une étuve; pendant cette dessiccation, les uns étaient vernis en dehors et remplis à l'intérieur de substances odorantes, propres à éloigner les insectes; les autres étaient plongés dans du bitume chaud et liquide, qui les pénétrait de toutes parts; des

bandes multipliées, enduites de gomme et appliquées avec beaucoup d'art sur toutes les régions du corps, fermaient tout accès
à l'air et à l'humidité. La nature du lieu où les momies reposaient
devait contribuer aussi à leur conservation. Ces souterrains sont
à une température constante de vingt degrés, chaleur qui doit
entretenir une siccité parfaite.

Les îles Canaries offrent comme l'Égypte des catacombes remplies de momies : celles qu'on voit au jardin des plantes viennent
de cette première contrée ; elles sont sèches, légères, jaunes,
odorantes ; enveloppées dans des peaux de chèvres, elles sont
exactement cousues et parfaitement conservées. M. Bory-de-
Saint-Vincent pense qu'elles ont été préparées de la manière
suivante : après l'extraction des viscères on a fait sécher les corps
à l'air, et on les a couverts en même temps de plusieurs couches
de vernis aromatique.

Pour conserver les corps morts, il faut employer des moyens
propres à éloigner les insectes et à prévenir la putréfaction. Ces
moyens sont assez nombreux. Les aromates, les résines, les bi-
tumes, les sels, qui ont été mis en usage dès la plus haute antiquité, ont été conservés par les modernes ; ceux-ci ont ajouté à
ces premiers moyens les alcalis, les acides, l'alcohol, le quinquina, le camphre, etc., etc.; enfin, dans ces derniers temps, on
a proposé et employé, avec le plus grand succès, la solution
aqueuse de perchlorure de mercure (sublimé corrosif).

On a cherché aussi à conserver les corps en empêchant tout
accès de l'air. Dans quelques embaumemens des quatorze et quin-
zième siècles, on couvrait le corps de mercure, après avoir eu
l'attention de le fixer avec soin. Lorsqu'on viola les tombeaux
de Saint-Denis (17 octobre 1793), on trouva dans celui de
Charles VII une certaine quantité de ce métal qui avait encore
toute sa fluidité. Ce prince était mort en 1461 ; il s'était écoulé
par conséquent trois cent trente-deux ans (*Génie du Christia-
nisme*, tom: 4, p. 412). « J'ai ouï-dire, dit Dionis, qu'anciennement on faisait des sépulcres de plâtre au milieu desquels on
mettait le corps qui était couvert de la même substance ; que dans
ces sortes de sépultures, les corps s'y conservaient long-temps
sans donner aucune mauvaise odeur. » La température au degré
de la congélation est un préservatif efficace contre la putréfaction, pendant tout le temps que les corps y sont exposés ; on
peut en dire autant de l'extrême chaleur. M. de Humboldt a

rencontré au Mexique de véritables momies. Des voyageurs ont visité des champs de bataille situés sur un sol privé de pluie et dans une atmosphère brûlante ; ils ont vu avec étonnement que ces champs étaient couverts de cadavres espagnols et péruviens, desséchés et conservés depuis long-temps. Des corps posés sur un lit de charbon, enveloppés de nattes et recouverts de quelques pieds de sable, se sont très-bien conservés en Égypte. Le sol de notre climat tempéré ne présente-t-il pas, par fois, des circonstances qui déterminent la conservation de cadavres inhumés ? Les caveaux du couvent des Cordeliers de Toulouse, en offrent un exemple bien remarquable. Plusieurs corps s'y sont conservés depuis trois ou quatre siècles.

Après avoir indiqué les principaux moyens qui ont été employés dans les embaumemens, je devrais faire connaître les différentes méthodes d'embaumer ; les bornes de cet article ne me le permettant pas, je vais jeter un coup d'œil sur le procédé de Clauderus ; je parlerai ensuite de l'embaumement par les aromates, et enfin de la nouvelle manière de conserver les corps par l'emploi de la solution de deutochlorure de mercure.

Clauderus a proposé d'injecter dans toutes les cavités une dissolution de muriate de potasse et d'ammoniaque, et d'y plonger le corps tout entier. Pour accélérer la préparation, qui dure de six à huit semaines, il conseille de renouveler la liqueur du bain au bout de quinze jours, ou de la rendre plus active en y ajoutant de l'alcali volatil. Après le séjour nécessaire dans le bain alcalin, on plonge le sujet, pendant quelques heures, dans un bain d'alun ; on le fait dessécher ensuite à l'air ou dans une étuve. Rouelle pense que Clauderus eût pu remplacer l'alcali volatil par la soude ou la potasse, dont l'action est plus efficace et moins incommode.

L'embaumement par les aromates et les astringens, emprunté aux Égyptiens, a été généralement adopté. Tous les écrivains qui se sont occupés de la conservation des corps en ont parlé. Penicher, auteur d'un traité sur les embaumemens, en a surtout donné une description très-soignée. Dionis a indiqué la marche qu'il a suivie dans l'embaumement de mesdames les dauphines. Dans les fouilles faites pendant la révolution dans les caveaux de Saint-Denis, les corps de Henri IV, de Turenne, de Louis XIV, etc., ayant été trouvés intacts, le lecteur me saura peut-être quelque gré de lui faire connaître les différentes substances dont on s'est servi pour embaumer ce dernier. Je le choisis avec intention, parce que la conservation de sa dépouille devait être plus difficile. On se rappelle, en effet, que les jambes de ce prince ont été affectées de gangrène dans les derniers jours qui ont précédé sa mort, et qu'il a cessé de vivre à l'âge de soixante-dix-sept ans. La poudre dont on s'est servi a été faite avec vingt-six parties de tan; aloès, myrrhe, asphalte, une partie de chaque; racines de souchet, d'iris de Florence, de valériane, d'aristoloche ronde, de gentiane, d'angélique, d'impératoire, de gingembre, quatre parties; ladanum, poivre noir, petit cardamomum, feuilles de scordium, d'absynthe, de thym, de marrube blanc, d'hyssope, trois parties; benjoin, storax, encens, sandaraque, tacamahaca, deux parties; écorces d'oranges, sommités de marjolaine, lavande, pouliot, girofle et cassia-lignea, une partie. Le corps ayant été bien vidé, épongé, lavé avec l'alcohol et étuvé d'huile de lavande, on a passé sur toutes les régions une couche de baume du Pérou, puis on a rempli les cavités, et appliqué à l'extérieur une assez grande quantité de la poudre composée dont je viens de parler. Le corps enveloppé dans une toile cirée a été renfermé dans un cerceuil de plomb. On était dans l'usage, autrefois, quand on avait appliqué la toile cirée, de charger un peintre de tracer et de colorer sur cette enveloppe la figure de la personne que l'on venait d'embaumer; cela ne se fait guère aujourd'hui.

Je vais décrire maintenant la manière dont on procède de nos jours à l'embaumement par les aromates. Avant de commencer cette opération, il faut se procurer les objets suivans : de l'alcohol saturé de camphre; du vinaigre camphré; un vernis composé avec les baumes du Pérou et de Copahu, le styrax liquide, les huiles de muscade, de lavande, de thym, etc.; de l'alcohol saturé de protochlorure de mercure; une poudre composée de tan, de sel décrépité, de quinquina, de cascarille, de canelle, de menthe, de benjoin, de castoreum, de bitume de Judée, etc., etc. Toutes ces substances, mêlées et réduites en poudre très-fine, sont arrosées d'huiles essentielles. La poudre de tan doit former à peu près la moitié du poids, et le sel un quart. Il faut aussi mettre à la disposition de la personne chargée de l'embaumement, un certain nombre de bandes roulées, du linge, des éponges, du fil ciré, plusieurs vases remplis d'eau claire, etc.

De grandes incisions mettent à découvert les organes de la

poitrine et du ventre, dont on fait l'extraction. On enlève le cerveau après avoir incisé les tégumens et scié circulairement les os du crâne; on pratique des incisions profondes et multipliées sur les viscères; le tube intestinal est ensuite ouvert dans toute sa longueur; on lave le tout à grande eau; on exprime; on lave une seconde fois avec le vinaigre camphré, et enfin avec de l'alcohol également camphré. Les viscères ainsi lotionnés sont roulés dans la poudre composée, comme je viens de le dire. On pratique ensuite des incisions multipliées sur les surfaces internes des grandes cavités et sur le trajet des extrémités; on a le soin de suivre la direction des muscles; on lave toutes ces parties et on les exprime avec soin; aux lotions simples on fait succéder celles de vinaigre et d'alcohol camphré; un pinceau chargé de la solution alcoholique de protochlorure de mercure parcourt toutes les régions où l'on a pratiqué des incisions. Bientôt après on applique une couche de vernis, non-seulement sur les parties incisées, mais encore sur toute la face interne des cavités. Lorsque ces surfaces sont vernies, on les couvre immédiatement avec une certaine quantité de poudre : chaque viscère étant remis à sa place, on ajoute autant de poudre qu'il en faut pour combler les vides; on recoud les tégumens en prenant l'essentielle précaution de vernir et de saupoudrer la face interne de ceux qui doivent être réappliqués sur les os. Lorsque les cavités sont refermées, on applique une couche de vernis sur les incisions extérieures et on les remplit de poudre; on vernit de même et on couvre immédiatement de poudre toute la surface de la peau. Des bandes sont ensuite appliquées méthodiquement sur toutes les régions; on vernit et on saupoudre le premier bandage; enfin, on en applique un second que l'on a le soin de vernir aussi : on achève l'opération en plaçant le corps dans un cercueil de plomb, dont on remplit les vides avec ce qui reste de poudre; un ouvrier vient en souder le couvercle.

On ne sait à quoi attribuer l'efficacité des aromates dans l'embaumement; elle est due en partie sans doute à la rapidité avec laquelle les substances animales auxquelles on les applique perdent leur humidité; elle peut être aussi attribuée en quelque sorte à leur odeur qui éloigne les insectes et les empêche par conséquent de déposer toute matière excrémentitielle, qui agit toujours puissamment comme ferment donnant lieu à la putréfaction (Thomson, *Système de Chimie*, t. IV, p. 715). Ce mode de

conservation est d'un prix assez élevé, hors de la portée de beaucoup de personnes, et ne réussit pas toujours : aussi on a cherché
a y suppléer par des agens chimiques. L'alcohol, la dissolution
de sulfate acide d'alumine, etc., ont été successivement mis en
usage. M. Pelletan, qui est auteur de l'article embaumement
dans le Dictionnaire des Sciences médicales, travail que j'ai consulté avec fruit, propose une manière simple et économique de
conserver les corps qui tient tout à la fois des méthodes égyp-
tiennes, des procédés de Clauderus et des recherches de Rouelle.
Ce médecin veut qu'après avoir enlevé tous les viscères, on
mette du carbonate de soude dans les cavités qu'ils occupaient.
Les tégumens cousus avec soin, on plonge le corps pendant
quelques semaines dans une légère dissolution de carbonate de
soude. Au sortir de cette espèce de macération on lave le corps
à grande eau et on le plonge durant quelques jours dans un bain
alumineux ; on l'expose ensuite à l'air ou dans une étuve pour
en opérer la dessiccation. Dans l'intention de conserver les formes
et d'assurer en même temps le succès de l'embaumement, on
remplit toutes les cavités de filasse et de substances résineuses et
aromatiques. Lorsque la dessiccation est complète, toutes les surfaces du corps sont vernies avec soin et enveloppées d'un double
bandage qu'on a l'attention de recouvrir du même vernis.

Il faut que les corps, embaumés par les procédés que je viens
d'exposer, soient placés dans des lieux exempts de toute humidité et dont la température soit peu variable.

Il me reste maintenant à considérer le dernier mode de conservation qui a été proposé, je veux parler de la solution de
deutochlorure de mercure. M. le professeur Chaussier s'est assuré
que des matières animales, plongées pendant un temps déterminé dans une dissolution aqueuse de sublimé corrosif, se conservaient ensuite très-bien. Ce sel produit une sorte d'oxydation
sur le composé animal, qui le rend inaltérable. Les pièces qui en
ont été suffisamment pénétrées sont, au sortir de cette espèce de
bain, molles, flexibles, et se prêtent à toutes les formes qu'on
veut leur donner ; mais elles se dessèchent lorsqu'elles sont exposées à l'air libre ; la dessiccation est même si prompte qu'elle a
quelquefois besoin d'être modérée. Les pièces ainsi préparées
ont perdu leur flexibilité ; elles sont dures, d'une couleur grisâtre, imputrescibles et inattaquables aux insectes. On peut les
exposer impunément au froid, au chaud, à l'humidité. M. Thé-

nard a vu une tête conservée par ce procédé, et qui, malgré son
abandon dans la gouttière du toit d'une maison, n'avait éprouvé
depuis dix ans aucun changement ; elle était devenue seulement
un peu noire.

On s'est hâté de profiter de cette belle propriété du sublimé
et de l'appliquer à la conservation des corps entiers. On en a
fait une nouvelle méthode d'embaumement qui a déjà été employé avec succès par plusieurs médecins ; je me bornerai à citer
ici M. Béclard, M. Larrey, M. Ribes, mon premier maître, et
enfin M. Boudet, pharmacien très-distingué. Le corps du colonel
Morland, recueilli sur le champ d'Austerlitz, a été conservé de
cette manière. Voici le procédé qu'on a employé : une incision
semi-lunaire, pratiquée au côté droit du ventre, vers la région
lombaire, a permis de détacher et d'enlever les intestins, l'estomac, le foie, la rate et les reins ; on a coupé circulairement le
diaphragme, puis le médiastin, la trachée artère et l'œsophage à
leur entrée dans la poitrine, et l'on a fait l'extraction des poumons et du cœur. Ces deux cavités épongées avec soin, on a
mis une certaine quantité de sublimé corrosif sur les parties
charnues de leurs parois ; elles ont été remplies ensuite avec
du crin sec et bien lavé ; on a rétabli les formes du ventre, et l'on
a fixé les bords de l'incision au moyen de plusieurs points de
suture. Une couronne de trépan, appliquée à la partie postérieure du crâne, a permis de vider le cerveau. Après avoir introduit du sel mercuriel dans la bouche, on a tamponné cette
cavité pour en éviter l'affaissement, et on a cherché à protéger
les traits de la face par des compresses graduées et des bandages
appliqués méthodiquement. Le corps, enveloppé dans plusieurs
draps et placé dans un tonneau rempli d'une dissolution avec
excès de deutochlorure de mercure, a été envoyé à Paris. Au
bout de trois mois on a ouvert le tonneau et on a trouvé le corps
bien conservé. Exposé à l'air, il s'est desséché promptement ;
on a eu le soin de remplir d'étoupes toutes les cavités, et de
remplacer par des yeux d'émail le globe de l'œil qu'on avait
vidé. Le corps, bien verni et revêtu de l'uniforme de colonel, a
été placé sous une cage de verre. J'ai eu occasion de le voir plusieurs fois ; les formes, la couleur de la peau, les cheveux, les
sourcils, la moustache, la barbe même de ce brave officier
étoient très-bien conservés. On doit cette belle préparation à
MM. Larrey et Ribes.

M. Boudet a été chargé par une mère de préparer le corps de sa fille, morte à l'âge de dix ans. Cette tendre mère désirait pouvoir jouir sans cesse de la vue de son enfant. La manière dont M. Boudet a répondu à l'attente de cette dame, mérite les plus grands éloges et ne saurait être trop connue. On avait fait faire le buste de cette jeune fille, et on eut l'attention de choisir, au moment de sa mort, des yeux d'émail parfaitement semblables aux siens. Cet habile pharmacien enleva tous les viscères à l'aide de quelques incisions habilement pratiquées; il fit l'extraction du cerveau par l'occiput. Les yeux furent enlevés et remplacés par un tamponnement; toutes les cavités furent remplies avec de l'étoupe sèche, et des sutures très-soignées fermèrent les ouvertures qu'on avait été obligé de pratiquer. Pendant ces diverses préparations, on avait plongé le corps d'abord dans un bain d'alcohol pur, puis dans un second bain d'alcohol contenant un peu de sublimé. Tout étant bien disposé, on plaça le cadavre dans un bain d'eau distillée, saturée de sublimé, et dans lequel on avait eu le soin de faire tremper plusieurs nouets remplis de ce sel. Le corps a séjourné pendant trois mois dans cette dissolution; il a été retiré du bain au bout de ce temps; on l'a exposé à l'air, suspendu sur des bandes, pour le laisser égoutter et pour éviter de le déformer. M. Boudet a eu le soin de relever les parois des cavités avec de nouvelles étoupes quand elles paraissaient se déformer; il a maintenu en contact le bord libre des lèvres et des paupières avec du taffetas gommé. Lorsque la dessiccation a été parfaite, il a placé des yeux d'émail; quelques traits de la figure étant altérés, surtout la lèvre supérieure, un artiste habile les a relevés en cire en imitant le buste qui lui servait de modèle; la peau ayant une teinté grise, on l'a colorée avec du fard; les cheveux ont été bien conservés. Cette jeune fille, revêtue de ses habits ordinaires et renfermée dans une cage de verre, cause une illusion extraordinaire. Ce mode d'embaumement présente des avantages qui lui feront sans doute obtenir un jour la préférence sur les méthodes généralement usitées; en effet, on trouve ici une conservation parfaite et prolongée, une très-grande ressemblance, et la faculté de laisser le visage à découvert.   (MURAT.)

EMBONPOINT, s. m., *bona corporis habitudo.* On désigne ainsi cet état du corps pourvu d'une quantité de graisse proportionnée à la stature; état qui suppose généralement l'intégrité de toutes les fonctions. Il n'est point de mesure absolue à l'aide de laquelle on puisse apprécier l'embonpoint. Il doit différer suivant les différens âges et suivant le sexe. Quoique l'excès d'embonpoint, qui constitue l'*obésité*, et l'état opposé, ou la *maigreur*, puissent s'observer avec une santé régulière, ces circonstances n'en sont pas moins le plus souvent le résultat de conditions organiques contre lesquelles sont réclamés les secours de la médecine, et surtout de l'hygiène. *Voyez* GRAISSE, HABITUDE DU CORPS, MAIGREUR, OBÉSITÉ.   (R. D.)

EMBROCATION, s. f., *embrocatio, embregma, impluvium*, de ἐμβρέχο, j'arrose; remède liquide, onctueux ou huileux, destiné en même temps à arroser, fomenter et oindre une partie malade. L'embrocation est donc une forme de médicament qui tient à la fois du liniment et de la fomentation; l'huile en est ordinairement la base. On donne aussi le nom d'embrocation à l'opération en elle-même, par le moyen de laquelle on met le médicament en usage.   (GUERSENT.)

EMBRYON, s. m., *embryo*, en grec ἔμβρυον, formé de ἐν, dedans, et βρύω, je sors, je germe; s'entend du germe des corps organisés, à la première période de son développement, et lorsqu'il est encore contenu dans ses enveloppes. Dans l'espèce humaine, le germe prend le nom *d'embryon* lorsque les formes du corps et des membres commencent à être visibles; à une certaine époque de son accroissement, époque absolument arbitraire, on lui donne celui de fœtus. On voit que la signification du mot embryon n'a rien de précis; qu'il vaut mieux, à l'exemple des anatomistes grecs, ne donner qu'un seul nom au germe depuis l'instant où ses formes peuvent être distinguées jusqu'à celui où il sort de ses enveloppes, et que l'histoire du développement de l'embryon ne peut être séparée de celle du fœtus. *Voyez* FOETUS.   (DESORMEAUX.)

EMBRYOTOMIE, s. f., *embryotomia*; de ἔμβρυον, fœtus, et τέμνω, je coupe; dissection du fœtus. Ce mot a été employé généralement pour signifier la division du fœtus, opérée dans le sein de sa mère, afin de pouvoir l'extraire par parties, quand il est impossible de l'extraire autrement. Blancard dit qu'il signifie aussi l'anatomie du fœtus.

Dans cet article, j'examinerai les cas dans lesquels l'embryotomie a été proposée comme un procédé de l'art, et ceux où la dissection, la dilacération du corps du fœtus, a été l'effet de l'imprévoyance et de l'impéritie de la personne qui a tenté de terminer l'accouchement. Je vais commencer par ces derniers, qui étaient très-fréquens autrefois, mais qui le deviennent de moins en moins, à mesure que les connaissances se répandent.

La séparation de la tête du fœtus peut avoir lieu, soit que cette partie reste dans l'utérus, le tronc ayant été arraché, soit qu'au contraire le tronc se trouve retenu à l'intérieur des parties. Cette séparation de la tête a été désignée sous les noms de *décollation* et de *détroncation* du fœtus. Lorsque celui-ci est venu naturellement ou a été amené par les pieds, on peut rencontrer les plus grandes difficultés pour l'extraction de la tête, soit parce que cette partie n'a pas été dirigée de manière que son grand diamètre réponde à un des grands diamètres du bassin, soit parce qu'elle est renversée sur le dos, et qu'alors le diamètre occipito-mentonier se présente à l'ouverture des détroits, soit enfin parce que la tête est réellement trop volumineuse ou le bassin trop étroit. L'accoucheur habile saura bien prévenir ou surmonter ces difficultés. (*Voyez* VERSION DU FOETUS.) Mais une personne qui se laissera troubler par les difficultés qu'elle éprouve et par le danger que court la femme, ou qui ne connaîtra d'autre moyen que la force pour achever l'extraction du fœtus, opérera la séparation des vertèbres du cou; et, si elle ne sait pas encore s'arrêter, la peau et les muscles seront bientôt déchirés. Si la mauvaise direction imprimée à la tête est la seule cause qui ait retenu cette partie, il pourra arriver qu'après la décollation, cette direction change par l'effet des contractions utérines, et que la tête soit expulsée. Cette sortie spontanée pourra avoir lieu aussi, soit que déjà à l'instant de l'accouchement la putréfaction ait été assez avancée pour avoir ramolli le cerveau et relâché l'union des os, soit que la putréfaction survienne après l'accouchement. Rarement l'expulsion de la tête a lieu avant que la femme soit épuisée par les efforts violens et répétés, ou affaiblie par une hémorrhagie, et dans ces cas encore, on doit redouter le développement d'une inflammation de l'utérus. Mais la tête n'est pas toujours expulsée, et son séjour dans l'utérus excitera soit une hémorrhagie, soit une inflammation mortelle. La gravité de ces cas a frappé presque tous les accoucheurs qui se sont occupés de chercher les moyens d'extraire la tête. Cependant quelques-uns, ayant été témoins de quelques cas heureux où la nature s'est suffi à elle-même, et de cas où l'art malhabile avait semblé causer plus de maux qu'il n'en avait prévenus, ont pensé qu'il fallait, dans toutes les ciconstances, s'en reposer sur la nature du soin de procurer la sortie de la tête. Je pense que, dans quelques cas, il peut bien suffire d'aider la nature en facilitant le changement de direction de la tête, mais qu'il faut bien se garder de pousser la confiance trop loin, et que, dès qu'il est reconnu que l'expectation serait inutile ou dangereuse, il faut se hâter d'agir. Les 'autorités ne me manqueraient pas pour appuyer cette manière de voir. Celse veut qu'après avoir mis un linge double sur le ventre de la femme, un homme fort et instruit, placé à son côté gauche, presse avec les deux mains sur le bas de l'abdomen, pour pousser la tête vers l'orifice de la matrice, et donner la facilité de la saisir, et de l'extraire avec le crochet. Ce procédé bien raisonné fut abandonné par les chirurgiens qui vinrent après lui, et ils ne surent proposer que des crochets doubles ou triples fixés à des chaînes, ou des *pieds de griffon*, tels qu'on les voit représentés par A. Paré. Amand, au commencement du dernier siècle, proposa une sorte de coiffe en filet, que l'on porterait avec la main dans la matrice, pour envelopper la tête et l'amener au dehors, ou pour la fixer de manière qu'on puisse l'ouvrir, évacuer le cerveau, et faciliter par-là son extraction. Mauriceau avait déjà recommandé d'employer à cet effet une bandelette de linge, dans l'anse de laquelle on placerait la tête comme une pierre dans une fronde. Beaucoup d'autres accoucheurs ont cherché à modifier et à rendre plus utiles ces moyens. La plus ingénieuse de toutes ces inventions est une coiffe de filet fixée sur un cercle de baleine qui facilitait l'application de la coiffe, et pouvait ensuite se retirer aisément. Ce n'est pas ici le lieu de décrire cet instrument dû à mon père. La difficulté de placer ces bandelettes et ces coiffes, et la possibilité de s'en passer, ont empêché qu'on ne les adoptât. Cependant il reste reconnu que la mobilité de la tête s'oppose, dans beaucoup de cas, à ce qu'on puisse la saisir convenablement. En effet, si on l'embrasse avec le forceps, dès que l'on veut la comprimer et faire des tractions pour l'extraire, elle échappe le plus ordinairement, et d'ailleurs cet instrument ne peut lui faire subir une réduction suffisante, quand elle est volumineuse. Si on implante un crochet sur l'orbite, sur la mâchoire, ou sur tout autre point, la tête roule sur elle-même, et le crochet lâche prise. Pour obvier à ces inconvéniens, Levret avait proposé son tire-tête à trois branches : le forceps à trois branches de Leake pourrait aussi paraître convenable; mais la difficulté de leur application les a fait rejeter. Quand la tête est peu volumineuse, il suffit de lui imprimer une direction convenable avec la main portée dans la cavité de l'utérus, et de saisir avec les doigts la mâchoire inférieure, pour faire des tractions pendant que la femme pousse fortement en en-bas. Dans le cas où la mâchoire aurait été arrachée, on se servirait, pour faire les tractions, d'un crochet implanté sur le front, ou dans l'orbite, ou dans les fosses nasales. Les doigts de la main placée dans la matrice contiendraient, autant que possible, la tête dans la direction qui lui aurait été donnée. Si la tête est déjà descendue dans l'excavation, comme elle s'y trouve dans une situation fixe, on peut employer avec avantage le forceps pour la saisir et l'extraire ; mais si elle est encore au-dessus du détroit supérieur, et qu'en même temps elle soit volumineuse, on doit porter la main gauche dans la matrice. Avec cette main on dirigera la tête de sorte qu'une des fontanelles réponde à l'orifice; puis on glissera, le long de cette main, et avec les précautions qui ont déjà été indiquées ailleurs, un instrument destiné à ouvrir largement le crâne; on facilitera l'évacuation du cerveau, et quand le volume de la tête aura été suffisamment diminué, on en fera l'extraction, soit avec la main seule, soit avec le crochet, comme il a été dit. J'ai traité, à l'article *dystocie*, des causes qui peuvent, en retenant le tronc dans l'utérus, donner lieu à l'arrachement de la tête ou des membres. J'ai également traité, dans cet article et au mot *crochet*, des moyens d'extraire le tronc dans ces cas, et je dois y renvoyer le lecteur.

L'embryotomie, comme procédé de l'art, a été proposée lorsque le volume du corps du fœtus ou d'une de ses parties, et l'adjonction d'une partie surnuméraire sont des obstacles insurmontables à l'accouchement, ou lorsqu'une partie du fœtus, occupant l'orifice de la matrice, semble s'opposer à l'introduction de la main ou des instrumens dans la matrice. La plupart des cas qui se rapportent à ces deux divisions ont été examinés aux mots *crochet* et *dystocie*, ou le seront aux mots *forceps* et *version du fœtus*. Il est inutile d'exposer la manière d'agir des anciens pour extraire le fœtus par fractions dans les cas où les médicamens et les seuls procédés informes qu'ils connaissaient étaient insuffisans pour procurer sa sortie. Le perfectionnement de la doctrine relative à l'accouchement par les pieds, l'invention du forceps et de la symphyséotomie, la connaissance plus approfondie des obstacles qui peuvent empêcher l'accouchement, ont totalement changé la science à cet égard. Je crois devoir me borner ici à parler de l'embryotomie dans le cas où elle a été recommandée comme succédanée de l'opération césarienne. Cette opération en effet est si dangereuse pour la femme, que, depuis qu'elle a commencé à être pratiquée sur la femme vivante, on a cherché à la remplacer par des procédés qui offrissent des chances moins défavorables. Ainsi on a pensé qu'en retardant l'accroissement du fœtus par le régime sévère auquel on soumettrait la femme pendant sa grossesse, ou en prévenant l'excès de volume de son corps, résultant de son développement complet, et en procurant sa sortie dès l'époque où il est viable, on pourrait obtenir qu'il passât, au moyen des procédés ordinaires, à travers un bassin qu'il ne pourrait traverser s'il avait son volume accoutumé. On cite des observations dans lesquelles ces moyens ont obtenu le succès qu'on s'en promettait. Cependant il fallait que le rétrécissement ne fût pas extrême, et il y a lieu de croire que l'emploi du forceps ou la section de la symphyse des pubis auraient offert au moins autant de chances de succès et moins d'inconvéniens. Après avoir tenu la femme à une diète sévère, après l'avoir affaiblie par des saignées répétées, n'aura-t-on pas nui à la santé d'une femme d'une faible constitution, comme le sont la plupart de celles dont la conformation exige l'hystérotomie, et est-on bien assuré qu'on se sera opposé à l'accroissement du fœtus? Ne voyons-nous pas souvent que l'emploi de ces moyens, commandé par diverses maladies, n'a pas d'influence sur l'accroissement du fœtus? L'accouchement prématuré, en exposant l'enfant à de grands dangers n'est pas sans inconvéniens pour la mère. D'ailleurs dans ces deux cas, l'accouchement sera-t-il encore possible, si le petit diamètre du bassin a moins de deux pouces d'étendue? Après cette digression je reviens à l'embryotomie, qui ne peut être proposée que pour le cas où le fœtus est mort, car, elle présente pour la mère, lorsque le bassin est assez rétréci pour que l'opération césarienne soit véritablement indiquée, presque autant de dangers que cette opération elle-même, et le peu de chances favorables

qu'offre l'embryotomie ne peut engager à sacrifier la vie du fœtus.
Je suppose même que l'embryotomie soit un moyen assuré de
sauver la mère, se croira-t-on autorisé à immoler son enfant à
la crainte qu'inspirent les dangers que lui ferait courir l'hystérotomie, au moyen de laquelle on ne peut guère douter qu'on
n'amène un enfant vivant? Heureusement, nous ne sommes pas
appelés à choisir entre le sacrifice de l'un de ces deux individus.
L'opération césarienne offre assez d'exemples de réussite pour
qu'on ne doive pas hésiter de la pratiquer quand l'enfant est
vivant. Mais il n'en est pas de même quand il est mort; cependant il est même alors des cas dans lesquels l'embryotomie ne
peut avoir lieu ou est plus dangereuse que l'hystérotomie elle-
même. C'est lorsque le bassin est tellement rétréci, que la main ne
peut pénétrer dans la cavité de l'utérus, pour guider les instrumens tranchans que l'on porte sur le corps du fœtus. L'histoire
de l'art et les collections anatomiques font foi qu'il ne s'agit pas
ici d'une simple supposition. Ajoutez que, dans ces vices de
conformation extrêmes, l'obliquité antérieure de l'utérus est ordinairement telle, que les instrumens, portés dans la seule direction que la conformation des parties permette de leur donner,
sont inévitablement poussés, non sur le fœtus, mais sur la paroi
postérieure de l'utérus. Quand, d'après les considérations qui
viennent d'être exposées, on se décide à pratiquer la dissection
du corps du fœtus, il faut choisir les instrumens les plus convenables. Ces instrumens sont un couteau à amputation, enveloppé
d'une bandelette jusqu'à un pouce et demi de sa pointe, ou, ce
qui vaut mieux, un couteau à tranchant légèrement concave,
porté sur une tige semblable à celle qui supporte le crochet, tel
qu'il a été recommandé par la plupart des chirurgiens, depuis
Celse, et des pinces pour extraire les parties du fœtus qu'on ne
peut extraire avec les doigts. Il est impossible de tracer un procédé pour une opération essentiellement irrégulière, et qui doit
varier suivant la situation du fœtus, suivant la direction de l'utérus, et suivant celle qu'on peut donner à l'instrument. Ce qui
vient d'être dit, et ce qui l'a été à l'article CROCHET, suffit pour
donner une idée des précautions que l'on doit prendre pour éviter de blesser l'utérus, soit avec l'instrument, soit avec les aspérités des os fracturés; des difficultés que l'on rencontre à extraire
les fractions volumineuses du fœtus, et des dangers que court la

femme, par suite de l'irritation que développe dans l'utérus l'introduction réitérée de la main et des instrumens. (DÉSORMEAUX.)

EMBRYULCE, s. m., EMBRYULCIE, s. f.; mots employés par Paul d'Égine et d'autres médecins grecs, et maintenant tombés en désuétude. Le premier est le nom d'un crochet de fer destiné à extraire de l'utérus le fœtus mort; le second exprime l'extraction elle-même du fœtus. Ces mots sont formés de ἔμβρυον, fœtus, et de ἕλκω, je tire, j'extrais. (DESORMEAUX.)

ÉMÉTINE, s. f.; principe particulier découvert dans l'ipécacuanha du commerce (*cæphelis emetica*), par M. Pelletier. Considérée d'après ses propriétés chimiques, l'émétine doit être rangée parmi les alcalis végétaux, dont elle partage les caractères généraux, puisqu'elle jouit de la propriété de saturer les acides auxquels on la combine. L'émétine, dans son plus grand degré de pureté, se présente sous forme d'une poudre blanche, inodore, d'une saveur amère et désagréable. Elle est peu soluble dans l'eau froide; l'eau bouillante en dissout davantage : elle est très-fusible; son degré de fusion est placé entre le 45° et 48° du thermomètre centigrade. L'émétine est très-soluble dans l'alcohol. Elle ne se dissout ni dans l'éther sulfurique, ni dans les huiles. Tous les acides dissolvent l'émétine, surtout s'ils sont en excès; les sels d'émétine sont difficilement cristallisables; l'acide gallique, les gallates solubles et l'infusion de noix de gale précipitent l'émétine de ses dissolutions acides, pourvu toutefois qu'il n'existe pas un trop grand excès d'acide dans la liqueur. Les oxalates et les tartrates alcalins ne la précipitent point de ses dissolutions : ce caractère peut servir à la distinguer des alcalis du quinquina. Le sous-acétate de plomb ne précipite l'émétine que dans le cas où elle serait unie à une quantité notable de matière colorante.

L'émétine est fortement vomitive : deux grains produisent ordinairement, chez un adulte, l'effet de 36 grains d'ipécacuanha.

Dans un premier mémoire publié en 1817 par MM. Magendie et Pelletier, sur l'analyse de l'ipécacuanha, il est, pour la première fois, question de l'émétine; cependant les caractères qu'on lui attribuait dans cet opuscule n'étaient pas en tout semblables à ceux qui viennent d'être énoncés; cela provenait de ce que dans ce premier travail, MM. Magendie et Pelletier avaient plutôt entrevu qu'obtenu l'émétine. La matière particulière qu'ils avaient retirée de l'ipécacuancha était une combinaison d'émétine, d'acide gallique et de matière colorante : toutefois la présence de l'émétine imprimait à ce composé des propriétés toutes particulières. L'émétine obtenue par le procédé désigné dans le Codex, procédé qui diffère peu de celui indiqué par MM. Pelletier et Magendie, est ce même gallate d'émétine coloré que nous venons de signaler : cette combinaison, connue vulgairement sous le nom d'émétine du Codex, est sous forme d'écaillés ou de paillettes d'un jaune rougeâtre, d'une saveur légèrement amère ; elle est très soluble dans l'eau, et même déliquescente ; sa propriété vomitive est très-marquée, cependant elle est moins énergique que l'émétine pure. Il en faut 3 grains pour obtenir l'effet d'un grain d'émétine blanche, et 6 grains pour remplacer 36 grains d'ipécacuanha.

L'émétine pure et l'émétine du Codex peuvent être employées avec avantage en place de l'ipécacuanha pulvérisé, chez les enfans ou les adultes qui ont un dégoût prononcé pour l'ipécacuanha en nature. On peut en effet, en administrant l'émétine pure ou l'émétine colorée à doses convenables dans une potion syrupeuse, obtenir un vomitif constant et nullement désagréable à prendre. Toutefois l'émétine ne peut être substituée à l'ipécacuanha que dans le cas où l'on veut seulement produire le vomissement ou quelques évacuations alvines ; nous n'oserions pas assurer qu'elle puisse suppléer l'ipécacuanha en nature, quand on veut obtenir l'effet tonique que l'on a signalé dans cette racine.

En général, il en est de l'émétine comme de tous les autres produits immédiats des végétaux doués de propriétés actives sur l'économie animale. On doit se garder de les employer inconsidérément et dans tous les cas où l'on a indiqué l'usage des végétaux qui les fournissent, mais on se priverait de grandes ressources si l'on voulait la bannir de les matière médicale.

L'émétine, administrée à dose inconvenante, produit une irritation de l'estomac et des intestins qui peut être mortelle : il en est de même de tous les *émétiques*. L'infusion de noix de galle nous paraît devoir être le contre-poison de cette matière, si l'on en juge d'après quelques expériences physiologiques de M. Magendie, faites sur des animaux.   (J. PELLETIER.)

ÉMÉTIQUE, adj. et subst., *emeticus*, de ἐμέω, vomir. On a donné ce nom à toutes les substances qui provoquent le vomissement, mais plus particulièrement au *tartrate d'antimoine* et de *potasse. Voyez* ce dernier mot et VOMITIF.

ÉMÉTO-CATHARTIQUE, adj. sub., *emeto-catharticus;* moyen médicamenteux qui produit à la fois un effet vomitif et purgatif; la plupart des vomitifs deviennent purgatifs dans certaines circonstances; quelques purgatifs, et des laxatifs même déterminent, dans certains cas, le vomissement. Les uns produisent cet effet en irritant l'estomac, comme le jalap en poudre; les autres à cause de la répugnance qu'ils inspirent, ou de la difficulté que l'estomac a à les supporter : la manne et l'huile de ricin sont souvent dans ce cas. Cependant on ne donne pas le nom d'éméto-cathartique à ces différentes substances, qui ne purgent et ne font vomir en même temps qu'en raison de la disposition particulière de l'estomac chez quelques individus. Les véritables éméto-cathartiques sont des mixtures composées de vomitifs et de purgatifs, tels que les mélanges d'ipécacuanha ou d'émétique avec les sulfates de potasse ou de soude ou d'autres sels neutres purgatifs, seuls ou unis avec des infusions de séné, de gratiole ou d'autres substances végétales purgatives.

On administre ordinairement les éméto-cathartiques sous forme de potion en solution dans un véhicule quelconque; mais ces substances agissent quelquefois l'une sur l'autre, et sont en partie décomposées. Ainsi, les tartrates et les phosphates de soude et de potasse décomposent le tartre émétique, qui perd alors la propriété vomitive. Il est donc souvent préférable de donner l'éméto-cathartique en deux temps; et de n'administrer le sel purgatif que lorsque le vomitif a produit son effet.

Les mixtures éméto-cathartiques ou les vomitifs et les purgatifs donnés successivement et presque en même temps, produisent toujours les mêmes effets. Ces moyens énergiques sont très-utiles dans les embarras gastriques et les fièvres bilieuses franches et sans phlegmasie, lorsque les moyens délayans ont été suffisamment employés, comme Stoll le recommandait surtout. On emploie aussi avec succès les éméto-cathartiques dans certaines névroses du canal intestinal, telles que la colique dite *saturnine : l'aqua cassiæ cum granis* n'est qu'une solution d'émétique et de sulfate de magnésie dans une décoction de casse. Ces moyens thérapeutiques seraient très-dangereux dans toutes les gastro-entérites et dans toutes les phlegmasies intestinales; mais ils flattent le préjugé populaire en faveur des évacuans; et l'igno-

rance et le charlatanisme abusent tous les jours de la faiblesse
et de la crédulité du peuple, en prodiguant ainsi l'emploi des
éméto-cathartiques, dans des cas où ils causent des phlegmasies
mortelles, et où ils agissent comme de véritables poisons. L'emploi
de ces moyens thérapeutiques doit donc être toujours très-borné,
et dirigé par un homme instruit et exercé dans la pratique.

(GUERSENT.)

ÉMINENCES MAMILLAIRES, OLIVAIRES, PYRAMIDALES, etc.
Voyez MAMILLAIRE, OLIVAIRE, etc.

ÉMISSAIRES (veines) de Santorini. On appelle ainsi, en
général, toutes les petites branches veineuses qui, passant à travers les trous du crâne, établissent une communication entre les
veines intérieures et les veines extérieures de la tête : elles appartiennent aux sinus de la MÉNINGE et aux branches des veines
JUGULAIRES.   (A. B.)

ÉMISSION, s. f., *emissio* ; action par laquelle un liquide est
poussé hors du corps : ainsi, l'on dit l'*émission de l'urine*,
l'*émission du sperme*. On emploie encore le mot *émission* dans
un sens un peu différent : on appelle quelquefois *émission sanguine* la sortie du sang provoquée dans l'opération de la phlé-
botomie, ou par la succion des sangsues et par les scarifications.

EMMÉNAGOGUE, s. m. et adj., *emmenagogus* ; de ἔμμηνα,
menstrues, et de ἄγω, je pousse, je conduis. On donne, en général, ce nom à tous les moyens thérapeutiques qui provoquent les
règles, et en particulier à certaines substances médicamenteuses
qu'on regarde comme spécialement douées de cette propriété.

Un grand nombre de moyens hygiéniques et médicamenteux
peuvent favoriser ou augmenter l'écoulement menstruel ; les médications, même les plus opposées, peuvent tendre à ce but,
suivant les causes différentes qui s'opposent à l'écoulement
régulier de cette excrétion utérine. Ainsi, lorsqu'une pléthore
générale ou une congestion sanguine locale s'oppose à l'écoulement menstruel, les saignées générales ou locales, les bains,
les demi-bains, les pédiluves sinapisés, les cataplasmes irritans
ou rubéfians, placés sur les extrémités, déterminent une menstruation plus abondante. Lorsqu'au contraire l'individu est faible, chlorotique, les préparations et les eaux ferrugineuses, le
quinquina et la plupart des toniques, seuls ou unis aux excitans,
principalement à l'absinthe, à l'armoise, à la rue, deviennent
les véritables emménagogues. Dans les cas où des mouvemens

nerveux irréguliers s'opposent à la sécrétion menstruelle, les diffusibles antispasmodiques, et les narcotiques mêmes, s'il y a de la douleur, peuvent être mis en usage comme emménagogues. Les secousses produites par les vomitifs, et l'irritation que déterminent certains purgatifs, ceux surtout qui agissent sur la fin du gros intestin, comme l'aloès, provoquent aussi secondairement, dans certains cas, les règles, ou au moins en accélèrent l'époque. Mais, quelque espèce de médication que le praticien mette en jeu pour provoquer les menstrues, il n'atteint ordinairement ce but, qu'en agissant d'une manière générale sur les solides et liquides vivans ; et ce n'est que secondairement ensuite que la réaction de ces médications générales peut avoir quelque influence sur l'action de l'utérus : tous ces moyens thérapeutiques doivent être, au reste, diversement modifiés ou combinés, suivant les différens cas d'aménorrhées ou de disménorrhées.

Certains médicamens toutefois paraissent avoir une action spéciale sur l'organe utérin. Quelques expériences physiologiques prouvent que la matière colorante du safran se porte ordinairement vers l'utérus, et plusieurs observations thérapeutiques ne permettent pas de douter que le safran ne soit un calmant des douleurs lombaires qui accompagnent ou précèdent l'époque menstruelle. La sabine a, de tous les temps, été regardée comme un emménagogue très-énergique, qu'on a souvent employé dans de criminelles intentions ; ce poison, qui enflamme d'une manière très-évidente les organes gastro-instestinaux, irrite en effet particulièrement l'utérus, et peut provoquer des ménorrhagies ou des métrites ; mais, quoique cet irritant vénéneux agisse particulièrement sur l'utérus, il ne peut pas être plutôt considéré comme excitant des menstrues que comme un moyen propre à déterminer l'inflammation de la matrice ; c'est un irritant utérin, comme le safran est un excitant de cet organe, comme les cantharides sont un irritant vésico-utéral ; mais la sabine et le safran ne sont réellement pas plus emménagogues que les cantharides ne sont diurétiques. On ne peut donc pas admettre en thérapeutique des médicamens jouissant de la propriété particulière et isolée d'exciter les règles ; cet effet, même dans les substances médicamenteuses qui semblent avoir une affinité particulière pour l'utérus, dépend toujours d'une propriété plus générale (excitante ou irritante),

à laquelle il faut rapporter l'effet local et la direction particulière
vers l'utérus.   (GUERSENT.)

ÉMOLLIENT, s. m. et adj., *emolliens*, du verbe *emollire*,
ramollir. On désigne sous ce nom tous les moyens thérapeutiques
qui tendent en général à relâcher ou ramollir les organes vivans
sains ou malades, et plus spécialement certaines substances
médicamenteuses qui jouissent plus particulièrement de la propriété relâchante.

Les moyens thérapeutiques émolliens sont ou simplement physiques, ou diététiques, ou médicamenteux. Parmi les premiers,
l'eau occupe surtout une place importante. L'eau tiède et chaude,
depuis 24° jusqu'à 34° Réaum., employée en boissons, en fomentations, en bains, en vapeurs, est le premier des émolliens, celui
qu'on emploie le plus fréquemment et qui sert presque toujours
de véhicule à tous les autres. La chaleur est ici, à la vérité,
le principal agent thérapeutique, et modifie entièrement les
propriétés de l'eau. Les émissions sanguines, produites à l'aide
de différens moyens physiques appliqués à la surface du corps,
déterminent aussi des résultats analogues, et sont un des
principaux agens des médications relâchantes. La diète plus ou
moins sévère, simplement relative ou absolue, tantôt aqueuse ou
lactée, en diminuant plus ou moins les forces, produit aussi un
effet relâchant très-marqué.

Tous les moyens émolliens médicamenteux appartiennent exclusivement aux substances végétales ou animales : parmi les premières se trouvent les racines, les feuilles, les fleurs d'un grand
nombre de Malvacées, particulièrement des mauves, des gui-
mauves, de l'alcée, etc.; les racines de grande consoude; les
tiges, les feuilles et les fleurs des verbascum, les feuilles et les
fleurs de buglosse, de pulmonaire, de pariétaire, de bette; les
fleurs de violettes, de bourrache; les fruits sucrés, tels que les
sébestes, les jujubes, les dattes, les figues, les raisins, les mucilages de pepins de coin, de semences de plantin, de psyllium,
de lin; les amandes douces, et particulièrement celles des Cucurbitacées, désignées sous le nom de semences froides; toutes les
les gommes, et en particulier les gommes arabique et adragant;
les huiles fixes, les émulsions, les fécules, l'amidon et les
graines qui contiennent des fécules, telles que le blé, l'orge,
l'avoine, le riz; la décoction de toutes ces graines fraîches ou fermentées ou après que la fermentation a eu lieu;

comme les décoctions d'orge germé, de mie de pain, etc.

Parmi les substances animales on range principalement la gélatine, l'albumine, le mucus animal et toutes les solutions, décoctions ou bouillons qui contiennent plus ou moins de ces substances en solution, parmi lesquelles on distingue surtout les décoctions de chair et de mou de veau, de poulet, de grenouille, de tortue, de vipère, de limaçon; on emploie aussi comme émollient, parmi les substances animales, la graisse, le blanc de baleine ou adipocire, et plusieurs substances particulières qui contiennent une grande quantité de gélatine, comme l'ichthyocolle et la corne de cerf; enfin, on emploie aussi le petit-lait et les différentes espèces de lait.

Tous ces agens thérapeutiques sont à la fois médicamenteux et alimentaires; ils se réduisent aux principes immédiats suivans : du mucus, de la gomme, du sucre, de la fécule, de l'amidon, un peu de gluten; des huiles, des graisses, de la gélatine, de l'albumine et de l'adipocire. C'est aux différentes proportions de ces principes immédiats, dissous et suspendus dans l'eau chaude, que sont dues les véritables propriétés des émolliens : toutes ces substances agissent de la même manière, soit qu'elles soient introduites dans les organes gastro-intestinaux ou appliquées sur la surface du corps, soit que le corps lui-même y soit plongé en entier. Appliqués à la surface de la peau, les émolliens gonflent son tissu, s'introduisent dans les pores nombreux dont elle est criblée, la rendent plus molle, plus souple, calment la rougeur et les différentes espèces d'irritations dont elle peut être affectée, et la rendent plus douce au toucher lorsqu'elle est sèche, râpeuse ou crevassée. Introduits dans les organes gastro-intestinaux par la bouche et par l'anus, les émolliens produisent d'abord les mêmes effets qu'à la peau; ils diminuent en outre la soif, la chaleur intérieure, les irritations intestinales, calment la toux et sont plus ou moins promptement assimilés; les solutions gélatineuses et gommeuses beaucoup plus promptement que les autres; les huiles, et les solutions mucilagineuses très-épaisses, causent souvent des pesanteurs d'estomac, et résistent plus long-temps aux puissances assimilatrices; néanmoins l'effet de tous ces moyens est d'émousser l'activité des organes gastro-intestinaux et de fournir une alimentation douce et légère: plus ces organes sont enflammés et irrités, plus l'influence adoucissante est remarquable, surtout si leur usage est prolongé pendant assez long-temps. C'est à cette première impression sur les organes digestifs que sont dus ensuite les effets secondaires plus ou moins débilitans qu'ils produisent sur les organes de la respiration, de la circulation et sur ceux des sécrétions. L'usage des émolliens, continué pendant plusieurs jours, diminue la force et la fréquence des pulsations ; et, si l'excès de la fièvre s'oppose à la transpiration insensible et à l'excrétion de l'urine, le relâchement déterminé par l'effet des émolliens facilite le cours de ces sécrétions, de sorte que ces moyens thérapeutiques deviennent, suivant les circonstances, des espèces de diurétiques ou de diaphorétiques. Il n'est pas jusqu'aux organes de relation qui ne cèdent par degré à l'influence relâchante des émolliens ; le délire fébrile, l'agitation et les contractions musculaires désordonnées qui l'accompagnent, diminuent le plus souvent par l'emploi seul des boissons mucilagineuses et émulsionnées et des bains. Ces moyens thérapeutiques calment aussi la douleur dans tous les organes, lorsqu'elle dépend uniquement de la tension et de l'irritation des solides.

Plusieurs médecins, en observant l'influence très-étendue des émolliens, ont été portés à croire que les substances gélatineuses, gommeuses, etc., étaient absorbées par les veines et les lymphatiques, et que leurs molécules circulaient avec le sang ; mais cette hypothèse paraît être entièrement dénuée de fondement : la gomme, le sucre, l'amidon, sont promptement décomposés et assimilés par les organes gastro-intestinaux, et ne pénètrent pas plus dans le torrent de la circulation que les autres substances alimentaires ; aucun chimiste n'a encore trouvé de sucre de gomme dans le sang. On pourrait peut-être tout au plus admettre que les différentes substances émollientes sont absorbées par les pores nombreux de la peau et des membranes muqueuses, et s'infiltrent en quelque sorte dans le tissu de ces organes ; mais cette absorption locale, qui peut avoir lieu avec ou sans assimilation véritable, ne suppose pas que les molécules gommeuses ou mucilagineuses doivent nécessairement circuler avec le sang. La partie aqueuse des émolliens pénètre seule dans le torrent de la circulation. Il est toutefois facile de se rendre raison des effets de la médication émolliente sans admettre la présence de ces substances médicamenteuses dans nos humeurs : les applications réitérées des émolliens sur une grande surface, comme celles du canal intestinal et de la peau, en produisant un effet local relâchant, le communiquent rapidement de proche en proche par une sorte d'absorption de contiguité, et pénètrent plus ou moins profondément dans nos tissus sous la forme d'une espèce de vapeur. C'est ainsi qu'on peut expliquer les effets des applications extérieures des émolliens, dont l'influence se propage plus ou moins rapidement jusqu'aux organes contenus dans les cavités. Les effets de ces applications extérieures sont souvent si prompts et si évidens, qu'il n'est pas possible de supposer que, dans ce cas, les molécules émollientes absorbées par la peau aient pu suivre le cercle circulatoire : car on observe en général que les émolliens, employés de cette manière, agissent beaucoup plus rapidement que lorsqu'ils sont introduits dans les voies digestives. Indépendamment de cette manière d'agir des émolliens, au moyen de la porosité de nos organes, on ne peut douter qu'ils ne réagissent sympatiquement des surfaces cutanées sur les surfaces gastro-intestinales, et *vice versâ*, et que cette réaction indirecte n'ait une grande influence sur les résultats thérapeutiques qu'ils produisent.

Quelle que soit, au reste, la manière dont on puisse se rendre compte des effets de la médication émolliente, la manière dont elle agit sur l'économie animale n'en est pas moins puissante et utile, lorsqu'elle est convenablement appliquée dans toute son étendue et sous toutes les formes. C'est principalement à l'aide de cette médication que le praticien modère les réactions générales trop énergiques ou désordonnées, et ramène à leur type naturel et régulier les mouvemens organiques des différens appareils, lorsqu'ils ont été exaltés par un excès ou par un partage inégal des forces. Aussi cette médication est-elle sans cesse employée avec succès dans les maladies externes et internes, et triomphe-t-elle souvent seule, avec la diète, de toutes les irritations ou phlegmasies légères. Elle n'est pas moins utile pour seconder les autres moyens thérapeutiques, dans les cas les plus graves ; elle est rigoureusement obligée dans toutes les inflammations et dans la première période de toutes les maladies aiguës. Elle n'est pas moins recommandable dans le premier degré de presque toutes les phlegmasies chroniques ; elle est, par conséquent, la base de toute méthode expectante, et, néanmoins, concourt encore puissamment à seconder, dans beaucoup de cas, la méthode agissante.

Les émolliens ne conviennent pas dans les débilités directes, les adynamies franches, les cachexies et les maladies chroniques avancées et invétérées, et dans le dernier degré de presque toutes les maladies graves, qui s'accompagnent presque toujours de symptômes adynamiques ou ataxiques : ils augmenteraient, dans tous ces cas, la faiblesse, et accéléreraient le terme fatal de la maladie. L'usage trop long-temps continué des émolliens peut devenir nuisible aussi, même dans les cas où ils sont indiqués, parce qu'ils agissent, comme tous les débilitans, en détruisant les forces digestives, et en disposant aux œdèmes et aux différentes hydropisies. Ces effets ayant plus promptement lieu chez les enfans et chez les vieillards, le médecin doit employer les émolliens avec beaucoup plus de ménagement et moins de durée dans ces deux âges de la vie que chez les adultes. On emploie les émolliens sous toutes les formes, en tisanes, en potions, fomentations, linimens, embrocations, emplâtres, cataplasmes, et en bains.

(GUERSENT.)

ÉMONCTOIRE, s. m., *emunctorium ;* de *emungere,* nettoyer. On désignait ainsi les organes chargés de la sécrétion des matières qui doivent être expulsées du corps. Cette expression était surtout employée par les partisans du système de l'humorisme, qui pensaient que les sécrétions naturelles ou provoquées par l'art étaient des moyens de dépuration, soit pour toute l'économie animale, soit pour un organe en particulier. (R. D.)

EMPATEMENT, s. m.; mot dont on se sert pour désigner le gonflement œdémateux qui a lieu dans quelque partie du tissu cellulaire sous-cutané. *Voyez* OEDÈME.

EMPHYSÈME, s. m., *emphysema, pneumatosis, humor flatulentus, inflatio,* du verbe φυσάω, j'enfle. On se sert de ce mot pour désigner l'état d'une partie du corps dans laquelle des gaz se sont développés ou ont été introduits en plus ou moins grande quantité. Les gaz qui peuvent pénétrer dans le tissu de presque tous les organes viennent du dehors, soit par les ouvertures naturelles, soit à la faveur d'une solution de continuité accidentelle, ou se forment et se dégagent au sein de ces mêmes parties; ils constituent, dans ce dernier cas, un emphysème par exhalation, que quelques auteurs ont proposé d'appeler *emphysème spontané.* Quelle que soit la source qui fournisse ces gaz, on doit toujours les considérer comme des corps étrangers, ou devenus tels, dont il faut par conséquent favoriser la résorption, ou déterminer l'expulsion.

L'emphysème peut avoir son siége dans différentes parties

du corps ; le plus souvent c'est dans le tissu cellulaire sous-
cutané ; mais le tissu sous-séreux, le sous-muqueux, l'inter-
musculaire, celui qui environne les vaisseaux et les nerfs, peuvent également être distendus par des fluides élastiques. Le
parenchyme de plusieurs organes, spécialement celui des poumons, peut contenir de l'air en plus ou moins grande quantité ; enfin, les cavités des membranes séreuses sont aussi quelquefois le réceptacle de ces collections gazeuses. *Voyez* PNEU-
MOTHORAX et PNEUMATOSE.

L'emphysème qui reconnaît pour cause l'introduction de
l'air dans le tissu cellulaire, se manifeste sous la forme
d'une tumeur blanche, luisante, élastique et indolente ; la tuméfaction est générale ou partielle : cette maladie diffère de
l'œdème, en ce que la peau ne conserve point l'empreinte
des doigts, et qu'on sent une sorte de crépitation quand on
la touche. L'emphysème général, c'est-à-dire celui dans lequel tout le tissu cellulaire sous-cutané se trouve distendu par
de l'air, est tout-à-fait semblable à cette espèce de bouffissure
qui se fait remarquer sur les animaux qu'on souffle après les
avoir égorgés. Dans l'emphysème partiel, au contraire, quelques
régions du corps sont seulement lésées : dans ce dernier cas on
lui donne différens noms. Si le ventre seul contient de l'air,
c'est un *tympanite* ; lorsque le fluide élastique a pénétré dans le
scrotum, c'est un *pneumatocèle* ; enfin, on l'appelle *pneuma-
tomphale*, lorsque la tumeur gazeuse occupe l'ombilic. *Voyez*
ces mots.

Je vais m'occuper successivement, dans cet article, de l'emphysème traumatique, c'est-à-dire de cet accident qui est le
résultat de l'introduction de l'air extérieur dans le tissu cellulaire à la faveur d'une plaie ; je tracerai ensuite quelques considérations sur l'emphysème du poumon ; je terminerai par
quelques aperçus sur l'emphysème spontané ou par exhalation.

Emphysème traumatique. — Les solutions de continuité du
larynx, de la trachée-artère, des poumons, et les plaies pénétrantes de la poitrine, sans lésion de ce dernier organe, sont
les causes les plus fréquentes de l'emphysème traumatique. Cet
accident peut se manifester aussi à la suite de la fracture des
côtes, surtout lorsque les extrémités fracturées, poussées en
dedans par l'agent vulnérant, déchirent la plèvre et le pou-

mon. Si le larynx ou la trachée-artère est intéressé, l'air atmosphérique qui pénètre dans le poumon pendant l'inspiration, sort durant l'expiration, partie par la glotte, partie par la plaie accidentelle qui se trouve au-dessous de cette ouverture. Si la solution de continuité du cou est étroite, sinueuse, et se prolonge dans le tissu cellulaire, l'air, au lieu d'être expulsé au dehors, s'insinue dans les aréoles sous-cutanées, les distend peu à peu, et forme bientôt une tumeur, qui, s'étendant au loin, peut envahir la totalité du corps.

Lorsque le poumon est atteint par un instrument qui a traversé les parois de la poitrine, et que la plaie extérieure est étroite et oblique, une certaine quantité d'air s'échappe à chaque inspiration par la plaie de ce viscère, et s'épanche dans la cavité du thorax. Au moment de l'expiration, ce même air, qui ne saurait reprendre la route par laquelle il a pénétré, réagit tout à la fois contre le poumon, qu'il comprime, et contre les parois du thorax, qu'il s'efforce de dilater. Si la solution de continuité de la plèvre lui offre une issue, il s'échappe, s'infiltre dans le tissu cellulaire, et en distend bientôt les cellules. L'air qui sert à la respiration se renouvelant à chaque instant, la quantité de celui qui forme l'emphysème augmente par conséquent à chaque inspiration, en sorte que l'infiltration peut s'étendre sur tout le corps, et devenir énorme. Lorsque les côtes sont fracturées, et que les fragmens se dirigent vers le poumon, l'emphysème se fait par le même mécanisme, et même encore avec plus de facilité, parce qu'il n'existe pas ordinairement alors de plaie aux parois de la poitrine. On ne doit pas craindre cet accident lorsque la plaie extérieure est large, et dirigée perpendiculairement jusqu'au poumon; l'air entre dans la poitrine à chaque inspiration, et en sort pendant l'expiration avec une assez grande facilité. L'emphysème ne peut pas avoir lieu non plus, si la plaie du poumon a peu d'étendue, et si des vaisseaux pulmonaires d'un certain calibre sont ouverts : en effet, le sang s'épanche alors si abondamment, que l'air ne saurait pénétrer dans la cavité de la poitrine.

J'ai dit plus haut que l'emphysème a été observé dans les plaies pénétrantes du thorax, sans lésion du poumon. Les exemples de ce genre d'emphysème sont rares. Voici la manière dont on peut en concevoir le mécanisme. L'élévation des côtes et une forte inspiration permettent à l'air extérieur d'entrer par la plaie jusque dans le thorax, et empêchent le poumon de se dilater ; l'expiration suivante l'en fait sortir ; si le rapport des parties reste le même, l'air continue de la sorte à être alternativement attiré et repoussé ; mais si un changement s'opère dans les rapports de la plaie, ce fluide élastique éprouvera des obstacles à sa sortie ; une partie pénétrera dans le tissu cellulaire, et produira un emphysème.

Les plaies de poitrine non pénétrantes sont quelquefois compliquées d'emphysème et de crachement de sang, au rapport de plusieurs auteurs, et notamment de J.-L. Petit. Cette espèce d'emphysème survient plus particulièrement aux plaies dont le trajet est long, et qui sont situées au milieu d'un tissu cellulaire abondant, comme sous les muscles grand pectoral, grand dorsal, dans le creux de l'aisselle, etc., etc. Lorsque ces solutions de continuité sont négligées et restent béantes, on pense que l'air s'y introduit avec d'autant plus de facilité, que le mouvement des bras, se transmettant aux bords de la plaie, tend à favoriser le passage de ce fluide dans le tissu cellulaire. Quelquefois l'emphysème est si considérable, que la respiration devient très-laborieuse ; la dyspnée augmentant de plus en plus, la circulation languit dans les poumons ; il se fait une congestion dans ces organes, et le malade ne tarde pas à cracher du sang, si l'on ne s'empresse de débrider ces plaies, et de faire des scarifications. Sans nier précisément la possibilité de l'emphysème dans les plaies non pénétrantes de la poitrine, M. Boyer pense que cet accident doit être fort rare, et que les auteurs qui disent l'avoir observé ont pu se tromper sur la direction et la profondeur présumée de la plaie, qui peut ne pas paraître pénétrante, quoiqu'elle pénètre cependant.

Frank croit avoir remarqué que les personnes maigres sont plus exposées que les autres à la pneumatose traumatique du tissu cellulaire. En effet, les parties peu fournies de graisse sont affectées très-facilement. Ainsi, les paupières, la région supérieure de la tête, le cou, le scrotum, les parties latérales du thorax, sont très-disposés à se laisser pénétrer par l'air, tandis que les bras, les cuisses, les fesses, la paroi antérieure de l'abdomen et les jambes résistent davantage. La paume des mains et la plante des pieds ne se prêtent presque jamais à l'introduction des fluides élastiques.

Les symptômes de l'emphysème varient suivant que l'air est

contenu dans la cavité du thorax, ou qu'il est infiltré dans le tissu cellulaire ; quelquefois il occupe toutes les régions du corps où ce fluide abonde. La cavité de la poitrine peut être le siége d'un épanchement d'air. Plusieurs praticiens ont eu occasion d'observer cette espèce d'emphysème qui peut avoir lieu, soit dans les déchirures du poumon sans lésion de la plèvre costale, soit dans les plaies pénétrantes de la poitrine qui sont très-étroites. Lorsque l'air s'épanche dans la cavité des plèvres, et ne trouve pas d'issue au dehors, ou ne peut pas s'infilter dans le tissu cellulaire, les accidens sont aussi rapides qu'effrayans. Comprimé par ce fluide élastique, le poumon du côté affecté s'affaisse ; la poitrine est dilatée inégalement ; la respiration devient très-pénible ; la face est pâle ; le malade ne tarde pas à éprouver des menaces de suffocation, et quelquefois la mort survient après quelques heures d'angoisses ; mais ces accidens peuvent être confondus avec ceux que déterminent beaucoup d'autres affections : aussi ce n'est souvent qu'après la mort, et à l'ouverture du corps, qu'on reconnaît la nature de la maladie.

L'emphysème extérieur, c'est-à-dire l'infiltration du tissu cellulaire sous-cutané, se manifeste par une tumeur plus ou moins étendue, molle, élastique, indolente, sans changement de couleur à la peau, qui prend seulement une teinte un peu plus pâle et paraît luisante. Cependant, si l'emphysème était produit par des altérations organiques telles que des crevasses, des déchirures, des contusions, la peau offrirait une ecchymose plus ou moins brune ou livide. La tuméfaction gazeuse, qui est bornée d'abord au lieu qu'occupe la fracture, ou au voisinage de la blessure, s'accroît rapidement ; elle s'étend sur la poitrine, le cou, la face et les paupières ; le scrotum, les cuisses et les jambes se tuméfient ensuite ; enfin, l'emphysème envahit parfois la presque totalité du corps : en effet, chaque mouvement respiratoire ajoute une nouvelle quantité d'air à celle qui distend déjà la peau. Les formes extérieures s'effacent par suite de la distension gazeuse des tégumens ; le cou, qui acquiert une énorme dimension, se trouve bientôt de niveau avec la tête ; les lèvres et les paupières, très-gonflées, ne permettent plus à la bouche et aux yeux de s'entr'ouvrir ; le volume des mamelles excède alors, chez l'homme, celui que ces organes présentent chez des filles nubiles ou chez de jeunes femmes ; le scrotum offre un développement extraordinaire ; les membres thoraciques et abdominaux constituent autant de cylindres d'une égale grosseur, dans toute leur étendue : des replis profonds se font remarquer au niveau de leurs articulations. Si l'on fait des frictions sur les régions tuméfiées, l'air se déplace; lorsqu'on comprime la peau, elle ne conserve point l'empreinte des doigts, comme dans l'œdème; elle fait sentir une sorte de crépitation anologue à celle qui résulterait du froissement d'un parchemin, ou d'une vessie desséchée qui contiendrait une certaine quantité d'eau; il se manifeste quelquefois une ecchymose profonde à la partie inférieure et latérale du dos et des lombes.

Si l'emphysème continue à faire des progrès, l'air, après avoir distendu le tissu cellulaire sous-cutané, pénètre sous les aponévroses des membres, dans les tissus sous-muqueux, intermusculaires, suit parfois le trajet des vaisseaux, des nerfs, et parvient enfin dans le parenchyme des viscères : on a constaté sa présence dans l'intérieur de l'œil, et jusque dans la membrane de l'humeur vitrée.

L'air enfermé sous la peau gêne plus ou moins l'action des muscles, comprime les vaisseaux superficiels, détermine la congestion des organes internes : il y a de la fièvre, de la toux; la respiration est difficile; les crachats deviennent sanglans, et le danger de suffoquer est imminent si on n'administre pas de suite les secours convenables.

Le malade se plaint d'une douleur très-forte de poitrine; le coucher n'est possible d'abord que du côté affecté; la difficulté de respirer devenant bientôt extrême, il ne peut plus conserver la position horizontale; il se relève, se tient assis, et est obligé de pencher la tête et le tronc en avant; le visage est gonflé, rouge, quelquefois bleuâtre, livide; la membrane muqueuse qui tapisse la bouche présente la même teinte; le cou est très-tendu; il se manifeste parfois une douleur plus ou moins aiguë à l'hypogastre. Le blessé est en proie à une agitation extrême; les étouffemens, les mouvemens convulsifs, sont quelquefois très-violens. Si la maladie continue à faire des progrès, ou si elle est abandonnée à elle-même, le pouls ne tarde pas à devenir faible, petit, irrégulier; les extrémités se refroidissent; l'anxiété semble diminuer; la respiration s'interrompt quelquefois tout-à-fait; le pouls s'arrête, et le malade, dont les facultés intellectuelles s'éteignent graduellement, meurt asphyxié.

Le tableau effrayant que je viens de tracer annonce que l'emphysème traumatique doit être considéré comme un accident très-souvent mortel; mais les efforts de la nature, qui s'efforce d'en limiter les progrès, ne sont pas toujours infructueux ; le gonflement inflammatoire, qui s'empare des bords et du trajet de la plaie, l'oblitère quelquefois complétement, et s'oppose par conséquent à la sortie ultérieure de l'air. L'affaissement du poumon au moment où il est lésé, est une autre circonstance heureuse qui peut favoriser la réunion des bords de cette solution de continuité.

Le pronostic de l'emphysème traumatique est en général fâcheux : toutefois, le danger est subordonné aux causes, au siége, à l'étendue de cette espèce d'infiltration gazeuse et aux accidens qui la compliquent. L'air qui pénètre dans le tissu cellulaire sous-cutané, et même dans les cavités splanchniques, peut y séjourner quelquefois pendant un temps assez long, sans produire d'effet fâcheux. Les tumeurs aériennes se dissipent par résolution dans quelques circonstances, et plusieurs faits prouvent que l'emphysème peut guérir spontanément. L'emphysème qui est produit par une blessure de la trachée artère ou du larynx est bien moins grave que celui qui dépend de la lésion du poumon. En général, le danger est d'autant plus grand que les fonctions de la respiration et de la circulation s'exécutent plus laborieusement. Il est rare que les sujets ne succombent pas avec rapidité, lorsque par suite de la distension gazeuse, le corps a acquis des dimensions considérables, et que l'air a pénétré dans le tissu des viscères.

Le traitement des plaies pénétrantes de poitrine qui se compliquent d'emphysème doit différer suivant que l'infiltration est plus ou moins considérable, qu'elle est bornée ou qu'elle continue à faire des progrès. Lorsque la tuméfaction n'est pas considérable, quelle cesse de s'étendre, et qu'il ne se manifeste pas d'accidens, on a souvent réussi à faire disparaître l'emphysème au moyen d'une compression méthodique exercée sur le lieu de la blessure; on pourrait même quelquefois l'abandonner à la nature : en effet, l'air infiltré dans le tissu cellulaire perd bientôt ses qualités gazeuses et ne tarde pas à être résorbé; la peau distendue s'affaissant, le calme renaît dans l'organisme. Les secours de l'art deviennent, au contraire, nécessaires lorsque la tumeur emphysémateuse est très-prononcée, fait des progrès, menace de s'étendre à presque toutes les parties du corps, et que la respiration est gênée. On recommande de donner issue d'abord à l'air qui est épanché dans la poitrine, dont la présence détermine l'oppression violente que le malade éprouve, et d'ouvrir ensuite un passage à celui qui est infiltré dans le tissu cellulaire. On satisfait à la première indication en pratiquant une incision profonde sur le lieu de la blessure et au centre de la tumeur qu'on y observe. Si c'est la fracture d'une côte qui a causé l'emphysème, on incise sur le lieu que la fracture occupe : mais cette incision ne procure les effets que l'on désire que lorsqu'elle est faite de bonne heure, et lorsqu'elle est assez profonde pour pénétrer jusqu'au lieu par où l'air sort de la poitrine. Lorsque le parallélisme entre l'ouverture de la peau et celle qui livre passage à l'air est bien établi, ce fluide parvient directement au dehors et n'a plus aucune tendance à s'insinuer sous les tégumens. On doit se conduire de la même manière lorsque la plaie existe au cou : en effet, c'est sur la tumeur de cette région qu'il convient de diviser la peau, afin de découvrir la solution de continuité du larynx ou de la trachée-artère. Ces incisions doivent être faites dès les premiers progrès de la maladie. La source de l'air qui s'infiltre étant tarie, celui qui occupe le tissu cellulaire sous-cutané, soumis à l'action des vaisseaux absorbans, ne tarde pas à disparaître. On peut hâter le travail de la nature par des fomentations excitantes, par des frictions sèches ou aromatiques. Lorsque la quantité d'air infiltré est très-considérable, qu'il est parvenu à des parties très-éloignées de la blessure, telles que sur le tronc, le scrotum, les cuisses, etc., etc., il faut pratiquer des scarifications sur les différentes parties du corps. Ces scarifications, pour être efficaces, doivent pénétrer jusqu'au tissu cellulaire sous-cutané. Des pressions légères faites avec la main et dirigées vers les scarifications, favorisent la sortie de l'air et le dégorgement des tissus. On rétablit ensuite le ton des solides, qu'une trop grande extension leur a fait perdre, en employant des fomentations toniques. Les saignées répétées, le repos, la diète, des boissons douces, etc., sont des moyens auxiliaires de l'incision, qu'on ne doit jamais négliger.

Je crois devoir rapprocher de l'emphysème traumatique celui qui est déterminé par l'insufflation. Personne n'ignore que l'air atmosphérique a été porté quelquefois sous la peau et insufflé dans le tissu cellulaire. Des intentions diverses ont dirigé les personnes qui se sont livrées à cette pratique. Le plus souvent l'emphysème par insufflation est un moyen dont quelques individus font usage pour simuler les déformations des membres, et spécialement les tuméfactions du scrotum. On a vu des hommes qui, pour se soustraire au service militaire, ou pour exciter la pitié, l'intérêt du public, ont introduit dans le tissu cellulaire du cou, de la face, des membres abdominaux, des enveloppes des testicules, etc., une quantité d'air plus ou moins considérable, et présenté ensuite ces infiltrations gazeuses comme des affections anciennes, et même comme des maladies congéniales.

On connaît les faits rapportés à ce sujet par Ambroise Paré, Fabrice de Hilden, Dionis, Sauvages, etc., etc. J'ai eu occasion d'observer un certain nombre de fois cette sorte d'emphysème volontaire sur les détenus de la prison de Bicêtre. Ils se piquent l'intérieur d'une des joues avec une épingle ; ils font ensuite de fortes et de fréquentes expirations, mais en prenant l'essentielle précaution de fermer le nez et la bouche : bientôt l'air s'insinue dans le tissu cellulaire de la face et du cou, et on voit se dessiner une tumeur plus ou moins étendue, qui est pâle, luisante et crépitante ; ils ont recours ordinairement à ce moyen lorsqu'ils ont été mis au cachot à la suite de quelques écarts de conduite, qu'ils veulent en sortir et être admis à l'infirmerie. L'emphysème par insufflation peut nécessiter quelquefois des incisions ; on doit les pratiquer dans les endroits où la tumeur présente le plus grand volume. On recommande ensuite de favoriser l'évacuation des gaz en exerçant des pressions méthodiques. Les frictions faites avec des flanelles chaudes imprégnées de lotions toniques, les bains froids de courte durée, sont autant de moyens desquels on peut retirer de grands avantages ; on peut accélérer la guérison en prescrivant un exercice modéré, un régime qui soit tout à la fois léger et tonique, des vêtemens chauds, etc., etc. Je dois dire, enfin, qu'on a proposé d'injecter de l'air chargé de substances médicamenteuses dans les tissus vivans, afin de remplir diverses indications. Malgré que l'efficacité de cette méthode ait été préconisée par Haller et Achard, elle n'a pas été adoptée.

Emphysème du poumon. — Cet organe est sujet à se laisser pénétrer par une plus ou moins grande quantité d'air atmosphérique. L'emphysème du poumon a été observé après une compression ou une forte contusion du thorax, sans altération de ses parois, à la suite des commotions de ce viscère et des déchirures produites dans son tissu par des coups portés sur les côtes, ou par des chutes faites de lieux très-élevés. Quelques écrivains pensent que cette lésion du poumon peut survenir aussi dans les efforts violens opérés par les organes respiratoires, tels que des accès considérables de toux, des éclats de rire immodérés, des cris forcés, la déclamation, les efforts de l'accouchement; enfin l'infiltration pulmonaire peut se manifester, au rapport de Louis, lorsqu'un corps étranger tombe dans la trachée-artère ou dans les bronches. Si la plèvre pulmonaire est déchirée, l'air s'épanche dans la poitrine et détermine les accidens de la compression du poumon. (*Voyez* PNEUMOTHORAX et PNEUMATOSE.) Mais lorsque cette membrane séreuse demeure intacte, le fluide élastique s'échappe des bronches, envahit le tissu ambiant de l'organe respiratoire, et forme un emphysème semblable à celui qui a lieu dans l'infiltration sous-cutanée. L'emphysème, qui est d'abord local, ne tarde pas à faire des progrès; l'air pénètre bientôt jusqu'au médiastin, paraît à la base du cou, à la partie antérieure de la poitrine, et envahit, enfin, quelquefois tout le tissu cellulaire sous-cutané. Cet accident, qui s'accompagne d'une grande dyspnée, est très-dangereux lorsqu'il est déterminé par une forte contusion du thorax, parce qu'on ne possède que des moyens peu efficaces pour le combattre. Lorsque l'emphysème est survenu à la suite de violens accès de toux, on doit tout mettre en usage pour calmer l'irritation pulmonaire et prévenir l'apparition nouvelle du paroxysme. Les saignées, les boissons douces, la diète, le plus grand calme, sont autant de moyens indiqués, toutes les fois que l'emphysème est assez considérable pour porter du trouble dans les mouvemens des organes de la respiration et de la circulation. Il est nécessaire de pratiquer des mouchetures sur différens points, lorsque l'emphysème du poumon se répand à l'extérieur.

Il existe une seconde espèce d'emphysème du poumon qui semble avoir échappé aux recherches de la plupart des médecins, je veux parler de l'emphysème par cause interne. Divers observateurs ont cependant donné quelques faits qui se rapportent à cette maladie; ainsi l'asthme, suivant Avicenne, est produit quelquefois par de l'air renfermé dans le parenchyme pulmonaire, qu'il comprime et dont il gêne les fonctions : les dissections ont souvent montré le poumon comme emphysémateux à de Graaf et à Ruysch. Ces médecins pensent, comme Avicenne, que cette cause produit l'asthme plus souvent qu'on ne le pense. Bonnet et Morgagni donnent quelques exemples de poumons très-volumineux et distendus par de l'air. Vanswiéten et Stork rapportent quelques cas dans lesquels il y avait en outre des vésicules pleines d'air sous la plèvre; Floyer a vu la même chose sur une jument poussive; l'article *emphysème* du Dictionnaire des Sciences médicales contient une observation semblable à ces dernières, que l'on doit à M. Magendie : mais tous ces auteurs paraissent avoir cru que la lésion dont il s'agit consiste essentiellement dans une infiltration de l'air dans le tissu cellulaire interlobulaire du poumon. Ruysch et Valsalva sont les seuls auteurs, à la connaissance de M. Laennec, qui aient aperçu la dilatation des cellules bronchiques. Baillie a bien vu les trois circonstances principales qui constituent l'emphysème du poumon, c'est-à-dire l'ampleur de l'organe, la dilatation des cellules aériennes et les vésicules formées par l'extravasation de l'air sous la plèvre; mais cet anatomiste les a considérées comme trois affections différentes. Il était réservé à M. Laennec d'éclairer ce point de médecine. Je vais donner ici un extrait du beau travail que ce médecin a publié dans l'ouvrage qui a pour titre : *De l'auscultation médiate, ou Traité du diagnostic des maladies des poumons et du cœur;* Paris, 1819.

Cette maladie est fort peu connue, et n'a été jusqu'ici décrite avec exactitude par aucun auteur. L'usage du cylindre dont M. Laennec se sert avec tant d'avantage pour l'exploration de la poitrine, ayant conduit ce médecin à soupçonner l'existence de l'emphysème du poumon, et l'autopsie ayant vérifié ce diagnostic, il y a tout lieu de croire que cette affection est assez commune; que beaucoup d'asthmes, regardés comme nerveux, dépendent de cette cause, et qu'elle n'a échappé presque entièrement aux recherches des anatomistes, que parce qu'elle n'est en quelque sorte qu'une *exagération* de l'état naturel du poumon.

Pour donner une idée exacte de cette lésion, M. Laennec rappelle que, lorsqu'on examine à un beau jour la surface d'un poumon sain, la transparence de la plèvre qui en forme l'enveloppe extérieure permet de reconnaître que son parenchyme est formé par l'aggrégation d'une multitude de petites vésicules pleines d'air; ces vésicules, séparées par des cloisons blanches et opaques, se présentent à la surface du poumon sous l'apparence de petits points transparens; les plus grosses présentent le tiers ou le quart du volume d'un grain de millet. Dans l'emphysème du poumon la grandeur de ces vésicules devient beaucoup plus considérable; le plus grand nombre égale ou surpasse le volume d'un grain de millet; quelques-unes atteignent celui d'un grain de chenevis, d'un noyau de cerise ou même d'une fève de haricot. Les vésicules les plus dilatées ne dépassent pas toujours la surface du poumon; d'autres fois elles y forment une légère saillie. Tant que la maladie se borne là, l'air est encore renfermé dans ses vaisseaux propres; il n'y a qu'une distension excessive des cellules aériennes; mais lorsque cette distension devient trop considérable ou se fait d'une manière trop rapide, les cellules aériennes se rompent dans quelques points, et il se fait, dans le tissu cellulaire ambiant du poumon, une infiltration d'air semblable à celle qui a lieu dans l'emphysème sous-cutané. On trouve alors à la surface du poumon des vésicules de forme irrégulière, qu'on peut facilement déplacer en les poussant avec le doigt. Leur volume varie depuis celui d'un grain de chenevis jusqu'à celui d'une noix ou même d'un œuf. Quelquefois l'air, quoique extravasé sous la plèvre, ne peut pas être déplacé avec le doigt : cela a lieu quand l'extravasation se fait au point de réunion des cloisons qui séparent les cellules aériennes; l'air sorti des cellules rompues se creuse une petite cavité en cet endroit. Les rameaux bronchiques sont quelquefois dilatés dans les parties du poumon où l'emphysème existe.

L'emphysème peut attaquer les deux poumons à la fois, un seul, ou une partie seulement de l'un d'eux ou de chacun d'eux. Dans ce dernier cas et dans tous ceux où il n'existe pas de vésicules d'un certain volume saillantes à la surface du poumon, il est très-facile de méconnaître la maladie à l'ouverture des cadavres; mais lorsque l'emphysème existe à un haut degré, et occupe un poumon entier ou la totalité de l'organe pulmonaire, il est difficile de n'être pas frappé de l'aspect qu'il présente : il semble gêné dans la capacité de la poitrine; et, au moment où l'on ouvre cette cavité, au lieu de s'affaisser, comme dans l'état naturel, sous la pression de l'air extérieur, il s'échappe en quelque sorte de cette cavité, et vient faire un légère saillie à l'extérieur. Si dans cet état et sans déplacer les poumons, on les presse entre les doigts, leur tissu paraît plus ferme que dans leur état naturel, et il est plus difficile de les aplatir et de les rendre flasques par la pression. Si l'on met un poumon emphysémateux dans un vase plein d'eau, il s'y enfonce beaucoup moins qu'un poumon sain, et souvent même il reste à la surface du liquide.

Le tissu pulmonaire est moins humide dans un poumon emphysémateux que dans un poumon sain. Lorsqu'un poumon seul est affecté, il est beaucoup plus volumineux que l'autre ; quelquefois même cet accroissement de volume va jusqu'au point de déjeter de côté le cœur et le médiastin. La cage osseuse de la poitrine est en outre évidemment dilatée du côté affecté.

Les signes généraux de cette maladie sont assez équivoques : la dyspnée en constitue le principal caractère ; elle est du nombre de celles que l'on confond souvent sous le nom d'*asthme* ; la gêne de la respiration, qui est habituelle, augmente par accès ; elle s'accroît par l'effet de toutes les causes qui influent sur la dyspnée, comme le travail de la digestion, les vents existant en grande partie dans l'estomac ou dans les intestins, la contention d'esprit, l'habitation de lieux élevés, les exercices pénibles, et particulièrement l'action de courir ou de monter ; il n'y a point de fièvre ; le pouls est, en général, régulier.

La couleur de la peau et l'habitude du corps ne présentent rien de particulier quand la lésion est peu intense ; mais, pour peu que cette intensité soit marquée, la peau offre ordinairement un aspect terne et comme terreux, avec une légère nuance de violet, remarquable seulement en certains endroits ; les lèvres sont violettes, grosses et paraissent gonflées.

Les malades affectés d'emphysème sont sujets à une toux habituelle, tantôt rare, peu forte, sèche ou suivie de l'expectoration d'un peu de mucus bronchique grisâtre, visqueux et transparent ; tantôt plus forte, revenant par quintes et amenant des crachats muqueux. La maladie commence souvent dans l'enfance, peut durer un très-grand nombre d'années, et n'empêche pas toujours le malade d'arriver à un âge assez avancé. Les efforts habituels et souvent très-grands que le malade est obligé de faire pour respirer, déterminent souvent, à la longue, l'hypertrophie ou la dilatation du cœur.

Lorsque l'emphysème n'occupe qu'un seul côté, ou existe à un degré beaucoup plus considérable dans un côté que dans l'autre, ce côté est évidemment plus volumineux ; les espaces intercostaux sont plus larges ; le côté affecté rend un son plus clair par la percussion, quoique l'autre résonne bien. Si les deux côtés sont affectés également, la poitrine rend partout un son très-clair et présente une forme presque cylindrique ou comme globuleuse, bombée en avant et en arrière, au lieu de la forme déprimée qui lui est naturelle.

Le caractère pathognomonique de l'emphysème du poumon se tire de la comparaison des signes donnés par la percussion, et de ceux que fournit l'auscultation médiate. Si l'on applique le cylindre sur la poitrine d'un homme affecté d'un emphysème du poumon, la respiration ne s'entend pas dans la plus grande partie de cette cavité, quoiqu'elle rende un son très-clair par la percussion, et le bruit respiratoire est très-faible dans le point où il s'entend encore. Si la maladie n'est pas portée à un très-haut degré, la respiration peut s'entendre, mais d'une manière beaucoup plus faible que le résonnement des parois thorachiques ne devrait le faire présumer. On entend en même temps dans les points correspondans à la partie affectée un léger râle sibilant ou analogue au cliquetis d'une petite soupape. Ce râle est rare et ne se fait entendre que de temps en temps, spécialement pendant les fortes inspirations; il est dû au déplacement d'un peu de mucus visqueux par le passage de l'air dans les petits rameaux bronchiques. Ces phénomènes s'observent dans toute l'étendue de la poitrine si l'emphysème est général; on ne les trouve, au contraire, que dans le lieu affecté, s'il est partiel, et la respiration s'entend bien dans tout le reste de la poitrine. L'absence de la respiration chez un sujet dont la poitrine est sonore, suffit pour faire distinguer l'emphysème du poumon de toutes les autres affections organiques de la poitrine; on doit en excepter toutefois le catarrhe pulmonaire et l'épanchement d'air dans la cavité des plèvres, maladies qu'on pourrait confondre avec l'emphysème partiel. Il faudrait cependant une grande inattention pour tomber dans cette méprise : en effet, les autres signes et les symptômes généraux de ces deux affections sont totalement différens.

L'emphysème du poumon à un médiocre degré n'est pas une maladie très-grave; et c'est, de tous les asthmes, celui qui peut donner au malade l'espoir d'une plus longue vie. Quand la dilatation des cellules aériennes n'est pas très-étendue, on peut, par l'emploi des saignées, des vésicatoires ou des émétiques administrés dans les momens de suffocation, diminuer beaucoup la lésion organique et réduire le trouble des fonctions à des incommodités très-supportables. M. Laennec a mis en usage, avec avantage, les hydrosulfures, les alcalis, les sels neutres en bains;

il a donné à l'intérieur les pilules savonneuses, la décoction de saponaire, de polygala de Virginie, etc, etc.

Emphysème spontané ou par exhalation. — On peut rapporter à cette sorte de lésion, qui dépend probablement d'un changement quelconque dans les mixtions chimiques, les tumeurs venteuses que Galien et Fabrice de Hilden ont eu occasion d'observer, et les collections de gaz qui se manifestent sur différentes parties du corps, à la suite ou pendant la durée de certaines maladies, après l'exposition au froid, dans quelques cas d'empoisonnement, après la piqûre faite par quelques insectes, et surtout par beaucoup de reptiles de l'ordre des ophidiens. Morgagni rapporte l'observation d'un emphysème de tout le corps qui survint chez un jeune homme à la suite de la disparition trop brusque de la gale. Schulze a conservé l'histoire bien remarquable d'une affection de ce genre survenue chez une jeune fille, et qui ne reconnaissait d'autre cause que la continuelle exposition à une atmosphère viciée par de l'eau stagnante. MM. Rullier et Delaroche ont constaté l'existence de lésions semblables dans deux cas d'empoisonnement. L'emphysème se fait remarquer souvent dans les fortes contusions, les ecchymoses; dans les affections gangréneuses, etc.; enfin tous les chirurgiens connaissent l'emphysème considérable qui se manifesta brusquement sous les muscles pectoraux pendant les efforts que faisait Desault pour réduire une luxation ancienne de l'extrémité scapulaire de l'humérus. J'ai vu, dans les mêmes circonstances, une tumeur semblable se développer sous le grand pectoral, gagner le creux de l'aisselle, s'étendre sur toute la partie antérieure et postérieure de la poitrine et acquérir un assez grand volume : cette sorte d'emphysème disparut au bout de quelques jours.   (MURAT.)

EMPIRIQUE, adj., *empiricus;* de ἐμπειρία, expérience. Cette dénomination, qui est aujourd'hui synonyme de *charlatan*, désignait une des sectes les plus célèbres des médecins de l'antiquité (ἡ ἐμπειρική); de ceux qui, proscrivant le raisonnement, ou plutôt l'abus du raisonnement, ne reconnaissaient en médecine d'autre guide que l'expérience.

La médecine s'était formée successivement par le concours des faits que le hasard avait d'abord offerts, et auxquels s'étaient ensuite ajoutés les nombreux résultats de tentatives plus ou moins heureuses. Cette science avait à peine pris quelque consistance, que les philosophes s'en emparèrent et la traitèrent de la même manière que les autres branches de la physique générale, substituant les spéculations les plus arbitraires à l'observation qu'ils croyaient pouvoir devancer. Hippocrate, tout en sacrifiant trop souvent à la philosophie de son siècle, établit les bases véritables de la médecine. Il démontra la nécessité de l'observation et posa les limites du raisonnement. Mais les successeurs de ce grand homme s'écartèrent de la route qu'il avait tracée, et appliquant à la médecine les principes des sectes philosophiques qui dominaient alors, ils se livrèrent, sous le nom de dogmatiques, à toutes les subtilités scolastiques et aux discussions les plus frivoles.

Frappés des inconvéniens d'une telle méthode, et encouragés d'ailleurs par l'exemple des sceptiques, qui soumettaient toutes les opinions philosophiques à un examen sévère, quelques hommes tentèrent de ramener la médecine dans la voie qu'elle avait suivie dès sa naissance, de fonder ses principes sur les seules données de l'expérience, et de bannir de l'étude et de la pratique de cette science les raisonnemens hypothétiques. Telle fut l'origine de la secte que l'on nomma empirique, à cause des principes qu'elle professait. On regarde généralement comme ses fondateurs Philinus de Cos, disciple d'Hérophile, et Sérapion d'Alexandrie, qui vécurent tous deux à peu près dans le même temps, et un siècle environ après Hippocrate Quoique l'empirisme créé par ces médecins, et qu'on pourrait appeler dogmatique, ne se soit soutenu dans sa pureté que pendant peu de temps, les principes sur lesquels il était établi furent trop remarquables, et eurent une influence trop évidente sur certaines méthodes modernes, pour ne pas les faire connaître avec quelque détail. Les ouvrages des principaux empiriques ne nous sont pas parvenus. C'est en grande partie dans les écrits de Celse et de Galien qu'on a puisé la connaissance de leur doctrine. Le Clerc et Sprengel, dans leurs histoires de la médecine, en ont chacun donné une bonne exposition. Ces deux derniers auteurs me serviront surtout de guides dans celle que j'ai à présenter.

L'expérience, l'observation des phénomènes, étaient, d'après les empiriques, les seules bases de la médecine. La recherche des causes qui ne tombent pas sous les sens leur semblait non-seulement inutile, mais encore dangereuse.

Pour acquérir l'expérience, il se présente trois sources d'observation : 1° le hasard, qui fournit des faits que l'on cherche à reproduire s'ils ont été utiles, et la marche de la nature, que, dans des cas semblables, l'on doit favoriser ou combattre, d'après ses résultats avantageux ou funestes ; 2° les essais entrepris dans le dessein de connaître quels en seront les succès, quels que soient les motifs qui aient porté à les faire ; 3° l'imitation ou l'analogie, par laquelle on applique à un cas semblable les procédés dont les deux premiers moyens d'observation ont démontré l'utilité. Les médecins qui avaient observé les mêmes faits plusieurs fois possédaient l'*autopsie*, dans le langage des empiriques. La réunion de tous ces faits constituait la science. Mais ces observations étaient le résultat de circonstances qu'on ne pouvait pas toujours faire naître à volonté, et des recherches d'un grand nombre d'hommes. Pour ne pas perdre les fruits de cette expérience, il fallait qu'elle fût consignée dans des écrits, c'est ce qu'on appelait l'*histoire*, qui suppléait l'autopsie, qu'on ne pouvait pas également posséder sur tous les cas. Sans l'histoire, d'ailleurs, l'étude de la science aurait été impossible, et les commencemens de la pratique n'auraient été que des tâtonnemens sans cesse renaissans ; l'art fût resté stationnaire. Les empiriques puisaient dans les auteurs des autres sectes, comme dans ceux qui suivaient leur méthode, les élémens à l'aide desquels ils composaient l'*histoire*. Mais ils avaient tracé les règles qui devaient les guider dans le choix des observations. Il fallait, pour être admis, que les faits fussent recueillis par des hommes de bonne foi et reconnus capables de bien observer ; que les mêmes faits eussent été remarqués et décrits par plusieurs médecins ; qu'enfin les observations eussent été faites de la même manière, et dans des circonstances parfaitement identiques.

Mais ces deux méthodes n'embrassaient pas tous les cas possibles. Il en est qui n'ayant pas encore été observés, peuvent se présenter au médecin, comme lorsqu'une maladie inconnue se manifeste, lorsqu'il s'agit d'essayer des médicamens jusqu'alors inusités, ou de remplacer ceux que l'expérience a consacrés, mais qui manquent dans le moment. Les empiriques ont indiqué la règle à suivre dans ces circonstances. Elle consistait à conclure, d'après la similitude des phénomènes morbides ou des qualités physiques de plusieurs substances, la faculté d'appliquer dans les maladies les mêmes moyens curatifs, et, pour les médicamens, de les employer dans les mêmes cas. C'est ce qu'on appela *analogisme*. Ainsi, l'on essayait, par exemple, dans le traitement des dartres, les remèdes employés contre l'érysipèle; dans les maladies des bras, ce qui s'était pratiqué dans celles des jambes. On substituait les nèfles aux coins, dont les premières partagent l'âpreté, etc. Quelquefois on concluait de l'opposition des accidens et de la manière d'agir des remèdes à un traitement et à des médicamens opposés. Cet analogisme, remarque Sprengel, ne doit pas être confondu avec celui des dogmatiques. Ce dernier ne se fondait que sur l'identité des causes et de l'essence des maladies, ainsi que sur celle de la nature des médicamens, identité que le raisonnement seul peut faire discerner, parce qu'elle n'est pas susceptible d'être reconnue par l'expérience. L'*observation*, l'*histoire* et l'*analogisme* étaient donc pour les empiriques les trois méthodes sur lesquelles l'art était basé. C'est ce que Glaucias, l'un d'eux, appelait le *trépied* de la médecine. Plus tard, ils adoptèrent, d'après Ménodote de Nicomédie, qui rejetait l'analogisme, un autre moyen qui les rapprochait presque entièrement d'Hippocrate pour la manière de philosopher; ce fut l'*épilogisme*, raisonnement à l'aide duquel on conclut, d'après des phénomènes sensibles, à l'existence de la cause physique de la maladie, comme lorsque certains symptômes font présumer la présence d'une pierre dans la vessie. On voit que les empiriques n'excluaient pas le raisonnement. Mais ils pensaient qu'on ne devait s'en servir que pour tirer certaines conséquences naturelles. C'est pourquoi ils prétendaient que l'exercice de l'art n'exige que l'usage des sens et de la mémoire, d'où provenaient les deux autres dénominations par lesquelles on caractérisait leur secte (τηρητικὴ, et μνημονευτικὴ.)

Pour les médecins de cette secte, la maladie était une réunion de symptômes ou accidens qui s'observent toujours de la même manière dans le corps de l'homme. C'est à cette réunion, à ce concours de symptômes, qu'ils étaient principalement attentifs; et ils distinguaient ceux qui tiennent essentiellement à la maladie, de ceux qui n'en dépendent que d'une manière médiate. Parmi les causes des maladies, ils n'admettaient que celles qui étaient évidentes. Ces causes ne leur fournissaient pas des inductions sur la nature de l'affection et sur celle des remèdes à lui opposer. Elles étaient simplement considérées comme des signes, faisaient partie du concours des accidens, et servaient à désigner l'espèce de la maladie. Ainsi, pour me servir d'un exemple cité dans le but de faire concevoir ce principe des empiriques, ils

mettaient, dans le traitement, la différence que l'expérience leur
avait enseignée, lorsqu'ils avaient à guérir une plaie simple et
une plaie faite par un chien atteint de rage, quoique l'une et
l'autre offrissent le même aspect. Les dogmatiques suivaient le
même traitement fondé sur l'expérience, mais ils prétendaient
tirer leurs indications de la nature de la cause, de son action
intime sur l'économie, etc. Les empiriques modifiaient leur traitement, non-seulement d'après la diversité des causes, mais encore d'après la complication, l'intensité des symptômes, d'après
l'ordre et le temps dans lequel ils se montraient pendant le
cours de la maladie, et toujours en s'appuyant ou en croyant
s'appuyer sur les seules leçons de l'expérience.

Ces principes mettent une distance immense entre eux et les
médecins qui de nos jours prétendent n'observer que les règles
de l'empirisme. Si l'on considère le peu d'avancement des connaissances anatomiques et physiologiques, et surtout de l'anatomie pathologique, aux époques où vécurent les médecins empiriques, on avouera que leur méthode était la seule qui pût alors
faire faire de véritables progrès à la médecine. Ne sommes-nous
pas obligés de nous borner aujourd'hui à cette méthode pour
quelques maladies, pour le scorbut, la chlorose, par exemple,
sur lesquels la physiologie et l'anatomie pathologique n'ont encore répandu que peu de lumières. Les empiriques ont-ils suivi
rigoureusement les principes excellens qu'ils professaient? Il
est permis de le nier, lorsqu'on voit la confiance qu'ils ajoutè-
rent aux propriétés merveilleuses d'un grand nombre de plantes
et de médicamens composés que fit inventer l'esprit de la secte
porté aux expériences. Entraînés au delà du but par les erreurs des
dogmatiques, auxquels ils étaient opposés, ils proscrivirent l'a-
natomie et la physiologie, dont il eût mieux valu diriger l'application d'après leur méthode sévère de raisonnement. Comment
pouvaient-ils se refuser à reconnaître la nécessité des connaissances anatomiques pour la plupart des maladies et opérations
chirurgicales? Et quoiqu'ils eussent pu soutenir avec plus d'avantage l'inutilité, ou plutôt l'insuffisance de l'anatomie, pour ce qui
regarde la physiologie et la pathologie dite médicale, ils tombèrent, à cet égard, dans une inconséquence évidente, en permettant de profiter des occasions qu'offrait le hasard pour connaître
l'état des parties internes, et en rejetant, d'après de frivoles pré-
textes, l'étude de ces parties sur le cadavre. Si l'on excepte cette

erreur des empiriques, qui, d'ailleurs, n'avait pas dans leur siècle toutes les conséquences qu'elle aurait dans le nôtre, leur méthode avait un grand avantage sur celle des dogmatiques. Il serait inutile de rapporter les raisons que ces derniers alléguaient pour justifier leurs recherches sur les causes occultes, sur l'essence même des fonctions et des maladies. On est généralement d'accord aujourd'hui de proscrire ce genre de recherches, qui s'est opposé à l'avancement de la science depuis Hippocrate, et qui l'a même fait souvent rétrograder. Les empiriques soutenaient avec raison que tout était expérimental en médecine, et que le raisonnement, du moins celui qui s'appliquait à l'étude de la nature intime des maladies et des médicamens, n'avait jamais produit de découvertes réelles, qu'il ne pouvait servir de guide dans la pratique, puisque malgré les dissertations les plus subtiles, on était toujours forcé de s'en tenir à ce qu'enseignait l'expérience. Je ne combattrai pas l'opinion erronée qui portait les empiriques à rejeter l'anatomie, la physiologie et l'anatomie pathologique. A chacun de ces mots et à l'article THÉORIE, on pourra indiquer l'influence nécessaire de ces sciences sur la médecine.

La secte empirique régna jusqu'au temps à peu près où vécut Galien ; elle compta, parmi ses partisans les plus connus, après Philinus et Sérapion, Apollonius, Glaucias, Bacchius de Tanagra et Zeuxis, tous deux disciples d'Hérophile ; Héraclide de Tarente ; Cléophante, maître d'Asclépiade ; Ménodote de Nicomédie, qui substitua l'épilogisme à l'analogisme ; et Theudas de Laodicée, qui fut un des derniers chefs de l'école empirique, et l'un des plus estimés. Ces médecins s'occupèrent particulièrement des propriétés des médicamens. Malgré le grand nombre d'erreurs qu'ils propagèrent, on peut dire qu'ils ont avancé cette branche de la médecine, en dirigeant les recherches sur un grand nombre de substances ; mais on oublia trop que, pour employer des médicamens, il faut connaître les maladies. On ne s'appliqua bientôt plus qu'à l'étude des premiers. Les empiriques dégénérèrent en cette classe de gens, chargés du mépris du public qui n'en a pas moins recours à eux, et pour lesquels toute la science consiste à prescrire aveuglément certains remèdes pour combattre les maux les plus opposés. Les empiriques ne furent plus que des marchands de médicamens.

Il n'a point existé, dans les siècles modernes, de secte em-

pirique proprement dite. De temps en temps quelques médecins secouèrent le joug du galénisme ou d'autres systèmes
dominans, pour s'en tenir à la simple observation recommandée par Hippocrate et les anciens empiriques. On rapporte
ces médecins, parmi lesquels on cite principalement Baillou et
Sydenham, à l'école *hippocratique*. (*Voyez* ce mot.) La philosophie de Bacon, et plus encore la découverte de plusieurs
médicamens dont les effets contredisaient toutes les théories
systématiques, contribuèrent à rappeler la méthode empirique
dans la médecine; on l'appliqua, avec plus ou moins de succès
et de persévérance, à l'étude des propriétés des médicamens,
à celle de la physiologie. La pathologie se ressentit nécessairement de son influence; et la médecine, se dégageant peu
à peu des entraves que tend à lui opposer l'esprit de système,
dut espérer de s'élever sur des fondemens plus solides. *Voyez*
EXPÉRIENCE, THÉORIE.   (RAIGE DELORME.)

EMPIRISME, s. m. On désigne ainsi quelquefois la doctrine
médicale dont l'histoire a été tracée dans le précédent article;
mais on se sert plus fréquemment de ce mot comme d'une qua-
lification peu honorable, quand on veut caractériser la pratique
de certains médecins qui prennent pour expérience l'habitude
d'employer, sans aucune distinction rationnelle, quelques procédés thérapeutiques dont ils sont par conséquent incapables
d'apprécier les résultats. Tout est expérimental dans la science
de l'homme comme dans toute science physique : mais pour que
l'expérience ne soit pas trompeuse, pour en tirer des inductions justes et en faire des applications utiles, il faut connaître
toutes les conditions dans lesquelles on expérimente. Quelle
confiance pourrait-on accorder à des médecins qui ne posséde-
raient aucune de ces connaissances essentielles; tels sont cependant les empiriques que le vulgaire accueille avec d'autant plus
de faveur qu'il trouve dans leur méthode plus de conformité
avec sa manière de voir. « Un empirique en médecine, a dit
Zimmermann, est un homme qui, sans songer aux opérations
de la nature, aux signes, aux causes des maladies, aux indications, aux méthodes, et surtout aux découvertes des différens
âges, demande le nom d'une maladie, administre ses drogues
au hasard ou les distribue à la ronde, suit sa routine et mécon-
naît son art. » Il est un grand nombre de médecins, qui, prétendant suivre les seules lois de l'expérience, affectent de mépriser

les théories basées sur des découvertes nouvelles ou sur de nouveaux aperçus. En vain le génie de Bichat vient éclairer le monde médical. La vive lumière qu'il répand de tous côtés ne peut pénétrer leur esprit couvert d'épaisses ténèbres. Quelle instruction des hommes qui comptent un demi-siècle d'expérience pourraient-ils puiser dans les écrits d'un médecin parvenu à peine à son sixième lustre! Ils vont jusqu'à se glorifier de n'avoir pas, dans l'espace de trente ans, parcouru un seul feuillet des livres où sont consignés les progrès incontestables de la science. Mais leurs moindres discours trahissent les motifs de leur ignorance, car ils cherchent à appuyer leur aveugle routine sur les théories les plus absurdes et les plus ridicules, souvenirs imparfaits de leurs premières et légères études. Je n'ai point parlé du dernier degré de l'empirisme, de celui qui consiste à préconiser un même remède contre tous les genres de maladies, parce qu'il n'est autre chose que le charlatanisme qui spécule avec impudeur sur la crédulité publique.   (R. DEL.)

EMPLASTIQUE, adj. , *emplasticus ;* qui tient de la nature de l'emplâtre. On désigne ainsi les médicamens externes qui adhèrent aux parties à la manière des emplâtres.

EMPLATRE, s. m., *emplastrum ;* de ἐμπλάσσω, *illino, inspergo, in massam formo;* médicament plus ou moins consistant, se ramollissant par l'effet de la chaleur, et adhérant aux parties sur lesquelles on l'applique. L'emplâtre ne diffère réellement de l'onguent que parce qu'il est moins mou et contient une plus grande proportion de résine et de cire, ou des oxydes métalliques qui donnent plus de consistance aux corps gras qui entrent dans sa composition.

On distingue les emplâtres des onguens emplastiques. Les emplâtres sont des composés dans lesquels les graisses et les huiles sont solidifiées par les oxydes métalliques. Les onguens emplastiques tiennent le milieu entre les emplâtres et les onguens; ils se rapprochent de ces derniers, parce qu'ils sont formés seulement de corps gras, huileux, avec la cire et la résine, sans l'action des oxydes métalliques; ils tiennent des emplâtres par leur consistance et la manière dont ils adhèrent à la peau.

De la composition des emplâtres et des onguens emplastiques. — Les corps gras dont on se sert le plus ordinairement sont le beurre, l'axonge et l'huile d'olive. Les huiles mucilagineuses, comme celles de colza, de rabette, de lin, sont beaucoup moins convenables, comme l'a observé M, Deyeux, et forment des emplâtres beaucoup plus mous que l'axonge et l'huile d'olive. Tous les oxydes métalliques n'agissent pas de la même manière sur les huiles et les corps gras; les oxydes de fer ne les altèrent pas d'une manière remarquable; les oxydes de cuivre se dissolvent assez bien dans les huiles et les graisses, mais cette dissolution n'a lieu que lentement et par le contact de l'air; les corps gras se colorent en vert et s'épaississent alors par degrés. Les oxydes de mercure et de bismuth agissent d'une manière plus prompte sur les corps gras, mais ils ne leur donnent jamais beaucoup de consistance; ils ont d'ailleurs l'inconvénient de se réduire facilement. Les oxydes de plomb sont ceux qui forment avec les corps gras les composés les plus solides; plus ils sont saturés et à l'état de péroxyde, plus cette solidification est évidente. Le massicot et le blanc de céruse ne sont pas aussi convenables que la litharge. Les altérations que les huiles et les corps gras éprouvent par l'action des oxydes, dans la composition des emplâtres, sont assez compliquées et pas encore très-bien connues. Lorsque les corps gras liquéfiés par la chaleur sont mélangés avec les oxydes métalliques en poudre, ceux-ci sont en partie décomposés. Une partie de l'oxygène est employée à former de l'eau avec l'hydrogène de l'huile; l'autre portion forme, avec le carbone, de l'acide carbonique qui s'échappe du liquide. Il paraît aussi que quelquefois une portion de l'oxygène fournit des acides oléique et margarique, qui se combinent ensuite avec le métal et donnent lieu à des oléates et des margarates de plomb. Dans certains cas, cependant, le métal est simplement désoxydé et ramené au minimum de l'oxydation. La quantité d'huile et de graisse qui n'a pas été décomposée par l'action de l'oxyde a changé de propriétés, et devient soluble dans l'alcohol comme les huiles siccatives. Lorsque la fusion des corps gras qui entrent dans l'emplâtre, au lieu d'être faite au bain-marie, ou en ajoutant un peu d'eau au mélange, est fait à feu nu, les corps gras sont en entier décomposés, il se forme de l'huile empyreumatique, des acides acétique et sébacique, et par conséquent des acétates et des sébates de plomb. Le carbone est mis à nu et colore l'emplâtre, qui prend alors le nom d'emplâtre brûlé, comme celui dit *de la mère*.

Dans les différentes espèces d'emplâtres brûlés ou non brûlés, les corps gras sont en partie ou en totalité décomposés, et forment différens acides qui se combinent avec le métal, ou des corps nouveaux qui seulement le désoxydent. Le seul effet commun est la solidification des huiles et des graisses, mais cette solidification des graisses par les oxydes métalliques, quoique analogue à celle des savons par l'action des alcalis, n'offre d'ailleurs rien d'absolument semblable à la véritable saponification des huiles, car les emplâtres formés par l'action des oxydes métalliques ne sont pas plus solubles dans l'eau que les autres.

Pour préparer les emplâtres, on ne répand les oxydes de plomb dans les graisses en fusion que lorsqu'elles fument et commencent à s'altérer. Si on y ajoutait trop promptement l'oxyde, l'hydrogène, en se dégageant, absorberait une trop grande quantité d'oxygène, et les nouveaux composés qui doivent avoir lieu ne pourraient se former que très-difficilement et avec beaucoup plus de temps.

Les onguens emplastiques sont composés seulement de graisse, de cire, d'huile et de poudres végétales ou de décoctions; on ajoute les poudres, les extraits, les décoctions et les résines, quand la fusion des graisses et de la cire est complète. On laisse ensuite refroidir le mélange, qu'on roule en magdaléons, de la même manière que les emplâtres. Les onguens emplastiques acquièrent, de même que les emplâtres, plus de consistance avec le temps, parce que les huiles volatiles s'évaporent, et qu'ils se solidifient et se colorent par l'action de l'oxygène. Plusieurs même deviennent acides et rances, parce que les graisses qui n'ont pas été décomposées comme dans les emplâtres s'altèrent par l'action de l'air.

Des propriétés médicales des emplâtres, et des onguens emplastiques.—On les emploie seulement à l'extérieur. Pour cet effet, on les ramollit dans l'eau chaude, et on les étend, à l'aide des doigts trempés dans l'huile, sur des morceaux de toile ou de peau; d'autres fois on les fait fondre au feu, et on les répand, lorsqu'ils sont en fusion, sur des étoupes ou sur des pièces de toile, de manière à ce qu'elles ne soient couvertes que d'une couche très-mince; cette dernière préparation des emplâtres a reçu le nom de *sparadrap*.

Toutes ces compositions emplastiques jouissent d'abord de propriétés générales communes, qui sont, jusqu'à un certain point, indépendantes des différentes substances actives qui peuvent y être incorporées. Tous ces topiques imperméables à l'air, et qui adhèrent fortement à la peau au moyen de la résine et de la cire, s'opposent à la transpiration insensible de la partie sur laquelle on les applique. L'humeur de la transpiration agit alors avec effort, et s'accumule quelquefois sous forme de gouttelettes. On voit ainsi les emplâtres de poix blanche perforés d'alvéoles remplies de sérosité. Il résulte de ce premier effet une espèce de bain de vapeur local qui ouvre seulement les pores quand la peau est saine, ou favorise les sécrétions séreuses ou purulentes, quand les parties sont primitivement excoriées ou ulcérées. Indépendamment de ces effets, l'application de l'emplâtre excite de la chaleur, de la rougeur, du prurit, et chez certains individus un véritable érysipèle ou une éruption de petits boutons qui causent une grande démangeaison. Les excitations différentes de la peau varient, au reste, suivant la nature des différentes substances qui entrent dans la composition de l'emplâtre. Certains emplâtres produisent aussi des effets généraux, par suite de l'absorption du mercure, de la ciguë ou de l'opium qu'ils contiennent.

On peut, par rapport aux propriétés immédiates des emplâtres en particulier, les partager en cinq sections principales; 1° les emplâtres émolliens; 2° astringens; 3° excitans; 4° irritans; 5° narcotiques.

1° *Emplâtres émolliens.* — Celui de mucilage, composé d'huile, de mucilage, de cire, avec addition de safran; l'emplâtre de blanc de baleine, dans lequel est incorporé du blanc de baleine avec de l'huile des quatre semences froides; l'emplâtre diapalme, composé de parties égales d'axonge, d'huile d'olive et de protoxyde de plomb vitreux ou de litharge rouge, avec suffisante quantité d'eau pendant la cuisson, pour que l'emplâtre ne brûle pas. Tous ces emplâtres relâchent la peau, ramollissent les excroissances qu'ils trouvent à sa surface, diminuent la douleur, et favorisent la suppuration à la manière des émolliens; ils sont surtout employés sur les tumeurs douloureuses, les gerçures et les fissures de la peau, et les cors aux pieds.

2° *Emplâtres astringens.* — Celui de céruse, qui est formé de deux parties d'huile d'olive sur une partie d'oxyde blanc de plomb; l'emplâtre de l'abbé de Grasse, ou les oxydes de blanc de plomb vitreux et non vitreux sont associés à l'huile rosat et au suc de rose; l'emplâtre de pompholix, ou d'oxyde de zinc, improprement nommé *onguent*, à cause de la consistance molle qu'il présente lorsqu'il est nouvellement préparé. Il est composé d'oxyde de zinc, d'oxyde de plomb sulfuré et non sulfuré, avec l'huile rosat et la cire jaune; l'emplâtre triapharmacum de Mesué, formé d'une partie d'acétate de plomb, avec excès de base, sur deux parties d'huile, avec addition de camphre; l'emplâtre dit *onguent Canct,* dans lequel se trouvent parties égales de diachylon et de cire jaune, d'huile d'olive et de sulfate de fer, oxyde rouge. La quantité d'oxyde métallique que contiennent la plupart de ces emplâtres leur donne la propriété de resserrer les tissus sur lesquels on les applique, de réprimer les chairs fongueuses, et de hâter la cicatrice de plusieurs ulcères atoniques.

3° *Emplâtres excitans.* — Cette division très-nombreuse renferme l'emplâtre de diachylon gommé, qui est un composé de gomme résine ammoniaque, de bdellium, de galbanum et de sagapenum dissous dans l'alcohol, et épaissi en forme d'extrait, qu'on amalgame ensuite dans la cire jaune, la poix blanche et la térébenthine; l'emplâtre de cirouenne, dans lequel la poix blanche et noire, le suif, la myrrhe et l'eau sont amalgamés avec la cire et le minium de plomb; l'emplâtre dit *l'onguent de la mère.* Quoique cet emplâtre soit composé de parties égales d'axonge, de beurre et d'oxyde de plomb demi-vitreux uni à une proportion de cire, il appartient néanmoins à la division des emplâtres excitans, parce que toutes les graisses y sont brûlées et imprégnées d'huile empyreumatique. On trouve encore, dans cette division, beaucoup d'autres espèces d'emplâtres très-composés, dont il serait trop long d'indiquer ici la composition, tels que les emplâtres de charpie, de Nuremberg, l'emplâtre dit *des douze Apôtres,* l'emplâtre de minium, l'emplâtre de Jean de Vigo, avec ou sans mercure, l'emplâtre de ciguë, etc., etc. Tous ces emplâtres possèdent, à des degrés différens, des propriétés excitantes très-marquées. Lorsqu'ils sont appliqués sur des surfaces ulcérées, ils augmentent l'inflammation et la suppuration; et, sur les surfaces non ulcérées, ils agissent comme résolutifs, déterminent une certaine réaction des solides, et par conséquent la résolution des fluides épanchés.

4° *Emplâtres irritans.* — La poix, la térébenthine et la cire fondues, avec un peu d'huile ou d'axonge, forment presque toujours la base de tous les emplâtres irritans, et servent, pour ainsi dire, de matrice aux différentes substances irritantes qu'on y introduit, et qui varient prodigieusement par leurs effets. Ainsi le tartre émétique, l'ammoniac, les cantharides, la sabine, plusieurs espèces d'Euphorbes et de Daphnés, et une foule d'autres substances végétales, pulvérisées ou en décoction rapprochées, peuvent être incorporées dans différens emplâtres, et déterminer de la rubéfaction, des boutons, des pustules ou de larges cloches, auxquels succèdent ensuite une suppuration plus ou moins longue, accompagnée de douleurs, suivant que le médecin emploie tel ou tel irritant, et en prolonge l'effet. C'est à l'aide de ces moyens irritans que le médecin obtient des dérivations puissantes et des dépurations utiles.

5°. *Emplâtres narcotiques.* — On emploie quelquefois comme narcotiques l'extrait aqueux d'opium, étendu sur un morceau de sparadrap ou de toile gommée, ou la thériaque qu'on humecte avec le laudanum. Ces narcotiques calment souvent plus promptement, appliqués sur le siége du mal, que lorsqu'ils sont introduits par la bouche. Il est des cas d'ailleurs où les narcotiques ne peuvent être administrés à l'intérieur sans inconvéniens. (GUERSENT.)

EMPOISONNEMENT, s. m., *veneficium*, *toxicatio*. On désigne ainsi l'ensemble des effets produits par les poisons appliqués sur une ou plusieurs parties du corps des animaux : on donne également ce nom à l'action d'empoisonner. L'empoisonnement peut être *aigu* ou *lent*; dans le premier cas, il est ordinairement le résultat d'une assez forte dose de poison; tandis que l'empoisonnement lent constitue une véritable maladie chronique, et reconnaît le plus souvent pour cause, l'administration d'une ou de plusieurs petites doses de substance vénéneuse. Quelle que soit la durée de la maladie qui fait le sujet de cet article, elle peut n'intéresser qu'un seul individu, ou atteindre plusieurs personnes à la fois ; enfin, elle peut être la suite de l'homicide, du suicide ou d'une méprise.

Nous nous proposons de renvoyer à l'histoire de chacun des poisons, tout ce qui est relatif aux caractères physiques et chimiques, propres à les faire reconnaître lorsqu'ils n'ont point été mélangés avec des substances alimentaires, ou combinés avec nos tissus. (*Voyez* ARSENIC, CUIVRE, etc.) Nous traiterons au mot *poison* de l'action que chacun d'eux exerce sur l'économie animale. L'article *toxicologie* renfermera la classification des substances vénéneuses, les caractères de chacune des classes, et la marche à suivre pour parvenir à bien connaître les poisons : toutefois, nous annoncerons d'avance que ceux-ci seront distribués en quatre classes, savoir : les *poisons irritans*, *âcres* ou *corrosifs*, les *narcotiques*, les *narcotico-âcres*, et les *septiques* ou *putréfians*. Nous renverrons au mot *asphyxie* pour l'empoisonnement que produisent certains gaz, et à chacun des mots qui les concernent pour leurs caractères physiques et chimiques. Ici, nous ne traiterons que des objets qui ne sauraient être compris dans les groupes que nous venons d'établir ; nous les partagerons en cinq articles : 1° notions préliminaires sur l'empoisonnement ; 2° empoisonnement considéré sous le rapport médico-légal ; 3° traitement de l'empoisonnement ; 4° empoisonnement lent ; 5° empoisonnement considéré sous le rapport de la police médicale.

ARTICLE PREMIER. — *Notions préliminaires sur l'empoisonnement.*

1° On ne peut affirmer qu'il y a eu empoisonnement qu'autant que l'on a démontré la présence du poison ; dans le cas où celui-ci ne peut pas être découvert, il est permis d'établir, sur l'existence de l'empoisonnement, des *probabilités* plus ou moins grandes, basées sur les symptômes et sur les lésions des divers tissus. 2° L'empoisonnement aigu ne présente pas la même intensité dans tous les cas, certains poisons agissant avec une grande énergie, tandis que d'autres sont peu actifs. 3° L'empoisonnement est d'autant plus grave, tout étant égal d'ailleurs, que le canal digestif est plus vide. 4° Quoiqu'il soit le plus souvent le résultat de l'introduction des substances vénéneuses dans l'estomac, il peut être produit par l'application de plusieurs de ces substances sur le rectum, sur les membranes muqueuses de la bouche, du nez, des bronches, de l'œil, du vagin, sur l'utérus, sur la peau ulcérée ou dans l'état naturel, sur le tissu lamineux-souscutané, sur le tissu séreux, ou par l'injection dans les artères et dans les veines. 5° L'intensité de l'empoisonnement n'est point la même lorsque les poisons sont mis en contact avec ces différens tissus ; elle est en général très-grande s'ils sont introduits dans les cavités séreuses et dans les vaisseaux artériels et veineux. Les effets produits par certaines substances vénéneuses, appliquées sur la peau ulcérée ou sur le tissu lamineux, sont plus marqués que lorsqu'elles sont avalées ; d'autres, au contraire, déterminent un

empoisonnement plus grave, étant introduites dans l'estomac.
6° L'empoisonnement consiste quelquefois dans l'action qu'exerce
le poison sur la partie qu'il touche, et dans les phénomènes sympathiques qui sont le résultat de cette action : alors il n'y a point
d'absorption. Dans d'autres cas, la partie mise en contact avec
la substance vénéneuse n'est aucunement intéressée, et le poison,
après *avoir été absorbé*, agit sur un ou sur plusieurs des principaux viscères. Enfin, dans d'autres circonstances, ces effets
se compliquent, et, indépendamment de leur action locale,
les poisons donnent lieu à des phénomènes qui attestent qu'ils
ont été absorbés. 7° L'empoisonnement par absorption est plus
intense quand la substance vénéneuse est dissoute dans l'eau, que
dans le cas où elle est solide : néanmoins l'empoisonnement peut
avoir lieu par absorption, dans certains cas, lors même que le
poison est insoluble ou peu soluble : c'est ce qui a lieu avec
l'oxyde blanc d'arsenic réduit en poudre. 8° Il est, au contraire,
d'autant plus énergique, que la substance vénéneuse est plus concentrée, lorsque celle-ci n'agit que sur la partie sur laquelle on l'a
appliquée. 9° L'empoisonnement par absorption arrive en général
plus vite lorsque la substance vénéneuse est mise en contact avec
une partie qui contient un plus grand nombre de vaisseaux lymphatiques et veineux. 10° Dans l'empoisonnement par absorption, le poison appliqué à l'extérieur peut avoir été entièrement
absorbé, ou bien ne l'avoir été qu'en partie; alors on en retrouve
une portion sur le lieu où il avait été posé. 11° L'empoisonnement déterminé par une même substance, à des doses variées,
peut se manifester par des symptômes différens, sans qu'on puisse
attribuer cette différence à autre chose qu'à la dose. 12° S'il est
vrai que toutes les substances, susceptibles de produire l'empoisonnement chez l'homme, ne sont point vénéneuses pour tous les
autres animaux, il est également certain que tout ce qui est poison pour l'homme, est vénéneux pour le chien, malgré l'assertion contraire des auteurs qui n'ont point fait d'expériences, et
qui ne sont même pas au courant de celles qui ont été tentées.
13° L'empoisonnement des chiens doit donc être regardé comme
un des moyens les plus précieux pour perfectionner l'histoire de
l'empoisonnement chez l'homme; mais comme il arrive souvent
que ces animaux rejettent les substances vénéneuses peu de
temps après qu'elles ont été introduites dans l'estomac, et qu'a-
lors il n'est guère possible de juger de leurs effets, il faut prati-

quer la ligature de l'œsophage, surtout quand on veut connaître l'étendue des lésions qu'elles déterminent, ainsi que leurs antidotes. Des objections ont été faites contre la ligature dont nous, parlons, et M. Foderé les a reproduites dans l'article toxicologie du Dictionnaire des Sciences médicales : nous croyons qu'elles ne méritent aucune attention, et nous pensons les avoir réfutées, victorieusement à la page 34 du tome I de notre deuxième édition, sur la toxicologie. Que le professeur de Strasbourg se donne la peine d'administrer comparativement à deux chiens la même dose d'une substance vénéneuse assez énergique pour déterminer la mort dans les premières quarante-huit heures ; qu'il lie l'œsophage de l'un d'eux, et il obtiendra *les mêmes résultats*, si toutefois le chien dont l'œsophage n'a pas été lié n'a point vomi.

ARTICLE DEUXIÈME. — *De l'empoisonnement considéré sous le rapport de la médecine légale.*

Des symptômes de l'empoisonnement.—On peut présumer l'empoisonnement lorsqu'un individu éprouve tout-à-coup un *certain nombre* des symptômes suivans : odeur nauséabonde et infecte ; saveur variable, acide, alcaline, âcre, styptique ou amère ; chaleur âcre au gosier et dans l'estomac ; sécheresse dans toutes les parties de la bouche, qui est quelquefois écumeuse ; sentiment de constriction dans la gorge ; langue et gencives quelquefois livides, d'un jaune citrin, blanches, rouges ou noires ; douleur plus ou moins aiguë, augmentant par la pression, et ayant son siége dans toute l'étendue du canal digestif, ou plus particulièrement dans la gorge, dans la région épigastrique, ou dans quelques autres parties de l'abdomen : cette douleur est souvent très-mobile, et se fait sentir successivement dans toutes les parties du canal intestinal, et même dans la poitrine ; fétidité de l'haleine ; rapports fréquéns ; nausées ; vomissemens douloureux, muqueux, bilieux ou sanguinolens, d'une couleur blanche, jaune, verte, rouge ou brunâtre, produisant dans la bouche une sensation variable, bouillonnant quelquefois sur le carreau, et, dans ce cas, rougissant l'eau de tournesol, ou bien n'exerçant aucune action sur le carreau, et alors pouvant verdir le sirop de violettes ; hoquet ; constipation ou déjections alvines plus ou moins abondantes, avec ou sans ténesme, de couleur et de nature différentes, comme la matière des vomissemens ; difficulté de respirer ; angoisses ; toux plus ou moins fatigante ; pouls fréquent, petit, serré, irrégulier, souvent imperceptible, ou fort et régulier; soif ardente : les boissons augmentent quelquefois les douleurs et ne tardent pas à être vomies; frissons de temps à autre; la peau et les membres inférieurs sont comme glacés: quelquefois cependant il y a chaleur intense; éruption douloureuse à la peau; sueurs froides et gluantes; dysurie, strangurie, ischurie; physionomie peu altérée d'abord; bientôt après, le teint devient pâle et plombé; perte de la vue et de l'ouie; quelquefois yeux rouges, saillans hors des orbites; dilatation de la pupille; agitation; cris aigus; impossibilité de garder la même position; délire furieux ou gai; mouvemens convulsifs des muscles de la face, des mâchoires et des extrémités; rire sardonique; trismus; contorsions horribles; tête souvent renversée sur le dos; raideur extrême des membres, accompagnée d'une contraction générale des muscles du thorax, qui détermine l'immobilité de ses parois; quelquefois, stupeur, engourdissement, pesanteur de tête; envies de dormir, légères d'abord, puis insurmontables; vertige; paralysie ou grande faiblesse des membres abdominaux; état comme apoplectique; prostration extrême des forces; altération de la voix; priapisme opiniâtre et très-douloureux. Nous omettons à dessein de faire mention des symptômes qui se développent à la suite de la morsure ou de la piqûre des animaux venimeux, parce qu'ils seront décrits aux mots *vipère, serpent à sonnettes, scorpion,* etc. — Il arrive cependant quelquefois que la mort, dans le cas d'empoisonnement, n'est point précédée des symptômes que l'on observe ordinairement; ainsi, on a vu l'oxyde blanc d'arsenic faire périr un individu sans déterminer d'autres symptômes que de légères syncopes. (Chaussier.)

Après avoir énuméré les symptômes de l'empoisonnement considéré d'une manière générale, nous croyons devoir indiquer ceux qui peuvent faire soupçonner que le poison appartient à l'une des quatre classes dans lesquelles nous rangerons les substances vénéneuses. (*Voyez* POISON.) Certes, nous ne prétendons point désigner par-là, d'une manière positive, à laquelle de ces quatre classes appartient le poison; mais nous pensons pouvoir guider le médecin dans la résolution de ce problème important de l'histoire de l'empoisonnement.

Symptômes qui peuvent faire soupçonner que le poison appartient à la classe des irritans. — Les substances vénéneuses de

cette classe ont une saveur âcre, chaude, brûlante; elles déterminent une constriction dans la gorge, et une sécheresse extraordinaire dans la bouche et dans l'œsophage; elles occasionent
des vomissemens violens de matières différentes, mêlées quelquefois de sang; des douleurs abdominales, principalement dans
la région épigastrique; des déjections alvines. Ces symptômes
ne tardent pas à être suivis de ceux qui caractérisent l'inflâmma-
tion de l'estomac et des intestins. Rarement observe-t-on des
vertiges ou la paralysie des membres abdominaux, à moins que
ce ne soit vers la fin de la maladie, et lorsque la dose du poison
employé a été très-considérable; en général le malade conserve
l'usage de ses facultés intellectuelles pendant les premières
périodes; mais, peu de temps avant la mort, il tombe dans un
état de grande insensibilité, et il est agité de mouvemens convulsifs.

*Symptômes qui peuvent faire soupçonner que le poison ap-
partient à la classe des narcotiques.* — Les poisons de cette classe
n'ont point une saveur caustique, et ne déterminent aucune altération dans la bouche, le pharynx et l'œsophage; ils occasionent rarement des vomissemens et des déjections alvines, et
lorsque ces évacuations ont lieu, elles sont loin d'être aussi opiniâtres que dans l'empoisonnement par les irritans. La douleur
développée par les poisons narcotiques n'a jamais lieu que peu de
temps après l'emploi du poison; elle est presque toujours légère,
quelquefois cependant elle est très-aiguë, mais alors, loin d'avoir
son siége exclusivement dans l'abdomen, elle se fait sentir dans
différentes parties du corps. Les symptômes qui suivent ordinairement de près l'ingestion d'un narcotique, sont des vertiges,
l'affaiblissement et même la paralysie des membres abdominaux,
la dilatation de la pupille, la stupeur, quelquefois le coma, des
mouvemens convulsifs légers ou forts.

*Symptômes qui peuvent faire soupçonner que le poison appar-
tient à la classe des narcotico-âcres.* — Les poisons de cette
classe ne donnent pas tous lieu aux mêmes symptômes; les
uns développent des accidens nerveux fort grands qui *cessent
tout à coup pour reparaître quelque temps après*; la durée des
accès et des intervalles lucides varie à l'infini. Pendant l'attaque,
les membres se roidissent et sont agités en tous sens par des
mouvemens convulsifs effrayans; les yeux sont saillans, hors des
orbites; la langue, les gencives et la bouche sont livides comme

dans l'asphyxie; le thorax immobile, ce qui amène la suspension de la respiration : la lésion des facultés intellectuelles n'est point constante; le vomissement est fort rare; le malade a éprouvé une saveur très-amère. Les autres poisons de cette classe agissent d'une manière continue, comme les narcotiques. Dans la plupart des cas il se manifeste d'abord des symptômes d'une vive excitation cérébrale, puis on observe les phénomènes qui ont été décrits à l'occasion des narcotiques, et des symptômes qui annoncent une inflammation de la partie sur laquelle le poison a été appliqué.

Symptômes qui peuvent faire soupçonner que le poison appartient à la classe des septiques. Voyez VIPÈRE, SERPENT À SONNETTES, SCORPION, etc.

Des lésions de tissu que l'on observe à la suite de l'empoisonnement.—Les cadavres des individus morts empoisonnés présentent quelques-unes des altérations suivantes : la bouche, le pharynx, l'œsophage, l'estomac et le canal intestinal, sont le siége d'une inflammation plus ou moins intense; tantôt la membrane muqueuse seule offre dans toute son étendue ou dans quelques-unes de ses parties, une couleur rouge de feu; tantôt cette couleur est d'un rouge cerisé ou d'un rouge noir : dans ce cas, presque toujours les autres tuniques qui composent le canal digestif participent à l'inflammation; et l'on découvre une quantité plus ou moins considérable d'ecchymoses circulaires ou longitudinales, formées par du sang noir extravasé entre les membranes ou dans le chorion de la tunique muqueuse; quelquefois on remarque de véritables escarres, des ulcères qui peuvent intéresser toutes les membranes : alors il y a perforation, et les bords de la partie perforée peuvent offrir une couleur jaune, verte ou rouge. Dans certaines circonstances, les tissus sont épaissis; dans d'autres, ils sont ramollis et comme réduits en bouillie, dont la couleur diffère, en sorte que la membrane muqueuse se détache facilement de la tunique musculeuse. Quelquefois, au lieu de la rougeur générale dont nous venons de parler, le canal digestif présente des altérations d'un autre genre; la bouche, l'œsophage, la couronne des dents, la membrane interne de l'estomac, du duodénum et du jéjunum, offrent une teinte blanchâtre, grisâtre, et le plus souvent jaunâtre : il est des cas où l'on observe çà et là sur le canal digestif les nuances dont nous parlons, tandis que les autres parties de ce canal sont d'une couleur rouge plus ou moins vive, ou ne s'éloignent point de l'état naturel. On observe quelquefois une constriction marquée des intestins. — Les poumons peuvent offrir une couleur violette ou d'un rouge foncé ; alors leur tissu est serré, dense, gorgé de sang et moins crépitant ; ce que l'on doit attribuer, tantôt à l'action qu'exerce la substance vénéneuse sur ces organes, tantôt à des efforts répétés et infructueux de vomissement. Les ventricules et les oreillettes du cœur sont plus ou moins distendus par du sang rouge ou noir, fluide ou coagulé, suivant l'époque où l'on fait l'ouverture du corps ; la membrane qui revêt la face interne des ventricules du cœur et des oreillettes, les pelotons graisseux qui se trouvent dans ces cavités, sont quelquefois enflammés, scarifiés ou ulcérés. La membrane interne de la vessie présente, dans certains cas, des traces manifestes d'inflammation. Les vaisseaux veineux qui rampent à la surface du cerveau et des méninges, sont quelquefois gorgés de sang noir ; dans certaines circonstances, le cerveau, le foie, les muscles et plusieurs autres organes offrent une teinte verdâtre. Enfin la peau peut se recouvrir de taches noires comme gangréneuses. Remarquons toutefois qu'on ne découvre jamais, à la suite de l'empoisonnement, l'ensemble de ces lésions ; que, dans certaines circonstances, l'altération des tissus est peu marquée, parce que le poison a déterminé promptement la mort, tandis qu'il aurait pu occasioner des désordres graves dans les tissus, s'il eût agi pendant plus long-temps : il est également des cas dans lesquels, sans que l'on puisse en assigner la cause, des substances vénéneuses qui, pour l'ordinaire, enflamment les organes qu'elles touchent, ne leur font cependant subir aucune altération ; c'est ce que l'on a observé avec l'oxyde d'arsenic. Il importe aussi de savoir que l'on est quelquefois tenté d'attribuer à tort, à l'action d'une substance vénéneuse, des lésions qui sont évidemment la suite des changemens que la putréfaction fait éprouver à nos parties.

Les altérations de tissu dont nous venons de parler fournissent quelquefois des *indices* pour reconnaître à quelle classe appartient le poison : ainsi les substances *irritantes* déterminent en général la rougeur, l'inflammation, la scarification, l'ulcération ou la perforation des parties sur lesquelles on les a appliquées ; il en est de même d'un certain nombre de poisons narcotico-âcres, quoiqu'à un degré plus faible. Les poisons narcotiques n'enflamment point les tissus, comme on l'a prétendu, à moins

qu'ils n'aient été administrés avec des matières irritantes. Quelques-uns des caractères suivans, indiqués comme étant propres
à faire distinguer l'empoisonnement par les narcotiques sont loin
d'être constans, tandis qu'il en est d'autres que l'on observe également dans l'empoisonnement par les irritans et par les narcotico-
âcres : ces caractères sont la liquidité du sang, la flexibilité des
membres, la promptitude avec laquelle le cadavre se putréfie ;
l'apparition de plaques rouges, violettes, à la peau des cadavres ;
l'entrouvrement des yeux ; la distension de l'estomac et des intestins. Ceux des poisons narcotico-âcres, qui n'agissent point
d'une manière continue, mais qui donnent lieu à des attaques
que l'on pourrait appeler *tétaniques* (*Voyez* page 426.), déterminent des altérations semblables à celles que produit l'asphyxie.

Le médecin, consulté par le magistrat sur une question relative à l'empoisonnement, doit diriger tous ses efforts vers la
solution du problème suivant : *Y a - t - il eu empoisonnement ?*
Pour résoudre cette question d'une manière convenable, il
faut, 1° chercher à reconnaître, à l'aide de certains caractères
physiques et chimiques, et quelquefois d'expériences sur les animaux vivans, si la matière suspecte, soumise à l'examen, est vénéneuse ou non ; 2° étudier attentivement les symptômes et les altérations de tissu ; 3° examiner si les accidens qui ont éveillé
l'attention du magistrat ne seraient pas plutôt le résultat d'une maladie aiguë, qui aurait été déterminée par toute autre cause que
par une substance vénéneuse ; 4° établir d'une manière positive,
dans le cas où l'on découvrirait un poison, s'il a été appliqué
sur les tissus vivans, ou s'il n'a été employé qu'après la mort ;
5° parler de l'empoisonnement de plusieurs personnes à la fois ;
6° déterminer si l'empoisonnement est la suite de l'homicide, du
suicide ou d'une méprise. Chacune de ces questions va nous fournir le sujet d'un paragraphe.

§ 1er. *Indiquer les moyens de reconnaître si la matière suspecte est vénéneuse.* — Les poisons sont tirés des trois règnes
de la nature : aussi quelques médecins les ont-ils distingués en
poisons *minéraux*, *végétaux* et *animaux* ; ils sont solides, liquides ou gazeux. Ces derniers sont souvent l'écueil de l'expert
chargé de faire le rapport : en effet, il est possible que l'on ait
fait inspirer un gaz irritant ou septique, dont il est impossible
de déterminer la présence après la mort : quelquefois cependant
la nature de ce gaz peut être rigoureusement appréciée, par

exemple, lorsque l'individu a été asphyxié dans une atmosphère insalubre, et que l'on peut soumettre à des expériences chimiques le gaz qui constitue cette atmosphère. Il est, en général, plus facile de découvrir le poison, s'il est solide ou liquide, surtout s'il appartient au règne minéral. Voici, relativement aux poisons inorganiques, des préceptes qu'il ne faut jamais perdre de vue :

1° S'ils sont administrés sans mélange d'aucun autre corps, ils peuvent ne pas avoir été employés en entier, en sorte qu'il est permis d'en soumettre une *portion* aux expériences nécessaires. Nous avons soin d'indiquer attentivement les caractères physiques et chimiques des poisons à chacun des articles qui les concernent. *V.* ARSENIC, CUIVRE, BELLADONE, MERCURE, etc.

2° S'ils ont été mêlés avec des liquides colorés, tels que le vin, le café, etc., et qu'ils n'aient pas été employés en entier, il faut, dans la plupart des cas, commencer par décolorer le mélange au moyen du chlore liquide, pour agir ensuite comme si la dissolution était incolore. (*Voyez* pages 443 et 449.)

3° Si les poisons minéraux ont été mêlés ou combinés avec des substances alimentaires solides, et qu'ils n'aient pas été employés en entier, le plus souvent on devra, pour les découvrir, avoir recours à des expériences chimiques d'un autre genre, que nous décrirons avec soin.

4° S'il est impossible de se procurer les restes du poison, il faut nécessairement analyser les matières vomies ou rendues par les selles ; et si l'individu a succombé, il faut, lorsqu'on n'a pas découvert le poison dans les matières contenues dans le canal digestif, soumettre les tissus de ce canal à des expériences particulières, dont l'objet principal est de détruire les membranes, et de mettre à nu le poison, s'il existe.

Les moyens que le médecin doit mettre en usage pour parvenir à connaître une substance vénéneuse sont fournis par l'histoire naturelle et par la chimie ; celle-ci nous met à même de déterminer la nature des poisons minéraux, et d'un *certain nombre* de poisons végétaux ; l'histoire naturelle sert à caractériser les autres poisons végétaux et ceux qui appartiennent au règne animal.

Nous devons sans doute regretter que la chimie n'ait pas encore fait assez de progrès pour nous permettre de distinguer les sucs des végétaux âcres de ceux qui sont narcotiques ou narcotico-âcres, les champignons vénéneux, de ceux qui ne le sont point, etc. Nous serions même disposés à applaudir aux efforts des médecins qui, dès aujourd'hui, cherchent à établir ces différences, si les caractères qu'ils indiquent étaient énoncés sous la forme du doute, et comme de simples conjectures. Mais de quelle utilité peuvent être, pour la solution de cette question, les assertions suivantes consignées par M. Fodéré, dans l'article TOXICOLOGIE du Dictionnaire des Sciences médicales ? « Les *poisons narcotiques* et *narcotico-âcres* contiennent, pour la plupart, de l'*extractif albumineux animalisé*, du gluten, de l'huile volatile, un peu de résine, différens sels, surtout du nitre, un principe *âcre* volatil plus ou moins virulent. Les *poisons âcres* contiennent en général un principe volatil *âcre*, beaucoup de résine, de l'extractif âcre et différens acides ; rarement ils renferment des substances animales. » Et on lit plus bas : « Quelques poisons *âcres* contiennent un extractif simple, de l'*albumine*, etc. ; tel est le suc des euphorbes. » Nous demanderons à M. Fodéré ce qu'il entend par *extractif albumineux* qui ne serait pas *animalisé*; quelle est la substance qu'il désigne sous le nom d'*extractif*; quels sont ses caractères au moment où les chimistes s'accordent à le rayer de la liste des principes immédiats? Les différences indiquées par ce professeur sont évidemment trop vagues et trop incertaines pour pouvoir jamais servir à caractériser les poisons âcres, les narcotiques ou les narcotico-âcres. On trouve la même inexactitude dans la phrase suivante : « On retire des champignons, *surtout* de ceux qui sont *vénéneux*, de la fungine, de la gélatine, de l'albumine, de l'huile, de l'adipocire, un acide particulier, des sels à base de potasse, et un principe volatil très-fugace : cette composition si analogue à celles des plantes narcotiques et narcotico-âcres, *rend assez raison de leurs propriétés vénéneuses*. » Quel est donc le principe vénéneux de ces champignons qui ne se trouve point dans les champignons comestibles ? Vauquelin pense qu'il faut le chercher dans la *matière grasse*, pour ce qui concerne les *agaricus bulbosus, theogalus et muscarius* : or cette matière existe, d'après ce savant, dans l'*agaricus campestris* que l'on mange tous les jours impunément. (*Annales de Chimie*, t. LXXXV.)

Les expériences chimiques que l'expert doit tenter pour reconnaître les poisons minéraux sont extrêmement variées : de tout temps elles ont été regardées comme la seule boussole qui pût le diriger sûrement ; aussi tous les auteurs de médecine légale en ont-ils parlé avec détail : il est vrai qu'ils ont tous commis des erreurs graves que nous avons combattues dans notre traité de Toxicologie et dans nos leçons de médecine légale. Nous espérions, dans l'intérêt de l'humanité, qu'ils rectifieraient leurs erreurs; quelle n'a donc pas dû être notre surprise en lisant dans l'article déjà cité de M. Fodéré, « que le gaz hydrogène sulfuré produit sur-le-champ un nuage orangé dans un sel où entre l'arsenic (c'est-à-dire dans un arsénite et dans un arséniate); que l'eau de chaux précipite les dissolutions arsénicales en jaune, que l'acide hydrosulfurique fait naître dans le sublimé un précipité jaune-brunâtre qui passe au blanc (ce précipité est noir lorsqu'on emploie assez d'acide hydrosulfurique); que l'eau de chaux précipite les sels de cuivre en vert; qu'une lame de cuivre plongée dans le nitrate d'argent dissous y forme un précipité mêlé de jaune et de blanc ; qu'indépendamment de son odeur, on pourra reconnaître l'acide hydrocyanique et les eaux distillées qui en contiennent, à la couleur bleue qui se manifestera lorsqu'on les mêlera avec un sel de fer; qu'il y a dégagement de vapeurs de vinaigre quand on verse de l'acide sulfurique dans un liquide tenant en dissolution de l'acétate de plomb (ce vinaigre reste en dissolution, et par conséquent ne se dégage point sous forme de vapeurs); que le plomb est volatil, et se montre avec son brillant sur le col de la cornue !!! » (p. 410.)

Avant d'indiquer les expériences qu'il faut tenter pour déterminer la nature des poisons minéraux et végétaux accessibles aux moyens chimiques, il importe d'établir un certain nombre de règles générales.

A. On ne doit entreprendre de pareilles recherches qu'en présence du commissaire délégué pour cet objet; et, s'il est nécessaire de consacrer plusieurs séances, à la fin de chacune d'elles, le magistrat doit enfermer et sceller les pièces d'examen. Les recherches ultérieures ne doivent commencer qu'après avoir reconnu l'intégrité du scellé.

B. Le médecin requis par les tribunaux doit noter et écrire soigneusement ce qu'il observe, afin d'avoir à sa disposition toutes les données nécessaires pour rédiger convenablement le rapport.

C. Pendant le cours de ses recherches, il doit s'abstenir de communiquer au magistrat, et, à plus forte raison, à toute autre personne, le jugement prématuré qu'il aurait pu porter sur l'affaire pour laquelle il est appelé, ce jugement pouvant être singulièrement modifié par la suite.

D. Avant de commencer les opérations, il doit disposer tous les instrumens dont il croit avoir besoin. Il importe que les réactifs soient purs, et que leurs dissolutions, qui doivent toujours être faites dans l'eau distillée, soient plutôt *concentrées* qu'affaiblies. Il ne faut employer les réactifs liquides que goutte à goutte, parce qu'il pourrait arriver que les précipités que l'on cherche à obtenir ne parussent point si on agissait autrement.

E. Lorsqu'on est obligé de faire l'analyse des matières contenues dans le canal digestif, l'on fait à la partie supérieure de l'œsophage (*voyez* CADAVRE, pour la manière de l'ouvrir), deux fortes ligatures bien serrées et séparées d'environ deux décimètres; on place de semblables ligatures sur le rectum et sur le cordon des vaisseaux et canaux qui se trouvent à la face intestinale ou concave du foie, et, après avoir coupé entre les deux ligatures qu'on a faites, on détache, on enlève avec précaution l'œsophage, l'estomac et la masse intestinale, que l'on place sur un drap propre et plié en plusieurs doubles. Alors on examine de nouveau la surface des parties; on l'asperge avec une éponge; on ouvre dans toute sa longueur l'œsophage et l'estomac; on recueille dans un vase de verre ou de faïence les liqueurs ou substances qui s'y trouvent; enfin il convient de laver la cavité de ces viscères avec de l'eau distillée, pour enlever toutes les parties solides qui s'y trouvent ou adhéreraient à leur surface, et l'on conserve cette liqueur séparément des lotions, pour procéder ensuite à son examen par les moyens convenables. Mais si, comme il arrive quelquefois, les parois de l'estomac ou de l'intestin ont été gangrenées, rongées, perforées; et ont laissé échapper dans l'abdomen les fluides ou substances qu'ils contenaient, il faut recueillir avec soin ces différentes substances, les absorber avec une éponge que l'on exprime dans un vase; on fait ensuite des ligatures au-dessus et au-dessous des perforations, puis on sépare, on enlève, comme il a été dit, toute la masse intestinale, pour procéder plus exactement à un examen ultérieur. (Chaussier.)

F. L'expert ne doit agir que sur une portion des matières qui sont à sa disposition, afin que d'autres experts, qui pourraient être nommés par la suite, soient à même de confirmer ou d'infirmer les résultats qui auraient été obtenus par le premier; et, si les matières suspectes, liquides ou solides, étaient de nature à pouvoir s'altérer, il faudrait garder dans de l'alcohol très-pur la portion que l'on désirerait conserver. Une partie du même alcohol serait déposée dans un flacon séparé, afin de pouvoir comparer plus tard ses propriétés avec celles du liquide alcoholique qui a été mêlé avec la matière suspecte.

G. La portion de matière sur laquelle on agira ne devra pas être entièrement employée dans une première expérience, la plupart des substances vénéneuses du règne minéral ne pouvant être reconnues qu'à l'aide d'un certain nombre de caractères, et le médecin étant par conséquent obligé de faire plusieurs essais.

H. Si les liquides paraissent beaucoup trop étendus pour que le poison qui peut y être dissous soit décelé par les réactifs, on les fera évaporer à une douce chaleur, dans une capsule de platine ou de porcelaine.

I. Plusieurs auteurs conseillent, lorsque les premières expériences ont fourni quelques indices sur la nature des poisons, de préparer une liqueur analogue, et de faire comparativement et simultanément les mêmes expériences sur l'une et sur l'autre. Cette contre-épreuve est évidemment inutile lorsque la liqueur suspecte se comporte, avec les réactifs, de manière à ce que l'expert puisse en déterminer facilement la nature ; mais elle peut être fort utile dans certains cas, surtout si le médecin chargé de faire les recherches a négligé l'étude de la toxicologie. Quoiqu'il en soit, il peut arriver que les expériences dont nous parlons ne fournissent point des résultats absolument semblables, lors même que la liqueur que l'on a préparée contient le même poison que celle qui produit l'empoisonnement ; en effet, cette dernière peut être beaucoup plus affaiblie que l'autre, et présenter avec les réactifs des phénomènes différens; il peut y avoir dans le liquide suspect, outre le poison dont on croit avoir reconnu la nature, quelques substances étrangères qui modifient nécessairement les résultats, etc. Nous avons cru devoir signaler cette source d'erreurs, pour que le médecin n'attache pas à ces expériences comparatives plus d'importance qu'elles n'en méritent.

Essayons maintenant de tracer la marche qu'il convient de suivre pour reconnaître, à l'aide de certains caractères, les poisons minéraux, et ceux des poisons végétaux qui sont accessibles aux moyens chimiques. Nous supposerons, 1° que les substances vénéneuses sont concentrées et *exemptes* de mélanges, telles qu'on les trouve dans les laboratoires ou dans le commerce ; 2° qu'elles sont dissoutes dans une grande quantité d'eau ; 3° qu'elles sont mêlées à des alimens liquides colorés ; 4° qu'elles sont combinées ou mêlées avec dés alimens solides ou avec nos tissus.

Substances vénéneuses concentrées. — On peut partager les poisons en quatre séries : 1° poisons solides minéraux ; 2° poisons solides végétaux en totalité ou en partie ; 3° poisons liquides ; 4° poisons gazeux. Les premiers, mis sur les charbous ardens, *n'éprouvent en général aucune altération ;* quelques-uns cependant sont décomposés ou se volatilisent, mais ils ne laissent *jamais de charbon* pour résidu. Ceux de la seconde série, placés dans les mêmes circonstances, se *décomposent* en répandant une fumée d'une odeur analogue à celle du caramel ou du vinaigre ; *presque toujours* ils laissent du *charbon* pour résidu ; quelques-uns d'entre eux fournissent en outre le métal ou l'oxyde qui entre dans leur composition ; toutefois, on fait ici abstraction du *camphre*, qui brûle avec une très-belle flamme, et de l'acide *oxalique*, qui se volatilise presque en entier. Les poisons de la troisième et de la quatrième séries seront facilement éliminés, parce qu'ils sont *liquides* ou *gazeux*.

La série des poisons étant connue, le lecteur n'a qu'à consulter si le numéro premier du tableau suivant renferme des propriétés qui lui soient applicables. S'il en est ainsi, on lit le numéro de renvoi, et on continue de même jusqu'à ce qu'on rencontre un numéro dans lequel se trouvent énoncées des qualités qui ne sont plus applicables au poison en question. Alors il faut se porter au numéro placé en regard, dans la seconde colonne ; celui-ci offrira des caractères qui seront certainement au nombre de ceux du poison que l'on cherche à connaître. On consulte encore le renvoi, on le suit avec attention, et bientôt on se trouve conduit au nom du poison, qui est ordinairement tout seul. Quelquefois cependant plusieurs noms sont accolés ; mais on n'a laissé ainsi réunis que les poisons qui peuvent être facilement distingués ou confondus sans inconvénient ; presque toujours même ces deux circonstances existent à la fois.

Le tableau dont il s'agit est le même que celui que nous avons publié dans nos *Leçons de médecine légale*, si ce n'est qu'il a été présenté d'une manière plus abrégée et plus commode, par notre élève M. Lemaistre, médecin à Aubigny, qui en a fait le sujet de sa dissertation inaugurale.

Première série. — Les poisons solides tirés du règne minéral, mis sur les charbons ardens, n'éprouvent en général aucune altération; quelques-uns cependant sont décomposés, ou se volatilisent en répandant une fumée d'une odeur piquante; mais jamais ils ne laissent de charbon pour résidu.

1. Poisons solides blancs, gris, ou d'un blanc tirant légèrement sur le gris ou sur le jaune. (*Voyez* 3).

2. Poisons solides colorés en jaune, vert, rouge, bleu ou noir. (*Voyez* 67).

3. Solubles en totalité ou en partie dans l'eau distillée. (*Voyez* 5).

On ne considère comme solubles dans l'eau que les corps qui communiquent à ce liquide une saveur marquée. Nous omettons à dessein de parler du *beurre d'antimoine*, qui est en partie soluble dans l'eau, parce qu'il est facile à reconnaître à sa consistance graisseuse et aux autres caractères indiqués à l'article *antimoine*.

4. Insolubles dans l'eau distillée. (*Voyez* 53).

5. Dissolutions précipitant par l'hydrosulfate sulfuré de potasse. (*Voyez* 7).

Si l'hydrosulfate sulfuré de potasse renfermait du sous-carbonate de potasse, il précipiterait les dissolutions de chaux, de baryte et de strontiane, ce qui n'arrive jamais quand il est pur.

6. Dissolutions ne précipitant pas par l'hydrosulfate sulfuré de potasse. (*Voyez* 27.)

7. Qui précipitent encore par une petite quantité de potasse à l'alcohol. (*Voyez* 9.)

8. Qui ne précipitent pas par la potasse à l'alcohol. (*Voy*. 25.)

9 Précipité blanc, blanc jaunâtre ou blanc verdâtre. (*Voy*. 11.)

10. Précipité jaune – serin, noir ou olive. (*Voyez* 23.)

11. Dissolutions ne précipitant pas par l'acide hydrochlorique. (*Voyez* 13.)

12. Dissolution précipitant en blanc par l'acide hydrochlorique.

(Nitrate de plomb.)

13. Dissolutions qui précipitent en jaune, blanc-jaunâtre ou chocolat, par l'hydrosulfate sulfuré de potasse. (*Voyez* 15).

14. Dissolutions qui précipitent en noir ou en brun foncé par l'hydrosulfate sulfuré de potasse. (*Voyez* 19.)

15. Précipité jaune ou blanc jaunâtre. (*Voyez* 17.)

17. Précipité jaune.
(Deuto - hydrochlorate d'é- tain pur.)

19. Précipité brun foncé par l'hydrochlorate d'or, ou blanc-verdâtre par la potasse à l'al- cohol. (*Voyez* 21.)

21. Brun foncé par l'hydro- chlorate d'or.
(Proto-hydrochlorate d'étain du commerce.)

23. Jaune-serin ou noir.
Jaune-serin.
(Sels de mercure deutoxi- dés.)
Noir.
(Sels de mercure protoxidés.)

25. Qui, uni à la soude, pré- cipite en jaune le nitrate d'ar- gent.
(Acide phosphorique.)

27. Qui verdissent le sirop de violettes. (*Voyez* 29.)

29. Inodores. (*Voyez* 31.)

31 Qui précipitent par le sous - carbonate de potasse. (*Voyez* 33.)

33. Et encore par l'acide sul- furique. (*Voyez* 35.)

35. Dissolution qui, trans- formée en nitrate et traitée par l'alcohol, le fait brûler avec une belle flamme pourpre.
(Strontiane.)

16. Précipité chocolat.
(Proto-hydrochlorate d'étain pur.)

18. Précipité blanc-jaunâtre.
(Sulfate de zinc pur.)

20. Précipité fourni par la po- tasse à l'alcohol, blanc à l'état d'hydrate , jaune à l'état sec.
(Nitrate de bismuth.)

22. Blanc verdâtre par la po- tasse.
(Sulfate de zinc du commerce.)

24. Olive.
(Nitrate d'argent.)

26 Qui, uni à la soude, préci- pite en rouge-brique le nitrate d'argent.
(Acide arsenique.)

28. Qui ne verdissent pas le sirop de violettes. (*Voyez* 45.)

30. Odeur d'alcali volatil.
(Sous-carbonate d'ammonia- que.)

32. Qui ne précipitent pas par le sous - carbonate de po- tasse. (*Voyez* 37.)

34. Mais non plus par l'acide sulfurique.
(Chaux.)

36. Dissolution qui, traitée de la même manière, laisse brû- ler l'alcohol comme s'il était seul.
(Baryte.)

37. Qui précipitent en jaune par l'acide hydrosulfurique seul, ou uni à quelques gouttes d'acide nitrique. (*Voyez* 39.)

39. Par l'acide hydrosulfurique seul.

(Oxyde blanc d'arsenic.)

41. Qui précipitent en jaune-serin par l'hydrochlorate de platine. (*Voyez* 43.)

43. Produisant, avec l'acide nitrique, une vive effervescence.

(Sous-carbonate de potasse pur, ou du commerce.).

45. Ne précipitant pas par l'acide hydrosulfurique. (*Voy.* 47.)

47. Ne précipitant pas par le sous-carbonate d'ammoniaque. (*Voyez* 49.)

49. Dégageant de l'ammoniaque lorsqu'on le triture avec la chaux vive, ou bien précipitant en rouge-brique par le nitrate d'argent. (*Voyez* 51.)

51. Odeur d'ammoniaque.

(Hydrochlorate d'ammoniaque.)

53. Solubles en totalité dans l'acide nitrique pur à la température ordinaire. (*Voyez* 55.)

55. Solubles sans effervescence. (*Voyez* 57.)

57. Dissolution ne précipitant pas par l'acide sulfurique. (*Voyez* 59.)

38. Qui ne précipitent pas par les mêmes réactifs. (*Voyez* 41.)

40. Uni à quelques gouttes d'acide nitrique.

(Arsénite de potasse et de soude.)

42. Qui ne précipite pas par l'hydrochlorate de platine.

(Soude à l'alcohol.)

44. Ne produisant point d'effervescence avec l'acide nitrique, ou n'en produisant qu'une très-faible.

(Potasse à l'alcohol ou à la chaux.)

46. Précipité jaune par l'acide hydrosulfurique.

(Oxyde blanc d'arsenic.)

48. Précipitant par le sous-carbonate d'ammoniaque.

(Hydrochlorate de baryte.)

50. Ne fournissant ni l'un ni l'autre de ces deux caractères.

(Nitrate de potasse.)

52. Précipité rouge-brique.

(Arséniates solubles.)

54. Insolubles ou ne se dissolvant qu'en partie dans l'acide nitrique pur à la température ordinaire. (*Voyez* 63.)

56. Solubles avec effervescence. (*Voyez* 61.)

58. Dissolution précipitant en blanc par l'acide sulfurique.

(Protoxyde de plomb hydraté.)

59. Et qui ne précipite pas non plus par l'eau.

(Oxyde de zinc.)

61. Dissolution ne précipitant pas par l'acide hydrosulfurique.

(Sous-carbonate de baryte.)

63. Solubles, au contraire, dans l'acide hydrochlorique bouillant, et précipitant en chocolat ou en orangé par l'acide hydrosulfurique. (*Voyez* 65.)

65. Précipité chocolat.

(Protoxyde d'étain.)

67. Poisons colorés solubles en totalité ou en partie dans l'eau distillée. (*Voyez* 69.)

69. Dissolutions qui précipitent par l'hydrosulfate sulfuré de potasse. (*Voyez* 71.)

71. Qui précipitent à froid par la potasse à l'alcohol. (*Voy*. 73.)

73. Précipité olive, vert ou bleu. (*Voyez* 75.)

75. Olive ou vert. (*Voy*. 77.)

77. Olive.
(Nitrate d'argent fondu.)

79 Poisons colorés en jaune clair, vert, bleu, brun, noir ou rouge intense. (*Voyez* 81.)

81. En jaune clair. (*Voyez* 83.)

83. Qui, placés sur les char-

60. Mais qui précipite par l'eau.

(Sous-nitrate de bismuth.)

62. Dissolution précipitant en noir par l'acide hydrosulfurique.

(Sous-carbonate de plomb.)

64. Soluble dans l'acide hydrochlorique bouillant, et précipitant en jaune par l'acide hydrosulfurique.

(Deutoxyde d'étain.)

66. Précipité orangé.

(Protoxyde d'antimoine.)

68. Poisons colorés insolubles dans l'eau distillée. (*Voyez* 79.)

On regarde l'iode comme insoluble dans l'eau quoiqu'il y soit légèrement soluble.

70. Dissolution qui ne précipite pas l'hydrosulfate sulfuré de potasse.

(Foie de soufre.)

72. Qui ne précipite pas à froid par la potasse à l'alcohol.

(Hydrochlorate d'or.)

74. Précipité jaune, qui devient rouge en se desséchant.

(Deutoxyde de mercure.)

76. Bleu.

(Sel de cuivre.)

78. Vert passant au jaune-rougeâtre.

(Sulfate de fer.)

80. Poisons autrement colorés. (*Voyez* 109.)

82. Verts, bleus, bruns, noirs ou rouges. (*Voyez* 89.)

84. Qui, placés sur les char-

bons ardens, ne répandent pas de vapeurs blanches d'une odeur alliacée. (*Voyez* 85.)

85. Qui, chauffés jusqu'au rouge dans un tube de verre étroit, ne donnent pas de globules de mercure. (*Voyez* 87.)

87. Soluble dans l'acide nitrique.

(Massicot.)

89. Verts ou bleus. (*Voyez* 91.)

91. Qui ne se volatilisent pas quand ils sont placés sur des charbons ardens. (*Voyez* 93.)

93. Soluble dans l'acide sulfurique avec effervescence.

(Sous-carbonate de cuivre.)

95. Bruns ou noirs.(*Voy*.97.)

97. Qui, placés sur des charbons ardens, ne répandent pas des vapeurs blanches d'une odeur alliacée. (*Voyez* 97 *bis*.)

97 *bis*. Qui, chauffés jusqu'au rouge dans un tube de verre, donnent de l'or ou du mercure métallique.

(Oxyde d'or, protoxyde de mercure.)

99. Sans odeur. (*Voyez* 101.)

101. Solubles en totalité ou en partie dans l'acide hydro-

bons ardens, répandent des vapeurs blanches d'une odeur alliacée.

(Orpiment.)

86. Qui, chauffés jusqu'au rouge dans un tube de verre étroit, donnent des globules de mercure.

(Deutoxyde de mercure. Turbith minéral ou nitreux.)

88. Insoluble dans l'acide nitrique.

(Verre d'antimoine pulvérisé.)

90. Bruns, noirs ou d'un rouge intense.(*Voyez* 95.)

92. Qui se volatilisent en répandant de belles vapeurs violettes.

(Iode.)

94. Soluble dans l'acide sulfurique sans effervescence.

(Deutoxyde de cuivre hydraté.)

96. D'un rouge intense.(*Voy.* 99.)

98. Qui, placé sur des charbons ardens, répand des vapeurs blanches d'une odeur alliacée.

(Protoxyde d'arsenic.)

98 *bis*. Qui, chauffé jusqu'au rouge dans un tube de verre, n'éprouve aucune altération.

(Deutoxyde de cuivre sec.)

100. Odeur alliacée.

(Oxyde de phosphore.)

102. Insolubles dans l'acide hydrochlorique pur à la même

chlorique pur à une température peu élevée. (*Voyez* 103.)

103. Dissolutions précipitant en noir par l'hydrosulfate de potasse. (*Voyez* 105.)

105. Et prenant une couleur bleue foncée par l'addition de l'ammoniaque.

(Protoxyde de cuivre.)

107. Mais transformé par lui en une poudre blanche.

(Minium.)

109. N'étant pas de couleur puce. (*Voyez* 111.)

111. Solubles dans l'acide hydrochlorique bouillant, en totalité ou en partie. (*Voy.* 113.)

113. Dissolutions qui précipitent en blanc par la potasse à l'alcohol. (*Voyez* 115.)

115. Dissolutions qui précipitent en orangé-rougeâtre par l'hydrosulfate sulfuré de potasse. (*Voyez* 117.)

117. Poison qui était de couleur jaune-orangé.

(Soufre doré d'antimoine.)

119. Précipité noir.

(Litharge.)

température. (*Voyez* 107.)

104. Qui précipite en orangé-rougeâtre par l'hydrosulfate sulfuré de potasse.

(Kermès.)

106. Et ne prenant pas une couleur bleue par l'addition de l'ammoniaque.

(Deutoxyde de mercure sec.)

108. N'ayant éprouvé aucune altération; mais qui, chauffés jusqu'au rouge dans un tube de verre avec de la potasse, donnent du mercure ou de l'arsenic métallique.

(Cinnabre ou réalgar.)

110. De couleur puce, et devenant jaune lorsqu'on le calcine dans un creuset.

(Tritoxyde de plomb.)

112. Tout-à-fait insoluble dans l'acide hydrochlorique bouillant.

(Sulfure d'arsenic artificiel.)

114. Dissolution qui précipite en jaune-orangé par la potasse à l'alcohol.

(Protoxyde de cuivre.)

116. Dissolutions qui précipitent en noir ou en chocolat par l'hydrosulfate sulfuré de potasse. (*Voyez* 119.)

118. Poison qui était de couleur hyacinthe.

(Verre d'antimoine.)

120. Précipité chocolat.

(Protoxyde d'étain.)

Deuxième série. — Les poisons solides tirés du règne végétal, en totalité ou en partie, placés sur les charbons ardens, sont décomposés, et répandent une fumée dont l'odeur est analogue à celle du caramel, du vinaigre, etc.; presque toujours même ils laissent du charbon pour résidu.

1. Poisons solides blancs ou d'un blanc jaunâtre. (*Voy.* 3.)

2. Poisons solides autrement colorés. (*Voyez* 29.)

3. Qui rougissent l'eau de tournesol lorsqu'on les triture ensemble. (*Voyez* 5.)

4. Qui ne rougissent pas l'eau de tournesol. (*Voyez* 13.)

5. Solubles dans l'eau distillée, et dont la dissolution précipite par l'acide sulfurique. (*Voyez* 7.)

6. Solubles dans l'eau distillée, mais dont la dissolution ne précipite pas par l'acide sulfurique. (*Voyez* 9.)

7. Qui précipite en orangé par l'hydrosulfate sulfuré de potasse.

(Émétique.)

8. Qui précipite en noir par l'hydrosulfate sulfuré de potasse.

(Acétate de plomb.)

9. Mais précipite à froid par l'eau de chaux. (*Voyez* 11.)

10. Et ne précipite pas à froid par l'eau de chaux.

(Acide citrique.)

11. Précipité soluble dans un excès de l'acide.

(Acide tartarique.)

12. Précipité insoluble dans un excès de l'acide.

(Acide oxalique.)

13. Qui rougissent par l'addition de quelques gouttes d'acide nitrique. (*Voyez* 15.)

14. Qui ne rougissent point par l'addition de quelques gouttes d'acide nitrique. (*Voy.* 19.)

15. Qu'on peut fondre sans les décomposer. (*Voyez* 17.)

16. Qu'on ne peut fondre sans la décomposer.

(Strychnine.)

17. Se congelant, comme la cire, par le refroidissement.

(Brucine.)

18. Pouvant cristalliser par le refroidissement.

(Morphine.)

19. Qui n'ont pas une saveur douce et astringente. (*Voy.* 21.)

20. Qui a une saveur douce et astringente, et dont la dissolution précipite en noir l'hydrosulfate sulfuré de potasse.

(Sous-acétate de plomb.)

21. Qui, dissous dans l'alco-

22. Qui, dissous dans l'alco-

hol bouillant, ne rétablissent pas la couleur du papier de tournesol. (*Voyez* 23.)

23. Insolubles dans quarante fois leur poids d'eau bouillante. (*Voyez* 25.)

25. Qui, dissous dans l'acide hydrochlorique, ne précipitent pas en flocons d'un blanc sale par l'infusum de noix de galle. (*Voyez* 27.)

27. Qui précipite en gelée par les alcalis.

(Delphine.)

29. En bleu foncé, ou bien en vert bleuâtre. (*Voyez* 31.)

31. En bleu foncé.

(Acétate de cuivre.)

hol bouillant, rétablit la couleur du papier de tournesol.

(Sel de Derosne.)

24. Soluble dans quarante fois son poids d'eau bouillante.

(Picrotoxine.) —

26. Qui, dissous dans l'acide hydrochlorique, précipite en flocons d'un blanc sale par l'infusum de noix de galle.

(Émétine.)

28. Qui ne précipite pas en gelée par les alcalis.

(Vératrine.)

30. En rouge.

(Poudre de Rousselot.)

32. En vert-bleuâtre.

(Vert-de-gris artificiel.)

TROISIÈME SÉRIE. *Poisons liquides par eux-mêmes, ou dissous dans l'eau.* — Parmi ces poisons, il en est dont les caractères sont tellement saillans, qu'à leur égard toute méprise est impossible : les acides hydrosulfurique, sulfureux et acétique, le chlore et l'eau de javelle, l'ammoniaque et le sous-carbonate d'ammoniaque, sont dans ce cas : ils seraient donc déplacés dans cette analyse, puisque jamais on n'aura besoin d'y avoir recours pour les reconnaître. (*Voyez* ces mots.)

Quant aux dissolutions alcoholiques des alcalis végétaux, il faut les évaporer jusqu'à siccité, et alors il s'agit d'un poison végétal solide. (*Voyez* page 442.)

1. Poisons liquides rougissant l'eau de tournesol, ou précipitant par l'ammoniaque, ou rétablissant la couleur bleue du papier de tournesol rougi par un acide. (*Voyez* 3.)

2. Poisons liquides ne rougissant point l'eau de tournesol, ne précipitant point par l'ammoniaque et ne rétablissant point la couleur bleue du papier de tournesol rougi par un acide. (*Voyez* 69.)

3. Rougissant l'eau de tournesol, ou précipitant par l'ammoniaque. (*Voyez* 5.)

4. Qui rétablissent la couleur bleue du papier rougi. (*Voyez* 51.)

5. Qui ne précipitent pas par l'ammoniaque. (*Voyez* 7.)

Les acides tartarique et citrique purs ne précipitent point par l'ammoniaque ; ceux du commerce, au contraire, fournissent un précipité blanc, s'ils contiennent du tartrate ou du citrate de chaux ; mais il faut pour cela que tout l'acide libre ait été saturé par l'ammoniaque.

7. Qui précipitent par un excès d'eau de chaux à la température ordinaire. (*Voyez* 9.)

9. Précipité blanc. (*Voy.* 11.)

11. Qui ne précipitent pas par une petite quantité de potasse concentrée. (*Voyez* 13.)

13. Qui précipitent le nitrate d'argent en jaune ou en blanc qui finit par noircir.

(Acides phosphorique et phosphatique.)

15. Qui sont décomposés à froid par le cuivre, avec dégagement de vapeurs orangées (*Voyez* 17.)

17. Liquide coloré en orangé, vert ou bleu, ou précipitant le nitrate d'argent. (*Voyez* 19.)

19. Liquide coloré en orangé, vert ou bleu.

(Acide nitreux.)

21. Qui précipitent par le nitrate d'argent très-étendu. (*Voyez* 23.)

23. Et laisse dégager l'odeur

6. Qui précipitent par l'ammoniaque. (*Voyez* 27.)

8. Qui ne précipitent pas par un excès d'eau de chaux à la température ordinaire. (*Voy.* 15.)

10. Précipité olive clair ou foncé.

(Nitrate acide d'argent.)

12. Qui précipitent en blanc par une petite quantité de potasse concentrée.

(Acides tartarique et oxalique concentrés.)

14. Qui précipitent le nitrate d'argent en rouge-brique.

(Acide arsénique. Arséniates de potasse et de soude.)

16. Qui ne sont pas décomposés par le cuivre à la température ordinaire. (*Voyez* 21.)

18. Liquide blanc ou jaunâtre.

(Acide nitrique.)

20. Poison liquide précipitant le nitrate d'argent.

(Eau régale.)

22. Qui ne précipitent pas par le nitrate d'argent très-étendu. (*Voyez* 25.)

24. Et ne laisse pas dégager

d'ammoniaque lorsqu'on le triture avec la chaux vive.

(Hydrochlorate d'ammoniaque.)

25. Mais précipite par le nitrate de baryte, même très-étendu.

(Acide sulfurique.)

27. Qui précipitent à froid par la potasse en blanc ou en blanc-verdâtre. (*Voyez* 29.)

29. Précipité blanc. (*Voyez* 31.)

31. Qui précipitent en noir par l'hydrosulfate sulfuré de potasse. (*Voyez* 33.)

33. Qui précipitent par l'acide sulfurique. (*Voyez* 35.)

35. Qui précipitent en jaune par le chromate de potasse.
(Acétate et nitrate de plomb.)

37. Précipité chocolat, jaune ou blanc-jaunâtre. (*Voyez* 39.)

39. Précipité chocolat ou jaune. (*Voyez* 41.)

41. Chocolat.
(Proto-hydrochlorate d'étain pur.)

43. Qui précipitent à froid par la potasse. (*Voyez* 45.)

45. Précipité jaune - serin, noir ou bleu. (*Voyez* 47.)

l'odeur d'ammoniaque lorsqu'on le triture avec la chaux vive.

(Acide hydrochlorique.)

26. Et ne précipite pas non plus par le nitrate de baryte.
(Acide citrique.)

28. Qui fournissent par la potasse un précipité autrement coloré, ou ne précipitent pas à froid. (*Voyez* 43.)

30. Précipité blanc-verdâtre.
(Sulfate de zinc du commerce.)

32. Qui ne précipitent pas en noir par l'hydrosulfate sulfuré de potasse. (*Voyez* 37.)

34. Qui ne précipite pas par l'acide sulfurique.
(Nitrate de bismuth.)

36. Qui ne précipite pas en jaune par le chromate de potasse.
(Proto - hydrochlorate d'étain du commerce.)

38. Précipité rouge-orangé.
(Hydrochlorate d'antimoine. Émétique.)

40. Précipité d'un blanc jaunâtre.
(Sulfate de zinc.)

42. Jaune.
(Deuto-hydrochlorate d'étain.)

44. Qui ne précipite pas sur-le-champ.
(Hydrochlorate d'or.)

46. Précipité vert.
(Protosulfate de fer.)

47. Jaune - serin ou noir. (*Voyez* 49.)

49. Jaune-serin.

(Sels de mercure deutoxydés.)

51. Qui précipitent par l'acide hydrosulfurique liquide. (*Voyez* 53.)

53. Précipité noir.

(Cuivre ammoniacal, ou sulfate de cuivre ammoniacal.)

55. Qui précipitent par l'acide carbonique liquide. (*Voy.* 57.)

57. Mais non plus par l'acide sulfurique.

(Eau de chaux.)

59. Ne précipitant point par l'eau de chaux. (*Voyez* 61.)

61. Ne précipitant pas, et ne laissant pas dégager d'odeur par l'addition de quelques gouttes d'acide nitrique. (*Voy.* 63.)

63. Précipitant en jaune l'hydrochlorate de platine.

(Potasse à l'alcohol ou à la chaux.)

65. Faisant effervescence avec l'acide nitrique.

(Sous-carbonate de potasse pur, ou du commerce.)

67. Précipitant en bleu clair par le sulfate de cuivre.

(Sous-arséniate de potasse et d'ammoniaque.)

69. Qui précipitent par l'acide hydrosulfurique. (*Voyez* 71.)

48. Bleu.

(Sels de cuivre.)

50. Noir.

(Sels de mercure protoxydés.)

52. Qui ne précipitent pas par l'acide hydrosulfurique liquide. (*Voyez* 55.)

54. Précipité jaune.

(Oxyde blanc d'arsenic.)

56. Qui ne précipitent pas par l'acide carbonique liquide. (*Voyez* 59.)

58. Et encore par l'acide sulfurique.

(Eau de baryte ou de strontiane.)

60. Précipitant par l'eau de chaux. (*Voyez* 65.)

62. Précipitant en blanc jaunâtre, et laissant dégager l'odeur d'œufs pourris par l'addition de quelques gouttes d'acide nitrique.

(Hydrosulfate sulfuré de potasse.)

64. Ne précipitant pas l'hydrochlorate de platine.

(Soude à l'alcohol.)

66. Ne faisant pas effervescence avec l'acide nitrique. (*Voyez* 67.)

68. Précipitant en vert par le sulfate de cuivre.

(Arsénite de potasse et de soude.)

70. Qui ne précipitent pas par l'acide hydrosulfurique. (*Voyez* 73.)

71. Précipité noir.
(Nitrate d'argent neutre.)
73. Qui précipite par l'acide sulfurique.
(Hydrochlorate de baryte.)

72. Précipité jaune.
(Oxyde blanc d'arsenic.)
74. Qui ne précipite pas.
(Nitrate de potasse.)

QUATRIÈME SÉRIE. *Poisons gazeux.*

1. Gaz colorés. (*Voyez* 3.)
3. En jaune-verdâtre.
(Chlore.)
5. Odorans. (*Voyez* 7.)
7. Rougissant l'eau de tournesol. (*Voyez* 9.)

9. Odeur d'œufs pourris.
(Acide hydrosulfurique.)
11. Ne précipitant pas par l'eau de chaux. (*Voyez* 13.)

13. Qui ne s'enflamment pas par l'approche d'un corps en combustion. (*Voyez* 15.)

15. Qui active la combustion.
(Protoxyde d'azote.)

2. Gaz incolores. (*Voyez* 5.)
4. En orangé.
(Acide nitreux.)
6. Inodores. (*Voyez* 11.)
8. Verdissant le sirop de violettes.
(Ammoniaque.)
10. De soufre qui brûle.
(Acide sulfureux.)
12. Précipitant par l'eau de chaux.
(Acide carbonique.)
14. Qui s'enflamme par l'approche d'un corps en combustion.
(Oxyde de carbone.)
16. Qui arrête la combustion.
(Azote.)

Substances vénéneuses dissoutes dans une grande quantité d'eau. — On reconnaîtra l'acide *sulfurique étendu* à ce qu'il rougit l'eau de tournesol, à ce qu'il fournit, avec les sels solubles de baryte, un précipité blanc de sulfate de baryte insoluble dans l'eau et dans l'acide nitrique, et à la propriété qu'il a, lorsqu'on l'a concentré par l'ébullition, de fournir du gaz acide sulfureux, par l'addition du mercure ou du charbon. L'acide *nitrique étendu,* saturé par la potasse pure, et évaporé jusqu'à siccité, fournira du nitrate de potasse. (*Voyez* POTASSE, pour les caractères de ce sel.) L'acide *hydrochlorique* faible rougit le tournesol et fournit avec le nitrate d'argent, du chlorure d'argent blanc, caillebotté, lourd, insoluble dans l'eau et dans l'acide nitrique. *Eau de javelle affaiblie.* (*Voy.* EAU DE JAVELLE.) La dissolution de *potasse étendue* verdit le sirop de violettes, est inodore, ne précipite point par l'acide carbonique ; concentrée par l'évaporation, elle fournit un précipité jaune-serin, avec l'hydrochlorate de platine. Il en est de même de la pierre à cautère, et de la potasse du commerce. La dissolution de *soude affaiblie* n'a point d'odeur : elle agit comme la potasse sur le sirop de violettes et sur l'acide carbonique ; évaporée, elle ne précipite point l'hydrochlorate de platine ; combinée avec l'acide carbonique, et desséchée, elle fournit du sous-carbonate de soude *efflorescent*. Le *foie de soufre* dissous dans beaucoup d'eau, devient laiteux à l'air, surtout lorsqu'on y ajoute une petite quantité d'acide ; l'acétate de plomb le précipite en orangé clair ; le sulfate de cuivre, en rougeâtre. Le *nitrate de potasse*, concentré par l'évaporation, donne du nitre solide. (*Voyez* POTASSE. (nitrate de) L'eau de *baryte*, quelque étendue qu'elle soit, verdit le sirop de violettes, précipite en blanc par les acides carbonique et sulfurique : le précipité fourni par ce dernier acide est insoluble dans l'eau et dans l'acide nitrique. L'*hydrochlorate de baryte* précipite, par un sulfate soluble, du sulfate de baryte blanc, insoluble dans l'acide nitrique, et, par le nitrate d'argent, du chlorure caillebotté, également insoluble dans l'acide nitrique. L'*ammoniaque* très-étendue, a l'odeur d'alcali volatil, verdit le sirop de violettes, et ne précipite point par l'acide carbonique ; le *sous-carbonate d'ammoniaque* est dans le même cas ; en outre, il fait effervescence avec les acides. L'*hydrochlorate d'ammoniaque* est inodore, précipite, par le nitrate d'argent, du chlorure caillebotté, insoluble dans l'acide nitrique : concentré par l'évaporation, il laisse dégager de l'ammoniaque, reconnaissable à son odeur, lorsqu'on le triture avec de la chaux vive.

Le *sublimé corrosif*, dissous dans une grande quantité d'eau, agité lentement pendant dix ou douze minutes avec de l'éther sulfurique, se partage en deux couches ; la supérieure, éthérée, renferme presque tout le sublimé, et il suffit de la séparer de l'autre à l'aide d'un entonnoir et de l'*index*, et de la laisser pendant quelques instans dans une capsule, pour volatiliser l'éther, et obtenir le sublimé à l'état solide. (*Voyez* les caractères du *sublimé* à l'article MERCURE.) Les sels solubles d'*étain* très-étendus, évaporés pour leur faire perdre une certaine quantité d'eau, jouissent des propriétés qui seront décrites à l'article *étain*. La dissolution très-affaible *d'oxyde blanc d'arsenic* fournit au bout de quelques minutes, avec le sulfate de cuivre ammoniacal, un précipité vert qui, étant desséché et mis sur les charbons ardens, se décompose et répand une odeur d'ail. L'*acide arsénique* très-étendu, chauffé avec de l'acide hydrosulfurique, se trouble, jaunit, et laisse déposer, au bout de quelques minutes, un précipité jaune de *sulfure d'arsenic*, qui, étant desséché et chauffé avec de la potasse solide, dans un petit tube de verre, fournit du foie de soufre et de l'arsenic métallique. La dissolution très-affaiblie d'un *arséniate* donne, avec du sulfate de cuivre, un précipité blanc-bleuâtre, qui, étant desséché et mis sur les charbons ardens, répand une odeur d'ail. Les *arsénites* précipitent en vert par le sulfate de cuivre; et le précipité donne une odeur alliacée, lorsqu'on le met sur les charbons ardens. Les sels de *cuivre* très-étendus peuvent à peine offrir de la couleur; ils bleuissent par l'ammoniaque; le prussiate de potasse les précipite en brun-marron. Le *nitrate d'argent*, quelque étendu qu'il soit, donne, avec de l'hydrochlorate de soude, un précipité caillebotté de chlorure d'argent insoluble dans l'acide nitrique. La dissolution affaiblie de *tartrate de potasse* et *d'antimoine*, étant évaporée, partage les propriétés de la dissolution concentrée. (*Voyez* TARTRATE.) Le *nitrate acide de bismuth* n'est point troublé par l'eau distillée; du reste il se comporte comme le nitrate concentré. (*Voy.* BISMUTH.) La dissolution étendue d'*hydrochlorate d'or* précipite en brun par les hydrosulfates; le précipité, chauffé avec de la potasse solide, fournit de l'or et du foie de soufre. L'*acétate de plomb* très-affaibli précipite en blanc par le sous-carbonate de soude; le précipité, ramassé et traité par quelques gouttes d'acide nitrique, se dissout et fournit du nitrate de plomb concentré, dont il est aisé de constater les caractères. *Voyez* PLOMB.

Substances vénéneuses mêlées à des alimens liquides colorés. —Lorsqu'on verse *certains* réactifs dans les dissolutions métalliques mêlées à des liquides colorés, tels que le café, le vin, etc., on obtient des précipités qui sont *souvent* d'une couleur différente de ceux que fournissent les mêmes réactifs dans les mêmes dissolutions métalliques non mélangées de café, de vin, etc. Il faut que l'expert trouve les moyens de rendre nulle l'influence de la matière colorante dans les cas dont il s'agit; sans cela, il ne saurait plus sur quels résultats compter.

Lorsque du vin, du café, de la dissolution d'indigo, ou d'autres liquides colorés, seront mêlés à de *l'acide sulfurique*, à de la *potasse*, de la *soude*, aux *sous-carbonates* de ces bases; à la chaux, à la *baryte*, à du *nitrate de potasse*, à de l'*hydro-chlorate de baryte*, à du *sel ammoniac*, à de l'*oxyde d'arsenic*, à de *l'acide arsénique*, à des *arséniates* ou à des *arsénites*, à des *sels d'étain*, à de l'*hydrochlorate d'or*, à du *sulfate de zinc*, et à de *l'acétate de plomb*, on versera dans le mélange coloré autant de chlore dissous dans l'*eau distillée*, qu'il en faudra pour donner à la liqueur une couleur d'un jaune clair; le chlore détruira la matière colorante, en s'emparant de son hydrogène, et pourra précipiter des flocons d'un jaune rougeâtre, qui ne sont autre chose que les débris de la matière végétale détruite; on laissera déposer, on filtrera et on fera évaporer, pour chasser l'excès de chlore, et pour concentrer la liqueur que la dissolution de chlore avait nécessairement étendue : alors on emploiera les réactifs propres à déceler les poisons, et on verra que leur action est la même que celle qu'ils exercent lorsque les substances vénéneuses n'ont pas été mélangées.

On a de la peine a concevoir que M. Foderé ait nié ce fait dans l'article *Toxicologie* du Dictionnaire des Sciences médicales. « M. Orfila, dit-il, a publié dernièrement que la coloration des substances qu'on examine, étant un obstacle à la découverte de ce qu'elles contiennent, il proposait d'ajouter à la liqueur du chlore, qui la décolorera, ou du moins qui la colorera seulement en jaune; mais, outre que le chlore pourrait produire lui-même une altération qui masquerait l'expérience, *je puis affirmer, et c'est ce dont mes auditeurs sont témoins tous les ans*, qu'il n'est pas exact de dire que les réactifs sont sans action sensible et identique sur les liqueurs colorées, telles que le café, qui contiennent des poisons métalliques.» (p. 404.) M. Foderé est dans l'erreur; nous pourrions extraire de notre traité de Toxicologie, au moins deux cents faits qui le prouvent, mais nous préférons voir M. Foderé se rétracter lui-même : il établit un peu plus loin, 1º que l'eau de chaux précipite en *jaune-orangé* l'oxyde d'arsenic mêlé au café, au thé, au sang, etc. (page 405.) : or personne n'ignore que l'oxyde d'arsenic seul précipite en *blanc* par l'eau de chaux; 2º que le gaz acide hydrosulfurique, le cuivre et le nitrate d'argent agissent sur le sublimé corrosif mêlé de vin, de bouillon ou de café, comme dans la solution simple; *les autres réactifs*, tels que la potasse, la soude, l'ammoniaque, le prussiate de potasse, les sous-carbonates *agissent autrement*. (p. 406.)

3° Le vin rouge conserve sa transparence dans son mélange avec une petite quantité de sels cuivreux ; et ni l'*ammoniaque*, ni l'eau saturée d'*hydrogène sulfuré* ne peuvent *servir* ici de liqueur d'épreuve ; il faudra, en général, recourir à la lame de cuivre, toutes les fois qu'il s'agira d'un liquide *coloré*, tel que le café et le vin rouge, parce que les réactifs liquides *donnent des résultats trompeurs*. (page 407.) Ainsi, après avoir *affirmé* que les réactifs exercent une action *identique* sur les liqueurs colorées empoisonnantes, M. Fodéré *affirme* le contraire. Il nous blâme d'avoir dit que les réactifs étaient sans action *sensible* sur les liqueurs colorées tenant des poisons métalliques en dissolution : nous n'avons jamais annoncé un pareil fait ; au contraire, nous avons prouvé qu'il y avait action, mais qu'elle était différente. Enfin, M. Fodéré fait craindre que le chlore ne produise une altération qui masque l'expérience : l'altération qu'il détermine est bien connue ; on sait qu'il détruit la couleur en s'emparant de l'hydrogène de la matière colorante ; qu'il donne au mélange une teinte jaune ; qu'il décompose et précipite, dans certains cas, la matière vénéneuse, et qu'alors il ne faut plus chercher le poison dans le liquide ; que, dans la plupart des circonstances, il ne précipite que des flocons jaunâtres, véritables débris de la matière végétale colorante ; enfin, que, dans des cas excessivement rares, il change la nature du poison, d'une manière qui peut être prévue lorsqu'on connaît les plus simples élémens de la chimie, commme nous l'avons fait voir dans notre Mémoire, lorsque nous avons proposé d'employer le chlore pour la première fois.

Si l'acide *nitrique* était mêlé à du vin, à du café, etc., il faudrait saturer la liqueur par la potasse, la décolorer par le chlore, et évaporer jusqu'à siccité pour obtenir du nitrate de potasse, dont on pourrait constater les caractères. Si c'était l'acide *hydrochlorique*, il faudrait distiller la liqueur dans une cornue ; l'acide se volatiliserait et viendrait se condenser dans l'eau que l'on aurait préalablement disposée dans le récipient. Le *foie de soufre* laisse précipiter du soufre, et dégage du gaz acide hydrosulfurique, par l'addition d'un acide. L'*ammoniaque* et le *sous-carbonate d'ammoniaque*, mêlés à des liquides colorés, seront reconnus par la distillation dans des vaisseaux fermés ; car ils viendront se condenser dans l'eau contenue dans le récipient. Le *sublimé corrosif* doit être séparé au moyen de l'éther sulfurique, comme il a été dit page 448. Les sels de *cuivre*, *d'antimoine* et de *bismuth* mêlés à des liquides colorés, seront traités par un excès d'hydrosulfate de potasse, qui les précipitera; le sulfure de cuivre sera reconnu en le traitant dans une fiole avec de l'acide. nitrique: il se formera aussitôt du sulfate de cuivre facile à distinguer. (*Voyez* CUIVRE.) Les précipités fournis par les sels d'antimoine et de bismuth, chauffés avec de la potasse solide et du charbon, fourniront de l'*antimoine* ou du *bismuth* métallique. Le *nitrate d'argent* sera mêlé avec de l'hydrochlorate de soude; on obtiendra du chlorure qui, étant calciné avec de la potasse, donnera de l'argent métallique.

Si l'*eau de Javelle* était mêlée en petite quantité avec du café, du lait, ou d'autres liqueurs colorées, il faudrait s'attacher à démontrer la présence des deux corps qui entrent dans sa composition, le chlore et la potasse. On reconnaîtrait le *chlore*, en faisant chauffer une partie du liquide suspect avec une lame d'argent pur, et exempt de cuivre; le métal serait bruni ou noirci, parce qu'il se formerait du chlorure d'argent : on dissoudrait ce chlorure dans de l'ammoniaque liquide, et la lame reprendrait son brillant métallique. La dissolution ammoniacale saturée par l'acide nitrique laisserait précipiter le chlorure d'argent blanc, reconnaissable aux caractères indiqués à l'article *argent*. On découvrirait la présence de la potasse, en traitant une partie de la liqueur par de l'alcohol à 36°, qui pourrait coaguler les matières qu'il ne dissout point; la liqueur filtrée rétablirait la couleur bleue du papier de tournesol rougi par un acide; elle fournirait par l'hydrochlorate de platine un précipité jaune serin assez abondant. *Voyez* leçons de médecine légale, page 461.

Substances vénéneuses mêlées avec des matières alimentaires solides. — Ces substances n'étant que mêlées, on traitera la masse par l'eau distillée bouillante : dans la plupart des cas, le poison sera dissous et pourra être reconnu par les moyens que nous avons déjà indiqués. S'il ne se dissolvait point, on emploierait le procédé suivant :

Substances vénéneuses combinées avec des alimens solides ou avec nos tissus. — Pour l'acide *nitrique*, on fait bouillir pendant trois quarts d'heure dans une fiole la matière suspecte, préalablement mêlée avec de la potasse à *l'alcohol*; on filtre le liquide, qui est d'une couleur rougeâtre, et on l'évapore dans une capsule de porcelaine : cette opération a pour objet de décomposer la matière animale, et de transformer la potasse en nitrate aux dépens de l'acide nitrique : on fait bouillir avec une suffisante quantité d'alcohol concentré la masse provenant du liquide évaporé ; tout est dissous par l'alcohol, excepté le nitrate de potasse, qui reste au fond de la fiole, et que l'on peut facilement reconnaître ; il est inutile de dire que le nitrate de potasse suppose la présence de l'acide nitrique. M. Guérin préfère le procédé suivant : il fait bouillir la masse suspecte avec de la limaille de fer et de l'eau ; le métal décompose l'acide nitrique et il se dégage du gaz nitreux (deutoxyde d'azote), qui se transforme à l'air en gaz acide nitreux jaune orangé. Si par suite de l'ingestion de la *baryte* ou de *l'hydrochlorate* de cette base, les alimens solides ou les tissus étaient mêlés de sulfate ou de carbonate de baryte insolubles, ce qui arriverait nécessairement toutes les fois qu'il y aurait eu dans l'estomac des sulfates ou des carbonates solubles, il faudrait dessécher les matières solides suspectes, les mêler avec du charbon pulvérisé, et calciner le mélange dans un creuset : au bout d'une heure d'une chaleur rouge, on obtiendrait de la *baryte* ou du sulfure de baryte : (*Voyez* BARITE pour ses caractères) : quant au sulfure, on le reconnaîtrait à l'odeur d'œufs pourris qu'il dégagerait en le traitant par l'acide nitrique étendu, à la précipitation du soufre, et à la propriété qu'a le nitrate formé, de donner de la baryte lorsqu'on le calcine.

Le *sublimé corrosif* est décomposé par la plupart des substances alimentaires et par nos tissus, et donne un composé insoluble de protochlorure de mercure (mercure doux), et de la substance alimentaire ou du tissu plus ou moins altérés ; il est donc inutile, dans la plupart des cas, de le chercher dans les matières liquides ; c'est particulièrement sur les solides qu'il faut agir, et l'on doit s'attacher à y démontrer la présence du *mercure métallique*, puisqu'il n'y a plus de sublimé : à la vérité, l'existence de ce métal n'indique qu'une préparation mercurielle, mais qu'importe si toutes ces préparations sont vénéneuses, excepté le mercure doux ; il suffira donc, pour compléter cette partie de l'histoire de l'empoisonnement, de donner les moyens de reconnaître si le mercure obtenu appartient à du mercure doux que l'on aurait fait prendre à l'individu qui fait le sujet du rapport. On rassemblera les portions solides qui feront partie des matières vomies, ou de celles que l'on trouvera dans le canal digestif après la mort de l'individu ; on les exprimera dans un linge fin, et après les avoir desséchées, on les mêlera avec de la potasse pure pour les calciner dans une cornue de verre, à laquelle on aura adapté un récipient à long col, ou dans un tube de verre long et étroit, si la matière est en petite quantité ; on chauffera la cornue d'une manière graduée jusqu'à la faire rougir, et on obtiendra du mercure métallique globuleux, adhérent aux parois du col de la cornue, et mêlé avec de l'huile épaisse et noirâtre. Si le mercure n'était pas en assez grande quantité pour pouvoir être aperçu sous forme de globules, on briserait le col de la cornue en plusieurs fragmens, dans l'intérieur desquels on verserait de l'acide nitrique pur à 24° de l'aréomètre de Baumé ; il se formerait du protonitrate reconnaissable au précipité noir qu'il fournirait avec l'ammoniaque et les hydrosulfates, au précipité orangé qu'y ferait naître le chromate de potasse, et à ce qu'il précipiterait en blanc par l'acide hydrochlorique. Une fois l'existence du *mercure* parfaitement établie, et par conséquent celle d'une préparation mercurielle, il ne s'agit plus que de décider, si ce ne serait pas du mercure doux que l'on aurait introduit dans l'estomac ; s'il en était ainsi, on ne pourrait pas attribuer la mort subite à un empoisonnement, il faudrait chercher à la rapporter à une autre cause. Voici des données propres à résoudre cette question : 1° le mercure doux introduit dans le canal digestif, peut se retrouver après la mort, mais alors il est le plus ordinairement appliqué sur les tissus sous forme d'une poudre blanchâtre, que l'on peut enlever en ratissant les membranes, parce qu'il ne se combine pas avec elles ; en outre il est insoluble dans l'eau ; l'eau de chaux le noircit : il conserve toutes ses propriétés physiques. 2° Le mercure doux, résultant de la décomposition du sublimé corrosif, et dont la présence suffit pour prononcer qu'il y a eu empoisonnement, n'est jamais appliqué sous forme de poudre sur les membranes du canal digestif ; il ne se présente jamais avec ses propriétés physiques, parce qu'il est intimement combiné avec les substances qui ont déterminé sa formation en décomposant le sublimé ; si l'on verse de l'eau de chaux sur les matières qui sont ainsi combinées avec le mercure doux, on ne remarque aucun changement de couleur.

Si l'*oxyde d'arsenic* est tellement retenu par des alimens solides, ou par nos tissus, qu'il soit impossible d'en démontrer

l'existence en traitant la masse suspecte par l'eau, il faut détruire
les matières qui le masquent, et le transformer en arséniate de
potasse, dont il sera facile de constater la présence. Pour cela,
on desséchera toute la masse suspecte ; on introduira dans un
matras de verre à long col, placé sur un bain de sable, et dont
l'ouverture est étroite, une once de nitrate de potasse *pur* que
l'on fera fondre à l'aide de la chaleur. On y versera par de très-
petites parties, la matière suspecte desséchée ; aussitôt on observera une légère déflagration, et il se formera de la vapeur ;
on attendra, avant d'ajouter une nouvelle partie de la matière
suspecte, que celle qui a déjà été introduite dans le matras soit
entièrement décomposée, et ne fournisse plus de vapeurs ; autrement, on s'exposerait à voir les parties les plus déliées de
cette masse, repoussées dans l'air par les gaz qui se dégagent du
fond du matras ; d'ailleurs l'opération marchera plus lentement ;
la température sera moins élevée, et par conséquent la quantité
d'oxyde d'arsenic volatilisé sera nulle ou presque nulle. Lorsqu'on aura introduit et décomposé toute la matière suspecte, on
laissera refroidir le matras, puis on fera dissoudre dans l'eau distillée les substances qu'il renfermera : cette dissolution contiendra
du nitrate de potasse non décomposé, de l'*arséniate de potasse*
(formé aux dépens de l'oxyde d'arsenic et de l'oxygène de l'acide
nitrique) et du sous-carbonate de potasse produit par le charbon de la matière animale décomposée, par l'oxygène de l'acide
nitrique, et par la potasse d'une portion du nitrate. On saturera
l'excès de potasse du sous-carbonate au moyen de l'acide nitrique
pur, et on mettra la dissolution en contact avec les réactifs
propres à déceler un arséniate. *Voyez* ARSÉNIATE.

Les sels d'*étain* sont souvent décomposés et transformés en
un produit insoluble, par les substances alimentaires et par nos
tissus ; il faut alors dessécher ces substances et les calciner dans
un creuset avec de la potasse et du charbon : l'étain métallique
revivifié ne laissera aucun doute sur l'existence d'une préparation d'étain. *Voyez* ÉTAIN.

Les sels de *cuivre* sont à peu près dans le même cas que les
précédens ; on emploiera donc le même moyen : pour bien
apercevoir le cuivre ou l'étain revivifiés, on détachera le mélange du creuset, on le placera dans un verre à expérience, et
on l'agitera avec de l'eau : le métal, beaucoup plus lourd que le
charbon provenant de la décomposition des matières orga-

niques, se précipitera au fond du vase, tandis que le charbon restera en suspension dans l'eau. Si le cuivre était en trop petite quantité pour être aperçu au milieu de la masse charbonneuse, on traiterait celle-ci par l'acide nitrique à 25° qui transformerait le métal en nitrate facile à reconnaître. *Voyez* cuivre (Sels de).

Le *nitrate d'argent* peut avoir été entièrement décomposé par les matières organiques, par des hydrochlorates, etc.; il faut alors, après avoir exprimé dans un linge, la matière suspecte, la dessécher et la calciner dans un creuset avec de la potasse : au bout d'un quart d'heure d'une chaleur rouge, on obtiendra de l'argent métallique au fond du creuset. On agira de même sur le *tartrate de potasse et d'antimoine*, et sur le *nitrate de bismuth* qui auraient été décomposés et transformés en une matière insoluble par des substances organiques; il sera aisé de reconnaître que le métal obtenu est de l'*antimoine* ou du *bismuth*. (*Voyez* ces mots.) On suivra la même marche pour l'*hydrochlorate d'or*, si ce n'est qu'il suffira, pour en obtenir de l'or, de calciner la masse suspecte, sans ajouter de la potasse. Il faudra au contraire employer de la potasse et du *charbon*, pour revivifier le *zinc* ou le *plomb*, dans le cas où les sels de ces métaux auraient été décomposés et transformés en une matière insoluble. *Voyez* plomb et zinc.

Expériences sur les animaux vivans. — Si la marche que nous venons de tracer permet à l'expert de reconnaître facilement une foule de substances vénéneuses, il en est d'autres inaccessibles aux moyens chimiques dont il ne sera pas aisé de démontrer l'existence; telles sont certaines substances végétales, rendues méconnaissables par la mastication ou par leur mélange avec d'autres matières : il faut alors recourir à des expériences d'un autre genre. *On doit introduire dans l'estomac d'un chien les substances contenues dans le canal digestif de l'individu que l'on soupçonne avoir été empoisonné, et celles qu'il aurait pu vomir.* Si l'animal périt au bout de quelques heures, après avoir éprouvé la plupart des symptômes qui caractérisent l'empoisonnement, ou s'il se manifeste chez lui simplement des nausées et quelques autres symptômes d'empoisonnement qui se dissipent au bout de deux ou trois jours, et que l'on soit certain que la personne qui fait le sujet du rapport n'ait point succombé à une de ces maladies aiguës dans lesquelles lès fluides s'altèrent et contractent des qualités délétères (*Voyez* page 458.), il y a des *probabilités* en faveur de l'empoisonnement. Si l'animal n'éprouve aucun accident dans les quarante-huit heures qui suivent le moment où l'expérience a été commencée, il est évident que la matière introduite dans son estomac n'est point vénéneuse, et par conséquent qu'il est impossible de *conclure* qu'il y a eu empoisonnement; toutefois on aurait tort de *conclure que la personne n'a pas été empoisonnée;* il peut se faire, en effet, qu'il ne reste plus dans l'estomac de l'homme un atome du poison qui a déterminé sa mort, soit parce qu'il a été entièrement évacué ou absorbé, soit parce qu'il a été décomposé par les matières alimentaires, et transformé en un produit insoluble et inerte.

Comment s'y prendra-t-on pour introduire dans l'estomac d'un chien les substances contenues dans le canal digestif d'un individu que l'on soupçonne avoir été empoisonné? On a conseillé de forcer l'animal à avaler ces substances après qu'on les aurait mêlées avec des alimens : ce procédé est vicieux parce que certains poisons peuvent être décomposés par les matières alimentaires ; d'ailleurs l'animal se débat, et l'on perd constamment une partie du mélange suspect ; celui-ci est souvent vomi, ou bien il reflue par le larynx jusqu'aux poumons, et l'animal périt asphyxié. L'usage d'une sonde et d'une seringue n'est pas plus avantageux ; en effet, le chien peut percer la sonde de plusieurs trous si elle est en gomme élastique ; et, si elle est en métal, celui-ci peut se combiner avec le poison et l'empêcher d'agir sur l'estomac. Nous croyons, d'après cela, que le procédé le plus convenable consiste à détacher l'œsophage, à le percer d'un trou, à introduire un entonnoir de verre dans l'ouverture, et à verser dans cet entonnoir toute la portion liquide de la matière suspecte ; les parties solides, préalablement exprimées, sont placées dans autant de petits cornets de papier qu'il en faut pour les contenir, puis elles sont poussées jusqu'à l'estomac par l'ouverture pratiquée à l'œsophage ; cela étant fait, on lie ce conduit musculo-membraneux au-dessous de la fente pour s'opposer au vomissement. Les conclusions que nous venons de tirer de ce genre d'expériences ne subissent aucune modification de la part de la ligature de l'œsophage, comme l'expérience nous l'a souvent démontré.

Avant de terminer tout ce qui est relatif aux moyens de reconnaître *si la matière suspecte est vénéneuse*, il importe de décider si les recherches dont nous avons parlé doivent être tentées à toutes les époques ; si, par exemple, on pourrait espérer de constater l'existence d'une substance vénéneuse en agissant sur un cadavre inhumé depuis deux ou trois mois. La plus légère attention suffira pour prouver, 1° que dans certains cas, rares à la vérité, des poisons végétaux peuvent n'avoir été décomposés qu'à leur surface, et qu'il est par conséquent possible de constater encore, au bout d'un certain temps, leurs propriétés physiques dans les parties non décomposées ; 2° qu'il existe des substances minérales vénéneuses qui restent *intactes* au milieu des tissus animaux qui se pourrissent, et dont il est par conséquent facile de démontrer l'existence ; 3° que d'autres, sans avoir subi la moindre altération, ou après avoir été décomposées, se combinent avec nos organes ou avec les produits de leur putréfaction, et qu'alors il est plus difficile de les reconnaître. Il suit de là que le médecin serait blâmable si, étant requis plusieurs jours après l'inhumation d'un cadavre, il refusait d'éclairer la justice, sous prétexte qu'il lui serait impossible d'obtenir constamment des résultats satisfaisans.

§ II. *Des symptômes de l'empoisonnement.* (*Voyez* p. 425.)

§ III. *Des altérations de tissu produites par les poisons.* (*Voyez* p. 447.)

§ IV. *Des maladies qui simulent l'empoisonnement.* — Il existe un certain nombre de maladies qui, par leur invasion, leurs symptômes, la rapidité de leur marche et les altérations qu'elles déterminent quelquefois dans nos tissus, simulent l'empoisonnement aigu ; ces maladies consistent dans une lésion des poumons, du cœur, du cerveau, de la moelle épinière, des autres parties du système nerveux, et surtout du canal digestif, lésion que l'on ne saurait attribuer à une substance vénéneuse. Les principales de ces maladies sont le *cholera morbus*, une irritation des voies gastriques qui donne lieu à des perforations de l'estomac dites spontanées, la gastrite aiguë, l'iléus ou colique nerveuse dite *miserere*, la hernie étranglée, l'iléus symptomatique dépendant de l'occlusion du canal intestinal, la péritonite, les évacuations abondantes par haut et par bas d'une matière noire ou sanguinolente, l'arachnitis, la fièvre dite *ataxique*, certaines affections nerveuses, etc. Comme il importe beaucoup que le médecin ne commette aucune méprise à cet égard, nous allons indiquer en peu de mots, et d'une manière générale, les objets qui pourront servir à établir le diagnostic de l'empoisonnement déterminé par les poisons irritans, avec lequel on pourrait plutôt confondre ces maladies : nous renverrons, pour de plus grands détails, aux articles *cholera morbus*, *perforation spontanée*, etc.

1° L'empoisonnement arrive dans toutes les saisons et dans tous les climats ; il n'atteint ordinairement qu'un seul individu ou qu'un petit nombre de personnes, quel que soit leur âge. 2° Il n'offre point de symptômes précurseurs ; l'invasion est toujours subite. 3° La matière des vomissemens, quelquefois sanguinolente, d'un rouge vif et presque toujours liquide, rougit, dans certaines circonstances, l'eau de tournesol, et bouillonne sur le carreau : il est rare qu'elle renferme des matières stercorales. 4° Dans l'empoisonnement aigu il y a assez souvent diarrhée. 5° La douleur se manifeste plus particulièrement à l'épigastre, qui est gonflé et très-sensible au toucher ; le plus ordinairement elle est continue et ne cesse point complétement pour revenir à des intervalles plus ou moins rapprochés. 6° L'empoisonnement est presque toujours accompagné de fièvre. 7° Après la mort on remarque que le siége de l'inflammation est particulièrement dans le canal digestif ; le péritoine est surtout phlogosé lorsque le poison a pu s'épancher dans l'abdomen à travers des parties perforées de l'estomac ou des intestins. 8° Les perforations de l'estomac, produites par les poisons, offrent des bords de la même épaisseur que celle de l'organe ; quelquefois même ils sont durs, calleux ; l'ouverture est souvent irrégulièrement découpée ; ses contours sont colorés en jaune ou en noir si elles sont le résultat de l'ingestion de l'acide nitrique ou sulfurique ; presque toujours les portions d'estomac non perforées sont le siége d'une inflammation plus ou moins vive, dont on observe également des traces dans la bouche, dans le pharynx et dans le canal intestinal.

§ V. *Déterminer si le poison a été appliqué sur les tissus avant ou après la mort.* — L'on aurait de la peine à concevoir le but de cet article, si l'on ignorait que déjà une substance vénéneuse corrosive a été introduite dans le rectum d'un cadavre, pour faire prendre le change sur la cause de la mort subite de l'individu, et accuser avec une apparence de raison une personne d'avoir commis le crime d'empoisonnement. Voici les principaux résultats d'un travail que nous entreprîmes à ce

sujet, il y a quelques années ; ils établissent la possibilité de reconnaître positivement si le poison a été appliqué sur nos tissus
avant ou après la mort.

A. Le sublimé corrosif, l'oxyde blanc d'arsenic, le vert-de-
gris et les acides sulfurique et nitrique, introduits dans le rectum
quelques minutes après la mort des chiens et de l'homme, donnent lieu à des altérations de tissu qui simulent jusqu'à un certain point celles qui se développent par l'ingestion de ces mêmes
substances pendant la vie. On conçoit avec peine que M. Foderé
ait avancé, dans l'article *Toxicologie* du Dictionnaire des Sciences
médicales (page 387), « que les substances les plus vénéneuses
sont sans effet sur les corps morts, » parce qu'il n'observa aucune altération de tissu dans l'estomac des cadavres que l'on
avait choisis pour simuler l'empoisonnement, lors du concours
pour la chaire de médecine légale : ce défaut d'action tenait évidemment à ce que le poison avait été introduit dans l'estomac
plusieurs heures après la mort. Du reste, M. Foderé revient sur
ce sujet à la page 414 du même article, pour établir le contraire
de ce qu'il avait annoncé à la page 387.

B. Il est cependant facile de les distinguer constamment aux
caractères suivans : (*a.*) dans le cas où le poison a été introduit
après la mort, on le retrouve en assez grande quantité à peu de
distance de l'anus, à moins qu'il n'ait été employé sous la forme
de dissolution, tandis qu'il est peu abondant s'il a été introduit
pendant la vie, vu que la majeure partie a été expulsée par les
selles qu'il détermine. (*b.*) L'altération des tissus ne s'étend jamais
qu'un peu au delà de la partie sur laquelle le poison a été appliqué après la mort, en sorte qu'il y a une ligne de *démarcation
excessivement tranchée* entre les portions affectées et celles qui
ne l'ont pas été, phénomène qui ne se rencontre jamais dans
l'autre cas : en effet, ces poisons agissent sur le vivant en déterminant une vive irritation à laquelle succède une inflammation
d'une intensité variable, mais qui s'étend toujours bien au delà
de l'endroit où ils ont été appliqués, et qui décroît insensiblement, à mesure que l'on s'éloigne du point le plus enflammé ;
en sorte qu'il n'y a jamais une ligne de démarcation parfaitement
tracée. (*c.*) La rougeur, l'inflammation, l'ulcération et les autres
lésions, sont portées infiniment plus loin lorsque le poison a été
introduit pendant la vie, que dans le cas où il a été appliqué
après la mort. Ainsi, si à l'examen du cadavre on trouvait le

rectum ou l'estomac recouvert d'une assez grande quantité d'un de ces poisons, et que la lésion fût peu marquée, il y aurait de très-fortes raisons pour croire qu'il a été appliqué après la mort.

C. Parmi ces poisons il en est quelques-uns qui déterminent des lésions tellement caractéristiques, lorsqu'on les applique après la mort, qu'il est impossible de se méprendre ; tels sont le sublimé corrosif et l'acide nitrique. *Voyez* POISON.

D. Lorsqu'on les introduit dans le canal digestif, *vingt-quatre heures* après la mort, ils ne produisent plus de rougeur ni d'inflammation, parce que la vie est entièrement détruite dans les capillaires.

E. Ils peuvent encore développer des phénomènes inflammatoires lorsqu'ils sont appliqués *une* ou *deux heures* après la mort, mais il suffit des considérations qui précèdent pour éclairer le diagnostic.

 — C'est à l'aide des diverses données que nous venons d'établir dans les cinq paragraphes qui composent cet article, que l'homme de l'art pourra décider s'*il y a eu* ou *non empoisonnement*. Cette question est d'une telle importance, que le lecteur nous pardonnera l'exposition de quelques considérations générales qui doivent servir de guide à l'expert dans la rédaction des conclusions du rapport. On ne peut *affirmer* qu'une personne chez laquelle on a observé des symptômes et des lésions de tissu semblables à ceux que déterminent les poisons, a été empoisonnée, qu'autant que l'on est parvenu à démontrer l'existence de la substance vénéneuse. Si l'on est appelé à prononcer dans un cas de mort subite que l'on croit être la suite d'un empoisonnement, on peut également *affirmer* que la personne a été empoisonnée si l'on a pu découvrir le poison, *quand même on n'aurait observé que quelques symptômes d'empoisonnement et des lésions de tissu peu marquées* (*Voyez* SYMPTÔMES et LÉSIONS DE TISSU, pages 425 et 427 de ce volume.); toutefois, avant de tirer une pareille conclusion, l'expert devra s'assurer que la substance vénéneuse n'a pas été appliquée sur nos tissus après la mort. *Voyez* page 460.

Le médecin serait *blâmable*, s'il *affirmait* qu'il y a eu empoisonnement, d'après les symptômes et les altérations des tissus, car la plupart de ces symptômes et de ces lésions organiques peuvent se remarquer dans une multitude de maladies, telles que le cholera morbus, la gastrite, etc. (*Voyez* page 458.) Cependant l'examen attentif des symptômes et des altérations de tissu peut, dans certaines circonstances, porter l'homme de l'art à établir la *probabilité* de l'empoisonnement, lors même qu'il a été impossible de découvrir le poison. En effet, supposons qu'un individu éprouve la plupart des symptômes de l'empoisonnement par les poisons irritans, qu'il soit impossible de découvrir la substance vénéneuse, et que néanmoins la bouche, l'œsophage, et surtout l'estomac, soient le siége d'une inflammation manifeste; comment osera-t-on *affirmer* qu'il n'y a pas eu empoisonnement, lorsqu'on se rappellera que la substance vénéneuse a pu échapper aux recherches les plus scrupuleuses ? Le médecin serait encore plus coupable s'il *attestait* que l'individu est mort empoisonné; cette conclusion ne pouvant être tirée que dans le cas où l'on a trouvé le poison. Tout porte à croire cependant que la mort doit être attribuée à l'action d'une substance vénéneuse, car l'inflammation de presque toutes les parties du canal digestif, à la suite d'une maladie de peu de durée, est un phénomène fort rare hors le cas d'empoisonnement. Il faut donc établir qu'il est *probable que la personne est morte empoisonnée.* Cette conclusion, contre laquelle pourront s'élever des auteurs justement estimés, qui veulent que l'on se borne en pareille matière à prononcer *affirmativement* ou *négativement,* paraîtra juste si l'on réfléchit à l'impossibilité dans laquelle on est *quelquefois* de découvrir le poison, 1° parce qu'il a été entièrement absorbé, vomi ou rejeté par les selles; 2° parce que ses propriétés physiques ont subi une altération telle, pendant la digestion, qu'il est méconnaissable, et que les réactifs sont impuissans pour le déceler : plusieurs des poisons végétaux sont dans ce cas; 3° parce qu'il est combiné avec nos tissus dans une si petite proportion, qu'à moins d'être chimiste habile, on ne parvient pas à en démontrer l'existence.

Si la mort subite a été précédée de quelques-uns des symptômes de l'empoisonnement, le médecin *aurait tort de conclure* que la personne n'a pas été empoisonnée, parce qu'il n'a point découvert la substance vénéneuse, et que les *tissus des principaux organes ne sont point altérés.* En effet, la mort peut dépendre de l'introduction dans l'estomac, ou de l'application à l'extérieur, d'un poison narcotique qui échappe souvent aux recherches chimiques, et qui n'enflamme point les tissus sur lesquels on l'applique. L'homme de l'art doit se borner alors à faire sentir au magistrat que les accidens *peuvent être l'effet d'un empoisonnement*, sans qu'il lui soit permis d'*affirmer* qu'il en est ainsi. Cette conclusion, qui ne doit être tirée que dans le cas où l'on ne parvient pas à démontrer que la mort dépend d'une autre cause que d'un empoisonnement, suffit pour éveiller l'attention de la justice, et lui faire chercher ailleurs des preuves que les sciences médicales ne peuvent point fournir.

§ VI. *De l'empoisonnement de plusieurs personnes à la fois.* —Plusieurs personnes mangent d'un mets empoisonné; les unes périssent, d'autres sont gravement incommodées, enfin il en est qui n'éprouvent aucun accident, ou qui sont à peine atteintes par le poison. Cette différence d'effets, difficile à concevoir d'abord, dispose quelquefois les hommes étrangers à l'étude de la médecine, à repousser l'idée d'un empoisonnement; car comment expliquer qu'un mets empoisonné ne détermine pas constamment des effets fâcheux ? Le médecin est requis pour décider s'il y a eu empoisonnement, et, en cas d'affirmative, pour rendre raison des phénomènes qui ont été observés. L'analyse du mets, et l'exploration des symptômes et des altérations des tissus, le portent à conclure qu'il y a eu empoisonnement. Cette question ayant été traitée dans les articles précédens, nous n'y reviendrons point, nous devons ici nous occuper de l'autre.

La diversité des effets observés chez les convives qui assistaient au repas, peut tenir; 1° à ce que tous n'ont point mangé du mets empoisonné, ou n'en ont pas mangé dans la même proportion; 2° à ce que, parmi ceux qui en ont mangé, il en est dont l'estomac était déjà rempli d'alimens, et qu'alors l'action du poison sur ce viscère a été moindre ou nulle; parce qu'il s'est trouvé enveloppé ou singulièrement divisé; 3° aux vomissemens et aux déjections alvines qui se sont manifestés chez quelques-uns des convives, et par conséquent à l'expulsion plus ou moins prompte de la substance vénéneuse; 4° à ce que le poison, au lieu d'être dissous et uniformément répandu dans le mets, n'y était que suspendu et inégalement réparti, en sorte que telle partie pouvait en receler beaucoup, tandis qu'il y en avait à peine dans telle autre partie.

Ces considérations suffisent pour mettre le médecin sur la voie; c'est par elles que l'illustre Morgagni fut guidé dans un cas de ce genre, trop célèbre pour ne pas en donner ici un extrait. Quatre personnes bien portantes dînent dans une auberge; trois d'entre elles ne tardent pas à éprouver des symptômes d'empoi-

sonnement, tandis que l'autre reste calme. Morgagni apprend
que celle-ci est la seule qui n'ait point mangé d'un plat de riz,
d'où il conclut que c'était ce plat qui avait été empoisonné; mais
on lui dit en même temps que la personne qui avait mangé le
plus de ce mets était celle qui souffrait le moins. N'y avait-il pas
du fromage râpé sur ce riz, demande Morgagni? On répond
qu'oui, et l'on ajoute que la personne la plus incommodée est
précisément celle qui a mangé une plus grande quantité de ce
fromage; dès lors, Morgagni pense que ce fromage était mêlé
d'arsenic; que probablement on l'avait préparé pour tuer les rats,
et qu'on s'en était servi par mégarde. Les aveux de l'hôte justi-
fièrent cette conjecture. (*De sedibus et causis morborum.* lib. iv;
De morbis chirurgicis, epist. lix, obs. 7.)

§ VII. *De l'empoisonnement par suicide ou par homicide.*—La
solution de cette question repose entièrement sur des considérations morales, qui sont plutôt du ressort des magistrats que de
l'homme de l'art. Ainsi on s'informera si la personne empoisonnée était mélancolique, peu aisée, sujette à des chagrins violens;
si elle aimait la solitude et refusait les secours de l'art lorsqu'elle
était malade; si, parmi les individus de sa connaissance, il y en
avait quelques-uns qui fussent intéressés à la voir périr; enfin
il n'est point rare de trouver, dans le cas de suicide, un écrit
quelconque annonçant le désir de se détruire. On doit attacher
peu d'importance à des restes de poison que l'on trouverait
dans les poches ou dans les appartemens, les assassins ayant
pu se servir de ce moyen pour faire prendre le change. *Voyez*
SUICIDE.

ARTICLE TROISIÈME. *Du traitement de l'empoisonnement.*—Le
premier devoir du médecin appelé à traiter une personne que
l'on croit empoisonnée, est de s'assurer s'il y a eu empoisonnement; de chercher à connaître la substance qui l'a produit,
ou du moins de déterminer la classe à laquelle elle appartient.
Dans beaucoup de circonstances, il apprendra des assistans ou du
malade le nom du poison ingéré; s'il n'en est pas ainsi, il pourra
quelquefois découvrir facilement sa nature, en examinant les
symptômes, et en étudiant quelques-uns de ses caractères physiques et chimiques; enfin, il est des cas plus embarrassans, où
n'ayant à sa disposition aucun réactif chimique, il devra se borner à établir, d'après les symptômes seulement, à quelle classe
le poison appartient. (*Voyez*, pour les symptômes et pour les

moyens de reconnaître les substances vénéneuses, les pages 414 et 425).

Poisons irritans ou de la première classe. — Les principales substances vénéneuses de cette classe sont : les acides concentrés, le phosphore et l'iode, les alcalis concentrés, les préparations de mercure, de cuivre, d'antimoine, d'étain, d'argent, de plomb, de baryte, d'arsenic, d'or, de bismuth, de zinc; le nitrate de potasse, le sel ammoniac, le foie de soufre, la gomme-gutte, la coloquinte, le garou, les euphorbes, les renoncules, les anémones, la chélidoine, les joubarbes, la sabine, le ricin, le pignon d'inde, la bryone, l'élatérium, la gratiole, la scammonée, le jalap, la clématite, la staphysaigre, les cantharides, les moules, certains *poissons*, tels que le *perca major*, le *coracinus fuscus*, le *scomber maximus*, etc. (*voyez* POISSON et POISON), le verre et l'émail en fragmens aigus. Parmi ces poisons, il en est un certain nombre dont on connaît le contre-poison, et qui réclament par conséquent un traitement spécial; on doit combattre les effets que produisent les autres, par une méthode qui peut être décrite d'une manière générale ; de là la nécessité d'établir deux paragraphes.

§ I. *Poisons irritans dont on connaît les contre-poisons.* — Les poisons, dont on connaît les contre-poisons, sont les acides et les alcalis concentrés, le sublimé corrosif et les sels solubles de mercure, le vert-de-gris et les préparations solubles de cuivre, les sels solubles d'étain, d'antimoine, de plomb et de baryte ; le nitrate d'argent. (*Voyez* CONTRE-POISON.) On doit distinguer deux *époques* dans le traitement de l'empoisonnement produit par ces substances : 1° il n'y a pas long-temps que le poison a été avalé; il se trouve en totalité ou en partie dans le canal digestif: on administre le contre-poison, puis on remédie aux accidens déterminés par la portion de la substance vénéneuse qui a déjà agi ; 2° le poison est avalé depuis long-temps : dès vomissemens, des selles ont eu lieu, tout annonce que la substance vénéneuse qui n'a point agi a été entièrement expulsée; on compromettrait la vie du malade si on s'obstinait à vouloir agir sur le poison; il faut simplement s'opposer aux progrès de la maladie par des moyens généraux.

PREMIÈRE ÉPOQUE. *Le poison est avalé depuis peu.* — Nous venons de dire qu'il faut employer le contre-poison. (*Voyez* ce mot.) Ce médicament ne sera suivi de succès qu'autant qu'il sera administré promptement, abondamment et à plusieurs reprises; il faudra aussi l'employer sous forme de lavement. Toutes les fois qu'il y aura impossibilité de se le procurer de suite, on donnera de l'eau tiède ou froide, simple ou sucrée, en attendant que l'on puisse l'employer. Dans l'empoisonnement par les *acides* concentrés, par le phosphore et par l'iode, on gorgera le malade d'eau dans laquelle on aura délayé une once de *magnésie calcinée* par litre. (*Voyez* CONTREPOISON.) On donnera un verre de ce liquide toutes les deux minutes, dans le double but de favoriser le vomissement et de neutraliser l'acide libre. A défaut de magnésie, on administrera demi-once de *savon* dissous dans un litre d'eau : la craie, le corail pulvérisé et les yeux d'écrevisse, délayés dans l'eau, à quelque dose que ce soit, pourront être utiles si l'on n'a pu se procurer de la magnésie ou du savon. La potasse, la soude et la thériaque, sont dangereuses ou inutiles. On se hâtera d'administrer dans l'empoisonnement par les *alcalis*, plusieurs verres d'eau acidulée, préparée avec une cuillerée à bouche de vinaigre ou avec le jus d'un citron et un verre d'eau; à défaut de ces acides on donnera de l'eau pure. Dans l'empoisonnement par le *sublimé corrosif* et par les sels solubles de *mercure*, on délaiera douze ou quinze blancs d'œufs dans deux pintes d'eau froide, et on donnera un verre de cette boisson toutes les deux minutes; on réitérera la même boisson si le vomissement et les autres accidens persistent pendant quelque temps; on diminuerait la proportion d'eau si on ne pouvait disposer que d'un plus petit nombre de blancs d'œufs.

Cette médication est fondée sur la propriété qu'a l'albumine de décomposer le sublimé en donnant naissance à un composé de protochlorure de mercure et de matière animale insoluble et sans action sur nos organes. Guidé par ce résultat que nous avons fait connaître en 1813, M. Taddei a proposé, dans ces derniers temps, de remplacer l'albumine par le *gluten* pulvérulent 1° parce qu'il en faut beaucoup moins pour décomposer la même quantité de sublimé; 2° parce que l'albumine exige un certain temps pour être délayée dans l'eau, et que dans le traitement de l'empoisonnement il faut agir promptement; 3° parce que le blanc d'œuf ne peut exercer qu'une action faible sur le deutoxyde de mercure (précipité rouge), sur les sous-sulfates et le sous-nitrate de mercure (turbith minéral et nitreux), produits insolubles, tandis que le gluten pulvérisé agissant à la fois physiquement et chimiquement, enveloppe ces poisons, se combine avec eux et les dénature ; 4° parce que la plus petite quantité de dissolution de sublimé est précipitée en flocons par l'émulsion glutineuse, tandis qu'avec l'albumine on n'obtient qu'un liquide laiteux qui ne précipite qu'au bout de quelques heures, et même alors l'albumine retient une partie du précipité en dissolution. Voici comment M. Taddei propose d'employer le gluten : on fait une pâte liquide en triturant dans un mortier cinq ou six parties de gluten frais avec dix parties de dissolution de savon de potasse (savon mou), et, à défaut de celui-ci, de savon dur ; lorsqu'on n'aperçoit plus le gluten, on expose l'émulsion à la chaleur de l'étuve sur des assiettes ; quand elle est sèche, on la détache, on la réduit en poudre et on l'enferme dans des carafes de verre. Lorsqu'on veut s'en servir, on la jette dans une tasse contenant de l'eau à la température ordinaire, on la remue avec une cuillère et on en fait avaler. Quelques grands que soient les avantages du gluten dans l'empoisonnement par le sublimé, nous pensons que l'albumine lui sera souvent préférée, parce qu'elle est à la portée de tout le monde, et que son emploi facile est suivi de succès toutes les fois qu'on l'administre à temps.—Les alcalis *salins* et *terreux*, le *foie de soufre*, l'*acide hydrosulfurique* et les *hydro-sulfates*, l'eau de *quinquina* et le *charbon*, prônés par Navier, Chansarel et Bertrand, sont des moyens inutiles et souvent dangereux.

Dans l'empoisonnement par les sels de *cuivre* et par le *vert-de-gris*, on fera usage de l'*albumine* (blanc d'œuf), comme nous venons de l'indiquer pour le sublimé corrosif : cette matière animale s'empare de l'oxyde de cuivre et le rend insoluble et inerte : on proscrira les alcalis, le foie de soufre, et le quinquina, prétendus antidotes qui ne peuvent être que nuisibles. Le *sucre* avait été regardé à tort comme le contre-poison de ces préparations ; mais il est utile pour combattre leurs effets. Si l'empoisonnement a été déterminé par un sel soluble d'*antimoine*, et qu'il n'y ait point de vomissement, même après avoir administré plusieurs verres d'eau sucrée, on fera bouillir dans deux litres d'eau, pendant dix minutes, quatre ou cinq noix de galle concassées, et, à leur défaut, une once de quinquina en poudre grossière, ou d'écorce de chêne ou de saule ; on administrera plusieurs verres de cette boisson : ici l'oxyde d'antimoine sera précipité et rendu insoluble par le tannin de la noix de galle.

Mais si, comme il arrive fréquemment, le malade vomit abondamment et éprouve des douleurs d'estomac, on emploiera,
pour arrêter le vomissement, l'eau sucrée à forte dose et même
l'extrait d'opium à la dose d'un grain, ou le sirop diacode à la
dose d'une demi-once. Dans l'empoisonnement par les sels solubles d'*étain*, on fera prendre du *lait* étendu d'eau, qui jouit de
la propriété de précipiter l'oxyde d'étain, et de former avec lui
une matière insoluble et inerte. On administrera dans l'empoisonnement par le *nitrate d'argent*, plusieurs verres d'eau salée
préparée avec une cuillerée à café de sel de cuisine (hydrochlorate de soude) et deux pintes d'eau ; le sel d'argent sera décomposé par l'hydrochlorate, et transformé en chlorure insoluble,
sans action sur l'économie animale. Dans l'empoisonnement par
les sels solubles de *plomb* et de *baryte*, on fera boire plusieurs
verres d'eau tenant en dissolution deux gros par litre de sulfate
de magnésie ou de sulfate de soude. A défaut de ces sels, on
pourra administrer l'eau de puits qui contient beaucoup de sulfate de chaux, et qui jouit par conséquent de la propriété de
former avec l'oxyde de plomb et avec la baryte des sulfates insolubles, sans action sur l'économie animale. Le foie de soufre,
recommandé par quelques praticiens dans l'empoisonnement par
les sels de plomb, est dangereux et doit être proscrit.

Si, malgré l'emploi des *contrepoisons* dont nous venons de parler, le vomissement n'a pas lieu, ce qui n'est guère présumable,
loin d'administrer des substances irritantes, telles que l'émétique, l'ipécacuanha, le sulfate de cuivre, etc., on s'attachera à
combattre l'inflammation et les autres accidens développés par
la partie du poison qui a agi. On appliquera sur l'abdomen
des linges trempés dans une forte décoction émolliente tiède ;
si le malade ne peut pas endurer le poids de ces linges, on ar-
rosera fréquemment l'abdomen avec ces liquides, à l'aide d'une
éponge, ou mieux encore on placera le malade dans un bain
tiède. Si l'on n'obtient pas un soulagement marqué et prompt,
on pratiquera une saignée et on appliquera douze ou quinze
sangsues sur le point le plus douloureux de l'abdomen : si par
l'effet des sangsues la douleur disparaît pour se porter ailleurs,
on n'hésitera pas à entourer ce nouveau point d'irritation du
même nombre de sangsues, et l'on ne s'effraiera pas si par un
nouveau déplacement de la douleur, il faut encore appliquer
quinze ou vingt sangsues. On administrera des boissons mucila-

gineuses, et à leur défaut de l'eau sucrée ou de l'eau simple. Si l'inflammation de la gorge s'opposait à la déglutition, on appliquerait douze ou quinze sangsues au cou. Le malade sera mis à la diète la plus absolue. Les crampes, les crispations et les mouvemens convulsifs se dissiperont avec l'inflammation dont ils étaient la suite ; cependant, s'ils persistaient après la guérison de cette maladie, on administrerait de quart d'heure en quart d'heure une cuillerée à bouche d'une potion antispasmodique. La fièvre ayant cessé ou étant considérablement diminuée, on pourra permettre du bouillon de veau ou de poulet, et successivement le gruau d'orge et d'avoine, la fécule de pomme de terre, la crême de riz, les bouillons gras et l'eau panée. On ne fera usage d'alimens solides que trois ou quatre jours après que le malade sera entré en convalescence, et même alors on évitera avec soin le vin et les autres spiritueux.

S'il arrivait, contre toute attente, qu'il fût impossible de se procurer le contre-poison que nous avons recommandé, on se hâterait de traiter le malade comme nous venons de le dire dans le précédent alinéa.

M. Fodéré n'est guère partisan des contre-poisons, car il établit dans l'article déjà cité, « que si l'on excepte quelques moyens d'une action directe, comme, par exemple, les terres alcalines pour les acides, et réciproquement, il n'a de véritable confiance que dans les remèdes généraux. » (Pag. 418.) Nous allons examiner les raisonnemens sur lesquels il base son opinion, et nous verrons qu'ici, comme dans les autres parties de l'article, le professeur de Strasbourg n'est pas au niveau du sujet qu'il a traité. « Le sel de cuisine, dit-il, serait un bon moyen pour neutraliser le *nitrate d'argent* qui existerait encore en nature, mais il ne remédierait pas à la désorganisation prompte de nos tissus, qu'on sait être un effet immédiat de l'application du nitrate d'argent cristallisé ou dissous. » (Pag. 427.) M. Fodéré pense-t-il, par hasard, que les terres alcalines qu'il regarde comme les contre-poisons des acides, remédient à la désorganisation presque instantanée, produite par les acides concentrés ? Assurément non ; il devrait donc, pour être conséquent avec lui-même, rejeter a plus forte raison l'emploi des terres alcalines. Il ajoute (page 422) « que les sulfates solubles ne décomposeront point le muriate de baryte dans l'estomac, comme cela a lieu dans nos verres, parce que ce sel étant facilement absorbé, ne se trouvera plus dans l'estomac, lorsqu'on administrera le sulfate. » L'absorption du muriate de baryte n'est pas instantanée, comme l'indique M. Fodéré; ce qui le prouve, c'est que lors même qu'il a été employé à petite dose, on en trouve une certaine quantité dans le canal digestif, après la mort; or, cette quantité et celle qui a été absorbée, auraient pu être neutralisées par les sulfates; donc il est convenable de faire usage de ces sels dans la première période de cet empoisonnement. On voit à la page 429, « qu'on n'a acquis aucune certitude jusqu'à présent que l'acétate de plomb soit décomposé dans l'estomac par les sulfates solubles, et que le sulfate de plomb soit un sel sans activité. » Nous demanderons à M. Fodéré s'il est possible de concevoir que cette décomposition n'ait point lieu, lorsqu'il suffit *du simple contact* pour qu'elle s'opère : ne pas admettre cette action chimique dans l'estomac, et croire, comme le fait M. Fodéré, à l'action neutralisante *infiniment plus lente* des acides par les terres alcalines, c'est méconnaître tout ce qu'il y a de plus élémentaire et de mieux avéré dans l'histoire des affinités simples et doubles; d'ailleurs l'expérience a prononcé; des faits publiés depuis dix ans, et que tout le monde peut constater, attestent qu'aussitôt après le mélange dans l'estomac de l'acétate de plomb et du sulfate de soude, *il se forme du sulfate de plomb, sans action nuisible sur l'économie animale*. Le lecteur n'adoptera pas sans doute le raisonnement de M. Fodéré, lorsque, pour faire rejeter les sulfates, il ajoute : « d'ailleurs, ce secours (les sulfates) serait inutile dans l'empoisonnement lent, dans celui par la litharge et le minium, et dans les accidens qui succédent aux émanations saturnines. » Comment rejeter un moyen, parce que, en supposant qu'il soit inutile dans un cas, il ne le sera pas dans un autre?... A propos de l'empoisonnement par les *sels cuivreux*, le professeur de Strasbourg nie l'existence des *contre-poisons*; il attache une grande importance à prouver que le *sucre* n'est point l'antidote de ces sels, fait que nous avons parfaitement établi en 1815. (*Voyez* pag. 207 de la 2ᵉ part. tom. II, de la Toxicologie, 1ʳᵉ édit.) et il ne parle point de l'*albumine* que nous avons indiquée dès la même époque, comme étant le véritable contre-poison des préparations de cuivre. Nous pourrions encore relever plusieurs erreurs commises par M. Fodéré : nous nous bornerons à blâmer l'emploi des vomitifs et des purgatifs qu'il conseille dans l'empoisonnement par les poisons *âcres* (euphorbe, garou, etc.), par les sels de cuivre, d'étain, de zinc, de bismuth, de plomb, etc.; c'est évidemment vouloir augmenter l'inflammation déjà très-grave, produite par ces substances vénéneuses.

DEUXIÈME ÉPOQUE. *Le poison est avalé depuis long-temps.* — Tout annonce qu'il serait inutile d'avoir recours aux contre-poisons, parce que la substance vénéneuse a été entièrement ou presque entièrement expulsée.avec la matière des vomissemens ou des selles; les antidotes pourraient même être nuisibles dans beaucoup de cas. Il faut alors s'attacher à combattre l'inflammation par les antiphlogistiques, comme si le contre-poison eût été administré. Mais si par hasard, le *poison étant avalé depuis long-temps,* il n'y avait eu ni vomissemens ni selles, il faudrait faire marcher de front l'usage des contre-poisons et des antiphlogistiques.

L'on a pu remarquer combien il est important dans le traitement de l'empoisonnement, de faire avaler au malade une grande quantité de liquide, soit pour neutraliser ou délayer la substance vénéneuse, soit pour distendre l'estomac et le forcer à se contracter, ce qui détermine l'expulsion du poison : or, il arrive quelquefois que la déglutition est impossible, parce qu'il y a un resserrement convulsif des mâchoires, une constriction à la gorge, etc. Il faut alors introduire la boisson dans l'estomac à l'aide d'une large sonde de gomme élastique, offrant deux orifices terminaux, et d'une seringue armée de sa canule; l'injection faite, on retire le piston, on fait le vide, et on aspire une certaine quantité des matières contenues dans l'estomac : on répète cette opération plusieurs fois.

§. II. *Poisons irritans dont on ne connaît pas le contre-poison.* — Ces poisons sont : les composés d'arsenic, d'or, de bismuth, de zinc, le nitrate de potasse, le sel ammoniac, le foie de soufre, les cantharides, les végétaux et les principes immédiats des végétaux âcres, etc. (*Voyez* leurs noms à la page 465). L'empoisonnement produit par ces substances sera traité de la manière suivante : on administrera sur-le-champ plusieurs verres d'eau sucrée, ou d'eau simple tiède ou froide, afin de délayer le poison et de déterminer le vomissement; on évitera avec soin les *émétiques irritans,* excepté dans quelques cas d'empoisonnement par les moules et les poissons (*voyez* page 472), puis on combattra l'inflammation et les accidens nerveux, à l'aide des antiphlogistiques et des antispasmodiques, comme nous l'avons indiqué en détail à la page 468. La *thériaque*, la *noix de galle*, le *quinquina*, le *charbon*, le *foie de soufre*, etc., conseillés comme antidotes de quelques-unes de ces substances vénéneuses, sont loin d'agir comme tels, et peuvent être fort nuisibles. Dans l'empoisonnement par l'*oxyde d'arsenic*, on peut tirer particulièrement parti d'une boisson préparée avec deux tiers d'eau sucrée et un tiers d'*eau de chaux*, qui jouit de la propriété de s'emparer de la petite quantité d'oxyde d'arsenic qui aurait été dissous. L'*huile d'olive* prônée comme émétique dans l'empoisonnement par les *cantharides*, est plutôt nuisible qu'utile, parce qu'elle dissout la cantharidine ou le principe actif : ce fait, pressenti par M. Pallas, a été mis hors de doute par des expériences que nous avons faites tout récemment; du reste il faudra, dans l'empoisonnement produit par ces insectes, injecter des liquides adoucissans dans la vessie, afin de prévenir ou de combattre l'inflammation; on fera des frictions sur la partie interne des cuisses et des jambes avec deux onces d'huile camphrée ; on donnera à l'intérieur et on injectera dans l'anus la décoction de graine de lin légèrement nitrée et camphrée. On insistera sur le bain tiède, si les cantharides avaient été appliquées à l'extérieur.

Dans l'empoisonnement par les *moules* et par les poissons vénéneux, on administrera un vomitif, s'il n'y a point de symptômes d'inflammation de l'estomac; on ferait prendre un purgatif et un lavement de même nature, si le poison était avalé depuis long-temps. On ordonne ensuite des morceaux de sucre arrosés d'éther, quelques cuillerées d'une potion antispasmodique, et pour boisson de l'eau acidulée avec du vinaigre ou avec du citron. Lorsqu'il se manifeste des symptômes d'inflammation, on a recours au traitement antiphlogistique, et surtout à la saignée générale et locale, et on évite l'emploi des vomitifs irritans.

Lorsque, par suite de l'ingestion de morceaux de *verre* ou d'*émail*, on éprouve des accidens inflammatoires, semblables à ceux que produirait tout autre corps aigu, on prescrit des haricots, des pommes de terre, du choux, etc., qui remplissent l'estomac et enveloppent le verre, puis on fait prendre deux ou trois grains d'émétique; aussitôt que le vomissement a eu lieu, on ordonne du lait et des lavemens émolliens; enfin on a recours au traitement antiphlogistique si l'inflammation de l'estomac persiste. Le *verre* et l'*émail réduits en poudre fine*, *n'exercent aucune action sur l'économie animale*, malgré l'assertion de M. Fodéré.

Poisons narcotiques ou de la deuxième classe. — Les principales substances vénéneuses de cette classe sont l'opium, la morphine, la narcotine, la jusquiame noire, plusieurs espèces du genre *solanum*, la *solanine*, la laitue vireuse, l'acide hydrocyanique, et les matières qui en contiennent, comme le laurier cerise, les amandes amères; le mérisier à grappes et l'ers, le safran, l'*actœa spicata*, etc. On n'a encore découvert aucune substance capable de décomposer les poisons de cette classe, ou de les neutraliser au point de les transformer en une matière inerte sans action sur l'économie animale; on ne connaît donc point leurs contre-poisons. Le vinaigre et les autres acides végétaux, regardés par plusieurs médecins comme les antidotes de l'opium et des autres narcotiques, aggravent les accidens de l'empoisonnement toutes les fois qu'ils rencontrent ces poisons dans le canal digestif; ils n'agissent avec succès que lorsque la substance vénéneuse a été chassée par les vomitifs ou par les purgatifs, et ne sont réellement utiles que pour combattre les effets qu'elle a développés.

Lorsqu'un narcotique (excepté l'acide hydrocyanique) a été introduit dans l'estomac, on administre quatre ou cinq grains de tartrate de potasse et d'antimoine dissous dans un verre d'eau; si au bout d'un quart d'heure le vomissement n'a pas lieu, on prescrit 24 grains de sulfate de zinc, dissous dans un verre d'eau, en deux doses, et à un quart d'heure d'intervalle, si la première portion n'a pas fait vomir. Si ces moyens ne réussissent point, on donne deux ou trois grains de sulfate de cuivre dissous dans un verre d'eau : on favorise le succès de ces vomitifs, en introduisant les doigts dans la gorge, et en chatouillant le gosier avec la barbe d'une plume; on évite de dissoudre le vomitif dans une grande quantité d'eau, et de faire prendre des boissons abondantes, dans l'intention d'adoucir les parties, et de hâter le vomissement : en effet, on diviserait davantage le poison narcotique, on favoriserait son absorption, et on aggraverait les accidens. Si l'on soupçonne que le narcotique ait eu le temps de parvenir jusqu'aux intestins, on administre un purgatif par la bouche et sous forme de lavement. En supposant que le malade ait vomi, et que le poison ait été entièrement ou presque chtièrement évacué, la maladie, quoique moins dangereuse, serait encore mortelle si on l'abondonnait à elle-même. Il faut donc administrer toutes les cinq minutes, et alternativement, une tasse d'eau acidulée avec du vinaigre, du jus de citron ou de la crème de tartre, et une tasse d'infusion de café, préparée en versant un litre d'eau bouillante sur huit onces de bon café torréfié et moulu, et en passant la liqueur dix minutes après. On cherche à dissiper l'engourdissement, en frottant les bras et les jambes avec une brosse ou avec un morceau de laine. On peut employer de douze en douze heures des lavemens de camphre. On ne cesse l'usage du café et de l'eau vinaigrée, que lorsque le malade est hors de danger. Quelquefois, quand l'assoupissement est considérable, que la maladie ressemble à une attaque d'apoplexie, et que par les moyens employés, on n'obtient aucun soulagement, on a recours, à la saignée que l'on pratique au bras, et de préférence à la jugulaire. — Si l'empoisonnement a eu lieu par l'application du narcotique sur des blessures, il est inutile d'administrer un vomitif; il faut de suite recourir au café, aux acidules, etc. Il n'est pas nécessaire de faire sentir combien le malade doit être ménagé pendant la convalescence; l'usage précoce d'alimens solides et de boissons spiritueuses, pourrait reproduire les accidens. Quand la maladie reconnaît pour cause l'*acide hydrocyanique*, le *laurier cerise* et les matières qui contiennent cet acide, on fait vomir, on administre l'infusion de café, et l'on donne à demi-heure de distance de cette infusion, trois ou quatre cuillerées à café d'huile de térébenthine.

Poisons narcotico-âcres, ou de la troisième classe. — Les poisons de cette classe, rangés par groupes, afin de mieux faire connaître le traitement de l'empoisonnement qu'ils déterminent, sont : 1er *groupe*. Les champignons. 2e *groupe*. La noix vomique, l'upasticuté, la fève de Saint-Ignace, la strichnine, la fausse angusture, la brucine, l'upas antiar, le ticunas ou poison américain, le woorara, le camphre, la coque du Levant et la picrotoxine. 3e *groupe*. Le tabac, la grande et la petite ciguë, la ciguë aquatique, la belladona, l'atropine, le datura stramonium, la daturine, la digitale pourprée, le laurier rose, l'œnanthe crocata, l'ellébore noir et blanc, le colchique, la vératrine, la scille, la scillitine, l'aconit napel, la rue, l'ivraie, le mancenillier, l'aristoloche, etc. 4e *groupe*. Les liquides spiritueux. 5e *groupe*. Les émanations des fleurs. 6e *groupe*. Le seigle ergoté. On ne connaît le contre-poison d'aucune de ces substances.

1er *groupe. Champignons.* — Lorsque le malade éprouve des symptômes d'empoisonnement par les champignons, on cherche à les évacuer par haut et par bas, à l'aide d'un éméto-cathartique, composé de trois ou quatre grains de tartrate de potasse antimonié, ou de vingt-quatre grains d'ipécacuanha et d'une once de sel de Glauber; on réitère ce médicament un quart d'heure après, s'il n'y a pas eu d'évacuation, et on insiste particulièrement sur les purgatifs et sur les lavemens de même nature; si les champignons ont été avalés depuis long-temps, et que l'on soupçonne qu'ils sont déjà arrivés dans les intestins, on remplit surtout cette indication, en donnant de quart d'heure en quart d'heure une cuillerée à bouche d'une potion faite avec une once d'huile de ricin et une once et demie de sirop de fleurs de pêcher, et en administrant un lavement composé de casse, de séné et de sel d'epsom. Si, malgré cela, le champignon n'est pas évacué, et que la maladie fasse des progrès, on fait bouillir, pendant un quart d'heure, une once de tabac dans un litre d'eau, on passe et on donne la liqueur sous forme de lavement, et il est rare que cette médication ne détermine promptement des évacuations par haut et par bas. Une fois le champignon expulsé, on fait prendre quelques cuillerées d'une potion antispasmodique, contenant deux gros d'éther sur six onces de liquide; on administre, dans l'intervalle, quelques tasses d'eau vinaigrée. Il y aurait de l'inconvénient à faire usage de boissons éthérées et acidulées, avant d'avoir chassé les champignons, parce qu'elles dissoudraient leurs parties actives, favoriseraient souvent leur absorption et aggraveraient les accidens. Si, malgré l'emploi de ces moyens, le malade éprouvait des douleurs dans l'abdomen, de la fièvre et tous les symptômes d'une inflammation de l'estomac et des intestins, on emploierait le traitement antiphlogistique décrit à la page 468. On devrait même recourir exclusivement à ce mode de traitement, dans les cas où, ayant été appelé trop tard, le médecin jugerait dangereux d'augmenter l'irritation par l'emploi des vomitifs et des purgatifs.

2e *groupe. Noix vomique, camphre, coque du Levant,* etc.— On administre un vomitif dont on favorise l'action en chatouillant le gosier, puis on insuffle de l'air dans les poumons pour s'opposer à l'*asphyxie,* qui est la principale cause de la mort, comme nous le dirons au mot *poison.* (*Voyez* ASPHYXIE.) On fait prendre, toutes les dix minutes, quelques cuillerées d'une potion préparée avec deux onces d'eau, deux gros d'éther, deux gros d'huile de térébenthine et demi-once de sucre. Si le poison a été appliqué à la surface du corps, on cautérise la plaie avec un fer rouge, on lie fortement le membre au-dessus de l'endroit blessé; on saigne le malade s'il est robuste, on lui administre la même potion, et on cherche à prévenir l'asphyxie.

3ᵉ *groupe*. *Tabac*, *belladone*, *ciguë*, *stramonium*, *digitale*, *aconit*, *ellébore*, etc. — On fait usage du vomitif et du purgatif, en suivant les préceptes établis en parlant de l'opium. (*Voyez* page 473.) Si, malgré les évacuations, le malade était fortement assoupi, on pratiquerait une saignée au bras, et de préférence à la jugulaire, puis on donnerait l'eau vinaigrée comme pour l'opium; les acidules seraient nuisibles avant l'évacuation du poison. On aurait, au contraire, recours au traitement antiphlogistique, décrit à la page 468, si tout annonçait une inflammation de l'estomac et des intestins.

4ᵉ *groupe*. *Les liquides spiritueux. Voyez* IVRESSE.

5ᵉ *groupe*. *Les émanations des fleurs.* — On retire le malade de l'endroit où se trouvent les fleurs pour l'exposer au grand air; on lui fait respirer du vinaigre, et, s'il est asphyxié, on se conduit comme il a été dit au mot *asphyxie*. Dans le cas où il serait en proie à des mouvemens convulsifs, on ferait usage d'une potion antispasmodique.

6ᵉ *groupe*. *Seigle ergoté. Voyez* ERGOTISME.

Poisons septiques ou putréfians. — Les poisons de cette classe sont l'acide hydrosulfurique (hydrogène sulfuré) et ses composés, les liquides vénimeux des reptiles et des insectes, le *virus* de la pustule maligne et de la rage, et les matières animales putréfiées. Nous ne nous occuperons ici que des matières animales putréfiées; les autres objets seront traités aux mots *Fosse d'aisance*, *Morsure*, *Piqûre*, *Pustule maligne* et *Rage*. Si le médecin est appelé peu de temps après l'ingestion d'une substance animale corrompue, il doit se hâter d'en favoriser l'expulsion au moyen des vomitifs, des purgatifs ou des éméto-cathartiques. Il doit, au contraire, employer le traitement des fièvres dites *adynamiques* (*voyez* FIÈVRE), s'il n'est appelé à donner ses soins que long-temps après l'usage de ces alimens.

ART. QUATRIÈME. *De l'empoisonnement lent.* — Les poisons les plus actifs peuvent être introduits dans l'estomac à une dose

assez faible pour n'occasioner d'abord que de légères incommodités; cependant si leur emploi est souvent réitéré, il arrive
fréquemment que les fonctions se dérangent, et il se manifeste
des accidens plus ou moins fâcheux qui peuvent amener la mort.
C'est à l'ensemble de ces effets que l'on a donné le nom d'*empoisonnement lent*. Dans le cas où le poison introduit dans l'estomac
appartient à la classe des irritans, il peut entretenir un état
presque continuel d'anxiétés, de douleurs à l'épigastre, à la région ombilicale, des vomissemens, des déjections alvines de
matières muqueuses ou sanguinolentes, état qui peut se terminer par la mort. Loin de nous l'idée d'admettre des *poisons
lents* susceptibles de détruire la vie dans un temps déterminé et
que l'on pourrait prédire : cette assertion, enfantée par l'ignorance et soutenue par des préjugés absurdes, est tout-à-fait
contraire aux lois de la nature organique. Comment, en effet,
déterminer *à priori* la résistance que les forces vitales opposeront
à la cause qui tend à les détruire, circonstance sans laquelle il
est impossible de fixer l'époque où les accidens se développeront, et où ils seront suivis de la mort ?

Les symptômes produits par de très-petites doses d'une substance vénéneuse énergique, ont en général le plus grand rapport
avec ceux que détermine le même poison administré en assez
grande quantité pour donner lieu à l'empoisonnement aigu. Le
médecin, requis par les tribunaux pour éclairer un cas de ce
genre, doit examiner attentivement les symptômes, l'époque
de leur invasion, leur progression successive; la constitution et
les habitudes de l'individu, les circonstances physiques et morales dans lesquelles il a pu être placé, etc. ; par ce moyen il
découvrira quelquefois que la maladie dépend d'une affection
organique héréditaire, de l'abus de médicamens purgatifs ou
autres, d'écarts dans le régime, etc. Quelle que soit son opinion
sur la cause des accidens qu'il a observés, il ne prononcera
affirmativement qu'il y a eu empoisonnement, qu'autant qu'il
aura trouvé la substance vénéneuse.

Le traitement de l'empoisonnement lent sera celui des *gastrites* ou des *gastro-entérites* chroniques; lorsqu'il est le résultat
de l'ingestion d'une substance irritante, c'est assez indiquer combien il devra être adoucissant et de longue durée; tous les praticiens savent, en outre, qu'ils échoueront souvent si le malade ne
s'abstient pas de prendre des alimens de difficile digestion et

des liquides alcoholiques, même ceux qui sont le moins spiritueux. Il serait difficile, pour ne pas dire impossible, d'indiquer le traitement qui conviendrait dans l'empoisonnement lent déterminé par les poisons des autres classes : dans ces cas, vraiment épineux, l'homme de l'art doit examiner avec soin quels sont les organes primitivement affectés, et chercher à les ramener à leur type naturel.

ART. CINQUIÈME *De l'empoisonnement considéré sous le rapport de la police médicale.*—Il est du devoir de l'administration publique de veiller à ce que les alimens et les boissons dont elle permet le débit soient de bonne qualité et assaisonnés dans des vases convenables, afin de prévenir l'empoisonnement qui pourrait être la suite de leur emploi. Elle doit également exercer la plus grande vigilance sur la vente des plantes vénéneuses et de certains médicamens dangereux que l'on peut confondre avec ceux qui ne le sont point; il importe enfin de faire une attention spéciale aux altérations que l'air éprouve par son mélange avec des miasmes; aux virus, etc. Tels sont les principaux objets qui devraient faire la matière de cet paragraphe, s'ils n'avaient pas déjà été traités, ou s'il ne devaient pas l'être dans d'autres articles. (*Voyez* ALIMENT, COMESTIBLE, CONTAGION, ERGOTISME, ÉTAMAGE, INHUMATION, MÉPHYTISME, MIASME, POLICE MÉDICALE, VIRUS, etc.   (ORFILA.)

EMPREINTE, s. f., *impressio.* Les parties inégales des os donnant attache à des fibres musculaires ou ligamenteuses sont ainsi nommées, particulièrement quand elles sont circonscrites, légèrement excavées, et que leurs inégalités sont bien prononcées : il semble, en effet, qu'elles dénotent l'impression du muscle ou du ligament sur la surface de l'os, ce qu'il ne faudrait pas néanmoins prendre à la lettre, car les fibres tiennent toujours aux inégalités elles-mêmes, et non dans leurs intervalles. *Voyez* os.

EMPROSTHOTONOS, s. m., ἐμπροσθότονος, de ἔμπροσθεν, en devant, et de τόνος, tension; mot grec conservé en latin et en français pour désigner la variété de tétanos dans laquelle le corps est courbé en avant. *Voyez* TÉTANOS.

EMPYÈME, s. m. *empiema,* ἐμπύημα, ἐμπύησις, ἐμπύη. Ce mot, qui, d'après son étymologie, désigne un amas de pus dans une partie quelconque du corps, a eu, chez les anciens, d'autres significations plus restreintes. Quelques auteurs l'appliquaient aux abcès qui se forment dans l'intérieur des poumons; d'autres, seulement aux collections purulentes qui ont leur siége en dehors des poumons, dans la cavité de la poitrine. Pour les modernes, l'empyème est un épanchement d'un liquide quelconque, de sang, de pus ou de sérosité, dans la cavité des plèvres, épanchement qui n'est que le symptôme d'une lésion de quelques-uns des organes thoraciques; et l'on donne particulièrement le nom d'opération de l'empyème au procédé par lequel on extrait le liquide de l'intérieur de la poitrine. En considérant les épanchemens qui se forment dans les principales cavités du corps humain, on traitera de l'empyème et de l'opération de l'empyème. *Voyez* ÉPAN-CHEMENT.

 EMPYREUME, s. m., *empyreuma*, du verbe ἐμπυρόω, je brûle. On emploie ce mot pour désigner l'odeur de brûlé que répandent les produits liquides et gazeux qui s'élèvent lors de la décomposition des matières végétales et animales par le feu. Cette odeur dépend entièrement d'une huile que l'on nomme, à cause de cela, *empyreumatique*, qui se forme pendant l'opération. L'empyreume se développe plus particulièrement, lorsque la substance organique, soumise à l'action du feu, n'est point mélangée avec un liquide; mais il peut se produire toutes les fois que le liquide avec lequel elle a été unie ne la recouvre pas de toutes parts, et qu'elle touche par conséquent immédiatement le fond du vase. L'empyreume n'a pas toujours la même odeur; celui qui est fourni par les matières azotées diffère beaucoup, sous ce rapport, de celui que développent les substances végétales. (ORFILA.)

ÉMULGENTES (artère et veine). L'artère et, par extension, la veine rénales ont été ainsi appelées, de *emulgere*, traire, sans doute à cause du volume de la première et de la grande quantité de sang qui y passe. (A. B.)

ÉMULSIF, adj., *emulsivus*, qui a rapport à l'émulsion. On désigne ainsi les substances dont on peut tirer de l'huile par expression, avec lesquelles on peut faire une émulsion.

ÉMULSION, s. f., *emulsio*, de *emulgere*; tirer du lait : nom qu'on donne à différentes préparations pharmaceutiques qui ont un aspect blanc et comme laiteux. On distingue des émulsions huileuses ou vraies et des émulsions non huileuses ou fausses.

Émulsions huileuses. — On peut faire des émulsions de cette espèce avec toutes les graines qui contiennent des huiles fixes et du mucilage, telles que les amandes douces et amères de tous les fruits à noyau, les graines de carthame et de presque toutes les chicoracées, les semences des cucurbitacées, connues sous le nom de semences froides, les graines de chenevis, de lin, de pavot, de pivoine; les pignons doux, les pistaches qui donnent une teinte verdâtre à l'émulsion, à cause de la couleur de leur parenchyme, les amandes de sapotille, de papayer, les noisettes et les noix.

Pour préparer l'émulsion, on sépare, à l'aide de l'eau bouillante, les enveloppes des graines de leurs cotylédons, afin que les principes colorans et sapides qu'elles contiennent souvent n'altèrent pas la douceur de l'émulsion. On triture ensuite dans un mortier de verre ou de marbre, les cotylédons mondés et bien séchés, et on en forme une espèce de pâte qu'on délaye avec de l'eau et du sucre, et qu'on passe sur un tamis de soie ou à la chausse. Les liquides acides et alcoholiques s'opposeraient à la suspension du mucilage huileux dans l'eau, et leur addition même dans l'émulsion toute formée déterminerait la précipitation du mucilage et la séparation de l'huile. Les émulsions se décomposent promptement par l'action de la chaleur. Exposées à l'air, elles fermentent et deviennent acides, ce qui est dû à la décomposition du mucilage qui fournit de l'acide carbonique et de l'hydrogène carboné; l'huile alors quelquefois surnage; si, cependant, on a ajouté une très-grande proportion de sucre à l'émulsion, et qu'elle soit à l'état sirupeux comme dans le sirop d'orgeat, alors le mucilage s'altère moins promptement, et le sirop même peut passer à la fermentation sans que l'huile s'en sépare.

On distingue des émulsions simples et des émulsions composées; les émulsions simples sont préparées avec une once environ d'amandes mondées et deux onces de sucre pour une livre d'eau, ou bien avec deux ou quatre parties d'huile d'olive ou d'amande douce, et deux ou quatre parties de gomme arabique ou adragant, triturées exactement ensemble. On suspend ensuite ce mélange dans un plus grand volume d'eau. En augmentant suffisamment la proportion de gomme pour épaissir le liquide, on obtient ce qu'on appelle un looch. Si on unit l'émulsion à la gélatine, on forme une gelée amandée connue sous le nom de *blanc manger*.

Toutes les émulsions simples préparées avec les amandes douces seules ou mélangées avec une très-petite proportion d'amandes

amères sont éminemment tempérantes, rafraîchissantes et adou-
cissantes ; elles calment la soif, la chaleur intérieure et la fièvre,
facilitent les sécrétions intestinales, rénales et cutanées; cependant
l'estomac de plusieurs individus ne peut supporter ce mélange
d'huile et de mucilage ou de gomme : ils éprouvent, après l'avoir
pris, un sentiment de pesanteur et de froid dans la région épigastrique, et souvent cette première impression est suivie de colique
et de diarrhée ; on remarque aussi que chez d'autres individus
les émulsions déterminent de la toux, de l'enrouement, et suspendent l'expectoration ; il faut donc, pour l'emploi des émulsions, consulter l'idiosyncrasie, et s'en abstenir avec soin chez
plusieurs personnes. Les émulsions simples conviennent dans
toutes les maladies inflammatoires et particulièrement dans les
phlegmasies gastro-intestinales, dans celles des reins et des voies
urinaires, et enfin dans tous les cas où les rafraîchissans et les
tempérans, sont utiles.

Les émulsions composées ont pour véhicule l'eau pure, comme
les émulsions simples, ou souvent des eaux distillées aromatiques,
comme celles de fleurs de tilleul, de fleurs d'oranger, etc. Tantôt on fait dissoudre dans ces émulsions, qu'on prépare d'ailleurs
de la même manière que les émulsions simples, quelques grains
de nitrate de potasse; tantôt on y suspend, à l'aide de l'alcohol
aqueux, un jaune d'œuf ou de la gomme, de la térébenthine,
du camphre, des baumes de copahu et de tolu, de l'aloès, de
l'huile de ricin ou des résines de jalap et de scammonée, de l'o-
pium, etc. : on prépare ainsi des émulsions diurétiques, excitantes,
purgatives ou narcotiques, suivant les propriétés particulières
du véhicule ou des substances qui y sont dissoutes ou suspendues.

Emulsions non huileuses ou fausses. — Ces émulsions, dans lesquelles n'entrent jamais les huiles, sont préparées seulement avec
des résines, des gommes-résines, des baumes ou du camphre
triturés dans un peu d'alcohol aqueux ou une forte solution de
gomme ou un jaune d'œuf. Ces trois substances ont la propriété
de tenir les résines, les baumes et le camphre en suspension dans
l'eau, et de les rendre miscibles à ce liquide en certaine proportion. Le jaune d'œuf délayé dans l'eau chaude forme aussi
une espèce de fausse émulsion, connue sous le nom de *lait de
poule.* Tous ces liquides, d'apparence émulsionnée, médicamenteux et alimentaires, jouissent de propriétés très-différentes,
suivant la nature des substances qui entrent dans leur composi-

tion, et n'ont aucun rapport avec les véritables émulsions huileuses simples, auxquelles on ne peut les comparer, ni pour leurs propriétés chimiques, ni pour leurs propriétés médicales.

(GUERSENT.)

ÉNARTHROSE, s. f., *enarthrosis*, *inarticulatio*, ἐναρθρωσις de ἐν dans, et ἄρθρον articulation. Ce mot désigne, depuis Galien, un genre d'articulation, qui a pour caractère la réception d'une tête osseuse dans une cavité profonde, et qui permet des mouvemens dans tous les sens. *Voyez* ARTICULATION.

ENCANTHIS, s. m., *encanthis*, dérivé de ἐν dans, et de κάνθος, l'angle de l'œil. On appelle ainsi une tumeur formée par un développement morbide ou une dégénérescence de la caroncule lacrymale. Dans le commencement la maladie n'est qu'une petite excroissance molle, rougeâtre, grosse comme un pois, grenue à sa surface, qui se développe dans la caroncule lacrymale et le repli semi-lunaire de la conjonctive qui l'avoisine. Quand la maladie est ancienne, elle peut acquérir un volume considérable, celui du poing, par exemple, comme Purman en rapporte une observation, et alors elle étend ses racines au delà de la caroncule lacrymale, jusqu'à la membrane interne des paupières. L'encanthis est quelquefois indolent; dans d'autres cas, il est plus ou moins douloureux ; placé entre les paupières, il tient ces parties continuellement écartées, s'oppose à leur rapprochement vers le grand angle de l'œil, gêne leurs mouvemens, et cause de grandes incommodités au malade. Il entretient une ophthalmie chronique et occasione souvent un épiphora continuel par l'obstacle qu'il met au cours des larmes en comprimant ou en déviant les points lacrymaux.

Cette excroissance est souvent, dans les premiers temps de son développement, granuleuse comme une mûre, ou formée de petits morceaux frangés; plus tard, elle présente le même aspect dans une certaine étendue seulement de sa surface; le reste est lisse, d'une couleur blanchâtre ou cendrée, et couvert de vaisseaux variqueux; quelquefois elle se prolonge dans la conjonctive qui recouvre l'œil, et parvient jusque auprès de la cornée transparente. Lorsqu'elle est arrivée à un degré aussi avancé, dit le célèbre Scarpa, la tumeur intéresse constamment, avec la caroncule lacrymale, le pli semi-lunaire et la membrane interne de l'une ou l'autre paupière ou toutes les deux. Aussi, dans ces cas, outre les racines qu'elle reçoit de la caroncule lacrymale, du pli semi-lunaire, et de la conjonctive oculaire, elle jette un appendice saillant et dur au toucher, le long de la face interne de l'une et de l'autre paupières, dans la direction de leurs bords; dans ce cas, l'encanthis se divise en dedans de la cornée, en forme de queue d'hirondelle, et présente deux prolongemens dont l'un s'étend derrière la paupière supérieure, et l'autre derrière l'inférieure.

Le corps de l'encanthis, ou cette portion moyenne de l'excroissance qui s'étend de la caroncule lacrymale au globe de l'œil, acquiert souvent le volume d'une noisette ou d'une châtaigne. Quelquefois la tumeur est déprimée et comme écrasée dans son milieu, qui conserve son apparence granuleuse, tandis que ses prolongemens palpébraux ont l'aspect d'une membrane adipeuse. En renversant les paupières, ces prolongemens représentent quelquefois un demi-anneau saillant, qui embrasse la moitié interne du globe de l'œil.

L'encanthis peut éprouver la dégénérescence cancéreuse, ce que l'on reconnaît à la couleur rouge-obscur et comme plombée que prend la tumeur, à son extrême dureté, aux douleurs lancinantes dont elle est le siége, et qui se propagent dans le globe de l'œil, la région temporale et toute la partie antérieure de la tête; à la facilité avec laquelle elle saigne au moindre attouchement; aux ulcérations de mauvaise nature qui se forment à sa surface et fournissent un ichor âcre et fétide : la maladie est alors toujours compliquée d'épiphora. Plus tard, le globe de l'œil, les paupières, les os voisins de la cavité orbitaire, participent à l'affection, et éprouvent de proche en proche la dégénérescence carcinomateuse. Cet encanthis malin n'admet en général qu'un traitement palliatif, à moins qu'on ne veuille en tenter l'extirpation totale, et l'enlever avec toute les parties contenues dans la cavité orbitaire, opération dont le succès serait fort douteux. Dans presque tous les cas où l'on a tenté cette extirpation, la maladie a repullulé, et les malades ont succombé après avoir éprouvé, sans bénéfice, les douleurs de l'opération. Cependant, quand la tumeur, de nature cancéreuse, ne s'est encore étendue qu'à la peau de l'angle et à la partie interne des paupières, on peut en faire l'extirpation, et ensuite cautériser la plaie avec la pâte arsénicale. Pour cela, après avoir soulevé la tumeur avec des pinces, on la circonscrit et on la détache avec le bistouri, en ayant soin de ménager les parties voisines : on panse la plaie simplement. Le second jour on applique dessus une couche légère de pâte arsénicale, après avoir préservé l'œil de l'action du caustique, en plaçant entre cet organe et les paupières une petite lame de plomb fort mince, et accommodée à la courbure des parties. J'ai vu M. Dubois pratiquer avec succès l'opération par ce procédé, chez un musicien piémontais, âgé de trente-huit ans, qui portait depuis trois ans un encanthis ulcéré, du volume d'une grosse figue. On a proposé et employé, pour guérir l'encanthis benin, les applications astringentes et résolutives sur la tumeur, la compression méthodiquement exercée à sa surface, mais on a renoncé à ces différens moyens à cause de leur inefficacité et de leurs inconvéniens.

L'encanthis benin, quelque volumineux qu'il soit, peut être traité avec succès par l'extirpation. Quand il est petit, granuleux et n'occupe que la caroncule lacrymale et la conjonctive voisine, il faut le soulever avec des pinces et l'emporter d'un seul coup de ciseaux à cuiller, en rasant les parties sous-jacentes dans toute l'étendue de la base de son pédicule : en faisant cette excision, il est nécessaire de ne pas comprendre plus de substance de la caroncule qu'il n'en faut pour déraciner entièrement la maladie.

Après avoir enlevé l'excroissance dans toutes ses racines, on lave l'œil à plusieurs reprises avec de l'eau froide, puis on le couvre avec une compresse que l'on soutient par un bandeau ou tout autre bandage contentif. Le cinquième, sixième ou septième jour, il s'établit une suppuration muqueuse dans les parties où la rescision a été pratiquée. Alors il faut toucher la plaie avec un petit bouton d'alun taillé en crayon, et instiller plusieurs fois dans l'œil un collyre mucilagineux. Si la plaie, malgré l'emploi de ces moyens, ne se cicatrise pas, mais devient blafarde et baveuse, on la touchera plusieurs fois avec le nitrate d'argent fondu, en ayant soin d'épargner la conjonctive. Après avoir détruit la fongosité, on achève le traitement en introduisant deux ou trois fois par jour, entre le globe de l'œil et l'angle interne des paupières, une pommade faite avec du beurre frais, de la poudre de tutie et du bol d'Arménie.

Il faut également avoir recours à l'excision dans les cas où l'encanthis est volumineux et présente un ou deux appendices lipomateux situés sur la membrane interne des paupières. La ligature ne peut jamais être, suivant Scarpa, un moyen curatif préférable à la rescision, parce que l'encanthis volumineux et

invétéré n'a jamais un pédicule assez mince pour qu'on puisse
y placer une ligature ; et que toujours, dans ces cas, les racines
de la tumeur s'étendent de la caroncule lacrymale sur la conjonctive oculaire jusqu'auprès de la cornée. De plus, par la ligature
on ne ferait jamais tomber les appendices que l'encanthis envoie
en dedans des paupières, et il faudrait plus tard en faire l'extirpation par excision. La crainte de l'hémorrhagie après l'excision n'est pas fondée; on a un grand nombre d'observations
d'encanthis gros et invétérés qu'on a excisés sans qu'il soit
jamais survenu d'accident à l'occasion de la perte de sang. D'ailleurs, si cette hémorrhagie arrivait, il serait aisé de s'en rendre
maître. J'ai été témoin d'un semblable accident, produit par
l'ouverture de l'artère angulaire, dans une opération d'encanthis volumineux, qui s'était étendu aux tégumens de la racine
du nez. L'habile chirurgien qui avait pratiqué l'extirpation
de la tumeur se contenta de comprimer l'artère ouverte avec
quelques morceaux d'agaric et un tampon de charpie. Le second
jour, à la levée de l'appareil, le sang était arrêté.

Quand la tumeur est fort grosse et présente deux appendices
qui s'étendent à la face interne de l'une et l'autre paupières, il
faut pratiquer l'opération de la manière suivante : on fait asseoir
le malade; un aide renverse la paupière supérieure afin de faire
ressortir l'appendice supérieur de la tumeur; le chirurgien
incise profondément cette racine avec un petit bistouri, dans la
direction du bord libre des paupières ; puis, après l'avoir saisie
et tirée en avant avec des pinces, il la sépare tout-à-fait de la face
interne de la paupière supérieure, en procédant de l'angle externe de l'œil vers l'interne, jusqu'à la portion moyenne de l'encanthis. Il détache ensuite, de la même manière, la seconde
racine, derrière la paupière inférieure, puis soulève le corps de
la tumeur avec de petites pinces ou une double airigne, et le
sépare des parties sous-jacentes avec le bistouri ou de petits ciseaux à cuiller. Quand la tumeur est invétérée et d'un volume
considérable, il n'est pas toujours possible d'épargner une assez
grande quantité de parties, pour qu'après la cicatrisation de la
plaie, il ne reste un épiphora incurable. Après l'excision, on se
conduit comme après l'opération de l'encanthis simple. En général, les remèdes locaux les plus doux sont les plus convenables, soit pendant, soit après la première période de la suppuration, surtout lorsqu'on a enlevé avec la tumeur une grande por-

tion de la conjonctive qui recouvre le globe de l'œil vers le nez.

(J. CLOQUET.)

ENCÉPHALE, s. m., *encephalum*, ἐγκέφαλος, de ἐν τῇ κεφαλῇ qui est placé dans la tête. On donne ce nom à un organe mou, pulpeux, qui est contenu dans la cavité du crâne et dans le canal vertébral, et qui est le centre du plus grand nombre des nerfs, des sensations et des actes de la volonté. Symétrique et régulier, comme les cavités qui le renferment; plus considérable proportionnément chez l'enfant que chez l'adulte, dans l'homme que dans la femme, cet organe est composé de parties impaires, placées le long de la ligne médiane, et de parties paires, qui occupent les côtés de cette ligne. Mais, outre cette division longitudinale, on observe encore des scissures qui le partagent dans le sens de sa largeur, et qui permettent de le considérer, pour la facilité de l'étude seulement, comme composé de quatre parties très-différentes par leur volume, par leur situation, leur texture et leur forme : la première est le *cerveau*, qui occupe la plus grande partie de la cavité du crâne; la seconde est le *cervelet*, beaucoup moins considérable, et logé dans les fosses occipitales inférieures; la troisième est la *protubérance cérébrale*, ou le *mésocéphale*, situé à la base du crâne; et la quatrième est la *moelle vertébrale*.

Nous ne décrirons ici que l'encéphale proprement dit, c'est-à-dire les portions de l'organe contenues dans le crâne, le *cerveau*, le *cervelet*, et la *protubérance cérébrale*, renvoyant le lecteur à l'article MOELLE, pour la portion qui est contenue dans le canal vertébral.

A. *Du Cerveau considéré à l'extérieur.* — Les anciens ont donné le nom de *cerveau*, tantôt à toute la masse de substance nerveuse renfermée dans le crâne, tantôt seulement, et avec plus de raison, à la portion la plus considérable de cette masse, celle qui occupe spécialement le haut et le devant de la cavité. Nous allons la considérer à l'extérieur d'abord; plus tard nous verrons sa conformation intérieure.

Le cerveau, chez l'homme, est la portion la plus considérable de l'encéphale; il occupe toute la partie supérieure de la cavité du crâne, s'étendant du front aux fosses occipitales supérieures, et s'appuyant en devant sur les voûtes orbitaires, au milieu sur les fosses moyennes de la base du crâne, en arrière sur un repli de la dure-mère, nommé la *tente du cervelet*. Sa forme est celle d'un ovoïde légèrement comprimé sur les côtés, et aplati en dessous; sa grosse extrémité est tournée en arrière, ce qui répond à la figure du crâne.

On distingue au cerveau une *région supérieure*, convexe, arrondie, qui est en rapport avec les os de la voûte du crâne, et une *région inférieure*, inégalement arrondie sur les bords, aplatie dans son milieu, et moulée sur la base de cette cavité.

1° *Surface supérieure du cerveau.* — Elle présente sur la ligne médiane une scissure profonde, occupée par le repli de la dure-mère, désigné sous le nom de *faux cérébrale;* en devant et en arrière, cette scissure, dont le bord supérieur a la forme d'une demi-ellipse, divise le cerveau dans toute sa hauteur; mais au milieu elle est bornée par une lame blanche qu'on nomme le *corps calleux*, ou le *mésolobe* : il en résulte que l'organe semble être partagé par elle en deux parties, l'une droite, et l'autre gauche : ce sont les *hémisphères du cerveau*, qui ont chacun la forme d'un quart d'ovoïde, qui sont allongés d'arrière en avant, et offrent une *face interne*, plane, verticale, en rapport avec celle du lobe opposé, et paraissant se continuer en bas et au milieu avec le mésolobe, au-dessus duquel elle forme une fente longitudinale, analogue aux ventricules du larynx, et où se trouvent logées des branches d'artères; et une *face supérieure et externe*, convexe et arrondie.

Toute la superficie des lobes ou hémisphères cérébraux est remarquable par un grand nombre d'éminences arrondies sur leurs bords, flexueuses, ondulées, se pénétrant par des inégalités réciproques, et ayant quelque ressemblance avec la disposition de l'intestin grêle dans l'abdomen : on les nomme *circonvolutions du cerveau*, tandis que les enfoncemens qui les séparent sont dits *anfractuosités.*

Le nombre et le volume des circonvolutions cérébrales sont très-variables : rarement les trouve-t-on les mêmes sur les deux lobes; dans des individus du même âge, elles sont tantôt très-grosses, tantôt très-petites; en général, dans le fœtus et dans l'enfant naissant, elles sont peu prononcées. Les anfractuosités ne varient pas moins dans leur disposition : toujours étroites, d'une profondeur toujours à peu près égale et allant jusqu'à un pouce, elles ont tantôt beaucoup de longueur, tantôt une fort petite étendue : elles sont tapissées par des prolongemens de la pie-mère. Leur direction est transversale, longitudinale ou oblique ; quelques-unes sont simples ; le plus grand nombre présente des subdivisions dans leur trajet, et se continue avec les voisines; on en voit se porter vers la face inférieure du cerveau. Dans ces anfractuosités on observe profondément des saillies secondaires, qui, nées d'une circonvolution , s'engagent dans des enfoncemens correspondans, pratiqués sur la circonvolution contiguë. Au reste, comme l'a indiqué Bichat, les circonvolutions et les anfractuosités du cerveau ne sont nullement en rapport avec les éminences et avec les cavités de la face interne du crâne.

2° *Surface inférieure du cerveau.* — Cette surface du cerveau a été regardée par la plupart des anatomistes comme formée de plusieurs régions distinctes, qu'ils ont nommées *lobes* , et qui occupent la base des hémisphères. Ces lobes sont au nombre de trois de chaque côté : l'un, *antérieur,* repose sur la voûte orbitaire ; le second, *moyen,* fait une saillie considérable au-dessous du niveau du premier, et remplit les fosses moyennes et latérales de la base du crâne ; le troisième, *postérieur,* est soutenu par la tente du cervelet, et offre une légère excavation. Au reste, la base du cerveau nous présente d'abord, en avant et sur la ligne médiane, une fente qui est la terminaison de la grande scissure interlobaire dont nous avons parlé ; cette fente n'est remplie par la faux cérébrale que dans son tiers antérieur seulement ; les deux tiers postérieurs en sont occupés par des prolongemens vasculaires qui passent d'un hémisphère à l'autre : elle est bornée en haut par la partie antérieure du mésolobe ou corps calleux ; elle sépare l'un de l'autre les deux lobes antérieurs, dont on aperçoit latéralement la surface plane, à peu près triangulaire, et rétrécie en devant. Sur chacun de ces lobes est creusé un sillon rectiligne très-profond, qui semble être une anfractuosité séparant deux circonvolutions; dirigé d'arrière en avant et un peu de dehors en dedans, il loge le tronc du nerf olfactif.

En dehors de ce sillon sont quelques anfractuosités et circonvolutions moins prononcées que celles de la région supérieure, et en arrière de lui on trouve de chaque côté, entre les lobes antérieur et moyen, un enfoncement transversal considérable, anguleux, qui loge une des branches principales de l'artère carotide interne, et qui se prolonge obliquement en haut.

et en arrière sur la face convexe de l'hémisphère, où il se
perd dans les anfractuosités voisines : c'est la *scissure de Sylvius,*
laquelle répond au bord supérieur de l'apophyse d'Ingrassias, et
se continue en dedans et en arrière à angle presque droit avec
une autre scissure longitudinale, bornée en dehors par le lobe
moyen, en dedans par les nerfs optiques et par les pédoncules
antérieurs de la protubérance cérébrale ; cette seconde scissure
laisse passer la pie-mère dans les ventricules latéraux du cerveau, mais elle est bouchée par l'arachnoïde ; postérieurement
elle communique avec une fente transversale dont nous parle-
rons bientôt. Vers le point de réunion de ces deux scissures, on voit un espace blanchâtre, percé de plusieurs ouvertures qui admettent des vaisseaux assez considérables, ce qui
est une disposition assez rare à la superficie de l'encéphale : cette
espèce de surface blanche présente aussi quelques stries,
et remonte vers le corps calleux, avec lequel elle semble se
continuer.

Entre les deux scissures interlobulaires est la commissure
des nerfs optiques, de la surface supérieure de laquelle on
voit s'élever une membrane grisâtre, pulpeuse, et cependant assez résistante, transparente et peu vasculaire, laquelle
ferme l'extrémité antérieure du troisième ventricule, et se porte
à la partie antérieure et inférieure du corps calleux.

Derrière la commissure des nerfs optiques est un tubercule
grisâtre (*tuber cinereum,* Sœmm.), qui tient à ces nerfs,
sous lesquels il s'enfonce un peu, et se prolonge postérieurement jusqu'aux éminences mamillaires qui en sont comme
envelopées; il forme une partie du plancher du troisième ventricule, et renferme dans son centre un petit noyau de substance
blanche.

Du milieu de ce tubercule descend obliquement en devant la
tige pituitaire, sorte de prolongement mince, grêle, conique, de
couleur rougeâtre, qui passe sous la commissure des nerfs optiques, et se termine, par son sommet, à un petit corps mollasse,
logé dans la fosse pituitaire du sphénoïde. Elle n'est point creuse
dans son intérieur, comme plusieurs autres l'ont pensé, et elle
se trouve renfermée dans une enveloppe que l'arachnoïde lui
fournit.

Le petit organe auquel aboutit cette tige porte le nom de
corps pituitaire; sa structure et ses usages ne sont pas en-

core bien connus; arrondi et transversalement allongé, il est appuyé sur la dure-mère, qui l'environne de tous côtés, excepté en haut, où l'arachnoïde se déploie sur lúi; il ne présente point la structure vasculaire uniforme propre aux glandes; mais il est évidemment composé de deux portions adossées, intimement unies l'une à l'autre, et cependant distinctes. La première de ces portions, qui est la plus considérable, est antérieure; d'une couleur jaune-cendrée, convexe en devant, échancrée en arrière, elle a la forme d'un rein; la seconde, postérieure, plus petite, plus claire, est molle, pulpeuse, et imprégnée d'un liquide visqueux et blanchâtre. Le corps pituitaire est parcouru par quelques vaisseaux sanguins; il renferme quelquefois de petites concrétions calculeuses.

Les *tubercules mamillaires* ou *pisiformes* sont situés derrière la substance grise d'où naît la tige pituitaire; ils ont la forme et le volume d'un pois; blancs à l'extérieur, ils ont une teinte grise à l'intérieur; ils sont unis l'un à l'autre par un petit ruban grisâtre qui se déchire facilement, et qui concourt à former le plancher du troisième ventricule : c'est à eux que viennent aboutir les prolongemens antérieurs de la voûte à trois piliers.

Plus loin en arrière, entre les pédoncules antérieurs de la protubérance cérébrale, on rencontre une excavation triangulaire, dont le fond, rempli par de la substance blanche, forme aussi une partie du plancher du troisième ventricule, et est percé de plusieurs ouvertures pour des vaisseaux.

Sur les côtés de ces mêmes pédoncules antérieurs on voit les lobes moyens du cerveau, séparés des postérieurs par un sillon oblique d'avant en arrière, bien moins profond que la scissure de Sylvius, et correspondant au bord supérieur du rocher. Les uns et les autres offrent des anfractuosités et des circonvolutions moins sinueuses que celles de la face supérieure des hémisphères : la profondeur des premières n'égale guère que la moitié de celles des anfractuosités supérieures.

Entre les lobes postérieurs et les lobes moyens d'un côté et ceux de l'autre, est placée la protubérance cérébrale, derrière laquelle on trouve l'extrémité postérieure du corps calleux, réunissant les deux hémisphères cérébraux. Entre cette extrémité et la face

supérieure de la protubérance, est une fente large, transversale, qui conduit dans le troisième ventricule l'arachnoïde et la
pie-mère, et qui renferme le canal arachnoïdien et la glande
pinéale. A droite et à gauche, elle se continue avec une autre
fente demi-circulaire, placée entre les corps frangés et les
couches des nerfs optiques, au fond d'une scissure qui laisse
pénétrer la pie-mère dans les ventricules latéraux. Ces trois
fentes ainsi réunies établissent une communication manifeste
entre l'extérieur du cerveau et ses cavités intérieures, et Bichat
leur donne le nom collectif de *grande fente cérébrale*.

Enfin on observe, tout-à-fait en arrière, et sur la ligne médiane de la face inférieure du cerveau, la terminaison de la
grande scissure interlobaire, qui loge la fin de la faux cérébrale.

Le cerveau des mammifères présente les mêmes parties que
le cerveau de l'homme, disposées à peu près dans le même
ordre; mais il varie par ses proportions avec le reste du corps,
et avec le cervelet et la moelle allongée, par sa forme générale,
par ses circonvolutions, par les différences que présentent sa
base et l'origine des nerfs.

Il est très-difficile, peut-être même impossible, d'établir
d'une manière exacte la proportion de la masse du cerveau
avec le reste du corps, parce que le poids du premier reste
constamment à peu près le même, tandis que celui du second,
comme le remarque judicieusement M. Cuvier, varie considérablement, selon qu'il est ou plus maigre ou plus gras. C'est
ainsi, dit-il, que cette proportion a été indiquée dans le
chat, comme 1 à 156 par un auteur, et comme 1 à 82 par un
autre.

Or, d'après les recherches de ce savant anatomiste, il demeure prouvé que, toutes choses égales d'ailleurs, les petits
animaux ont le cerveau plus grand à proportion; que l'homme
n'est surpassé que par un très-petit nombre d'entre eux, tous
maigres et peu charnus, comme les souris; enfin, que, parmi
les mammifères, les rongeurs ont assez généralement le plus
gros cerveau, et les pachydermes le plus petit.

Nous ne pouvons donner ici une idée des variétés qu'on observe à cet égard, mais nous prévenons que, dans l'homme,
suivant qu'il est jeune ou vieux, la masse du cerveau est à celle
du corps :: 1 : 22, : 25, : 30, : 35.

Il est encore important souvent de connaître la proportion relative du cerveau avec la moelle allongée. Elle s'estime par la mesure de leurs diamètres.

MM. Sœmmerring, Ebel et Cuvier, ont fait voir que cette proportion est plus à l'avantage du cerveau dans l'homme, que dans les autres mammifères, et qu'elle est un fort bon indicateur de la perfection de l'intelligence, parce que c'est le signe le plus évident de la prééminence que l'organe de la réflexion conserve sur ceux des sens extérieurs.

Dans l'homme, le cerveau a une forme générale arrondie, ce qui tient à ce que les deux hémisphères de cet organe sont, chez lui, plus développés en tous sens que dans aucun autre animal. Chez les singes déjà, elle est plus aplatie ; cette dernière disposition augmente à mesure qu'on descend sur l'échelle zoologique, où l'on voit par degrés les hémisphères devenir de plus en plus minces, le sillon qui les sépare perdre par conséquent de sa profondeur, les lobes moyens offrir une convexité moins marquée vers le bas, et les postérieurs manquer tout-à-fait, en sorte que le cervelet se voit à découvert en arrière du cerveau.

Sous le rapport de son contour, le cerveau varie beaucoup aussi dans les différens mammifères, et nous citerons, comme offrant à ce sujet des particularités notables, le chien, le sarigue, le lièvre, le lapin, et surtout le dauphin.

Le cerveau de l'homme est aussi celui qui a les circonvolutions les plus profondes. Peu d'animaux les ont aussi multipliées, et les rongeurs mêmes n'en ont, pour ainsi dire, aucune de sensible.

La base de l'organe présente d'ailleurs beaucoup moins d'inégalités dans les mammifères des familles inférieures que dans celle de l'homme.

Les hémisphères du cerveau des oiseaux ne présentent aucune circonvolution, et offrent une figure de cœur très-bombé, dont la pointe est en avant. Chez ces animaux d'ailleurs, le cerveau offre une foule de particularités notables.

B. *Du Cervelet* (*cerebellum*) *considéré à l'extérieur.*— On appelle cervelet la portion postérieure et inférieure de l'encéphale, celle qui est logée dans les fosses occipitales inférieures. Nous allons d'abord examiner sa structure en particulier, chez l'homme, et à l'extérieur seulement ; nous examinerons bientôt sa conformation intérieure, dont l'histoire ne saurait être isolée de celle du cerveau et de la protubérance cérébrale.

Le cervelet offre moins du tiers du volume du cerveau ; son poids, qui varie beaucoup suivant les divers âges, est ordinairement, dans l'homme adulte, la huitième ou la nuevième partie de celui du cerveau ; la seizième ou la dix-huitième, dans l'enfant naissant. Sa forme, symétrique et régulière, répond à celle des fosses occipitales inférieures, qui le logent ; il a beaucoup plus de largeur que de hauteur, et peut être comparé à deux sphéroïdes déprimés, placés à côté l'un de l'autre sur un plan horizontal, et confondus par une partie de leur surface. Il est d'un gris rougeâtre à l'extérieur, et est plus mou, plus léger proportionnellement que le cerveau. Sa surface présente un assemblage de lames grises, épaisses d'une ligne à une ligne et demie, placées de champ les unes contre les autres, concentriques, régulières, plus étendues en arrière, plus courtes en devant, séparées par des sillons étroits que tapisse la pie-mère et sur lesquels passe l'arachnoïde. De ces lames les unes sont bornées à la face supérieure du cervelet, les autres à l'inférieure ; elles ne se confondent point entre elles, et aucune ne fait le tour de l'organe. Chaque lobe du cervelet présente ordinairement à sa superficie soixante ou soixante-cinq de ces lames, trente à trente-cinq sur la face supérieure, vingt-quatre ou trente à la face inférieure. Mais, en écartant ces lames principales, on en aperçoit beaucoup d'autres semblables à elles pour la forme, quoique plus petites et plus minces, entièrement cachées dans les sillons et se recouvrant mutuellement en partie. Quelques-unes sont très-courtes, et ont à peine une ligne ou deux de hauteur ; d'autres sont plus grandes ; mais aucune n'arrive à la superficie du cervelet, et toutes sont attachées par leur base à une des circonvolutions primitives, dont elles sont, pour ainsi dire, des ramifications. M. Chaussier, qui le premier a fait connaître la plupart de ces particularités, dit que le nombre de ces lames secondaires, toujours très-considérable, est sujet à beaucoup de variétés individuelles : il paraît au reste monter constamment à six ou sept cents environ.

Quant aux lames primitives elles-mêmes, quoique toutes séparées par un sillon, elles se groupent, se réunissent au nombre de deux, trois, quatre, cinq ou six, de manière à partager en *lobules fasciculés* la surface du cervelet. Ces lobules sont distingués les uns des autres par des sillons plus larges et plus profonds, ainsi que par la disposition et la direction de leurs lames : ils ne sont point parallèles ; mais ils se coupent presque tous à angle plus ou moins aigu. Leur nombre est assez grand : on en reconnaît, en effet, ordinairement seize, savoir cinq *supérieurs*, deux *postérieurs*, et neuf *inférieurs*.

1° *Surface supérieure du cervelet.* — Aplatie, inclinée obliquement en arrière et en dehors, recouverte par la tente du cervelet, elle offre, sur sa partie antérieure et moyenne, une saillie allongée, qui est formée par l'entrecroisement réciproque des lames dont sont composés les deux lobes ou hémisphères de l'organe. Toute cette surface supérieure est occupée par cinq lobules-fasciculés, communs aux deux lobes, et disposés par bandes transversales arquées ; leur convexité est tournée en arrière ; ils sont seulement flexueux sur la ligne médiane ; ils ont à peu près la même forme. Le premier ou le plus antérieur, moins étendu, est plus courbé que les autres ; ses lames s'étendent sans interruption d'un lobe à l'autre, et sont seulement un peu plus larges sur la ligne médiane, où elles forment une saillie assez élevée. Les quatre autres lobules sont successivement plus longs et moins arqués ; leurs lames semblent interrompues au niveau de la ligne médiane ; quelques-unes se détachent de l'un d'eux pour s'unir à un autre, ou se replient de manière à former une espèce de nœud ; d'autres se terminent au fond d'un sillon par une languette anguleuse ; quelques lames du lobe droit finissent à gauche, et réciproquement ; d'autres lamelles se forment en cet endroit et se mêlent avec les autres lors de leur passage. C'est de cette disposition que résulte le processus vermiforme dont nous avons parlé.

2° *Surface inférieure du cervelet.* — Elle présente, sur la ligne médiane, un enfoncement profond qui loge en devant le commencement de la moelle vertébrale, et qui, en arrière, est partagé en deux par une éminence assez volumineuse : elle est entourée, des deux côtés, par un ruban de substance blanche : c'est un véritable lobule lamellé, composé d'un grand nombre de feuillets parallèles, transversaux, inégaux en grandeur et en hauteur. Quelques-uns d'entre eux sont un prolongement des languettes qui terminent les lobules latéraux ; d'autres naissent dans l'intervalle des sillons et sont plus ou moins longs ; au milieu, où ce lobule est plus large et plus élevé, ses lames sont triangulaires ; en arrière, il offre un tubercule peu saillant ; en avant, il se termine par un prolongement étroit, arrondi, long de sept à huit lignes, large de quatre à cinq, et que l'on a mal à propos comparé à la luette.

De chaque côté, la partie inférieure du cervelet offre une surface fortement convexe, arrondie, élevée dans son milieu, et où l'on distingue quatre lobules qui décrivent des arcs concèntriques, et se contournent en dedans pour aboutir à la dépression moyenne. Le premier d'entre eux est moins long, mais plus large et plus épais que les suivans ; il est composé d'un grand nombre de lames concentriques différentes par leur étendue et par leur direction : celles qui occupent les bords de la fosse médiane sont courtes et forment une sorte de protubérance arrondie. Au côté externe de ce premier lobule, et un peu en devant, est une petite touffe feuilletée ou lamellée, oblongue, arrondie, peu saillante, distincte par le peu de volume de ses lames et par un sillon très-marqué.

Les trois autres lobules inférieurs latéraux sont moins composés que le premier et deviennent successivement plus longs : leurs lames sont moins obliques ; ils ne conservent point la même épaisseur dans toute leur étendue ; on voit, en différens endroits, leurs lames se confondre ; le dernier se termine par une languette dans l'enfoncement médian.

3° *Circonférence du cervelet.* — En avant et en arrière, la courbure de cette circonférence est interrompue par deux échancrures ou larges enfoncemens : l'une, *postérieure*, correspond à la crête occipitale interne et reçoit la faux du cervelet ; l'autre, *antérieure*, plus large, évasée, semi-lunaire, embrasse une partie de la protubérance cérébrale et le commencement de la moelle vertébrale. Cette circonférence est en outre parcourue par un grand *sillon horizontal*, assez profond dans toute son étendue et très-large en avant. Tout-à-fait en arrière, de chaque côté de l'échancrure postérieure, la circonférence du cervelet offre un lobule distinct, semblable à un segment cunéiforme d'ovoïde, et composé d'une grande quantité de lames et de lamelles : il se termine par une languette qui se perd près du lobule médian inférieur.

C. *De la Protubérance cérébrale (Pons Varoli ; nodus encephali), considérée à l'extérieur.* — La protubérance cérébrale est la portion la moins volumineuse de l'encéphale, dont elle forme, pour ainsi dire, le centre, et dont elle ne pèse que la soixantième ou la soixante-cinquième partie : sa consistance est plus grande que celle des deux organes précédens : placée entre le cerveau et le cervelet, elle a des connexions intimes avec tous les deux, au moyen de forts prolongemens. Elle est limitée en haut, du côté du cerveau, par un sillon ou enfoncement circulaire, large et profond en devant, superficiel et peu marqué en arrière; en bas, par un étranglement demi-circulaire où commence la moelle vertébrale.

Elle présente une forme à peu près régulièrement quadrilatère; son épaisseur est presque égale à sa largeur; elle est obliquement dirigée en bas et en arrière. On lui distingue, 1° *une face antérieure*, qui est tournée en bas, convexe, plus large que la supérieure, appuyée sur la gouttière basilaire. Comme une portion d'anneau, elle embrasse les pédoncules du cerveau, ce qui l'a fait souvent nommer *Protubérance annulaire*. Elle est creusée sur la ligne médiane par un large sillon, arrondi dans son fond, et dans lequel est placée l'artère basilaire : de chaque côté, plusieurs autres sillons plus petits, se rapprochant plus ou moins de la direction transversale, et plus superficiels, logent les rameaux de la même artère.

2° *Une face postérieure*, qui est tournée en haut et cachée presque entièrement par l'échancrure entière de la circonférence du cervelet. Elle présente supérieurement quatre tubercules (*tubercules quadrijumeaux*) blancs à l'extérieur, gris à l'intérieur, oblongs, arrondis, rapprochés par paires l'un contre l'autre, et séparés par deux sillons qui se coupent crucialement. De ces tubercules, qui sont rarement d'un volume égal, les deux supérieurs (*nates*) sont plus gros, plus larges et plus saillans que les inférieurs (*testes*) : ils sont situés immédiatement derrière la commissure postérieure. La glande pinéale correspond au point de section des deux sillons. Au-dessous et en dehors des tubercules inférieurs, on voit, de chaque côté, une éminence allongée qui pourrait être prise pour une troisième paire de tubercules, et qui se prolonge vers la racine du nerf optique. Derrière les tubercules quadrijumeaux est une lame pulpeuse, grisâtre, très-mince, facile à rompre, qui remonte vers le cervelet et forme la voûte du quatrième ventricule : c'est la *valvule de Vieussens:* elle paraît composée de fibrilles et de petites lames transversales d'une substance grisâtre, qui, dans leur milieu, sont entrecoupées par une sorte de *raphé* longitudinal. Après avoir passé sous l'échancrure antérieure du cervelet, cette lame s'élargit, s'amincit peu à peu, et s'unit à la paroi postérieure du quatrième ventricule : par ses côtés, elle se continue évidemment avec les pédoncules supérieurs du cervelet. Immédiatement au-dessous du point où elle abandonne la protubérance cérébrale, on remarque une ouverture qui est l'orifice postérieur de l'*aquéduc de Sylvius,* par lequel le troisième et le quatrième ventricules communiquent à travers l'épaisseur de cette protubérance elle-même. Plus bas, est une surface légèrement excavée, à peu près verticale, qui constitue la paroi antérieure du quatrième ventricule ; elle est couverte d'une couche de substance grisâtre et partagée dans toute sa longueur par un sillon étroit, anguleux, qui commence à l'orifice de l'aquéduc de Sylvius, et qui se termine sur la moelle à la hauteur de l'atlas : c'est ce sillon qu'on appelle communément *calamus scriptorius,* parce qu'en finissant il forme un angle aigu assez semblable au bec d'une plume à écrire. Plusieurs lignes obliques, blanches, très-fines, viennent de haut en bas et de dehors en dedans, se rendre à cette rainure ; elles semblent être des espèces de bandelettes légèrement appliquées à la surface de la protubérance. Haller, Vicq-d'Azyr, Sœmmerring, regardent ces filets blancs comme l'origine du nerf acoustique ; mais comme leur nombre et leur direction varient beaucoup, que quelquefois ils manquent tout-à-fait, MM. Prochaska et Gall se déclarent contre cette opinion. Cependant assez généralement, parmi ces stries, les supérieures vont aux nerfs acoustiques, les moyennes et les inférieures au cervelet.

L'*extrémité supérieure* de la protubérance cérébrale est large, saillante, et forme une espèce de bourrelet dont les côtés sont continus avec les pédoncules du cerveau ; l'*inférieure* est moins volumineuse, plus arrondie, et séparée de la moelle par un sillon transversal, lequel est produit, non par une interruption dans la continuité de la substance encéphalique, mais par l'épaisseur des couches transversales de la protubérance cérébrale elle-même : ses côtés sont unis aux pédoncules du cervelet.

La protubérance cérébrale manque dans les oiseaux. Il en est de même des reptiles et des poissons.

D. *De l'organisation intérieure de l'encéphale en général.* —

La substance encéphalique est molle et pulpeuse; mais sa con-sistance varie suivant l'âge : diffluente et presque fluide dans le fœtus, elle devient plus ferme à mesure qu'on avance en âge. Sa pesanteur spécifique dans l'adulte est 1300 à 1000. Son odeur est fade, comme spermatique, tenace, soluble dans l'eau, insoluble dans l'alcohol et dans les huiles. Cette substance n'est point homogène partout; mais on y distingue :

1° Une *substance grisâtre*, molle, spongieuse, comme vasculaire (*substance corticale* de la plupart des anatomistes), formant le plus souvent une espèce d'enveloppe superficielle aux diverses parties de l'organe, mais répandue aussi dans différens endroits de son épaisseur, et quelquefois mélangée d'une manière plus ou moins intime avec la substance blanche : cette pulpe, sans organisation bien apparente, reçoit une quantité considérable de vaisseaux artériels; elle est rougeâtre chez les enfans, cendrée chez les vieillards, pâle et incolore dans les hydropiques, sans doute à cause de la quantité plus ou moins grande du sang qui lui parvient. Dans quelques endroits du cerveau que nous ferons connaître, cette substance acquiert une couleur noire ou jaune. Sa couleur se détruit par la macération dans l'eau, les acides ou l'alcohol. Par la coction dans l'eau ou dans l'huile, elle prend une apparence grenue.

Examinée ou microscope, elle paraît composée d'une immense quantité de globules irrégulièrement arrondis, d'une grosseur inégale, et huit fois plus petits que les globules du sang; ils sont unis entre eux par un tissu transparent très-fin, et paraissent entassés confusément.

2° Une *substance blanche* (*subst. médullaire* des auteurs), plus ferme, plus dense, moins gorgée de fluides que la précédente, ce qui fait qu'elle résiste un peu plus à la putréfaction, et que par la dessiccation elle ne perd que les six dixièmes de son poids, tandis que l'autre en perd les huit dixièmes. Elle prédomine aussi par sa masse sur la substance grise, et elle occupe surtout l'intérieur et la base de l'organe. Elle est parsemée de beaucoup de rameaux vasculaires très-fins, dont la section représente autant de petits points rouges. Elle devient évidemment fibreuse en beaucoup d'endroits; les globules qui la composent paraissent au microscope disposés en lignes droites. Les opinions sur sa structure intime sont très-variées : les uns enseignent qu'elle est solide; les autres qu'elle est tubuleuse; on a dit qu'elle était absolument dépourvue de vaisseaux, et qu'elle en était entièrement composée ; on l'a regardée comme médullaire : MM. Gall et Spurzheim se rangent du côté de ceux qui la croient fibreuse.

L'idée la plus généralement adoptée par rapport à ces deux substances, c'est que la première, de nature presque entièrement vasculaire, est un organe sécrétoire, et que la seconde est un amas de vaisseaux excréteurs ou au moins de filamens conducteurs ; que les nerfs sont des faisceaux de ces vaisseaux ; que la moelle vertébrale est elle-même un de ces faisceaux, mais plus grand que les autres. Dans ces derniers temps, beaucoup de physiologistes ont, avec plus de raison, considéré le système nerveux, dans son ensemble, comme un réseau dont toutes les portions participent à l'organisation et aux fonctions du tout, et non plus comme un arbre divisé en branches et en rameaux : c'est l'opinion de M. le docteur Gall ; mais il pense en outre que la matière grise est la *matrice des filets médullaires* ; partout où elle existe il naît de ces filets ; chaque fois qu'un faisceau médullaire traverse de la matière grise, il grossit, par les filets qu'elle lui donne, et aucun de ces faisceaux ne grossit sans le concours de cette matière ; il ne regarde point la moelle vertébrale comme un faisceau de nerfs descendant du cerveau, mais comme un composé de substance grise qui se renfle au niveau de chaque paire de nerfs, et donne naissance aux filets blancs qui la doivent former par leur assemblage ; il démontre encore que le cerveau et le cervelet ne sont eux-mêmes que des développemens de faisceaux venus de la moelle vertébrale, auxquels sont annexées d'autres masses de fibres blanches parties de la couche grise qui enveloppe les hémisphères. Enfin, il assimile cette dernière aux ganglions répandus dans tout le corps ; et, selon lui, dans l'encéphale elle forme plusieurs de ces ganglions que nous aurons soin d'indiquer bientôt.

Au reste, ces deux substances de l'encéphale ne composent point une masse pulpeuse, disposée au hasard ; outre les nuances de couleur qu'elles présentent, on les voit affecter dans certains endroits des formes déterminées, constamment les mêmes dans les différens individus, et fort régulières. On les voit former des éminences, des cavités, des lames, des cloisons, etc., toutes différentes par leur volume, leur position, leur teinte, leur consistance, etc. Le plus ordinairement, pour étudier ces diverses parties, on fait au cerveau et au cervelet des coupes horizontales obliques ou verticales ; on les répète à diverses hauteurs ; mais, de cette manière, les vrais rapports qu'elles ont entre elles, leur connexion intime, nous échappent. En effet, avec un peu de soin, on parvient à reconnaître que toutes se dirigent vers certains points communs d'origine, et qu'elles ne sont nullement isolées les unes des autres. Nous suivrons donc une méthode particulière dans l'étude de l'encéphale considéré à l'intérieur, et cette méthode sera le résultat de la combinaison des divers procédés suivis jusqu'à ce jour dans la dissection de cet organe ; c'est celle que nous avons adoptée dans le traité d'anatomie que nous avons livré au public il y a déjà plusieurs années.

E. *Structure du cerveau en particulier.* — Tous les faisceaux de fibres médullaires qui, par leur épanouissement, doivent constituer le cerveau, sont placés à la partie supérieure de la moelle vertébrale : ce sont spécialement les éminences pyramidales antérieures et les éminences olivaires. Par rapport aux premières, il y a une particularité très-notable à remarquer, c'est qu'elles ne contribuent point à former le cerveau du côté même où elles naissent : ainsi les fibres inférieures de la pyramide antérieure du côté droit, par exemple, se réunissent en petites bandelettes dont le nombre varie depuis deux jusqu'à cinq, à quinze lignes environ au-dessous de la protubérance cérébrale ; ces bandelettes vont se porter au côté gauche, qui en envoie également au côté droit, mais de manière à ce que l'une d'elles passe le plus souvent par-dessus une autre, et par-dessous une troisième, d'où il résulte un entrelacement semblable à un tissu natté et de trois à quatre lignes d'étendue, au-dessus et au-dessous duquel on trouve un cordon transversal plus ou moins apparent. Après leur entrecroisement, les bandelettes montent sur la face intérieure de l'extrémité supérieure de la moelle, en acquérant progressivement plus de volume, de manière à être plus larges en haut qu'en bas, et c'est ce qui produit la forme des pyramides. Celles-ci sont un peu étranglées dans leur rencontre avec la protubérance cérébrale, et, dans leur trajet, elles envoient fréquemment quelques fibres se contourner autour des corps olivaires.

Bientôt les pyramides antérieures pénètrent dans la protubérance cérébrale, et se divisent tout de suite en un assez grand nombre de faisceaux plongés dans la substance grise, qui elle-même donne naissance à de nouveaux faisceaux qui se joignent aux premiers, et les renforcent : tous suivent différentes directions ; ils sont stratifiés, ou entrecroisés entre eux et avec les fibres de la face antérieure de la protubérance ; enfin, ils se réunissent, et on les voit sortir sur les côtés de l'extrémité supérieure de cette portion de l'encéphale, et former, à la face inférieure du cerveau, la plus grande partie de deux larges et gros cordons fibreux, blancs, qui, d'abord très-rapprochés l'un de l'autre, se portent, en divergeant et en augmentant de volume, en avant et en dehors, et que l'on nomme les *pédoncules du cerveau.* Les fibres de ces pédoncules sont longitudinales, fasciculées, très-apparentes à l'extérieur, et en avant ; à leur face inférieure, elles laissent entre elles des intervalles, des stries plus ou moins marquées, que remplit de la substance grise ; ils sont eux-mêmes réunis l'un à l'autre, au milieu, par la lame blanche qui forme le plancher du troisième ventricule. Ils renferment, dans leur intérieur, de la substance grise, qui a une teinte plus foncée que celle du reste de l'encéphale, et souvent même noirâtre ; sa consistance est aussi plus ferme ; sa coupe transversale forme une tache semi-lunaire. Cette substance leur fournit, dans leur trajet, de nouvelles fibres qui en augmentent sans cesse le volume. Leur bord externe répond au nerf optique, qui se contourne autour d'eux, et leur est attaché en avant par une couche de substance molle. A dater de cet endroit, les filets médullaires des pédoncules du cerveau s'écartent les uns des autres, et s'épanouissent : ils forment des couches de longueur inégale, dont les extrémités sont couvertes de substance grise, et qui constituent le centre de chacune des circonvolutions inférieures, antérieures et extérieures des lobes cérébraux antérieurs et moyens.

Les éminences olivaires émettent de leur partie supérieure un faisceau fibreux qui se joint à quelques autres faisceaux sortis des côtés de la moelle, et qui monte, comme ceux des pyramides antérieures, à travers les fibres de la face antérieure de la protubérance cérébrale : pendant ce trajet, il n'augmente pas de volume d'une manière aussi marquée que les précédens, et il vient former la partie postérieure et interne des mêmes pédoncules cérébraux. Là, il rencontre une grosse masse de substance grise, en reçoit de nouveaux filets, qui suivent diverses directions dans son intérieur, et constituent ce que l'on nomme les *couches des nerfs optiques.*

Ces couches des nerfs optiques sont revêtues d'une écorce blanche; plus volumineuses en arrière qu'en devant, elles correspondent en partie dans les ventricules latéraux, en partie dans le troisième, en partie à l'extérieur du cerveau : leur figure est arrondie et irrégulière; leur *face supérieure* forme une partie du plancher des ventricules latéraux; elle présente sur sa longueur une légère dépression, et à chacune de ses extrémités un petit tubercule ovoïde; l'*inférieure* offre en dehors deux renflemens (*corpora geniculata*) qui fournissent plusieurs filets aux nerfs optiques, et se voit à la surface inférieure du cerveau, au-dessus des méninges : l'*interne* constitue les parois latérales du troisième ventricule; aplatie, oblique de dedans en dehors et de haut en bas, elle est unie en devant à celle du côté opposé par une bandelette transversale, grise, très-facile à rompre, d'une forme et d'un volume variables ; l'*externe* se confond avec le corps strié dont nous allons parler : leur *extrémité antérieure* contribue à former l'ouverture de communication des ventricules latéraux et du troisième ventricule : la *postérieure*, libre, contiguë aux corps frangés, répond à la courbure des ventricules latéraux.

C'est entre les faisceaux émanés des pyramides et ceux des corps olivaires, dans le milieu même des pédoncules du cerveau et des couches des nerfs optiques, que se trouve la partie supérieure des canaux qui règnent dans la longueur de la moelle vertébrale : et, comme ces faisceaux changent de direction dans leur cours, que les antérieurs passent en dehors et les postérieurs en dedans, celle de cette partie du canal éprouve aussi une déviation marquée.

En avant et en dehors des couches des nerfs optiques, les faisceaux fibreux des éminences olivaires rencontrent une nouvelle masse de substance grise, s'y répandent, y prennent un nouvel accroissement, et constituent avec elle les *corps striés* ou *cannelés*, au nombre de deux, un de chaque côté du cerveau. Ces corps sont des éminences pyriformes, larges en devant, rétrécies en arrière, obliquement situées, de manière que, très-rapprochées antérieurement, elles s'écartent beaucoup postérieurement; leur teinte à l'extérieur est d'un gris un peu brunâtre; on aperçoit à leur superficie des ramifications vasculaires très-remarquables : ce sont les radicules des *veines de Galien.* Les corps striés font partie du plancher des ventricules latéraux ; ils sont contigus au corps calleux par leur face supérieure, et au *septum lucidum* par l'interne. En les fendant obliquement et à diverses hauteurs, on voit la substance blanche et la substance grise disposées dans leur intérieur par stries alternatives, d'une forme variable, et plus ou moins larges. Avec un peu de soin, on observe que toutes les bandelettes blanches se continuent avec les faisceaux primitifs des corps olivaires.

Entre les couches optiques et les corps striés, dans un sillon qui les sépare, on rencontre un petit ruban de substance blanchâtre, mince, fibreux, demi-transparent : c'est la *bandelette demi-circulaire.* Cette bandelette commence à l'extrémité antérieure de la couche optique, tantôt par plusieurs filets, tantôt par un seul cordon; en cet endroit, sa texture fibreuse est fort apparente, et elle a une ligne et demie ou deux lignes de largeur; de là elle remonte sur cette éminence, passe sur plusieurs des veines qui viennent du corps strié, et permet de les apercevoir en raison de sa transparence; elle se dirige en arrière, se rétrécit graduellement, se recourbe en bas, et se perd vers le *corpus geniculatum externum.* En avant, elle est recouverte elle-même par une petite lame transparente, jaunâtre, très-fine : c'est la *lame cornée de la bandelette demi-circulaire.*

En quittant les corps striés, les faisceaux des éminences olivaires s'épanouissent en couches comme ceux des pyramides; comme eux aussi, ils forment des circonvolutions; et ce sont ces circonvolutions dont l'ensemble constitue les lobes postérieurs et la voûte des hémisphères cérébraux. Chaque circonvolution n'est pas formée par un faisceau unique; mais elle est composée de deux couches particulières qui se touchent et ne sont que très-légèrement agglutinées; la substance grise en revêt la périphérie. Avec un peu de soin et de patience, on peut venir à bout de démontrer la présence de ces deux couches et leur séparation sur la ligne médiane de chaque circonvolution. C'est en cela que consiste l'art de *déplisser* le cerveau.

Nous venons de voir comment les hémisphères cérébraux sont formés par des trousseaux de fibres divergens; mais toutes les parties d'un de ces hémisphères sont mises en communication, avec les parties analogues de l'autre hémisphère par un nouvel ordre de fibres médullaires et blanches, convergentes, lesquelles proviennent de la matière grise qui enveloppe à l'extérieur les circonvolutions cérébrales, et constituent diverses *commissures*. Elles appartiennent, soit aux circonvolutions supérieures, soit aux inférieures. Ce sont elles que nous allons étudier.

Au fond des circonvolutions supérieures, on voit les filets convergens constituer une sorte de tissu avec les divergens, se réunir en filets de plus en plus gros, et tapisser le plafond des ventricules latéraux, pour sortir par le bord interne et inférieur des hémisphères, et former le *corps calleux* qu'on aperçoit distinctement au fond de la grande scissure interlobaire.

Le *corps calleux*, ou mieux le *mésolobe*, est donc une longue et large bande de substance blanche, molle, fibreuse, d'une forme quadrilatère au premier aspect, mais recourbée en devant et en arrière sur elle-même. Sa direction est horizontale, sa largeur plus marquée en arrière qu'en devant, sa situation telle, qu'il est un peu plus près de la partie antérieure du cerveau que de la postérieure : il n'a que quelques lignes d'épaisseur. Sa *surface supérieure* est en partie cachée par les hémisphères qui s'avancent au-dessus d'elle, en formant une espèce de cavité oblongue dont nous avons parlé : elle est convexe de devant en arrière, plane transversalement ; dans son milieu, suivant le trajet de la ligne médiane, est une ligne saillante, longitudinale, d'un tissu plus compacte, qui pénètre toute l'épaisseur de l'organe, et qu'on appelle communément le *raphé* : de chaque côté de ce raphé, qui correspond au bord inférieur de la faux du cerveau, règne un filet longitudinal aussi, séparé de lui par un petit sillon, et flexueux dans son cours : c'est la trace de la position de l'artère calleuse ou mésolobaire; quelquefois, sur la partie antérieure du mésolobe, ces filets, qui sont toujours convergens, se réunissent en une seule ligne. Plus en dehors est une surface plus étendue, lisse en apparence, mais où l'on aperçoit en réalité plusieurs filets saillans, plus ou moins transversaux, plus prononcés postérieurement, et se terminant au raphé, auprès duquel ils s'infléchissent vers les ventricules latéraux.

La *surface inférieure* du mésolobe est visible et libre dans

une bien plus grande étendue que la supérieure ; latéralement
elle concourt à la formation de la paroi supérieure des ventricules latéraux ; au milieu, elle recouvre le trigone cérébral ou
la voûte à trois piliers, à laquelle elle est immédiatement conti
nue en arrière, et dont elle est séparée en avant et au milieu par
la cloison des ventricules.

A son *extrémité antérieure*, le mésolobe se réfléchit d'avant
en arrière et de haut en bas, entre les deux hémisphères, ou
il forme une espèce de bourrelet arrondi. Il s'étend et se prolonge jusqu'à la base du cerveau, vers la scissure de Sylvius,
près de l'origine du nerf olfactif, en embrassant la partie antérieure des corps striés, et en formant la région antérieure
du plancher des ventricules latéraux. Dans ce trajet, il reçoit
les fibres convergentes des circonvolutions inférieures du
lobe antérieur. Enfin, il se termine par une sorte de strie
blanche qui se perd dans le tissu fibreux des pédoncules du
cerveau.

A son *extrémité postérieure*, le mésolobe se réfléchit également, mais d'arrière en avant : il forme là une lame blanche
qui se prolonge dans la partie inférieure des ventricules latéraux, et qui revêt en particulier, de chaque côté, une espèce
de circonvolution formée par la substance grise : c'est ce qu'on
appelle la *corne d'Ammon* ou le *pied d'Hippocampe*. Cette saillie
volumineuse est recourbée sur elle-même, de manière à présenter sa concavité en dedans et en avant, et sa convexité en
dehors : née à l'endroit où le corps calleux se recourbe, elle
se porte d'abord en dehors, puis en devant, en s'élargissant
continuellement, et enfin elle se termine par une extrémité
renflée, large, épaisse, contournée en dedans, et surmontée
par deux ou trois tubercules plus ou moins saillans, qui séparent des rainures sensibles, mais peu profondes. La *face supérieure* des cornes d'Ammon est libre dans le bas - fond des
ventricules, et recouverte par le plexus choroïde ; leur *bord
convexe* est circonscrit par un sillon très-marqué, derrière
lequel la substance qui forme le fond des ventricules offre un
renflement qui suit la direction des cornes d'Ammon, et est
quelquefois aussi marqué qu'elles ; leur *bord concave* est couvert par le corps frangé, sous lequel on rencontre un cordon-
net denticulé, d'un tissu compacte, d'une apparence grenue,
d'une couleur rougeâtre, et dont peu d'auteurs ont parlé.

La masse de substance grise qui occupe l'intérieur de la corne d'Ammon se bifurque à son extrémité postérieure, sous le repli du mésolobe; une de ses branches communique avec une circonvolution du lobe postérieur; l'autre, plus courte, se confond dans une des circonvolutions du lobe moyen.

Dans son trajet en arrière, depuis le moment où il se recourbe, le mésolobe reçoit les filets convergens des circonvolutions internes des lobes postérieurs du cerveau.

Nous avons avancé que les fibres transversales du mésolobe se courbent sur les côtés du raphé pour se porter en bas; il est probable que ce sont elles qui, se prolongeant encore davantage, forment la *cloison des ventricules* ou *septum lucidum*, espèce de production molle, mince, lamelleuse, qui se continue en haut avec la partie moyenne de la face inférieure du mésolobe, dans toute son étendue, et qui, en bas et en arrière, tient au trigone cérébral, et en bas et en avant, à la lame recourbée de l'extrémité antérieure du mésolobe : elle sépare l'un de l'autre les deux ventricules latéraux; sa hauteur est très-marquée en devant; elle diminue progressivement en arrière, en sorte que ses faces latérales sont triangulaires; elles correspondent postérieurement aux couches optiques et antérieurement aux corps striés. Cette cloison est composée de deux lames de substance blanche, fibreuse, tapissées, dans toute leur étendue, par l'arachnoïde, et seulement appliquées l'une contre l'autre. Il existe entre elles un écartement plus ou moins apparent, suivant les sujets, souvent bien plus grand dans le fœtus que dans l'enfant, et chez celui-ci que chez l'adulte; il est cordiforme dans le premier âge de la vie; c'est une fente allongée dans les vieillards; il est rempli quelquefois par un fluide séreux assez abondant : c'est la *fosse de Sylvius*. Cette cavité est elle tapissée par une membrane? Les frères Wenzel le pensent, et dans certains cas de maladie on peut facilement en enlever des lambeaux. Communique-t-elle avec les ventricules? Les mêmes anatomistes ont découvert, à son extrémité postérieure, une petite fossette dont l'étendue n'est pas toujours en rapport avec celle de la cavité principale; elle est triangulaire ou cordiforme; en y enfonçant une soie, on parvient dans le troisième ventricule; mais on ne peut reconnaître, dans l'état naturel, l'ouverture qui lui livre passage au-dessous de la commissure antérieure.

Au-dessous du mésolobe et de la cloison des ventricules, on

rencontre la *voûte à trois piliers*, formée par les filets convergens des circonvolutions postérieures du lobe moyen. C'est une lame de substance molle, blanche, fibreuse, ayant la forme d'un triangle courbé sur lui-même, et dont le sommet tourné en avant et en bas serait bifurqué : elle fait partie des deux ventricules latéraux et du troisième ventricule. Sa *surface supérieure* est, en grande partie, contiguë au mésolobe; sur la ligne médiane elle se continue avec la cloison des ventricules; l'*inférieure* est appliquée sur la toile choroïdienne et sur les couches des nerfs optiques; ses deux bords sont côtoyés, dans tout leur trajet, par les plexus choroïdes; postérieurement elle offre quelques stries, quelques lignes saillantes, plus ou moins obliques les unes vers les autres : c'est la *lyre* : c'est ce que le docteur Gall regarde comme l'ensemble des filets de jonction de la voûte. L'*extrémité antérieure* ou le sommet du trigone se partage en deux faisceaux cylindriques, d'abord adossés l'un contre l'autre, et se recourbant autour des corps striés pour se porter directement en bas; ensuite ils s'écartent un peu, s'enfoncent dans la substance des circonvolutions, et se terminent aux tubercules pisiformes de la face inférieure du cerveau, après avoir passé derrière la commissure antérieure : en arrière de chacun de ces cordons, et au-dessous de la naissance de la bandelette demi-circulaire, est une ouverture ovalaire, plus ou moins large, par laquelle les ventricules latéraux communiquent avec le moyen, et par laquelle aussi la toile choroïdienne se continue avec les plexus choroïdes.

Les *angles postérieurs* du trigone cérébral fournissent chacun de leur côté un prolongement qui se bifurque; l'une des branches, fort courte et fort mince, se perd dans l'écorce blanche des cornes d'Ammon; l'autre, très-longue, ou *corps frangé*, est une bandelette aplatie qui se prolonge dans le bas-fond des ventricules latéraux, en se contournant sur le bord concave des cornes d'Ammon, et se perd enfin près de l'ouverture inférieure des ventricules. Entre cette bandelette et la couche optique, est une fente qui s'ouvre dans une scissure de la face inférieure du cerveau, et par laquelle la pie-mère pénètre.

Au-dessous et en arrière du trigone cérébral, dans les replis de la pie-mère, et au-dessus des tubercules quadrijumeaux, est le *conarium* (*glande pinéale*), petit corps grisâtre, du volume d'un gros pois, d'une forme variable, d'une consistance molle et pulpeuse, et partout isolé de la substance cérébrale. Seulement en devant, où sa largeur est plus grande, il reçoit deux cordons de substance blanche, qui viennent de la partie supérieure et interne des couches optiques, où ils forment une légère saillie, se portent en arrière, en augmentant peu à peu de volume, passent sur les côtés de l'ouverture postérieure du troisième ventricule, et se réunissent avant de s'attacher au conarium, pour lequel ils sont ce qu'est la tige pituitaire pour le corps du même nom. Il faut aussi remarquer que c'est entre le conarium et la toile choroïdienne que l'on trouve l'orifice postérieur du canal arachnoïdien.

La nature de ce petit corps est inconnue; il reçoit un assez grand nombre de vaisseaux; très-souvent, dans l'adulte, il renferme une quantité notable de petits calculs très-durs, transparens, comme siliceux, très-variables pour le nombre et pour la disposition. Ordinairement ils sont réunis en une petite masse quadrilatère sous la toile choroïdienne, près de la commissure postérieure; d'autres fois, ils sont irrégulièrement répandus sur les côtés, ou dans le tissu même de l'organe. En examinant au microscope les amas de ces petites concrétions, les frères Wenzel ont cru y reconnaître une membrane propre qui les unissait les unes avec les autres. Les plus grosses d'entre elles ne sont pas formées d'une seule masse, mais sont le résultat de l'agglomération de plusieurs plus petites; leur figure est irrégulière au premier coup-d'œil, mais avec un peu d'attention, on reconnaît qu'elles sont toutes rondes. Leur surface est rugueuse et pointillée.

Les différentes parties que nous venons de faire connaître dans l'intérieur du cerveau sont séparées les unes des autres en divers endroits par des cavités ou intervalles connus sous le nom de *ventricules du cerveau*. On les distingue en *ventricules latéraux* ou *supérieurs*, au nombre de deux, et en *ventricule moyen*, ou *troisième ventricule*.

Les *ventricules latéraux* sont deux cavités d'une étendue considérable, d'une figure assez difficile à déterminer, et disposées symétriquement à droite et à gauche dans l'épaisseur des hémisphères. Ils commencent derrière la scissure de Sylvius, à deux pouces environ de l'extrémité de chaque hémisphère, où ils se trouvent distans d'un pouce l'un de l'autre; de là ils se portent en haut, en arrière et en dedans, et ne sont plus séparés que par le *septum lucidum ;* ensuite ils marchent horizontalement et en s'écartant de nouveau jusqu'à la partie postérieure du corps calleux, d'où ils descendent en bas, en dehors et en avant; enfin ils se rapprochent encore tout-à-fait inférieurement, et se terminent derrière la scissure de Sylvius, au-dessous du point où ils ont commencé, et dans le fond d'un sillon dont nous avons parlé. A l'endroit où la direction de ces cavités change totalement, on observe, dans l'épaisseur du lobe postérieur, un prolongement triangulaire, offrant sa base en devant, et courbé de manière à présenter sa concavité en dedans : c'est la *cavité digitale* ou *ancyroïde*. Chaque ventricule latéral a donc la forme d'un *ſ* majeur italique renversé ↄ.

La *moitié supérieure* des ventricules latéraux est un peu plus large en avant qu'en arrière; elle ressemble à une moitié de voûte elliptique; elle se prolonge en devant dans le lobe antérieur par une petite cavité anguleuse; en haut elle est formée par la face inférieure du mésolobe; en bas, par le repli antérieur du même mésolobe, par les corps striés, les couches des nerfs optiques, la bandelette demi-circulaire, le trigone cérébral; en dedans, par le *septum lucidum ;* en dehors, par le tissu que font, en s'entremêlant, les fibres divergentes et convergentes des circonvolutions cérébrales.

La *cavité digitale* est entièrement tapissée par de la substance blanche. On trouve sur sa paroi inférieure une éminence qu'on appelle *ergot* et qui est large en devant, étroite et pointue en arrière, recourbée en dedans, plus ou moins saillante suivant les sujets; quelquefois divisée par une rainure et comme double : sa structure est la même que celle de la corne d'Ammon.

La *moitié inférieure* des ventricules latéraux, qui occupe une partie du lobe postérieur et tout le lobe moyen, est un long canal étroit, courbé sur sa longueur et convexe en dehors. Ses parois sont constituées par les corps frangés, la corne d'Ammon, son accessoire et un petit ruban grisâtre.

Dans toute leur longueur, les ventricules latéraux sont divisés par une fente dont les plexus choroïdes suivent le trajet. Cette fente est pratiquée entre les couches optiques et les bords du trigone cérébral en haut, entre les couches optiques et les corps frangés en bas. Elle commence de chaque côté a l'ouverture de communication avec le troisième ventricule, derrière les pédoncules antérieurs du trigone, et elle se termine à la face inférieure du cerveau, où elle est bouchée par l'arachnoïde, et où elle reçoit des prolongemens de la pie-mère et des vaisseaux. Dans toute son étendue, au reste, elle est fermée par un repli de l'arachnoïde intérieure.

Au-dessous du trigone cérébral, et entre les deux couches des nerfs optiques, existe une autre cavité qu'on nomme le *troisième ventricule* ou le *ventricule moyen*. Il est beaucoup moins étendu que les précédens; placé sur la ligne médiane, il est impair; sa direction est horizontale, son plus grand diamètre antéro-postérieur, sa forme elliptique; sa paroi supérieure, moins étendue que l'inférieure, est bornée par la toile choroïdienne et par le trigone cérébral; sa paroi inférieure, très-mince, fait partie de la surface inférieure du cerveau; postérieurement elle est formée par la lame médullaire qui occupe l'intervalle des deux pédoncules du cerveau; plus en devant, par la partie supérieure des tubercules pisiformes; tout à-fait en avant, par la substance grise qui se trouve derrière la commissure des nerfs optiques. Il est à remarquer que cette partie du ventricule est concave, et qu'en raison de son peu de largeur, elle semble former une petite fente dont la partie la plus profonde répond à la tige pituitaire, et qu'on a nommée *infundibulum* : jamais, au reste, cet *infundibulum* ne se prolonge dans la tige pituitaire, comme quelques auteurs l'ont avancé. Les parois latérales du ventricule moyen sont bornées par les couches des nerfs optiques, qui sont contiguës dans la plus grande partie de leur étendue, et unies, dans un point, par une bandelette grisâtre.

En avant et en bas, ce ventricule est fermé par une membrane qui s'élève du carré des nerfs optiques, et présente à son niveau une sorte d'ouverture que, depuis Colombo, on a généralement appelée la *vulve* (*vulva cerebri*), et sur les côtés de laquelle sont les deux trous de communication avec les ventricules latéraux. En avant et en haut, il est borné par la *commissure antérieure*, sorte de cordon blanchâtre, transversal, cylindrique, situé immédiatement derrière les pédoncules antérieurs du trigone cérébral, et du volume du nerf optique. Elle est libre et apparente naturellement dans l'étendue d'environ six lignes à sa partie moyenne; mais, de chaque côté, elle s'enfonce profondément dans la substance des hémisphères, en se recourbant en arrière d'une manière sensible, et parvient, suivant M. Chaussier, au mésolobe et aux pédoncules du cerveau. Ces portions latérales sont un peu aplaties, et plus volumineuses que la région moyenne.

En arrière et en haut, le troisième ventricule est borné par la *commissure postérieure*, plus grosse et plus courte que l'antérieure, mais cylindrique et transversale comme elle; son apparence fibreuse est aussi plus prononcée; par son bord postérieur, elle est contiguë aux tubercules quadrijumeaux. Au-dessous d'elle, est l'ouverture postérieure du ventricule (*anus*), espèce de petite fente étroite, et garnie sur les bords d'une bandelette blanche très-mince : c'est l'orifice antérieur de l'*aquéduc de Sylvius*, conduit cylindrique, creusé obliquement dans l'épaisseur de la protubérance cérébrale, au-dessous des tubercules quadrijumeaux, et ouvert en arrière, dans le ventricule du cervelet, sous la valvule de Vieussens; sa surface offre en bas une rainure qui se continue avec le *calamus scriptorius*, et, de chaque côté, une ou deux petites inégalités.

F. *Structure du cervelet en particulier.* — Les faisceaux de fibres convergentes et divergentes sont loin d'être aussi bien démontrés pour le cervelet que pour le cerveau; nous ne pourrons ici adopter la même marche que dans l'article précédent, et nous décrirons toute la substance blanche de cet organe comme formée par des fibres du second genre.

Nous avons dit que la face antérieure de la protubérance cérébrale était formée par une couche assez épaisse de matière blanche, manifestement fibreuse, à laquelle on avait donné le nom de *pont de Varoli* ou de *protubérance annulaire*. Cette couche réunit en arrière et de chaque côté ses fibres en deux gros faisceaux divergens, bien plus écartés l'un de l'autre que les pédoncules du cerveau, et diminuant de volume à mesure qu'ils se portent du mésocéphale vers le cervelet : ce sont les *pédoncules du cervelet :* chacun d'eux est convexe et arrondi en dehors.

Les pyramides postérieures forment de chaque côté une sorte de prolongement qui, de la face postérieure du bulbe rachidien, monte sur le côté interne du pédoncule du cervelet et s'unit à lui.

Enfin la lame blanche qui recouvre les tubercules quadrijumeaux paraît aussi se rassembler en arrière en deux faisceaux longitudinaux, unis entre eux par la valvule de Vieussens, et appliqués sur la partie supérieure et interne du même pédoncule.

Par leur jonction, ces trois productions paraissent constituer un tronc commun, au milieu duquel est une espèce de noyau ovoïde, allongé, circonscrit de tous côtés par une ligne ondulée, jaunâtre et très-marquée : c'est le *corps rhomboïdal* ou *dentelé du cervelet*; il est un peu plus rapproché de la surface supérieure de cet organe que de l'inférieure; il paraît légèrement comprimé; son tissu est plus ferme que celui du reste du cervelet; il est surmonté de plusieurs pointes, et traversé par quelques vaisseaux; sa couleur est un peu plus intense que celle de la substance grise ordinaire. On ne le voit qu'avec beaucoup de difficulté dans les enfans. On ne peut point, comme dans les couches des nerfs optiques, poursuivre les fibres blanches dans son intérieur; il semble être isolé comme le noyau des éminences olivaires.

En dehors des pédoncules du cervelet, on trouve l'appendice lobulaire et les troncs des nerfs facial et acoustique. En dedans, c'est-à-dire entre les deux prolongemens qui montent des pyramides postérieures, existe le *ventricule du cervelet* ou *quatrième ventricule*, formé tout à la fois par le cervelet, par le mésocéphale et par l'extrémité supérieure de la moelle vertébrale. Sa *paroi antérieure* est formée par la face postérieure de celle-ci, et offre le *calamus scriptorius*, des stries blanches transversales, et l'orifice postérieur de l'aquéduc de Sylvius; ses *parois latérales* sont bornées par les prolongemens qui viennent des tubercules quadrijumeaux et des pyramides postérieures, lesquels s'écartent l'un de l'autre en montant, en sorte que le ventricule est plus large en haut qu'en bas; sa *paroi postérieure* est plus courte que les autres; elle est formée par une partie de l'échancrure antérieure du cervelet; son *extrémité supérieure* est fermée par la valvule de Vieussens; son *extrémité inférieure* l'est également, mais par une membrane dense et résistante, grisâtre, paraissant se continuer avec la pie-mère; celle-ci forme au-dessous d'elle un petit repli analogue à la toile choroïdienne. On trouve aussi dans cet endroit un petit amas de vaisseaux sanguins et de granulations rougeâtres, qu'on désigne sous le nom de *plexus choroïde du quatrième ventricule*; il forme un petit corps trilobé, dont le lobe moyen fait saillie dans le ventricule, tandis que les deux latéraux, moins considérables et arrondis, occupent les côtés de la scissure qui sépare le cervelet de la protubérance cérébrale.

Entre ces deux portions, à l'extrémité du lobule médian inférieur du cervelet, dans l'épaisseur du repli de la pie-mère, est un petit tubercule conoïde, dont le sommet est composé de plusieurs lames transversales et parallèles, et dont la base tient à la substance du cervelet par un pédicule. En outre, de chaque côté, il envoie à l'appendice lobulaire du cervelet un repli membraneux, dans l'intérieur duquel est une lame de substance blanche, et dont le bord antérieur est concave, libre et flottant : ce tubercule a beaucoup d'analogie avec le *conarium*.

Chacun des pédoncules étant parvenu au centre de l'hémisphère correspondant du cervelet, forme une masse oblongue, allongée, entièrement blanche, envoyant de sa circonférence une lame dans le centre de chacun des lobules; ces lames sont beaucoup moins marquées en haut qu'en bas, et surtout en arrière; chacune d'elles se partage en plusieurs rameaux pour chacun des feuillets principaux du cervelet, et ces rameaux se divisent en ramuscules pour les feuillets secondaires : c'est à cet assemblage qu'on a donné le nom d'*arbre de vie* : la substance grise l'enveloppe de toutes parts.

En outre, la valvule de Vieussens et les deux prolongemens des tubercules quadrijumeaux émettent de leur partie supérieure différentes lames blanches qui se comportent dans la partie centrale du cervelet à peu près comme les arbres de vie dans chacun des hémisphères : ces ramifications se distribuent dans les feuillets de l'éminence vermiforme. *Voyez* ANIMAL, MOELLE, NERF, NERVEUX, CRANE.   (HIPP. CLOQUET.)

ENCÉPHALE (physiologie). La masse nerveuse si compliquée qui vient d'être décrite, n'est pas moins intéressante à étudier sous le rapport de ses fonctions, que sous celui de sa structure : à ce titre aussi, elle fonde un des principaux organes du corps des animaux et de l'homme. D'une part, en effet, elle préside aux facultés les plus élevées de ces êtres, aux sensations, aux mouvemens volontaires, aux actes intellectuels et moraux, et est ainsi le siége du moi sentant, voulant et pensant; d'autre part, elle tient sous sa subordination immédiate plusieurs des fonctions organiques qui sont prochainement nécessaires à la vie, la respiration, par exemple; et conséquemment elle est du nombre des organes dont le jeu ne peut pas être un instant interrompu: enfin, comme partie centrale du système nerveux, de ce système qui, dans les animaux supérieurs, est le moteur de tout organe, quel qu'il soit, et le moyen d'union de toutes les parties, elle exerce une influence sur toutes les dépendances de ce système, par conséquent sur toutes les fonctions organiques, auxquelles ces dépendances président, mais dans une mesure qui varie selon l'espèce d'animal, selon l'âge, et selon le rang qu'occupe la fonction dans l'animalité. C'est à l'exposition de toutes ces fonctions accomplies par l'encéphale, que va être consacré cet article; et c'est dans l'ordre même dans lequel nous en avons fait l'énumération, que nous allons en traiter.

§ I. *L'Encéphale est l'organe qui perçoit toutes les sensations.* — Toute sensation, quelle qu'elle soit, soit externe, soit organique et interne, soit morbide et constituant une douleur, bien qu'on la rapporte à l'organe qui éprouve l'impression qui en est la cause, a besoin, pour être produite, de l'intervention de l'encéphale. Il semble que l'organe éloigné ne fasse qu'éprouver l'impression; et que ce n'est que lorsque cette impression a été portée à l'encéphale et travaillée par cet organe, que la sensation est produite. En effet, 1° si le nerf d'une partie sensible quelconque, d'un organe de sens, de celui qui est le siége d'une sensation interne, d'une douleur, est lié, coupé, comprimé; et qu'ainsi l'organe sensible ne communique plus avec l'encéphale; si ce nerf est imprégné d'opium, substance qui a la propriété d'engourdir l'action nerveuse; en vain la cause de l'impression est appliquée à l'organe, et probablement l'impression éprouvée par lui, la sensation n'est pas produite. Des expériences directes, des observations de maladies ont mille fois constaté ce fait. 2° Si l'encéphale ne peut pas agir, soit parce qu'il est lésé, comme dans les plaies de tête, ou parce qu'il est engourdi par de l'opium, plongé dans le sommeil; soit parce que son activité est toute employée à ses actions propres, à des méditations intellectuelles, par exemple; c'est vainement encore qu'un organe est dans les conditions propres à éprouver une impression sensitive, la sensation n'est pas produite non plus. 3° Si au contraire l'action de l'encéphale est excitée par la volonté, l'attention, des impressions qui semblaient faibles, ou même n'étaient pas perçues, paraissent alors fortes et intenses. 4° Enfin, il est des cas où l'encéphale seul engendre la sensation, sans que l'impression qui en est la cause occasionelle existe, comme dans les rêves et les aliénations, où l'on accuse des sensations, qui certainement ne sont que le produit de cet organe. Ces faits incontestables prouvent que toute sensation, quoique rapportée

par notre sentiment intime à une partie autre que l'encéphale,
réclame l'intervention de cet organe pour être produite. On a
conclu d'eux, que les organes sensibles ne produisaient pas eux-
mêmes la sensation qui leur est rapportée; mais qu'ils ne faisaient
qu'en éprouver l'impression, et que c'était l'encéphale qui, en
percevant cette impression, la constituait sensation.

Cela posé, il se présente deux questions à résoudre: en quoi
consiste cette action de perception qu'accomplit l'encéphale pour
la production de toute sensation quelconque? et quelle est précisément la partie de l'encéphale qui effectue cette action? Relativement au premier point, nous sommes dans la plus complète
ignorance; et d'avance nous en accusons une aussi profonde sur
le mode selon lequel l'encéphale accomplira toutes ses autres fonctions : tous nous sont également inconnus, et notre science est
jusqu'à présent réduite à savoir que pour leur accomplissement cet
organe agit. Quand on examine l'encéphale pendant qu'une sensation est perçue, on ne peut rien saisir de l'action à laquelle il se
livre; cette action est trop moléculaire pour être appréciée par
quelques-uns de nos sens, et elle ne nous est manifestée que par
son résultat qui est la perception elle-même. Quant à l'essence de
cette action, elle est aussi impénétrable que celle de tout autre
phénomène naturel; et tout ce qu'on peut en assurer, c'est
qu'on ne peut la rattacher à aucun acte physique ou chimique,
que conséquemment elle est un phénomène organique et vital, et un des plus élevés : car, de tous les phénomènes de la
vie, les plus étonnans, sans contredit, sont les actes de la sensibilité.

Relativement au second point, l'encéphale, ainsi que l'a fait
voir la description anatomique qu'on en a donnée, est composé
de beaucoup de parties distinctes; il est moins un organe nerveux unique, qu'un groupe de plusieurs. Y a-t-il dès lors une
partie de cet encéphale qui soit plus spécialement chargée de la
perception des sensations? ou sa masse entière y concourt-elle?
C'est la première de ces propositions qui est la vraie. Il est sûr
qu'on peut enlever plusieurs couches de l'encéphale, sans anéantir sa faculté de percevoir les sensations. Mais alors quelle est
précisément la partie de l'encéphale qui effectue les perceptions?
D'après des expériences récentes, faites par les docteurs Rolando
et Flourens, il est sûr que ce sont les hémisphères cérébraux,
et que c'est au moins jusqu'au lieu où les tubercules quadriju-

maux adhèrent à la moelle allongée, que les impressions doivent parvenir pour être perçues.

§ II. *L'Encéphale est le point de départ de tous les mouvemens volontaires.* Bien que les muscles soient évidemment les agens des contractions desquelles dépend tout mouvement volontaire quelconque, il est sûr qu'aucun mouvement volontaire ne peut être produit sans la détermination de l'encéphale. Cet encéphale, en effet, est le siége, l'organe de la volonté, comme nous le dirons ci-après; et comme dans tout mouvement volontaire, son étendue, la promptitude avec laquelle il se produit, le temps pendant lequel il se continue et se maintient, toutes ses particularités en un mot, sont réglées par la volonté, il faut bien que l'encéphale, organe de cette volonté, agisse d'une manière quelconque sur les organes moteurs, pour leur en imprimer les déterminations. Nous pouvons d'ailleurs arguer ici des mêmes faits qui ont prouvé l'intervention de l'encéphale pour la production des sensations. 1º Si toute communication entre l'encéphale d'où émane la volonté, et les organes propres du mouvement, est interrompue, et cela, parce qu'on a lié, coupé, comprimé, stupéfié avec de l'opium, altéré d'une manière quelconque les nerfs qui établissent cette communication; en vain, d'une part, l'encéphale forme des volitions; en vain, d'autre part, les nerfs locomoteurs et les muscles ont toute l'intégrité qui les rend aptes à remplir leur office; les mouvemens volontaires ne sont plus produits : cela est prouvé par beaucoup d'observations de maladies, et par des expériences directes. 2º Si l'encéphale, siége de la volonté, tout à coup cesse ou devient incapable de vouloir, comme lorsqu'il est altéré, malade, ou que le sommeil suspend ses actions; aussitôt aussi tous les mouvemens volontaires ne s'exécutent plus : on sait que la paralysie est un des symptômes fréquens des affections encéphaliques; que la station ne se fait plus dans le sommeil. 3º Si l'encéphale, par état maladif, a des volontés immuables, comme dans les extases, les catalepsies, les mouvemens ont le même caractère. Que de mouvemens d'ailleurs qui sont évidemment dirigés par l'intellect, comme ceux de l'écriture, de l'escrime, du chant, de la danse, de la parole! et nous prouverons ci-après que l'encéphale est le siége de l'intellect. 4º Si, enfin, on remplace l'action cérébrale de la volonté par une irritation quelconque de l'encéphale, on voit en résulter des convulsions dans un plus ou moins grand nombre de muscles. Il est donc certain que pour la production de tout mouvement volontaire, il y a aussi une action quelconque de l'encéphale, qui est ce qu'on appelle une *volition*.

Il s'agit dès lors aussi de dire ce qu'est cette action, et quel en est précisément le siége dans l'encéphale. Relativement au premier point, nous sommes dans une ignorance absolue : cette action de volition est aussi inconnue que celle par laquelle l'encéphale perçoit les impressions sensitives, que le seront celles par lesquelles il produira les actes intellectuels et moraux dont nous dirons qu'il est l'instrument : toute moléculaire, elle ne tombe aucunement sous nos sens, et ne nous est manifestée que par son résultat. Il n'est, dans l'état actuel de la science, aucun acte physique ou chimique auquel on puisse la rattacher, et conséquemment il faut la dire un phénomène organique et vital. C'est elle enfin qui détermine rigoureusement le degré d'action des organes moteurs proprement dits, tous les caractères de la contraction des muscles. A cet égard, il y a opposition entre elle et l'action de perception pour la production des sensations; celle-ci est régie par l'action d'impression à laquelle elle fait suite; et l'action de volition, au contraire, régit la contraction musculaire dont elle est le principe.

Quant au siége de cette action de volition, toute la masse encéphalique ne concourt pas à sa production; car on peut enlever aussi quelques tranches de l'encéphale sans anéantir les mouvemens volontaires; il y a aussi une partie de l'encéphale plus spécialement chargée de l'accomplir; et les expériences des docteurs Rolando et Flourens semblent indiquer aussi les hémisphères cérébraux, et le même lieu auquel nous avons vu aboutir les impressions sensitives; du moins toute irritation et au-dessus ou au-dessous de ce point, quand la communication avec lui est interrompue, ne détermine pas de contractions convulsives.

§. III. *L'encéphale est l'organe des facultés intellectuelles et morales.* — S'il est vrai que les facultés intellectuelles et morales soient les facultés les plus nobles de l'homme, et que l'encéphale soit l'organe affecté à leur production; on conçoit que l'encéphale doit, à ce titre, être considéré comme un des premiers organes du corps. Or, si la première de ces propositions est incontestable pour les gens du monde eux-mêmes, la seconde ne l'est pas moins. D'abord, il est sûr que les actes intellectuels et moraux ne sont pas le produit exclusif de l'âme; mais ont en outre dans le corps un organe affecté à leur production. Les preuves en sont aussi irrécusables que multipliées. 1° Si cela n'était pas, ils feraient seuls exception à tous les autres phénomènes de l'économie. 2° Notre sentiment intime nous en fait rapporter le siége à quelques parties de notre corps. 3° Les différences que présentent ces actes selon les individus, selon les sexes, ne pourraient s'expliquer que par des différences dans les âmes, et il faudrait admettre que chaque individu a son âme propre. 4° De même, pour expliquer les différences que présentent ces actes dans un même individu, selon son âge, l'état de santé ou de maladie, l'état de veille ou de sommeil, il faudrait admettre que l'âme diffère aussi dans chacun de ces états; que, par exemple, elle peut croître, grandir, vieillir, être en santé, en maladie, être éveillée ou endormie; et certes, ces changemens ne peuvent être conçus dans un être spirituel et par conséquent immuable de sa nature. 5° Enfin, beaucoup d'influences matérielles, telles que le régime, le climat, les institutions, etc., modifient l'exercice des facultés intellectuelles et morales; et certes, on ne peut concevoir encore comment ces influences pourraient avoir prise sur un principe spirituel. Il est donc certain que le moral n'est pas le produit exclusif de l'âme, mais que celle-ci ne l'engendre que par l'intermède d'un organe. Et en effet, puisque l'âme est destinée à gouverner le corps, commander sa conduite, il fallait bien qu'elle eût un lien avec lui pour lui imprimer ses volontés.

Or, quel est l'organe chargé de ces belles opérations? D'abord, les facultés intellectuelles et morales étant des phénomènes de sensibilité, la seule analogie devait en faire chercher le siége dans un organe nerveux. Ensuite, une grande masse de faits et de considérations prouvent que cet organe est l'encéphale. 1° C'est à la tête, partie du corps où siége l'encéphale, que notre sentiment intime nous fait placer le lieu où se produisent les actes intellectuels. 2° L'intégrité de l'encéphale est nécessaire à la production du moral : si cet organe est altéré d'une manière directe ou sympathique, ou bien il y a perversion du moral, délire, manie; ou toutes ses opérations sont complétement suspendues. C'est ce qu'ont fait voir de nombreuses observations de maladies, et beaucoup d'expériences faites sur les animaux vivans. A la vérité, on a vu quelquefois des altérations partielles de l'encéphale ne pas entraîner de trouble dans les fonctions intellectuelles; mais, outre que cela est rare, on ne peut rien en conclure, sinon que toute la masse encéphalique ne sert pas à la fonction dont il s'agit ici, ce que du reste nous dirons ci-après. Jamais l'encéphale n'a été en entier altéré ou détruit, sans la perte totale de la pensée. En vain on a parlé de la persistance de cette faculté, dans des cas où l'encéphale était entièrement ossifié, ou avait été en entier extirpé; ces faits sont faux. 3° Au contraire, l'altération de toute autre partie du corps, quelque importante qu'elle soit, laisse souvent intact le moral. Dans les affections mortelles du cœur, du poumon, de l'estomac, etc., que de fois le malade conserve ses esprits et assiste à sa destruction! 4° De même que le moral diffère dans chaque individu, dans chaque sexe; de même aussi l'encéphale diffère dans chacun. Si chaque homme, par exemple, a une portée d'esprit différente, c'est que chaque homme a un encéphale plus ou moins heureusement organisé; l'encéphale trop petit, non développé de l'homme idiot, par exemple, contraste avec l'encéphale volumineux de l'homme de génie. L'encéphale n'est pas tout-à-fait le même dans l'homme et dans la femme : les anatomistes et les artistes ont reconnu que les parties supérieures et antérieures de l'organe sont moins développées chez la femme, qui, par suite, a le front petit; et qu'au contraire les parties postérieures sont plus grosses chez elle. A la vérité, nous ne pouvons pas, dans l'état actuel de nos connaissances, indiquer les différences que présente l'encéphale, coïncidemment aux variétés d'esprit et de cœur que présentent les hommes : si cela était, nous aurions approfondi la physiologie intellectuelle, qui n'est encore qu'ébauchée; mais sommes-nous plus avancés pour les autres fonctions? et, par exemple, pouvons-nous dire à quelle différence de structure du nerf gustatif est due la diversité des goûts? 5° De même encore que le moral varie dans un même individu, selon son âge, son état de santé, de maladie, son état de veille ou de sommeil; de même aussi l'encéphale, dans cet individu, est dans chacun de ces états dans des conditions différentes. D'abord, ainsi que tout autre organe du corps, l'encéphale subit, dans la série des âges, une suite d'évolutions; il croît dans le premier, se flétrit et s'affaiblit dans le dernier; et il y a coïncidence de son développement et de son décroissement avec ceux de la fonction intellectuelle et morale. En second lieu, lors du sommeil, qui suspend momentanément tous les actes de cette fonction, l'encéphale se trouve dans un état nouveau, qui, pour être difficile à caractériser, n'en est pas moins évident. De même, il n'y a jamais *manie* ou *délire*, sans qu'il y ait une altération directe ou sympathique de cet organe : en vain dira-t-on n'avoir pas toujours trouvé l'altération que nous accusons ici; peut-on tout voir dans notre science? et doit-on nier tout ce qu'on ne voit pas? 6° Lorsque des influences matérielles, comme celles du régime, du climat, des institutions, modifient le moral, on voit l'encéphale être modifié lui-même préalablement ou coïncidemment. Par exemple, ne sent-on pas dans la tête l'influence excitante du café et du vin? L'encéphale ne se montre-t-il pas, selon le régime auquel on est soumis, bien ou mal nourri? L'encéphale n'offre-t-il pas, dans sa structure, quelques différences originelles ou acquises, dans les divers hommes, selon les climats qu'ils habitent, ce qui explique les différentes nationales des peuples? Enfin, l'encéphale ne subit-il pas, comme tout autre organe du corps, les effets de l'exercice? Cultivé, il prend matériellement plus de volume et acquiert plus de prestesse dans son jeu; trop exercé, il s'épuise; laissé dans l'inaction, il se rouille, ou au moins il n'atteint pas tout son développement. 7° L'anatomie et la physiologie comparées fournissent aussi des preuves fortes et nombreuses de la réalité de la fonction que nous attribuons à l'encéphale : il n'y a en effet de psycologie chez un animal, qu'autant qu'il possède dans sa structure un encéphale : si chaque espèce animale a sa psycologie propre, dans chaque espèce aussi, l'encéphale a une organisation particulière. Ajoutons qu'on peut répéter pour les animaux tout ce que nous venons de dire de l'homme, et que tous ces faits conduisant à la même conclusion, doivent nécessairement en augmenter la force. 8° Enfin, l'encéphale est un organe nerveux; il est même l'organe le plus nerveux, puisque l'élément nerveux le forme presque à lui seul; il doit donc être un organe de sensation, et même des sensations qui le soient le plus, si on peut parler ainsi : or, les actes intellectuels et moraux ne sont-ils pas les phénomènes les plus élevés de la sensibilité? D'ailleurs, si la fonction que nous assignons ici à l'encéphale n'était pas la sienne, quel serait donc son office? A coup sûr, il ne sert pas prochainement aux fonctions de la vie nutritive; cela est prouvé par le fait des acéphales, des maniaques, par celui du sommeil, et des mutilations que, dans des expériences, on lui a fait subir. Dirons-nous avec quelques anciens, qu'il est une éponge destinée à attirer toute l'humidité du corps; qu'il est un corps humide qui sert à en tempérer la chaleur? Mais, en même temps que ce sont là des hypothèses inadmissibles, cela explique-t-il pourquoi cet encéphale offre tant de variétés dans la série des animaux? pourquoi il est plus gros et plus compliqué dans l'homme qu'en tout autre animal? Nous concluons donc que le moral a, comme toute autre fonction, dans l'économie, un organe affecté à sa production, et que cet organe est l'encéphale.

Cependant quelques médecins, tout en admettant que le cerveau est l'organe de l'intellect et du moral, admettent quelques propositions desquelles il résulterait que d'autres parties du corps partagent avec lui ce noble office. Par exemple, ils rapportent à chacun des tempéramens connus autant de dispositions morales et intellectuelles particulières. Ils disent que si le cerveau est l'organe de l'intellect, ce n'est pas en lui, mais dans les organes de la vie intérieure, que se produisent les facultés affectives, les passions. Enfin, ne considérant le cerveau que comme un centre qui élabore les diverses impressions qui lui arrivent, et regardant ces impressions comme les matériaux nécessaires du moral, ils mettent au rang des agens directs de cette fonction les organes qui fournissent les impressions, les sens, par exemple, tout aussi bien que le cerveau qui, par son travail, les convertit en résultats intellectuels. Nous n'adoptons aucune de ces opinions, et nous croyons que le cerveau, le cerveau seul, est l'organe des facultés intellectuelles et morales.

D'abord, pour ce qui est des tempéramens, sans doute ils influent sur la fonction intellectuelle et morale, mais ce n'est que par la même raison qu'ils influent sur toutes les autres fonctions; ils lui impriment seulement, comme aux autres fonctions, un caractère d'activité ou de langueur, selon le genre de réaction que les organes qui les fondent par leur prédominance ou leur infériorité, exercent sur l'encéphale. Ils sont bien aussi un des liens qui rattachent le moral au physique, pour parler le langage des gens du monde; mais ils ne fondent pas pour cela une des conditions organiques desquelles dépend celui-ci. C'est tout comme si l'on voulait constituer les tempéramens, partie de l'appareil digestif, parce qu'ils modifient la digestion.

En second lieu, Bichat a professé que, tandis que l'encéphale est évidemment le siége des actes de l'intelligence, le système nerveux organique, et par conséquent les divers organes nutritifs auxquels les ganglions multiples de ce système envoient leurs nerfs, sont le siége des facultés affectives, ou autrement des passions. Ses argumens ont été, 1° que tandis que ce sentiment intime fait rapporter au cerveau le travail de l'intelligence, c'est à la région épigastrique particulièrement, aux organes intérieurs du thorax et de l'abdomen, que sont senties les passions; 2° que tandis que les effets du travail intellectuel portent sur l'encéphale, comme le prouvent la rougeur et la chaleur de la face, le battement des artères temporales dans les fortes contentions d'esprit, c'est sur les fonctions organiques que portent les passions; le cœur presse, ralentit ou suspend ses battemens; la respiration devient haletante ou entrecoupée; la digestion se suspend, etc.; 3° enfin, que tandis que le langage et le geste rapportent l'intellect à l'encéphale, ils rapportent les passions aux organes de la vie nutritive. En effet, tandis que pour montrer quelques résultats de l'esprit, la main se porte sur le front, et que pour exprimer une intelligence forte ou faible on dit une *tête* forte ou faible; s'il s'agit de peindre des affections, c'est sur la région précordiale que la main se dirige; et pour annoncer des sentimens bienveillans ou haineux, on dit un bon ou un mauvais *cœur*. Déjà quelques anciens avaient eu cette idée, car on voit qu'ils plaçaient le siége des passions dans le centre épigastrique. Mais toute cette doctrine me paraît également erronée. D'abord, comment croire que des viscères dont les fonctions sont connues, et qui sont si différens les uns des autres, puissent être les agens d'actes moraux quelconques? Les passions, étant des phénomènes sensoriaux, ne doivent-elles pas, comme tous autres phénomènes de ce genre, siéger en des organes nerveux? Quand une lésion de l'encéphale existe, les facultés affectives ne sont-elles pas, aussi bien que les facultés intellectuelles, perverties ou suspendues? Si les viscères remplissent les hautes fonctions qu'on leur assigne ici, pourquoi ne manifestons-nous pas les passions dès le premier jour de notre vie, époque à laquelle les viscères existent déjà et sont très-actifs? Pourquoi les idiots, chez lesquels ces viscères existent et agissent aussi, sont-ils sans affections comme sans entendement? pourquoi les animaux supérieurs n'ont-ils pas nos passions? On a argué de ce que les phénomènes concomitans et consécutifs des passions se rapportent aux organes de la vie intérieure : mais d'abord, cela n'est pas absolu; souvent les passions troublent les fonctions

de la vie animale, comme quand elles amènent des convulsions,
des épilepsies, des manies; et d'autre part, souvent les facultés
intellectuelles produisent dans les fonctions organiques les mêmes
troubles que les passions. Ensuite, on a pris ici l'effet pour la
cause : sans doute, le cœur presse ses battemens dans la colère;
mais les jambes ne manquent-elles pas dans la peur? et si l'on
rapporte la colère au cœur, il faudrait rapporter la peur aux
jambes : dans cette manière de raisonner, souvent les passions
siégeraint dans toute l'économie, car l'économie entière est atteinte par elles; souvent une même passion siégerait dans l'estomac d'un tel individu, dans le foie d'un tel autre. Tout cela est
inadmissible. Quant aux argumens tirés du geste et du langage,
on explique aisément pourquoi ici le geste et le langage se sont
mépris; c'est que l'un et l'autre ont été inspirés par ce qu'il y a
de plus saillant dans la passion, le sentiment qui l'accompagne.
Le geste d'ailleurs est souvent relatif aux actions que la passion
appelle.

Enfin, beaucoup de physiologistes ne considèrent l'encéphale
que comme un centre qui, pour enfanter les actes intellectuels
et moraux, élabore des impressions qui lui sont apportées par
des nerfs, et a absolument besoin de ces impressions pour les
produire. Ils rangent alors parmi les conditions organiques nécessaires à la production du moral, non-seulement l'encéphale
qui le fait, mais encore les parties qui fournissent les impressions sur lesquelles l'encéphale opère. Ils établissent que des rapports nécessaires, absolus, existent entre ces deux ordres de conditions organiques du moral; comme dans la digestion il en existe
entre l'estomac qui fait le chyle, et les alimens avec lesquels le
chyle est fait. Enfin, ils dérivent les variétés du moral, autant
des différences qui existent dans le nombre et le caractère des
impressions qu'ils regardent comme en étant les matériaux, que
des différences de l'encéphale lui-même. Seulement, ils sont divisés entre eux sur la source et le nombre de ces impressions, dont
ils font les matériaux du moral. Les uns n'en admettent que
d'une seule espèce, et venant du dehors, celles qu'apportent les
sens; les autres en admettent en outre d'autres venant des divers
organes intérieurs du corps, et qu'ils appellent *impressions internes*, par opposition aux premières. Les premiers, arguant de
cet axiome d'Aristote, *nil est in intellectu quod non priùs fuerit
in sensu*, veulent trouver dans les sensations externes les élé-

mens de toutes nos connaissances, et disent avec Condillac, que les actes intellectuels et moraux ne sont que la sensation première transformée. Les seconds, arguant de ce que beaucoup de déterminations morales apparaissent dans l'homme et les animaux avant que les sens externes soient en activité, et de ce qu'on ne trouve pas dans l'état de ces sens dans les divers âges, sexes, tempéramens, etc., des différences capables d'expliquer celles que le moral présente dans ces diverses conditions, ont pensé qu'il fallait admettre une seconde source d'impressions; ils ont fait consister ces impressions dans les mouvemens mêmes par lesquels les organes de la vie intérieure exécutent leurs fonctions; et ils ont dit que, tandis que les *impressions externes* ou des sens servaient de base à tout ce qu'on appelle l'intellect, les *impressions internes* étaient les matériaux de toutes les opérations instinctives.

Toute cette doctrine me semble encore inadmissible; et d'abord, pour ce qui est des impressions externes, il est bien certain que les actions des sens nous sont absolument nécessaires pour acquérir la notion des corps extérieurs; mais ce ne sont pas elles qui déterminent le nombre et le caractère des facultés intellectuelles et morales. Il n'y a en effet dans la série des animaux et dans les divers hommes, aucun rapport entre l'état de perfection des sens et la fonction intellectuelle et morale. Les animaux supérieurs, qui sont si loin de nous relativement à leur psycologie, n'ont-ils pas comme nous les cinq sens? les idiots n'ont-ils pas souvent les sens plus délicats que des hommes de génie? Les sens ne sont que des instrumens secondaires nécessaires à la connaissance des corps extérieurs, à l'accomplissement de quelques-unes des facultés de l'esprit, mais qui ne déterminent nullement la puissance de celui-ci. Si la perte de quelques-uns a paru arrêter en certains cas le développement de l'intelligence, comme la perte de l'ouïe chez les sourds et muets, c'est que cette perte a rendu impossible chez eux un langage sur lequel doit de toute nécessité s'appuyer l'esprit pour effectuer ses opérations. Il n'eût pas été convenable de faire dépendre ainsi des circonstances extérieures à un animal, le caractère de sa fonction la plus importante. Du reste, cette question sera discutée avec détails à l'histoire des sens. (*Voyez* ce mot.) Ainsi, déjà il n'y a pas d'impressions externes.

Les impressions internes, dont l'idée est due à Cabanis, sont encore moins réelles. En effet, quelles raisons avaient conduit ce philosophe à les admettre ? 1° l'opinion générale où l'on était que le cerveau avait absolument besoin d'impressions pour engendrer les actes moraux, et qu'avait inspirée l'idée qu'on s'était faite du service des sens dans la production de ces actes ; 2° l'impossibilité d'expliquer avec les impressions des sens seules tous les phénomènes du moral : par exemple, pourquoi il y a déjà des actes moraux avant que les sens soient en exercice; pourquoi le moral varie tant dans les divers âges, sexes, tempéramens, etc., bien que les sens soient restés les mêmes. Or, relativement au premier point, nous venons de voir qu'on avait mal conçu le service des sens; que ces sens ne sont que des instrumens secondaires qu'emploie l'esprit, mais qui n'en déterminent nullement les qualités et les attributions, et que leurs impressions ne sont réelles qu'en ce qui concerne les corps extérieurs. L'existence d'impressions ne doit donc plus paraître autant une nécessité. Quant au second point, ce n'était en quelque sorte que négativement, et parce que les sens ne suffisaient pas, que Cabanis admettait les impressions internes ; mais sans le secours de celles-ci, on peut très-bien expliquer par l'état de l'encéphale seul, les phénomènes moraux dont il s'agit : ainsi, si des déterminations morales apparaissent dans l'homme et les animaux, au moment même de la naissance, et quand les sens sont encore inactifs, c'est que déjà des parties de l'encéphale sont développées et agissent : si le moral varie dans les divers âges, c'est que dans chacun l'encéphale offre des degrés divers de développement, etc. Cette hypothèse des impressions internes est d'ailleurs en elle-même inadmissible : comment concevoir que des organes aussi divers que le sont ceux de la vie nutritive, entretiennent avec l'encéphale des connexions du genre de celles qu'on assigne, et qui ne peuvent être que l'attribut du système nerveux ? Si ces impressions fondaient réellement une source des matériaux du moral, celui-ci devrait être en raison de l'état des organes intérieurs dont ces impressions émanent ; et conséquemment les animaux supérieurs, qui ont tous les organes intérieurs de l'homme, devraient avoir les mêmes facultés morales. Il devrait en être de même des idiots. Enfin, comment, avec ces impressions internes, expliquer pourquoi les animaux et les hommes, avec des organes intérieurs à peu près semblables, ont, les premiers tant d'instincts divers, et les seconds tant de différences dans leurs passions ? D'un côté, ce qu'on propose pour suppléer à l'insuffisance des sens externes , choque tous les principes de la physiologie; et de l'autre, cela ne suffit même pas pour expliquer les phénomènes. En somme, on peut dire que tout ce que Cabanis a réuni sous ce titre commun d'*impressions internes*, rentre dans les effets que le tempérament général exerce sur le moral; sans doute ce philosophe a par-là signalé un nouveau côté par lequel le moral est dépendant de l'organisation ; mais il a erré en voulant mettre cette influence au rang des conditions organiques fondamentales du moral. Sa doctrine n'étant qu'une réunion de l'opinion des anciens sur l'influence qu'exercent les tempéramens sur le moral , et de celle des philosophes qui voulaient placer dans les viscères le siége des passions, on peut lui opposer les mêmes argumens par lesquels nous avons combattu les deux propositions précédentes.

Terminons donc toutes ces discussions, en concluant que l'encéphale, et l'encéphale seul, est le siége, l'organe des facultés intellectuelles et morales.

Mais cette proposition renferme implicitement celle-ci, que le degré de composition de l'encéphale, dans la série des animaux, est ce qui règle la sphère morale de chacun; que chez l'animal où le cerveau est simple, la sphère morale est peu étendue; que chez celui où le cerveau est très-composé, la sphère morale embrasse de nombreux rapports. En effet, dans toutes les autres fonctions, on voit la forme, le mode de structure de l'organe, de l'appareil, déterminer le caractère de la fonction : pourquoi n'en serait-il pas de même de la fonction morale? Dans chaque animal, les appareils de sensation, de digestion, etc., sont édifiées pour le mode que devaient avoir les fonctions des sensations, de la digestion, pourquoi l'encéphale ne serait-il pas de même construit d'avance pour le caractère que doit avoir la psycologie ? Enfin, des faits directs confirment cette assertion : dans la série des animaux, on voit les cerveaux se compliquer à mesure que le moral s'étend, et l'on peut faire, sous ce double rapport, une échelle de gradation depuis les derniers animaux jusqu'à l'homme. Si cet être a la sphère morale plus étendue, s'il est le seul qui embrasse les hautes idées de la religion et de la morale, il est aussi celui qui a le cerveau le plus volumineux, et composé de plus de parties : de sorte que si la physiologie de l'encéphale était plus avancée, on pourrait, en comparant les cerveaux des animaux avec le sien, faire voir la condition matérielle de ce qui constitue en lui l'humanité. Ainsi donc, l'encéphale se trouve d'avance construit pour telle psycologie, comme l'est l'appareil digestif pour telle alimentation ; et en effet, si cela n'était pas, il n'y aurait plus rien d'absolu en législation, en morale, etc.

Maintenant l'encéphale tout entier, ou seulement quelques-unes de ses parties, servent-ils à la production du moral ? et en quoi consiste l'action par laquelle il en produit les beaux phénomènes ? Relativement au premier point, il est sûr que toute la masse encéphalique n'est pas employée aux actes dont il s'agit ici ; il n'y a guère que la partie appelée *cerveau*, et encore seulement les hémisphères de ce cerveau : M. Gall cependant y rattache encore le cervelet. Ce qu'on appelle le mésocéphale ou protubérance annulaire n'est guère qu'un groupe de systèmes nerveux affectés aux fonctions des sens. Aussi les hémisphères cérébraux sont-ils aussi divers chez les animaux que l'est leur psycologie : chez aucun, ils ne sont aussi gros que chez l'homme ; chez le singe ; ils sont déjà aplatis, et au delà ils deviennent de plus en plus petits ; les lobes moyens sont de moins en moins courbés vers le bas ; les lobes postérieurs finissent par manquer tout-à-fait, et laisser le cervelet à découvert ; les circonvolutions sont de moins en moins nombreuses et profondes, et même le cerveau finit par être tout-à-fait lisse.

Quant au second point, si le cerveau étant accidentellement à nu, on l'observe pendant qu'il produit les actes intellectuels et moraux, afin de découvrir ce qui se passe alors en lui, on ne peut saisir absolument rien ; l'action à laquelle il se livre, tout au plus annoncée par une légère injection sanguine de son tissu, quand la contention d'esprit est forte, est tout aussi moléculaire que celles desquelles ont résulté ses fonctions précédentes, et par conséquent est aussi inconnue : elle n'est aussi manifestée que par ses résultats. Mais certainement cette action doit encore, plus que les précédentes, être dite organique et vitale ; car ses résultats sont ce qu'il y a de plus élevé dans la nature animée ; et quelle est la force physique ou chimique capable d'engendrer la pensée ! Ainsi l'on est arrêté dès le premier pas ; et il semble qu'on n'ait plus qu'à étudier les actes intellectuels et moraux en eux-mêmes, abstraction faite des mouvemens cérébraux inappréciables auxquels ils doivent naissance. C'est, en effet, ce qui a été fait dans une science spéciale appelée *philosophie, idéologie;*

et nous-mêmes nous dirons, des facultés intellectuelles et morales étudiées en elles-mêmes, ce qui intéresse notre science, aux mots *facultés de l'esprit et de l'âme*, ou *psycologie*.

Mais, puisque le degré de composition du cerveau est ce qui, dans chaque animal, règle la sphère morale, n'est-il pas possible de saisir les rapports qui existent entre la structure du cerveau et le caractère de la psycologie? D'un côté, le cerveau est un organe fort compliqué où l'anatomiste a signalé beaucoup de parties : d'un autre côté, on a distingué dans le moral plusieurs facultés intellectuelles et affectives primitives : ne peut-on pas dès lors spécifier, d'une part, le service de chacune des parties du cerveau; et de l'autre, le siége, l'instrument de chacune des facultés élémentaires, fondamentales de l'esprit et de l'âme? On a fait de nombreuses recherches dans cette direction, et on doit d'autant plus y applaudir, que ces recherches sont le seul moyen assuré de résoudre le problème de la nature intellectuelle et morale de l'homme. Mais il faut avouer que tous les travaux entrepris jusqu'aujourd'hui dans cette direction ont donné peu de résultats certains; néanmoins nous allons faire connaître ce qu'on a cru voir, ce que peut-être on a imaginé.

D'abord, pendant long-temps on n'eut égard qu'à la masse et au volume du cerveau; on établit que, plus le cerveau est gros dans une espèce animale, dans un individu, plus dans cet individu l'intelligence est grande. Mais l'homme qui, de tous les êtres animés, est sans contredit le plus intelligent, n'est pas celui dont le cerveau soit d'une manière absolue le plus gros. On voit produire à des animaux dont le cerveau est fort petit, à l'abeille, à la fourmi, des choses étonnantes. Ces faits firent modifier la proposition; et l'on dit que, plus le cerveau était gros dans une espèce animale, proportionnellement au volume de son corps, plus dans cette espèce le moral était étendu. Mais l'homme encore n'est pas, de tous les animaux, celui dont le cerveau a le plus de masse, proportionnellement au volume de son corps; et, par suite, Wrisberg et Sœmmering modifièrent encore la proposition, en ne jugeant du volume du cerveau que proportionnellement au reste du système nerveux. Cependant l'assertion exprimée ainsi n'est pas encore rigoureusement vraie, et l'observation de beaucoup d'animaux la contredit. Enfin cette base de la considération de la masse et du volume du cerveau ne peut qu'être accessoire à la solution du problème dont il s'agit ici. Nous avons dit, en effet, que toute la masse encéphalique n'était pas en entier affectée à la production des actes intellectuels et moraux ; il aurait fallu dès lors évaluer le volume seul du cerveau qui y concourt; et quelle induction tirer d'ailleurs de cette notion générale sur les spécialités innombrables que présente le moral dans les divers animaux et les divers hommes? Ajoutons qu'il n'y a rien d'absolu et de constant dans les proportions de la tête avec les autres parties du corps, et que la première peut présenter une disproportion en plus ou en moins, les autres parties restant les mêmes, et *vice versâ*. Toutefois c'est sur cette considération de la masse et du volume du cerveau que reposent plusieurs moyens divinatoires par lesquels on a cherché à juger *à priori* le degré d'intelligence des animaux, comme l'*angle facial* de Camper, l'*angle occipital* de Daubenton, le *parallèle des aires de la face et du crâne* de M. Cuvier.

On a eu aussi égard à la proportion du volume du cerveau avec le cervelet et la moelle allongée : on a dit que, plus ce volume du cerveau était considérable proportionnellement à celui des deux autres parties de la masse encéphalique, plus l'intelligence était grande; et Ébel et Sœmmering ont voulu aussi trouver en cette proportion des moyens de juger *à priori* l'intelligence. Mais il ne s'agit encore ici que d'une généralité qui ne peut rien apprendre sur les spécialités du moral; et d'ailleurs que devient cette base, s'il est vrai, comme le veut M. Gall, que le cervelet soit l'agent d'une des facultés primitives de notre psycologie, et si les proportions de ce cervelet avec le cerveau ne sont pas dans des rapports obligés?

M. Gall a émis une proposition qui, si elle est vraie, fait approcher davantage du but; c'est que le cerveau n'est pas un seul organe, mais un composé d'autant de systèmes nerveux qu'il y a de facultés primitives et originelles dans le moral. Selon lui, le cerveau est un groupe de plusieurs organes qui sont affectés chacun à la production d'un acte moral spécial; et, selon que le cerveau d'un animal contient un nombre plus ou moins grand de ces systèmes, à un degré de développement plus ou moins grand, cet animal aura dans sa sphère morale un nombre plus ou moins grand de facultés, et des facultés plus ou moins actives. De même qu'il y a autant de systèmes nerveux sensoriaux et d'organes de sens qu'il y a de sens externes,

de même il y a autant de systèmes nerveux cérébraux qu'il y a
de facultés morales spéciales, ou de sens internes. Chaque faculté
morale a dans le cerveau une partie nerveuse affectée à sa production, comme chaque sens a son système nerveux spécial ; la seule différence, c'est que les systèmes nerveux des
sens sont séparés, distincts, tandis que ceux du cerveau sont
tassés dans la petite cavité du crâne, et ne paraissent former
qu'une seule masse.

On sent aussitôt l'importance d'une pareille proposition pour
la question qui nous occupe; mais sur quelles preuves M. Gall
la fonde-t-il? Les voici. 1° Dans la série des animaux, constamment telle psycologie correspond à telle structure du cerveau, et les différences dans la structure du cerveau sont ce qui
produit les différences dans la psycologie. Or, les différences
du cerveau ne consistent pas dans des changemens de la forme
générale de l'organe, mais bien dans des parties que les cerveaux
ont de plus ou de moins, et qui font produire aussi quelques
facultés de plus ou de moins. On peut donc considérer ces
parties comme les organes spéciaux des facultés qu'offre en plus
ou en moins la psycologie de l'être. 2° Les facultés intellectuelles et morales sont multiples; chacune conséquemment doit
avoir son organe spécial; l'idée de la pluralité des facultés entraîne en effet celle de la pluralité des organes : chaque sens
externe n'a-t-il pas son système nerveux propre? 3° Dans les
divers individus d'une même espèce, dans les divers hommes,
par exemple, on observe beaucoup de variétés psycologiques ;
la cause en est sans doute dans le cerveau; mais on ne peut en
accuser encore une différence dans la forme générale de cet
organe; cette forme est sensiblement la même; cette cause
réside aussi en des différences qui portent sur des parties
isolés du cerveau. Or, ces parties isolées ne sont-elles pas par-
là constituées des systèmes nerveux distincts? 4° Dans un même
individu, un même homme, jamais les facultés intellectuelles et
morales n'ont toutes le même degré d'activité; tandis qu'une
prédomine, une autre est faible. Or, ce fait, inexplicable dans
l'hypothèse que le cerveau est un organe unique, se conçoit
aisément dans la théorie de la pluralité des systèmes de cet
organe; tandis que la partie cérébrale qui est l'agent de la pré-
mière faculté est proportionnellement plus volumineuse ou plus
active, celle qui préside à la seconde l'est moins. 5° Dans un

même individu, jamais toutes les facultés n'apparaissent et ne se perdent aux mêmes époques; mais chaque âge a sa psycologie. Or, comment expliquer ces variétés morales des âges, dans l'hypothèse que le cerveau est un organe unique? Et au contraire, dans la doctrine de la pluralité des organes cérébraux, cette explication n'est-elle pas toute simple? Chaque système cérébral aura son époque spéciale de développement et de décroissement. 6° Il est d'observation que, lorsqu'on est fatigué par un genre d'occupation, on est apte encore à se livrer à un autre, et que cette occupation nouvelle, non-seulement n'ajoute pas à la fatigue, mais même souvent délasse. Or, comment concevoir encore ce fait, dans l'idée que le cerveau est un organe unique? Et au contraire ne s'explique-t-il pas aisément, dans l'hypothèse de M. Gall? C'est qu'un nouvel organe cérébral a été mis en jeu. 7° Souvent la folie n'est relative qu'à un seul genre d'idées, comme dans ce qu'on appelle la *monomanie*; très-souvent alors elle reconnaît pour cause la constance et la ténacité d'une idée première, exclusive; et souvent aussi on la guérit en faisant naître une autre idée opposée à la première ou qui en détourne, et en s'efforçant de la rendre exclusive. Or, est-il possible encore de concevoir ces faits, dans l'hypothèse de l'unité du cerveau? 8° Souvent aussi l'idiotie, la démence, ne sont que partielles; et il n'est pas plus facile de concevoir, dans l'idée de l'unité du cerveau, comment une faculté persiste au milieu de l'abolition de toutes les autres. 9° On a vu souvent une plaie, une lésion physique du cerveau ne modifier qu'une faculté, la paralyser ou l'exalter, et laisser intactes toutes les autres. 10° Enfin, M. Gall arguë de l'analogie des autres parties nerveuses : le grand sympathique, la moelle allongée et la moelle épinière sont en effet, selon lui, non des organes nerveux uniques, mais des groupes de plusieurs systèmes nerveux spéciaux; et l'analogie le conduit à penser qu'il en est de même du cerveau.

Sans nous livrer ici à aucune discussion tendant à juger la valeur de ces divers argumens sur lesquels M. Gall appuie son hypothèse de la pluralité des organes du cerveau, il nous semble que, si ces argumens ne constituent pas une démonstration rigoureuse, au moins ils suffisent pour rendre la proposition digne d'examen; et, en la supposant admise, on conçoit qu'il n'y a plus qu'à chercher de combien de systèmes nerveux spéciaux est composé le cerveau de l'homme, et quelles sont les facultés intellectuelles et morales primitives auxquelles préside chacun d'eux. C'est ce qu'a fait M. Gall. Pour parvenir à ce double but, il avait deux marches à suivre : ou indiquer d'abord anatomiquement les systèmes nerveux constituans du cerveau, et remonter d'eux aux facultés dont ils sont les agens; ou , au contraire, signaler d'abord les facultés primitives du moral , et ensuite assigner à chacune d'elles un organe, un siége particulier dans le cerveau. Or, d'abord la première voie était impossible; les systèmes nerveux cérébraux ne sont pas distincts, isolés dans le cerveau; et ils le seraient, que de l'inspection de chacun on ne pourrait conclure la faculté à laquelle ils président. En regardant le nerf d'un sens, par exemple, peut-on en déduire le genre de sensation qui lui est dû ? C'était donc par l'observation des facultés qu'il fallait arriver à la spécification des organes cérébaux ; mais ici on était dans un aussi grand embarras. Combien y a-t-il de facultés primitives dans le moral de l'homme? et quelles sont-elles ? Si l'on consulte sur ce point les idéologues et les moralistes, on remarque entre eux les plus grandes dissidences. M. Gall dit qu'il suivit d'abord les idées sur lesquelles les métaphysiciens paraissaient d'accord, et qu'il chercha des organes particuliers aux facultés primitives de *mémoire*, de *jugement*, d'*imagination*, etc. Mais ses recherches dans cette direction ayant toujours été vaines, tout à coup il suivit les idées vulgaires des gens du monde; et, par exemple, n'ayant égard qu'aux occupations favorites, aux occupations diverses des hommes, à ces dispositions prononcées qui font dire vulgairement qu'on est né *poëte, musicien, mathématicien*, etc., il examina avec soin les têtes des personnes qui présentaient ces qualités prédominantes, et chercha en elles quelques parties du cerveau qui fussent proéminentes, et qu'on pût considérer comme les systèmes nerveux spéciaux, les organes de ces facultés. Répétant ces recherches empiriques à l'infini sur beaucoup d'hommes vivans, et sur une collection de crânes et de plâtres qu'il fit exprès, s'attachant surtout aux personnes qui ont une de leurs facultés prédominantes, qui sont, comme il le dit, *génies* sur un point, aux fous, aux monomanes, par exemple; étudiant aussi les animaux, et opposant surtout ceux qui ont une faculté à ceux qui ne l'ont pas, afin de voir s'il n'existe pas dans le cerveau des premiers une partie qui manque dans celui des seconds, c'est par cette voie exclusivement expérimentale qu'il est arrivé à spécifier, dans le cerveau des animaux et de l'homme, un certain nombre d'organes, et, dans leur psycologie, autant de facultés dès lors vraiment primitives.

Mais, pour qu'un tel mode de procéder soit applicable, il faut admettre, 1° qu'un des élémens de l'activité d'une fonction soit le développement de son organe ; 2° que les organes cérébraux aboutissent et s'isolent à la périphérie du cerveau ; 3° enfin, que le crâne soit exactement moulé sur celle-ci, et en soit une représentation fidèle ; car ce n'est qu'à travers cette enveloppe osseuse et les tégumens que M. Gall apprécie l'état du cerveau. Or, c'est ce qui est vrai jusqu'à un certain point. En premier lieu, on juge de l'activité d'une fonction par le volume de l'organe qui l'exécute. Le nerf olfactif n'est-il pas plus gros chez les animaux qui ont l'odorat exquis? En second lieu, selon M. Gall, ce sont les circonvolutions cérébrales qui sont l'épanouissement final des organes cérébraux, et l'on sait que ces circonvolutions aboutissent à la périphérie du cerveau. Si l'on remonte aux faisceaux originels, qui, par leur épanouissement, forment les hémisphères du cerveau, on voit ces faisceaux, grêles d'abord, grossir successivement, en traversant divers ganglions, et se terminer enfin dans les circonvolutions qui sont conséquemment le complément de l'organe. Or, ces circonvolutions évidemment saillent à la périphérie du cerveau ; et, malgré leur apparente ressemblance, M. Gall assure faire aisément sur elles la distinction des divers organes qu'il admet. Enfin, il est certain que le crâne est, jusqu'à un certain point, moulé sur le cerveau pour lequel il est fait, et offre une représentation fidèle de sa périphérie. Ce crâne, en effet, suit toutes les variations du cerveau dans les divers âges et dans les maladies. Dans les premiers temps de la vie fœtale, par exemple, le crâne n'est encore qu'une membrane qui alors a tout-à-fait la forme du cerveau ; ensuite, lorsque plus tard le crâne apparaît, il n'est que cette même membrane dans laquelle se sont développés çà et là des points cartilagineux et osseux, et par conséquent il a encore, comme elle, la forme du cerveau. Quand on remarque que le crâne offre à sa surface interne des sinuosités qui correspondent aux vaisseaux qui rampent à la surface du cerveau, et des digitations qui sont en rapport avec les circonvolutions que présente l'extérieur du viscère, on ne peut guère méconnaître que le crâne ne soit fait pour contenir le cerveau. D'autre part, il est évident que c'est la forme du cerveau, partie contenue, qui décide celle du crâne, partie contenante, et qui régit la direction dans laquelle se fait l'ossification de celui-ci. Lorsqu'en effet, par l'âge, le cerveau augmente, la capacité du crâne augmente aussi, non par l'effet mécanique de la pression, mais parce que ces deux parties étant enchaînées l'une à l'autre dans leur accroissement et leur nutrition, à mesure que le cerveau devient plus grand, l'ossification du crâne se fait sur de plus grands contours. De même que, dans le principe de la vie, le cerveau avait commandé l'ordre de l'ossification primitive du crâne ; de même, dans la suite des ans, il commande les directions nouvelles dans lesquelles se fait cette ossification, à chaque renouvellement de la nutrition. Cette proposition doit s'entendre, non-seulement de la capacité du crâne considéré dans sa totalité, mais encore des parties isolées de cette cavité qui, correspondant à des parties du cerveau qui ne se développent pas simultanément, ne se développent pas également non plus. C'est ainsi, par exemple, que le front se développe dès l'âge de quatre mois, et que les fosses occipitales inférieures ne se creusent qu'à la puberté. Enfin, comme dans la vieillesse le cerveau s'affaisse, se flétrit, la cavité du crâne se rétrécit, son ossification, dans le renouvellement de la nutrition, se faisant sur de plus petits contours. Cependant, dans ce dernier âge, le rapport ne s'observe plus qu'entre le cerveau et la table interne du crâne ; la table externe paraît être déjà étrangère à tout mouvement nutritif, et conserve ses dimensions premières. Le crâne partage de même toutes les variations qu'éprouve le cerveau dans les maladies. Ainsi, le cerveau manque-t-il comme dans les acéphales ? le crâne manque aussi. N'existe-t-il qu'une petite portion du cerveau ? il n'existe que la portion du crâne correspondante. Le cerveau est-il trop petit, comme dans les idiots ? le crâne est petit aussi. Le cerveau est-il, au contraire, distendu par un hydrocéphale ? le crâne a une grande capacité, et qui ne résulte pas seulement de l'écartement des os qui le forment, mais qui provient de son ossification sur un plus grand contour. Le cerveau est-il trop développé dans un point, et trop peu dans un autre ? le crâne est plus bombé au premier lieu, plus étroit et plus plat au second. Enfin, y a-t-il manie ? souvent le crâne est lésé; il paraît, par exemple, être plus épais, plus dense, plus pesant. Ainsi, on peut admettre que le crâne est généralement, et jusqu'à un certain point, moulé sur le cerveau; et dès lors est démontrée possible la méthode qu'a employée M. Gall pour arriver à la spécification des organes du cerveau.

C'est même sur ces considérations dernières que ce physiologiste a fondé ce qu'il appelle la *craniologie* ou l'art de préjuger les aptitudes intellectuelles et morales des animaux et de l'homme par l'examen du crâne; mais il n'admet cette cranioscopie que dans de certaines limites. D'abord, il convient qu'elle n'est pas toujours possible; que, par exemple, elle n'est plus applicable dans la vieillesse, parce qu'alors, comme nous l'avons dit plus haut, la table externe du crâne ne se modifie plus consécutivement aux changemens qui surviennent dans le cerveau. Ensuite il avoue que son application est souvent difficile, exposée à de nombreuses erreurs : on ne touche pas en effet le crâne à nu, mais recouvert par les cheveux et les tégumens; ce crâne est en certains points hérissé d'empreintes musculaires, qu'il faut bien se garder de confondre avec ce qu'on appelle ses protubérances, c'est-à-dire avec les avances par lesquelles il répète les parties cérébrales. Sous ce rapport, la craniologie doit offrir plus de difficultés chez les animaux qui ont la tête plus couverte de muscles que l'homme, et chez lesquels la table externe du crâne est en entier édifiée d'après les besoins de la locomotion, l'interne seule étant en rapport avec le cerveau. D'autres erreurs peuvent provenir de l'existence des sinus frontaux, du sinus longitudinal supérieur, de l'écartement possible des hémisphères sur la ligne médiane. La difficulté est surtout extrême quand il s'agit d'apprécier les parties cérébrales qui sont situées derrière les yeux; et l'on n'a pas besoin de dire que la craniologie ne peut s'appliquer à celles qui n'aboutissent pas à la surface. Toutes ces objections, sur lesquelles ont appuyé les antagonistes de M. Gall, avaient été présentées par ce médecin lui-même, et ne prouvent que la difficulté de la craniologie, mais non son impossibilité absolue. Enfin, M. Gall a grand soin de faire remarquer que par la craniologie on ne préjuge que les dispositions des hommes, et non leurs actions; et même qu'on n'apprécie par elle qu'un des élémens de l'activité des organes, le volume, et non ce qui peut tenir à leur activité intrinsèque et à l'élan qu'ils reçoivent du tempérament. Pour se guider dans cette craniologie, il partage le crâne en neuf régions : trois sur la ligne médiane, une *frontale*, une *basilaire* et une intermédiaire à ces deux-là ; et trois de chaque côté, une *frontale*, une *occipitale*, et une *latérale*. Il conseille de chercher à apprécier le volume réel des organes, plutôt que de s'en tenir aux élévations isolées que présente la tête, parce que souvent ces élévations ne résultent que du peu de développement des parties voisines. Enfin, partant de ce principe que la prédominance d'une faculté dépend en grande partie du développement de la partie cérébrale qui en est l'organe, il va jusqu'à particulariser dans se développement ce qui tient à la longueur des fibres cérébrales et ce qui tient à leur grosseur, rapportant l'activité de la faculté à la première circonstance, et son intensité à la seconde. En faisant l'application de la cranioscopie aux animaux, il importe aussi de se rappeller sans cesse que le même organe cérébral occupe souvent des parties de la tête en apparence fort différentes, à cause de la différence de station des animaux, et du nombre plus ou moins grand de systèmes qui composent leur cerveau.

Mais laissons là cette digression sur la craniologie, et arrivons aux organes cérébraux spécifiés par M. Gall : ils sont chez l'homme au nombre de vingt-sept, dont dix-neuf lui sont communs avec les animaux, et dont huit lui sont exclusifs ; ce qui constitue en lui l'humanité. Les premiers sont : l'organe de la propagation ou de l'amour physique ; ceux de la philogéniture ou de l'amour maternel, de l'amitié, de la défense de soi-même, de l'instinct carnassier, de la ruse, de l'instinct de la propriété ; les organes de l'orgueil, de la vanité, de la circonspection, de l'éducabilité, des localités ; ceux du sens des personnes, du sens des mots ; l'organe du langage artificiel ; les systèmes nerveux, enfin, des sens des rapports des couleurs, des tons, des nombres, et du sens de la mécanique. Les seconds sont : les organes de la sagacité comparative, de l'esprit métaphysique, de l'esprit de saillie, du talent poétique, de la bonté, de l'imitation, de l'instinct religieux, et de la fermeté. Nous regrettons d'autant plus de ne pouvoir entrer dans les détails relatifs à chacun de ces organes et à chacune de ces facultés, que chacun de ces détails est réellement ce qu'il y a de plus propre à faire juger la valeur de la proposition qui est l'idée-mère de la doctrine : mais le court espace qui nous est accordé nous défend de nous engager dans ces détails, et nous allons nous borner à quelques généralités.

D'abord, M. Gall fait, sur la situation des vingt-sept organes cérébraux qu'il admet, les remarques suivantes : 1° ceux qui sont communs aux animaux et à l'homme siégent dans les parties du cerveau qui existent dans les uns et dans l'autre; savoir aux parties postérieures et inférieures, antérieures et inférieures, tandis que ceux qui sont exclusifs à l'homme siégent dans les parties du cerveau qui n'existent que chez cet être, les parties antérieures et supérieures, celles qui forment le front; 2° plus une faculté est indispensable et importe à l'économie des animaux, plus son organe est rapproché de la ligne médiane et de la base du cerveau; 3° enfin, les organes des facultés qui se prêtent secours ou qui ont de l'analogie entre elles, sont placées généralement près les unes des autres.

En second lieu, on peut ramener aux considérations suivantes tout ce que M. Gall dit sur chacun des vingt-sept organes dont il dit le cerveau de l'homme composé. 1° Il commence par prouver la nécessité de la faculté qu'il dit être fondamentale, primitive, et à laquelle il assigne un système nerveux spécial, un organe dans le cerveau. 2° Ensuite il démontre que cette faculté est réellement primitive, et voici généralement d'après quelles bases : toutes les fois que les faits psycologiques montreront qu'elle a sa source exclusive dans l'organisation. Ainsi, toute faculté sera telle, quand elle ne sera pas commune à tous les animaux, à tous les sexes, que, dans l'individu qui en sera doué, elle ne se montrera pas en proportion avec les autres facultés que possède l'animal; qu'elle aura ses époques distinctes de développement et de décroissement, et ne coïncidera pas sous ce rapport avec les autres facultés; lorsqu'elle pourra être exercée seule, être seule malade, rester seule saine, être seule transmise par hérédité des pères aux enfans, etc. 3° Enfin il indique quelle est la partie du cerveau qu'il considère comme en étant l'organe, arguant d'un grand nombre d'observations de cerveaux faites empiriquement sur beaucoup d'animaux, selon qu'ils ont ou n'ont pas, ou ont à des degrés inégaux de développement, la faculté et l'organe dont il s'agit.

Prenons pour exemple l'organe et l'instinct de la propagation. M. Gall appelle ainsi celui qui, dans chaque espèce animale, sollicite les individus de l'un et l'autre sexe à se rapprocher pour effectuer l'œuvre de leur reproduction. D'abord, on ne peut guère contester la nécessité d'un tel penchant pour la conservation générale des animaux ; il est à la conservation des espèces ce que la sensation de la faim est à la conservation des individus. En second lieu, il est primitif et fondamental, car il est bien indépendant de toute influence extérieure : en effet, il ne se montre qu'à une époque déjà assez avancée de la vie, à la puberté, et disparaît également d'assez bonne heure, et bien avant d'autres facultés ; dans beaucoup d'animaux il revient périodiquement à des époques déterminées qu'on appelle le *rut* ; il a dans chaque espèce animale, dans chaque individu, une énergie différente, bien que les circonstances extérieures soient assez généralement les mêmes pour tous, ou du moins n'offrent pas des différences qui soient en rapport avec celles que présente le penchant ; il peut se montrer, ou seul très-actif au milieu de l'inertie des autres facultés, ou seul languissant ; enfin, on ne peut le dériver des organes génitaux externes, comme on le faisait jadis, car on l'a observé quelquefois chez des enfans qui n'avaient pas encore ces organes développés ; souvent il a continué de se faire sentir chez des eunuques ; et il a été éprouvé par des femmes qui, par une monstruosité originelle, n'avaient pas d'utérus. Enfin, la partie du cerveau qui est l'organe de cet instinct est le cervelet. En effet, dans la série des animaux, il n'y a de cervelet que chez ceux qui se reproduisent par copulation, et qui conséquemment devaient avoir l'instinct dont il s'agit ici. Il y a une parfaite coïncidence entre les époques auxquelles le cervelet se développe et celles où le penchant éclate ; et, par exemple, dans l'enfance, où le penchant est nul, le cervelet est fort petit. Dans toute espèce animale et dans tout individu, il y a un rapport entre le volume du cervelet et l'énergie du penchant ; dans les mâles, chez lesquels ce penchant est généralement plus impérieux, le cervelet est toujours plus gros. Il existe des rapports entre la structure du cervelet et le mode de génération ; et, par exemple, dans les animaux ovipares, ce cervelet est réduit a sa partie médiane, et ce n'est que dans les vivipares qu'existent les hémisphères. Il en existe aussi entre ce cervelet et les organes génitaux externes ; si ceux-ci sont extirpés dans le premier âge, le cervelet est arrêté dans son développement, et reste toute la vie petit. Des parties voisines et qui sont des attributs du sexe mâle, souvent reçoivent la même atteinte : qui ne sait que la castration influe sur les cornes du cerf, sur la crête du coq? D'autre part, le cervelet à son tour exerce une influence prochaine sur le penchant, et modifie les organes génitaux externes; des lésions du cervelet ont tour à tour rendu impuissant ou jeté dans une manie érotique : dans la nymphomanie, la malade accuse souvent une vive douleur à la nuque; celle des animaux est plus gonflée et plus chaude à l'époque du rut. M. Gall dit avoir vérifié que chez les oiseaux le cervelet diffère en volume et en excitation, selon qu'il sont ou non dans la saison des amours. Enfin, si l'on voit des érections survenir souvent chez les pendus; consécutivement à l'application de vésicatoires, de sétons à la nuque; par suite de l'emploi de l'opium; quand il y a imminence apoplectique, surtout quand l'apoplexie est cérébelleuse, comme l'a observé M. le docteur Serres; lors du sommeil; c'est que, dans tous ces cas, il y a congestion de sang sur le cerveau en général, et sur le cervelet en particulier. Ainsi, selon M. Gall, l'organe de l'instinct de la reproduction est le cervelet; et, comme présidant à une des facultés les plus importantes, il est situé sur la ligne médiane et tout-à-fait à la base du crâne, immédiatement après les systèmes nerveux des fonctions nutritives.

Or, c'est dans un ordre à peu près semblable qu'est faite l'histoire de tous les autres organes et des facultés primitives dont ils sont les instrumens; M. Gall en démontre d'abord la nécessité et l'utilité, et ensuite il en précise le siége dans le cerveau. De ces trois sortes de considérations, les deux premières consistant, comme on vient de le voir, en des observations psycologiques, pourront généralement être appréciées aussitôt; il suffira de juger de la valeur des faits psycologiques sur lesquels on les appuie. Mais quant à la dernière, reposant sur des examens comparatifs des cerveaux et de leurs diverses parties, dans beaucoup d'animaux et d'hommes, il faut absolument, pour pouvoir prononcer sur elle, répéter toutes ces observations empiriques; et c'est cette nécessité qui laissera encore long-temps les esprits en suspens sur la réalité ou l'inanité de la doctrine cranologique de M. Gall, personne ne voulant s'astreindre à des recherches si nombreuses, si minutieuses et si difficiles, soit pour la confirmer, soit pour l'anéantir. Encore une fois, nous regrettons de ne pouvoir faire l'histoire particulière de chaque organe; mais par ce que nous venons de dire d'un seul, on voit dans quels longs développemens nous serions entraînés. Nous reviendrons d'ailleurs là-dessus au mot FACULTÉS, quand, cherchant à préciser le nombre des facultés primitives de l'esprit et de l'âme, nous comparerons les vues des différens philosophes et moralistes sous ce rapport. Alors, aussi, nous dirons comment M. Gall considère les facultés de *mémoire*, de *jugement*, d'*imagination*, etc., auxquelles on peut s'étonner de voir qu'il n'assigne aucun organe particulier dans le cerveau. En terminant ce paragraphe, disons seulement que M. Spurzheim, collaborateur de M. Gall, admet un plus grand'nombre d'organes cérébraux; savoir les organes du *séjour*, de l'*ordre*, du *temps*, de la *justice*, de l'*espérance*, de la *surnaturalité*; les organes des *sens* de l'*individualité*, de l'*étendue*, de la *configuration*, de la *consistance* et de la *pesanteur*. Observons qu'une des plus grandes difficultés que dit avoir éprouvées M. Gall, a été de dénommer la faculté qu'il considerait comme primitive, parce que cette faculté sollicite à des actes bien différens, selon son degré.

§. IV. Une conséquence forcée de tout ce qui vient d'être dit sur ce premier ordre de fonctions auxquelles nous venons de voir présider l'encéphale, c'est que cet encéphale est le siége du moi sentant, pouvant et voulant. C'est en effet à lui qu'aboutissent toutes les sensations, et de lui que dérivent toutes les volontés : il tient sous sa subordination tous les organes de la vie dite animale ou de relation. Siége de l'intelligence qui juge et qui combine, ne fallait-il pas, en effet, qu'il eût à sa disposition et les moyens par lesquels il connaît, c'est-à-dire les sens externes, et les moyens par lesquels il agit, c'est-à-dire les organes locomoteurs? Aussi ne survient-il jamais en lui de modifications sans qu'elles se fassent sentir à toutes ces actions. De même que par le pouls, on juge de l'état de la circulation, de même par la considération des sensations et des mouvemens, on juge de l'état de l'encéphale. C'est pour cela que des paralysies ou des convulsions sont des effets si fréquens de ces affections. Peut-être même que la suspension qui survient d'intervalles en intervalles dans l'exercice de ces fonctions pour les laisser reposer et leur rendre leur énergie, et qui constitue le sommeil, est un phénomène exclusif à l'encéphale, et est due à un état particulier dans lequel est alors cet organe. La production du sommeil serait alors une nouvelle fonction à ajouter à celles que nous avons attribuées à l'encéphale.

Toutefois, pour ce qui regarde le moi, on a encore recherché s'il siégeait dans l'encéphale tout entier, ou seulement dans quelques-unes de ses parties. Puisque on peut impunément enlever des couches de l'encéphale sans nuire aux sensations et aux mouvemens volontaires, il est sûr que ce n'est pas en cet organe entier que réside le moi. Mais alors quel en est le siége précis ? Les auteurs sont dissidens à cet égard. Les uns, avec M. Gall, n'admettent dans l'encéphale aucune partie centrale tenant les autres sous sa subordination ; et ce dernier physiologiste, par exemple, croit que chaque organe cérébral est tour à tour celui qui commande le jeu des autres, selon qu'il est actuellement dans un état plus grand d'excitation. Les autres, au contraire, admettent une partie cérébrale centrale, et qu'ils disent être le siége du moi ; mais ce n'est pas la même que chacun indique ; ceux-ci disent la glande pinéale ; ceux-là le corps calleux ; Sœmmering, les ventricules latéraux ; la plupart, le point où aboutissent les sensations et d'où partent les volitions : aussi est-ce en ces divers endroits de l'encéphale qu'on a placé le siége de l'âme.

§. V. Il suffirait de ces belles fonctions auxquelles l'encéphale préside, pour faire de cet organe un des principaux du corps humain : mais en outre, par le nerf dit de la huitième paire, ou nerf vague qui émane de lui, il exerce une influence prochaine sur les principales des fonctions nutritives, la digestion et la respiration ; et il devient, avec le cœur et le poumon, une des conditions indispensables de la vie, un des viscères dont le jeu ne peut pas être un instant suspendu.

D'abord, tous les expérimentateurs ont prouvé que la section de la huitième paire au cou entraînait la paralysie de l'estomac, et par conséquent l'inaptitude de cet organe à effectuer l'acte de la chymification. On objectera peut-être que la mort, après cette lésion, n'arrive qu'après quelques heures, et même après quelques jours ; et que d'ailleurs les résultats obtenus par les expérimentateurs ont été divers relativement à la digestion. Mais nous répondrons à la première objection, que, comme la digestion n'est pas une fonction immédiatement nécessaire à la vie, et que celle-ci persiste encore quelques jours après sa suspension, il n'est pas étonnant que la mort ne suive pas immédiatement une expérience qui en amène la cessation. Quant à la seconde objection, il bien vrai que, tandis que M. Blainville et autres ont vu la chymification cesser de s'effectuer après la section des nerfs vagues, Brougton et autres l'on vu s'accomplir comme à l'ordinaire ; mais il est probable que ces derniers n'ont jugé que d'après les premiers momens de l'expérience, ou que la mort de l'animal est arrivée trop promptement pour laisser à l'affaiblissement graduel et enfin à la suspension totale de la chymification le temps de se signaler. Malgré la section des nerfs vagues, il y a encore en effet un reste d'influence nerveuse dans l'estomac ; ce reste met quelque temps à s'éteindre ; et, pendant tout le temps qu'il persiste, la digestion peut continuer encore à se faire un peu. Toutefois, à cause de ces faits contradictoires, quelques physiologistes pensent que le nerf de la huitième paire ne préside pas à l'action de chymification de l'estomac, mais seulement à la production des sensations que développe ce viscère, la faim, par exemple.

On en avait dit autant de la circulation ; quelques anatomistes considérant les nerfs cardiaques comme fournis par la huitième paire, ont par suite subordonné à l'encéphale les mouvemens du cœur. De même que Baglivi, le premier, avait pratiqué la section de la huitième paire, dans la vue de paraly·ser l'estomac, de même Willis a fait cette section pour paralyser le cœur. Mais, si cela était, la mort devrait être soudaine ; et non-seulement un animal auquel on a coupé les deux nerfs vagues au cou survit quelques heures, même un ou deux jours ; mais un animal décapité survit aussi quelques heures, si l'on a soin de lier les vaisseaux au cou pour empêcher l'hémorrhagie, et de remplacer la respiration par une insufflation pulmonaire. La circulation ne cesse pas de se faire, car on sent les battemens du cœur, et, si l'on ouvre une artère, le sang en jaillit comme à l'ordinaire. Il est donc certain que le cœur est plus indépendant de l'encéphale que d'autres organes. Mais encore est-il vrai que, si la mort n'arrivait pas promptement par d'autres causes, et spécialement par la perversion de la respiration, le cœur s'affaiblirait par suite de la section des nerfs vagues, à la fin même suspendrait ses mouvemens ; et qu'ainsi serait démontrée une influence de l'encéphale sur le cœur et la circulation, qui seulement serait aussi éloignée que celle qui s'étend à l'estomac.

Enfin, l'encéphale a surtout sous sa dépendance directe, par le nerf de la huitième paire, la respiration ; car, par les nerfs laryngés supérieur et inférieur, qui émanent de ce nerf, il préside aux mouvemens de la glotte, et par conséquent aux phénomènes de l'inspiration et de l'expiration ; et par ceux des rameaux de cette huitième paire, qui se distribuent au tissu même du poumon, il préside aux phénomènes profonds de la respiration, à la préhension de l'oxygène de l'air, et à l'hématose. Si la mort ne survient pas soudain, c'est encore parce que l'influence nerveuse est quelque temps à s'éteindre, et que la respiration, sous le rapport de ses phénomènes profonds surtout, étant une fonction peu élevée dans l'animalité, son système nerveux propre est moins dépendant des systèmes nerveux supérieurs, de l'encéphale. Toutefois, c'est certainement par le trouble de la respiration que la mort arrive, lors de la section des nerfs vagues ; et, à notre article ASPHYXIE, on peut voir que nous en avons admis une espèce par paralysie du poumon.

§ VI. Enfin, l'encéphale, comme système nerveux supérieur, tient plus ou moins sous sa dépendance tous les autres systèmes nerveux du corps, et, par conséquent, toutes les fonctions auxquelles ceux-ci président, mais cela dans une mesure qui varie selon le rang de l'animal, son âge, et le degré qu'occupe la fonction dans l'animalité. Cette dépendance est d'autant plus grande, que l'animal est plus élevé dans l'échelle des animaux, plus âgé, et que la fonction dont il s'agit est plus animale, plus éloignée du terme de l'assimilation. D'après ces lois, qui seront exposées au mot *innervation*, l'encéphale n'est, chez aucun animal, plus influent sur le reste de l'économie que chez l'homme ; sa suprématie, peu marquée et même nulle pendant la vie fœtale de cet être, devient de plus en plus grande à mesure qu'il avance en âge : enfin, il est évident que cette suprématie, à l'égard des autres fonctions, est en raison de leur degré d'animalité ; immédiate pour les actions sensoriales et locomotrices, qui sont les plus élevées dans l'animalité, elle est, au contraire, plus éloignée pour les actions de digestion, circulation, respiration, etc. C'est à cause de cela que, dans une lésion du cerveau, une attaque mortelle d'apoplexie, par exemple, les premières de ces fonctions sont aussitôt suspendues, tandis que les dernières ne s'arrêtent qu'après quelques heures. Peut-être que ce que, dans le paragraphe précédent, nous avons dit de la dépendance dans laquelle étaient de l'encéphale les organes de la digestion, de la circulation et de la respiration, rentre dans ce que nous disons dans ce paragrapheci, car on peut considérer la huitième paire comme un système nerveux distinct de la masse encéphalique, et seulement y aboutissant. Toutefois, il n'est sous ce rapport aucune fonction du corps humain qui ne soit un peu dépendante de l'encéphale.

Ainsi se trouve justifiée l'importance qui est généralement accordée à cet organe; elle s'augmente encore des connexions sympathiques qui le lient à toutes les autres parties du corps humain. En général, on peut juger des liaisons d'un organe avec les autres, par le nombre et l'importance de ses fonctions, et par les modifications qu'il suscite dans toute l'économie, lors de son jeu normal. Or l'encéphale, d'après ces bases, peut être mis au nombre de ceux qui développent le plus de sympathies. D'une part, il se subordonne presque toutes les actions de l'économie, les unes immédiatement, les autres d'une manière plus éloignée. D'autre part, il ne peut se livrer à ses actions propres sans modifier toute l'économie; la preuve en est dans les phénomènes expressifs qui succèdent irrésistiblement à l'exercice des diverses facultés intellectuelles et morales; ceux-ci tiennent évidemment aux liens qui existent entre les diverses parties nerveuses. Or, si le jeu normal de l'encéphale suffit pour modifier tout l'être, à plus forte raison son jeu irrégulier, maladif; et cela fait concevoir les nombreuses sympathies dont il est, dans l'état de santé comme dans l'état de maladie, le terme ou le point de départ. Son influence sous ce rapport est telle, que beaucoup ne veulent concevoir les sympathies que par son intermède. De là, la fréquence de ses maladies idiopathiques, et de ses maladies sympathiques, c'est-à-dire consécutives à la souffrance de quelques autres organes du corps. Mais ceci m'amène à la considération de l'encéphale sous le rapport de ses maladies, et cette tâche est confiée à un autre collaborateur.

(ADELON.)

ENCÉPHALE (pathologie). Un article particulier étant consacré dans ce Dictionnaire à chacune des maladies de l'encéphale, et même à chacun des principaux symptômes cérébraux, nous nous bornerons ici à donner quelques considérations générales, particulièrement sur les *signes* et le *diagnostic* de ces maladies.

Si nous parcourons les tableaux nosologiques de Sauvages, de Lieutaud, de Cullen, de M. Pinel, nous observerons, 1° que presque toutes les affections rapportées par ces auteurs au cerveau, n'ont été étudiées, dénommées, classées, que d'après leur forme extérieure, leur expression symptomatique; 2° que, dans la plupart des maladies qu'ils ont appelées *fièvres, fièvres essentielles, maladies générales ou communes à tout l'organisme*, l'état morbide du cerveau joue évidemment le principal rôle; 3° enfin, que parmi les affections ou les symptômes considérés comme ayant leur siége dans les organes thoraciques ou abdominaux, dans les nerfs ou dans les muscles, plusieurs sont encore du domaine des maladies cérébrales. Ainsi, nous trouverons dans Cullen, après un très-court article sur l'inflammation cérébrale et méningienne, divers chapitres dans lesquels il traite des *névroses*, classe qui se compose, 1° de *comata*, ou affections avec perte du mouvement volontaire, telles que l'*apoplexie*, la *paralysie*; 2° d'*affections spasmodiques*, telles que le *tétanos*, l'*épilepsie*, la *danse de saint Weit*, la *rage*; 3° de *vésanies* ou dérangemens des fonctions intellectuelles. telles que la *folie* ou *manie*, la *mélancolie*. M. Pinel croit à l'existence de l'*encéphalite*, mais plutôt parce que cette maladie a été observée par les chirurgiens, que d'après sa propre expérience. (*Nosogr.*, 5ᵉ édit.) Aux articles généraux *cancer*, *tubercule*, de la *Nosographie*, nous n'avons pas vu qu'il fût question du cerveau. L'article consacré aux *lésions organiques* de ce viscère ne contient que fort peu de chose. Un paragraphe est consacré à l'*hydrocéphale*. M. Pinel range dans l'ordre des *névroses cérébrales*, 1° les *comata*, qui comprennent l'*apoplexie*, la *catalepsie*, l'*épilepsie*; 2° les *vésanies*, dans lesquelles se trouvent l'*hypocondrie*, la *mélancolie*, la *manie*, la *démence*, l'*idiotisme*, le *somnambulisme*, l'*hydrophobie*, le *cauchemar*. Le *tétanos*, les *convulsions* et la *paralysie*, font partie des *névroses* de la locomotion. Nous trouvons dans la classe des *fièvres*, des maladies qui n'existent *jamais* sans phénomènes morbides dans les organes du sentiment et du mouvement; une *fièvre adynamique*, qui a pour principaux caractères une prostration musculaire générale et profonde, un abattement moral extrême, et une sorte d'anéantissement de la puissance intellectuelle et sensoriale; une *fièvre ataxique*, qui a pour caractères un état de délire ou de coma, de convulsion ou de paralysie, de stupeur ou d'agitation, etc., dont le célèbre professeur lui-même place le siége dans le cerveau; une *hystérie,* ou affection de l'utérus, qui consiste en des attaques de convulsions générales, avec semi-perte de connaissance, serrement convulsif aux mâchoires, au cou, au thorax, à l'abdomen, etc.

Non-seulement presque toutes les affections cérébrales ont été étudiées, dénommées, classées d'après leur apparence symptomatique, ou considérées tantôt comme ayant un siége général, ou plutôt comme n'en ayant aucun, tantôt comme appartenant aux viscères thoraciques ou abdominaux, mais encore de ce que des recherches cadavériques n'ont souvent rien fait découvrir dans des cerveaux dont les fonctions avaient été troublées, l'on a admis des maladies cérébrales sans modification organique ; on a appelé ces maladies, *vitales, nerveuses, fébriles, de fonction, sympathiques, essentielles, sans matière,* etc. Quelquefois même, après avoir rencontré des altérations considérables dans le cerveau de malades qui avaient présenté des symptômes et des accidens cérébraux graves, au lieu de rapprocher ces accidens et ces symptômes de ces altérations, de voir dans les uns les effets des autres, l'on a préféré faire intervenir des causes occultes et incompréhensibles, une *cause générale,* une *maladie de toute l'économie,* une *fièvre ataxique, maligne, pernicieuse,* qui se portant sur le système nerveux, et spécialement sur le cerveau, y détermine des *accidens,* des *dégénérescences* ou des *foyers ataxiques.*

Depuis quelque temps l'on cherche à donner à la pathologie du cerveau (ainsi qu'à la pathologie des autres organes) une base moins mobile. Mais, en prétendant ne voir les maladies que dans les *résultats cadavériques,* les admirateurs trop exclusifs de l'anatomie pathologique se sont jetés dans un système qui conduit à des erreurs, aussi bien que la nosologie symptomatique. Remarquez en effet, 1º que l'imperfection des connaissances sur la structure des organes et les limites de l'action de nos sens ne nous permettent point d'apercevoir toutes les modifications survenues dans les tissus et les fluides; 2º que le résultat cadavérique d'une maladie n'en est le plus souvent que le dernier degré, et que conséquemment il a existé une foule de nuances qui ont dû échapper aux recherches de l'observateur; 3º enfin, qu'il est des modifications et des actions organiques, que la cessation de la vie fait disparaître. La chaleur, la douleur, et même l'éréthisme et la tension, qui caractérisent un état inflammatoire aigu pendant la vie, n'existent plus après la mort. M. Lallemand rapporte toutes les maladies de l'encéphale, 1° à des *congestions brusques*, avec ou sans épanchement sanguin ; 2° à des *inflammations* ; 3° à des *tumeurs* tuberculeuses, fibreuses, osseuses, squirrheuses, cancéreuses, à la présence de *corps étrangers*, d'*hydatides*. (*Lettres sur l'Encéphale*, préface.) Quoique cette classification ne repose pas entièrement sur les résultats cadavériques, puisque plusieurs caractères des congestions et des inflammations se tirent de l'état des organes pendant la vie; quoique toutes les maladies n'y soient pas admises seulement au dernier degré de leur progression, puisque les congestions et les inflammations se présentent avec une foule de nuances diverses, cependant cette classification ne saurait satisfaire, dans l'état actuel de la science, le vœu du pathologiste. Où placer, par exemple, la cessation des fonctions cérébrales dans la syncope et l'asphyxie; la commotion et la compression du cerveau; l'idiotie congéniale par défaut de développement du cerveau et sans lésion appréciable de l'organisation; la plupart des cas de ce que l'on appelle *névroses cérébrales*, etc. ?

Pour éviter les vices de la médecine des symptômes, et les défauts de la médecine des cadavres, M. Broussais s'est particulièrement attaché à remonter à l'origine du travail morbifique, à partir du premier résultat de l'action des causes sur l'organisme, pour en suivre les développemens consécutifs dans toutes leurs formes. Dans la doctrine de ce médecin, cette origine provient, le plus souvent, d'un *excès*, rarement d'un *défaut de stimulation*, et ce premier résultat est le plus ordinairement une *irritation*, rarement une *abirritation ; la congestion cérébrale*, le *ramollissement*, l'*hydrocéphale*, l'*apoplexie*, le *cancer*, les *tubercules*, la *léthargie*, la *manie*, l'*épilepsie*, la *catalepsie*, sont des effets de l'*irritation cérébrale*, absolument la même. Nous passerons ici sous silence les questions qui seront rattachées à la théorie de l'*irritation.* (*Voyez* ce mot.) Nous nous contenterons de faire observer qu'il est peut-être douteux que nous soyons assez avancés en physiologie pathologique, pour remonter au principe du travail morbide, et en saisir le mode de génération et la nature primitive. Nous apercevons seulement que, dans un très-grand

nombre de cas l'*irritation* est un des phénomènes de l'état morbide, sans que nous puissions affirmer qu'elle est primitive ou
secondaire, cause ou effet. Les deux propositions de M. Broussais paraîtraient peut-être moins éloigées de la vérité, si elles
étaient énoncées ainsi : le plus souvent les maladies du cerveau
(comme celles des autres organes) existent *avec* irritation, rarement *avec* abirritation. Quoi qu'il en soit de la vérité de ces deux
assertions, elles sont tellement élevées, tellement générales, et
par conséquent si peu caractéristiques des divers états morbides
du cerveau, qu'elles ne peuvent dispenser de descendre à des
considérations particulières plus précises, et, en quelque sorte,
plus pratiques.

*A quels signes peut-on reconnaître que le cerveau est affecté,
qu'il l'est idiopathiquement ou sympathiquement ?* —Les signes
des affections cérébrales se tirent de deux sources : de l'état physiologique, et de l'état anatomique du cerveau; en un mot, ce
sont des symptômes ou des altérations organiques. Le cerveau
préside, plus ou moins directement chez l'homme, à la manifestation de tous les phénomènes qui ont lieu *avec conscience*, de tous les actes soumis, en tout ou en partie, à l'*influence de la volonté* ; c'est-à-dire qu'il est l'organe de l'*intelligence*, le siége des *passions* et des *affections morales*, le
centre des *sensations* et des *mouvemens volontaires*. D'après
quelques expériences qui paraissent assez concluantes, le cerveau
concourt pour beaucoup au développement de la *chaleur animale*. (*Voyez* ce mot.) Enfin, au moyen du nerf pneumo-gas-
trique, cet organe exerce une très-grande influence sur les
fonctions de plusieurs organes thoraciques et abdominaux, particulièrement du *poumon* et de l'*estomac*. Toutes les fois, donc,
que l'on observera des désordres dans la manifestation de l'intelligence, du moral, des mouvemens volontaires et des sensations, l'on recherchera la cause directe et immédiate de ces
désordres dans le cerveau, lorsqu'elle n'existera pas, pour les
sensations et les mouvemens volontaires, dans les instrumens
immédiats de ces phénomènes, les nerfs et les organes des sens,
les nerfs et les organes des mouvemens volontaires. Les variations de la température du corps sont tellement fréquentes et
tellement remarquables dans la plupart des maladies du cerveau et du système nerveux, qu'elles n'ont échappé à aucun
observateur. Il en est de même des désordres gastriques. Et

si ceux des fonctions pulmonaires sont moins connues, c'est qu'il est plus difficile d'apercevoir le résultat de ces fonctions (nous ne confondons point l'état des mouvemens respiratoires avec l'état des fonctions particulières au poumon). Les désordres principaux des fonctions cérébrales sont : quant à l'intelligence, la faiblesse, l'exaltation, l'embarras, le délire ou l'abolition de la faculté de penser; quant au moral, des changemens inattendus dans le caractère, les habitudes, les goûts, les mœurs, les passions; quant aux sensations, la faiblesse, la paralysie, une susceptibilité extrême, certaines aberrations des facultés des sens externes et internes; quant aux mouvemens volontaires, la faiblesse, la prostration, la paralysie et le collapsus musculaire, l'agitation, les soubresauts, les convulsions, les contractures, l'altération des traits de la face, la faiblesse, l'altération ou l'abolition de la voix, la gêne et l'irrégularité des mouvemens respiratoires, l'état convulsif ou paralytique des muscles du pharynx et des sphincters, l'état convulsif du diaphragme dans le hoquet, probablement dans certains vomissemens dits nerveux. A ces troubles fonctionnels il faut ajouter, comme autant d'autres symptômes cérébraux, l'insomnie ou la somnolence, un sommeil profond et prolongé plus que de coutume, ou léger, agité, troublé par des rêves, interrompu par des frayeurs, des accès de cauchemar, des réveils en sursaut; la céphalalgie, un sentiment de malaise général, de froid partout le système musculaire, des lassitudes, des douleurs et un sentiment de brisement dans les membres; divers changemens dans la température, la coloration et la circulation de la tête. Les désordres déterminés par l'intermédiaire des nerfs de la huitième paire ne sont sans doute pas moins remarquables, mais ils ont été peu étudiés; on les a généralement confondus avec des affections idiopathiques des poumons et des voies gastriques. On n'a point non plus cherché à remonter vers la source de ces étonnantes variations de température qui s'observent si fréquemment, particulièrement dans les affections cérébrales et nerveuses.

L'anatomie pathologique du cerveau n'est point encore fort avancée et ne fournit pas des signes aussi constans ni aussi nombreux des affections cérébrales que la physiologie pathologique. Souvent même, dans certaines maladies du cerveau, on ne peut tirer des signes que de l'état des fonctions de l'organe, puisque après la mort on ne trouve aucune modification organique appréciable par les sens. La structure délicate et peu connue du cerveau, le peu d'apparence des altérations de sa substance dans des maladies caractérisées par des symptômes violens, la difficulté de comparer l'état morbide avec l'état sain, résultant de ce que peu de malades meurent sans accidens cérébraux, enfin, le peu de soin qu'on a dû mettre à chercher des altérations cérébrales, par suite des opinions admises sur les maladies *générales*, *vitales*, *sympathiques*, *nerveuses*, etc.; toutes ces circonstances se sont nécessairement opposées aux progrès de l'anatomie pathologique du cerveau. Mais si, avec la conviction qu'il ne peut y avoir de lésion de fonction sans modification quelconque de l'organe, l'on observe attentivement les cerveaux dont les fonctions auront été troublées pendant la vie, l'on découvrira une foule d'altérations jusque-là inaperçues, soit dans la coloration et la consistance générale ou partielle des deux substances et des méninges, soit dans la forme, la position, le volume des différentes parties de l'encéphale; on finira surtout par découvrir les traces variées des inflammations aiguës ou chroniques de cet organe. Les principales altérations cérébrales jusqu'ici observées sont : le développement médiocre du cerveau chez beaucoup d'idiots de naissance; l'absence plus ou moins complète de cet organe; le déplissement des circonvolutions cérébrales et un développement membraniforme du cerveau par suite d'hydrocéphale chronique; l'atrophie de plusieurs circonvolutions, et même de tout un lobe, qui s'observe particulièrement chez quelques idiots hémiplégiques; la contusion, la compression, la perte de substance; les hernies; la présence dans le crâne et dans la substance cérébrale de corps étrangers; des injections, des infiltrations et des collections sanguines, séreuses ou purulentes; des ulcères, des trajets fistuleux, des fausses membranes, des kystes, des cicatrices, des transformations celluleuses, des hydatides; une foule de nuances de coloration et de consistance; des cancers et des tubercules; des adhérences entre la pie-mère et le cerveau.

Je ne dois point parler ici des phénomènes sympathiques développés dans les autres organes par l'influence morbide du cerveau : ces phénomènes accompagnent, mais ne servent point à caractériser les affections cérébrales.

Mais plusieurs difficultés se présentent, et rendent le diagnostic des affections cérébrales plus ou moins obscur dans beaucoup de circonstances. 1° Si, d'une part, les désordres fonctionnels

du cerveau tombent facilement sous les sens, parce que les uns
sont extérieurs, tels que les sensations et les mouvemens, parce
que les autres peuvent être aperçus de la conscience du malade
aussitôt qu'ils surviennent; si l'isolement dans lequel se trouve le
cerveau empêche de confondre ses maladies avec celle des autres
organes; d'un autre côté, les remparts osseux qui protègent le
cerveau empêchent qu'on explore, pendant la vie, l'état anatomique de cet organe, excepté dans un très-petit nombre de cas.
2° Lorsqu'une altération de la substance cérébrale se développe
lentement et en général localement, elle existe souvent sans
symptômes bien marqués jusqu'à une époque plus ou moins rapprochée de la mort, qu'elle finit par occasioner presque subitement ou même subitement : ce mode de développement et de
terminaison est, il est vrai, commun aux affections de tous les
organes. 3° Si des altérations considérables de la substance cérébrale peuvent exister sans accidens notables, des troubles en apparence formidables des fonctions cérébrales peuvent aussi avoir
lieu sans lésion organique aussi apparente que l'auraient pu faire
soupçonner de pareils désordres : tels sont la plupart des désordres
qu'on appelle *nerveux*. 4° L'étendue et la multiplicité des actions
cérébrales relatives à la manifestation des mouvemens volontaires
et des sensations ont donné lieu à diverses méprises. On a facilement perdu de vue la source principale de ces actions ; on a souvent cherché la cause de désordres des mouvemens et des sensations
dans les muscles, le cordon rachidien, les appareils sensoriaux,
et même dans les viscères (les poumons et le cœur, par exemple,
pour les mouvemens respiratoires; l'estomac pour les vomissemens; le rectum et la vessie pour les appareils musculeux qui
leur servent de sphincter, la peau et tous les agens intérieurs des
sensations pour le cerveau qui les perçoit, etc.); et, dans beaucoup de cas, on prend l'ensemble des désordres cérébraux pour des
maladies générales ou sans siége spécial : on voit des phénomènes
morbides presque dans tous les organes, puisqu'il y a presque partout des agens sensoriaux et musculaires, et on se dispense de remonter à la source de ces phénomènes. Il est pourtant vrai de
dire qu'il n'est pas toujours facile de s'assurer du siége des désordres sensoriaux et musculaires. Toutes les fois que ces désordres sont généraux ou qu'ils se manifestent dans tout un côté du
corps, il n'est pas douteux que la cause ne doive en être cherchée
dans le cerveau. Mais il n'est pas rare de voir des affections cé-

'rébrales déterminer des troubles partiels dans les organes des mouvemens et des sensations; par exemple, dans un ou plusieurs sens, dans les muscles de l'œil, d'une partie de la face, du pharynx, du larynx, du thorax; dans le diaphragme, dans un bras, une jambe, etc. On croit généralement que l'état de la langue représente fidèlement l'état de l'estomac. Nous avons beaucoup de raisons pour douter qu'il en soit toujours ainsi. (*Voy.* LANGUE.) 5° Enfin, l'absence de lésions organiques appréciables, ou qu'on n'a pas su voir dans certains cas; le peu d'apparence de ces lésions, surtout eu égard à l'étendue et à la violence des symptômes, dans certains autres; et, dans beaucoup de circonstances de cette nature, des altérations plus considérables de quelque viscère thoracique ou abdominal, ont fait rechercher, ailleurs que dans le cerveau, le siége d'une foule d'accidens caractérisés par le désordre de ses fonctions. On n'a pas tenu compte de ces principes, qu'une lésion de fonction n'existe que moyennant une modification organique; qu'une maladie du cerveau, quoique sympathique, ne serait pas moins immédiatement cérébrale.

Si l'on en croyait ce que disent les auteurs sur les maladies du cerveau, ces maladies seraient presque toujours sympathiques, surtout d'affections du canal digestif, du foie et de l'utérus. Bichat pensait que l'encéphalite doit le plus souvent être consécutive à l'arachnitis; M. Broussais ne voit dans les fièvres essentielles des auteurs que des gastro-entérites, avec ou sans accidens sympathiques du côté du cerveau; M. Pinel assure que la manie a en général son siége primitif dans la région de l'estomac et des intestins; la plupart des auteurs ont placé le siége de l'hypocondrie dans l'estomac, celui des attaques convulsives dites hystériques dans l'utérus, celui de presque toutes les épilepsies dans l'estomac, l'utérus, le pied, etc.; on a aussi admis des apoplexies sympathiques d'affections gastro-intestinales; enfin, M. Broussais imprime que « le cerveau est, de tous les organes, le moins sujet aux phlegmasies, parce qu'il n'est presque jamais affecté directement, mais plutôt par les sympathies qui l'unissent aux autres viscères (2me exam., p. 584) ». On porte à un tel point cette manière d'envisager les affections cérébrales, que même dans une foule de cas où ces fonctions sont seules troublées, où celles des organes éloignés ne sont pas du tout dérangées, on cherche encore certaines influences occultes, pour expliquer une intervention qui vraisemblablement n'existe pas. Une étude approfondie du mode d'action des causes, du développement et de la succession des accidens, et de leur intensité relative dans les organes affectés, des effets du traitement, de la terminaison, des résultats cadavériques, conduira à des résultats bien différens de ceux jusques ici obtenus. Des idées saines sur la physiologie du cerveau apprendront à considérer comme autant d'influences qui agissent aussi directement sur cet organe que les commotions et les plaies, les sensations vives, les émotions et les affections morales pénibles et violentes, la fatigue musculaire, les contentions d'esprit fortes et soutenues, les veilles opiniâtres, la présence dans les vaisseaux cérébraux d'un sang chargé de substances nuisibles et délétères, absorbées aux surfaces gastro-pulmonaires, d'un sang dépourvu de ses qualités artérielles. En cherchant à remonter à l'origine du mal, l'on sera souvent fort étonné d'apprendre que, depuis des mois ou des années, les fonctions cérébrales offraient quelques désordres, tels que des maux de tête, des insomnies, des changemens dans le caractère et les habitudes, des infidélités de la mémoire, des faiblesses et des engourdissemens dans les membres, etc., auxquels le malade faisait à peine attention, et que les assistans ne se rappelleraient souvent pas si on ne les mettait sur la voie. L'on découvrira souvent, en même temps, que le malade était prédisposé aux affections du cerveau par une influence héréditaire, une excessive irritabilité cérébrale, des accès antérieurs, l'hypertrophie du cœur, des habitudes et un genre de vie propres à augmenter cette vive irritabilité, etc. En étudiant ainsi les circonstances relatives à la succession et à l'intensité relative des lésions dans les divers organes affectés, aux effets du traitement, à la terminaison, et aux résultats cadavériques, on pourra, en général, déterminer facilement si une maladie du cerveau est primitive ou secondaire, idiopathique ou sympathique. Mais l'on se gardera surtout d'attacher une importance exclusive, comme on le fait communément, aux résultats cadavériques. Dans les cas douteux, on ne risque d'ailleurs rien de combiner les moyens de traitement de manière à agir en même temps sur tous les organes qui paraissent essentiellement affectés; le temps dissipe bientôt tous les doutes.

Classification des affections cérébrales. — Nous avons précédemment reconnu les vices des classifications fondées, l'une sur l'expression symptomatique, l'autre sur les résultats cadavériques, la troisième sur la cause prochaine des maladies du cerveau. On aurait pu également prendre pour base d'autant de classifications non moins vicieuses, chaque circonstance de ces maladies, distinguer celles-ci d'après leurs causes, leur mode de développement, leur intensité, leur marche, leur durée, leur terminaison, etc. Disons à ce sujet, 1° que les naturalistes ne peuvent définir, caractériser et classer les objets que d'après un *ensemble* de propriétés principales, et presque jamais d'après une seule propriété; 2° qu'une classification n'étant qu'un pur travail de l'esprit, variable comme les progrès des connaissances, conséquemment toujours provisoire, n'ayant d'autre usage que d'aider la mémoire et les recherches de l'observateur, on n'y doit attacher qu'une importance secondaire, pour ne pas trop négliger l'étude des objets eux-mêmes. Voici maintenant le tableau que nous concevons des états morbides connus du cerveau, de leurs modes et de leurs accidens principaux : 1° *Vices de conformation ;* défaut de développement et développement irrégulier de l'organe, sans altération notable de sa substance, accident assez commun chez beaucoup de cretins et d'idiots; absence de plusieurs parties encéphaliques ou même de tout l'organe, anencéphalie complète ou incomplète; développement hydrocéphalique, distension des cavités ventriculaires, et déplissement des circonvolutions cérébrales; hernies. 2° *Lésions mécaniques ;* commotion; contusion; dilacération; plaie par instrument tranchant, avec ou sans perte de substance; compression. Ce dernier mode de lésion n'est point admis par M. Serres; ce médecin croit que les effets attribués à la compression du cerveau sont toujours dus à une autre altération de la substance encéphalique. Cette proposition, ainsi ennoncé, ne nous paraît pas juste. Il est bien vrai que des accidens cérébraux, communément admis comme des effets de la compression du cerveau, peuvent dépendre d'une autre cause : ainsi, suivant Abercrombie, le coma et les autres symptômes de l'hydrocéphale ne doivent pas être considérés comme des effets de l'épanchement, mais de l'état morbide qui le produit, puisque ces mêmes symptômes peuvent tous avoir lieu sans épanchement, et exister dans un état simplement inflammatoire du cerveau. (*Journ. compl.*, t. 1er.) Ainsi, la paralysie qui survient avec la période de suppuration, dans les inflammations du cerveau, et qu'on rapporte à l'action comprimante du pus, se manifeste également lorsqu'il n'existe encore qu'un état de ramollissement de la substance cérébrale, ce qui prouve que dans l'un et l'autre cas la paralysie est due à la désorganisation de cette même substance, qui alors ne peut plus remplir ses fonctions. Mais les faits qui prouvent l'influence de la compression exercée sur le cerveau sont trop positifs et trop notoires pour que nous devions les rapporter ici. Les faits cités par M. Serres, à l'appui de son opinion, prouvent seulement que la compression survenue lentement, ou exercée sur un point d'un hémisphère, peut ne pas abolir les facultés intellectuelles. 3° *Suspension des fonctions cérébrales par un défaut ou par un vice de stimulation sanguine ;* syncope provenant des pertes de sang, de la cessation de l'action du cœur ; sang dépourvu de ses qualités artérielles, asphyxie. Le sang acquiert vraisemblablement des qualités nouvelles dans certains états morbides, et peut causer ainsi, par une stimulation nuisible, des accidens cérébraux, ou autres plus ou moins graves. La science possède fort peu de données positives sur ce point. 4° *Surexcitation cérébrale ;* j'appellerai ainsi cet état intermédiaire à la santé et à la maladie, appelé *diathèse* par Brown, caractérisé du côté du cerveau, d'après ce médecin, par une exaltation des sens, des mouvemens, des facultés intellectuelles et des passions (diathèse sthénique); ou bien les sens deviennent plus obtus, les mouvemens s'exécutent avec langueur et inertie, les fonctions intellectuelles perdent de leur activité, les affections de l'âme s'affaiblissent (diathèse asthénique.) Il existe ordinairement en même temps un malaise plus ou moins douloureux dans tout le domaine cérébral, depuis la tête, l'extérieur du tronc, jusqu'aux extrémités des membres. 5° *Irritation, mouvement fébrile.* La plupart des médecins ne voient la fièvre que dans l'accélération du pouls et l'augmentation de la température du corps. Le malade dit qu'il la sent et qu'il en est atteint lorsqu'il éprouve les phénomènes suivans : malaise et douleur dans la tête, le dos et les membres, plénitude et pesanteur de la tête, bâillemens, pandiculations, frissons et chaleurs, serremens de poitrine, fréquence des mouvemens respiratoires, sens irritables et douloureux aux excitations même ordinaires, morosité, abattement moral, impossibilité de se livrer au travail intellectuel, inquiétudes et tremblemens musculaires, brisement des membres, faiblesse des mouvemens et besoin de garder le lit, propension à l'assoupissement, et cependant insomnie, diminution ou perte de l'appétit, soif; force et accélération du pouls. Comparez maintenant le dire du médecin à l'exposé du malade, et voyez si, comme le pense le premier, les phénomènes caractéristiques sont seulement dans l'état du pouls et de la température du corps. Un individu qui, par des exercices violens, a augmenté la température de son corps et la fréquence de son pouls, n'a nullement la fièvre. 6° *Congestion brusque*, ou *effort hémorrhagique*, *molimen hémorrhagicum*, *apoplexie simple* ou *sans épanchement*, *coup de sang*. 7° *Inflammation*. Cette maladie commence à peine à être connue des médecins, qui l'ont jusqu'ici confondue avec des fièvres, des accidens nerveux, des arachnitis, des apoplexies, des convulsions et des paralysies, des névroses, des hydrocéphales, des dégénérescences organiques, etc. (*Voyez* ENCÉPHALITE.) 8° *Tumeurs*; tubercule, squirrhe, cancer, hydatides. 9° *Atrophie de quelques circonvolutions*, *d'un lobe ou d'un hémisphère*, altération qui s'observe particulièrement chez les idiots hémiplégiques; *érosions et ulcérations*; *trajets fistuleux*; *induration partielle ou générale*; *ramollissement*; *anciens kystes*; *cicatrices, disposition cellulèuse*. 10° *Infiltrations et collections séreuses, sanguines ou purulentes*. 11° *Névroses*; ce genre comprend les névroses cérébrales de M. Pinel; plus, suivant nous, la chorée, les principaux accidens de l'asthme convulsif, de la coqueluche, les attaques convulsives dites hystériques, moins la rage, que nous rapporterons aux phlegmasies cérébrales, et vraisemblablement le tétanos, qui n'est qu'une variété de l'inflammation du cerveau ou du prolongement rachidien. Les maladies dites nerveuses offrent ces trois caractères : peu ou point de fièvre, marche chronique et souvent intermittente, peu de danger. *Voyez* ENCÉPHALITE et NÉVROSE.

Les partisans de la doctrine de l'irritation trouveront sans doute que ces différens états morbides, surtout à partir de la surexcitation cérébrale, ne sont que des degrés, des modes, des accidens ou des terminaisons de l'irritation du cerveau; que conséquemment tous font partie d'une seule et même famille de maladies. Nous avons déjà en partie fait notre profession de foi à cet égard, en admettant qu'*il y a irritation* dans le plus grand nombre des cas d'affection cérébrale, et en faisant pressentir que nous rapportons à l'*inflammation* une foule de lésions symptomatiques et d'altérations organiques. Nous reviendrons sur ce point important dans l'article ENCÉPHALITE. Les médecins symptomatistes nous demanderont, à leur tour, si c'est à desséin que nous avons omis de placer dans ce tableau l'*apoplexie*, les *convulsions*, l'*ataxie*, la *paralysie*, etc.? Notre réponse sera facile. Ayant reconnu les vices des divisions purement symptomatiques, nous n'avons dû admettre d'affections cérébrales caractérisées par des symptômes (les *névroses*) qu'autant que nous y avons été contraint par le défaut de connaissances anatomico-physiologiques. L'apoplexie est un groupe de symptômes, qui survient à la suite d'une commotion, d'une compression, d'une congestion, d'une inflammation du cerveau. Nous ne pensons pas qu'il soit convenable de réserver ce nom même à l'hémorrhagie cérébrale; l'apoplexie ne doit être considérée que comme un groupe de symptômes. Les convulsions se manifestent à la suite de pertes sanguines, dans l'hystérie, l'épilepsie, l'encéphalite, etc.; la paralysie est l'effet de la compression du cerveau, de la désorganisation de la substance cérébrale, etc.; l'ataxie est un groupe symptomatique qui se compose ordinairement d'alternatives de délire et de coma, de convulsions et de prostration, de froid et de chaud dans diverses parties du corps. Ce groupe est un des caractères de l'inflammation du cerveau et de ses membranes. Enfin, les adversaires de la doctrine de l'irritation nous reprocheront vraisemblablement de n'avoir pas fait une classe nombreuse de maladies cérébales *asthéniques* ou *adynamiques*. On sait que Brown et ses partisans admettent que les maladies asthéniques ou adynamiquès se présentent dans la proportion de quatre-vingt-dix-sept sur cent. Je ne prétends pas nier l'existence des maladies de cette nature; mais je pense avec M. Broussais, qu'elles sont beaucoup plus rares qu'on ne le croit communément. Deux sortes d'erreurs graves en ont souvent imposé aux praticiens, à cet égard; savoir, le défaut de connaissances sur les signes de l'inflammation du cerveau, et la faiblesse des actes cérébraux, prise pour une asthénie du travail morbide du tissu de l'organe. Les médecins symptomatistes observant une prostration musculaire, un anéantissement des forces morales et intellectuelles et des sensations, et négligeant de remonter à la cause cérébrale de ces phénomènes, ont prononcé, avec le vulgaire, que le malade était *faible*, frappé d'asthénie. Cependant les actes digestifs, pulmonaires, etc., sont faibles, asthéniques, dans les phlegmasies de l'estomac ou du poumon;

et d'ailleurs depuis qu'on sait mieux chercher dans les cerveaux, on trouve que ces maladies prétendues adynamiques, asthéniques et ataxiques ne sont le plus souvent que des inflammations cérébrales. On a aussi confondu l'expression fonctionnelle du cerveau avec l'état organique, dans l'explication que l'on a donnée de l'action d'une foule de causes cérébrales. Presque toutes ces causes ont été appelées *débilitantes*, parce qu'en surexcitant l'organe, elles affaiblissent sa fonction; elles irritent le cerveau, et produisent par-là un collapsus moral, intellectuel et musculaire. Le chagrin, la fatigue musculaire, l'ivrognerie, la frayeur, les excès vénériens, les veilles opiniâtres, une chaleur excessive, une douleur violente, causent bien une débilité sensoriale, intellectuelle, morale et musculaire; mais ces influences causent en même temps des maux de tête, des momeries, des affections avec irritation, et des inflammations du cerveau ou d'autres viscères. Si le sang noir n'est plus un excitant des fonctions du cerveau, rien ne prouve qu'il ne soit un excitant morbide. On connaît les accidens cérébraux de l'asphyxie incomplète par la vapeur du charbon. Le docteur L. C. Roche a observé plusieurs cas d'encéphalite produite par cette cause. L'air infect des prisons, et les miasmes délétères qui se développent quelquefois dans les camps et les hôpitaux, produisent également des maladies inflammatoires du cerveau ou des autres organes. Les substances narcotiques, tout en provoquant, et peut-être pour provoquer le sommeil, produisent un état manifeste d'excitation cérébrale. J'ai examiné le cerveau d'un animal mort empoisonné par la digitale, après être resté plusieurs jours dans un état de coma et d'affaissement extrême ; le cerveau était ferme, injecté, évidemment enflammé. Il se pourrait cependant que certaines substances vénéneuses, dont l'action délétère tue en quelques instans, exerçassent une influence spécifique et encore inconnue sur le système nerveux. Il est assez remarquable que les pertes sanguines, et conséquemment l'affaiblissement de la stimulation sanguine, peuvent causer du délire et des convulsions. Ce peu de mots suffit, je l'espère, pour montrer que les affections asthéniques ne sont pas aussi fréquentes qu'elles pourraient le paraître au premier aperçu.

Il serait sans doute fort intéressant de considérer ici les

maladies du cerveau sous le point de vue de leur étendue et du siége spécial de celles qui sont locales : nous nous bornerons cependant à un petit nombre de propositions pour ne pas dépasser les limites de cet article. 1° Les maladies du cerveau sont générales ou locales. 2° Les premières sont caractérisées symptomatiquement par la lésion de toutes les sensations, de toutes les facultés intellectuelles et morales, de tous les mouvemens volontaires. Cette lésion universelle des facultés du cerveau provient, tantôt d'une altération générale et uniforme de la substance cérébrale, comme cela s'observe dans l'encéphalite générale, dans la congestion encéphalique, à la suite de la commotion du cerveau; tantôt d'une altération locale qui exerce une influence sur toute la masse cérébrale, comme on le voit dans la compression exercée par des épanchemens sanguins ou autres considérables, par des tumeurs, par l'enfoncement des os du crâne, etc.; tantôt enfin d'une altération des parties centrales du cerveau, appelées *mésocéphale* ou *protubérance annulaire*, et *moelle allongée*. 3° Les maladies locales du cerveau se manifestent symptomatiquement sous beaucoup d'aspects. Ainsi, on observe des désordres bornés à une ou plusieurs idées, à une seule passion (*monomanie*); aux facultés intellectuelles d'un côté du cerveau, comme le docteur Gall en cite plusieurs exemples, dont un très curieux; à un ou plusieurs sens; à la sensibilité d'une partie ou d'une moitié du corps; à l'intelligence, les sens étant plus ou moins intacts (*folie*); à une partie du système musculaire (*paralysie* ou *convulsions* des muscles des yeux, d'un bras, d'une jambe, d'une moitié du corps, du pharynx , du larynx, du thorax, etc.) On observe qu'alors même qu'il existe une double hémiphlégie, les mouvemens de la déglutition et de la respiration sont souvent encore plus ou moins libres. 4° L'anatomie pathologique n'a encore rien appris de positif sur la cause de chacun de ces désordres partiels des fonctions cérébrales. Tout ce que l'on sait à cet égard se réduit particulièrement à ce qui suit. 1° Dans les cas où les facultés intellectuelles et affectives seules sont lésées, où les mouvemens ne sont nullement altérés, dans la folie; dans les affections qui reviennent par attaques ou par accès et dans l'intervalle desquelles les fonctions se rétablissent assez bien, dans l'épilepsie, les modifications cérébrales sont généralement peu apparentes ; il y a rarement *désorganisation, transformation organique.* 2° Dans les maladies cérébrales où l'intelligence est plus ou moins saine, et où il existe un désordre partiel des mouvemens volontaires, une hémiplégie, par exemple, l'altération du cerveau est locale, et située d'un côté seulement de l'organe. Dans ce cas, l'hémisphère sain paraît suppléer l'hémisphère malade dans ses fonctions intellectuelles, de même que l'œil, l'oreille, le testicule, suffisent à la vision, à l'audition, à la fécondation, lorsque l'organe du côté opposé est privé de son action fonctionnelle. 3° Les lésions du sentiment et du mouvement d'un côté du corps dépendent d'une altération qui a son siége dans le côté opposé du cerveau ; lorsque la lésion du sentiment et du mouvement s'étend aux deux côtés, l'altération existe dans chaque hémisphère, ou bien, si elle est unique, elle a son siége dans la moelle allongée, dans la protubérance annulaire, dans le corps calleux. Les auteurs ont cité quelques cas de paralysie du côté de l'altération du cerveau ; mais ces faits sont en petit nombre, et il pourrait se faire, à la rigueur, que les auteurs n'eussent pas noté avec soin le rapport des symptômes avec le résultat cadavérique. Sur trois cent trente-trois cerveaux d'hémiplégiques examinés par M. Serres, la lésion cérébrale s'est trouvée trois cent trente-trois fois, c'est-à-dire toujours, du côté opposé à la paralysie. Du reste, M. Gall explique la possibilité de l'existence de la paralysie du côté lésé, par l'entrecroisement incomplet des faisceaux de la moelle allongée. On observe souvent de la paralysie d'un côté, et des convulsions de l'autre ; cette disposition tient à une inégalité d'affection des deux hémisphères ; celui qui donne lieu à la paralysie est plus affecté, et celui qui cause des convulsions est moins profondément altéré. 4° M. Lallemand, ayant remarqué plusieurs exemples de destruction de quelques parties centrales, entre autres du septum lucidum et de la voûte à trois piliers, sans convulsions ni paralysie, a pensé que ces parties n'avaient pour attribution que d'établir une communication entre les deux hémisphères cérébraux. 5° M. Serres, ayant observé plusieurs cas d'apoplexie du cervelet avec irritation des organes génitaux, a été porté à considérer ce signe comme caractéristique de cette affection. M. Larrey a aussi rapporté le cas d'un militaire devenu impuissant par suite d'une blessure du cervelet. On sait que M. Gall place le siége de l'amour physique dans cet organe. L'irritation des organes génitaux est loin d'être constante dans les affections du cervelet. 6° Les altérations de la substance du cerveau n'ont encore rien appris sur la pluralité et le siége spécial des organes cérébraux admis par M. Gall. 7° L'altération locale, même de peu d'étendue, de tous les points des hémisphères du cerveau et du cervelet, des troncs nerveux qui aboutissent à la protubérance annulaire, ou qui en partent, peut donner lieu à des désordres dans toute une moitié du système musculaire. Par exemple, qu'un ramollissement ou un abcès, qu'un caillot sanguin ait son siége dans un hémisphère du cerveau ou dans un hémisphère du cervelet, antérieurement ou postérieurement, en haut ou en bas, sur le côté ou vers la ligne médiane, superficiellement ou profondément, etc., il y a désordres musculaires, hémiplégie, ordinairement paralysie du mouvement et du sentiment. Il paraîtrait, d'après cela, que toutes les parties de l'encéphale exercent également une influence sur les fonctions du système musculaire chez l'homme. Ce fait ne s'accorde point avec les résultats que prétendent avoir obtenus quelques physiologistes à l'aide d'expériences sur les animaux. En effet, si toutes les parties de l'encéphale peuvent causer également des désordres musculaires, si le cervelet et le cerveau ont sous ce rapport les mêmes priviléges, il est bien évident qu'on ne peut point affirmer que telle ou telle partie de l'encéphale, que le cerveau ou le cervelet aient plus particulièrement dans leurs attributions la direction des mouvemens volontaires, du moins chez l'homme. Disons à ce sujet que la plupart des physiologistes expérimentateurs ne consultent point assez les faits pathologiques. 8° Nous devons cependant avouer qu'il est impossible d'expliquer certaines anomalies des désordres musculaires par les altérations cérébrales; ainsi un ramollissement, un abcès, la présence d'un caillot sanguin, ayant leur siége dans le même endroit, produisent, chez l'un, une hémiplégie; chez un autre, la paralysie d'un bras ou d'une jambe seulement, etc. Abercrombie croit que les paralysies locales d'un ou de plusieurs muscles, par exemple, dépendent d'une inflammation dans une petite portion du cerveau. M. Rochoux dit avoir observé chez beaucoup de sujets la paralysie de la langue et l'oppression à la suite d'une hémorrhagie dans le corps strié. 9° Enfin, nous ne craignons pas d'affirmer que les variétés multipliées à l'infini des désordres fonctionnels du cerveau tiennent le plus souvent à l'étendue, au siége spécial, au degré, à la marche des altérations cérébrales, à des dispositions relatives à l'âge, au sexe, à la constitution, etc., et beaucoup plus rarement à la nature de l'altération.　　　　　　(GEORGET.)

FIN DU SEPTIÈME VOLUME.

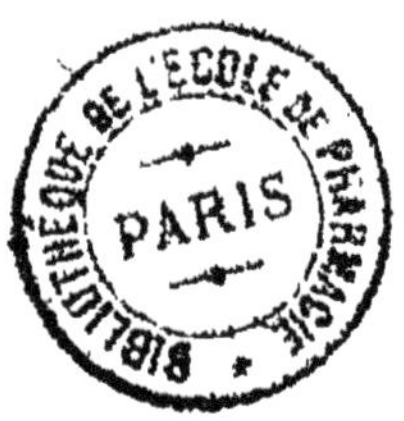

TABLE

DES PRINCIPAUX ARTICLES

CONTENUS DANS LE SEPTIÈME VOLUME.

DISTRIBUTION DES MATIÈRES.

MM.

Anatomie.	BÉCLARD, professeur de la faculté de médecine, et H. CLOQUET.
Physiologie	ADELON, COUTANCEAU, RULLIER, docteurs en méd.
Anatomie pathologique	BRESCHET, chef des travaux anatomiques de la fac. de méd.
Pathologies générale et interne.	CHOMEL, COUTANCEAU, LANDRE-BEAUVAIS, RAYER, ROCHOUX, docteurs en méd.
Pathologie externe et opérations chirurgicales	J. CLOQUET, chir. de l'hôpital Saint-Louis; MARJOLIN, ROUX, prof. de la fac. de méd., et MURAT, chirurgien en chef de la maison royale de Bicêtre.
Accouchemens, Maladies des femmes et des nouveau-nés	DESORMEAUX, professeur de la fac. de méd.
Maladies des enfans.	GUERSENT, médecin de l'hôpital des Enfans.
Maladies des vieillards	FERRUS et ROSTAN, méd. de l'hospice de la Salpêtrière.
Maladies mentales.	GEORGET, docteur en méd.
Maladies cutanées.	BIETT, méd. de l'hôpital Saint-Louis, et RAYER, doct. en méd.
Maladies syphilitiques.	LAGNEAU, docteur en médecine.
Maladies des pays chauds.	ROCHOUX, doct. en méd.
Thérapeutique générale	GUERSENT, médecin de l'hôpital des Enfans.
Histoire naturelle médicale.	H. CLOQUET, docteur en méd., ORFILA, prof. de la fac. de méd., et A. RICHARD, démonstrateur de botan. de la faculté de méd.
Chimie médicale et pharmacie.	ORFILA, et PELLETIER, professeur de l'École de pharmacie.
Physique médicale et hygène.	ROSTAN.
Médecine légale et police médicale	MARC, doct. méd., ORFILA, et RAIGE-DELORME, docteur en médecine, qui sera aussi chargé des articles de vocabulaire.